U0396790

临床护理常规
（外科）

陈俊强　莫新少　应燕萍　杨　丽　曾国艳／主　编

凌　瑛　崔妙玲　韦　琴　董雪云　贾　葵／副主编

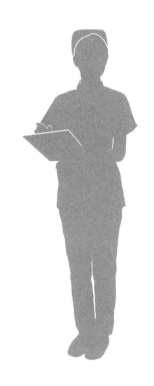

广西科学技术出版社

· 南宁 ·

图书在版编目（CIP）数据

临床护理常规.外科/陈俊强等主编.—南宁：
广西科学技术出版社，2023.5
（实用护理质量管理丛书）
ISBN 978-7-5551-1952-4

Ⅰ.①临… Ⅱ.①陈… Ⅲ.①外科学—护理学 Ⅳ.① R47

中国国家版本馆 CIP 数据核字（2023）第 077495 号

临床护理常规（外科）

陈俊强　莫新少　应燕萍　杨　丽　曾国艳　主编

策划编辑：罗煜涛　李　媛
责任编辑：梁诗雨　　　　　　　　　装帧设计：韦娇林
责任印制：韦文印　　　　　　　　　责任校对：冯　靖

出 版 人：卢培钊
出版发行：广西科学技术出版社
社　　址：广西南宁市东葛路 66 号　　邮政编码：530023
网　　址：http://www.gxkjs.com

印　　刷：广西社会福利印刷厂

开　　本：787 mm × 1092 mm　1/16
字　　数：973 千字　　　　　　　　印　　张：42.25
版　　次：2023 年 5 月第 1 版
印　　次：2023 年 5 月第 1 次印刷
书　　号：ISBN 978-7-5551-1952-4
定　　价：148.00 元

版权所有　侵权必究
质量服务承诺：如发现缺页、错页、倒装等印装质量问题，可直接向本社调换。
服务电话：0771-5851474

编委会

主　编：陈俊强　莫新少　应燕萍　杨　丽　曾国艳

副主编：凌　瑛　崔妙玲　韦　琴　董雪云　贾　葵

编　委：（按姓氏笔画排序）

王　琦　韦田福　韦瑞丽　文春艳　甘　晓

卢欣欢　刘　倩　刘菊梅　巫雪花　李小容

李艳青　李高叶　杨　梅　杨一兰　杨玉颖

杨巧玲　杨思思　吴　媛　吴隆燕　何晓红

余　丽　邹宝林　汪永莲　沙丁冉　张　晖

陈云超　陈冬兰　陈冬梅　陈务贤　陈似霞

陈育慧　罗玉华　周桂芬　郑建敏　赵翠松

胡艳艳　班秀珍　莫丽勤　徐曼丹　凌武胆

黄　莹　黄　静　黄晓波　黄晓琳　黄霜霞

梁伟霞　梁秋梅　蒋雨秀　曾　进　赖海燕

廖　佳　廖少雁　廖芸斌　黎　荔　黎秀婵

滕艳娟　戴　霞

序　言

参天之木，必有其根脉。质量是医院发展的根之所系，护理是医院进步的脉之所维。

三分治疗，七分护理。护理工作是卫生健康事业的重要组成部分，护理质量与安全管理直接关系到疾病预防、治疗、护理、康复和安宁疗护等重要方面，影响医院临床医疗质量、患者生命健康及社会效益、经济效益。加强护理科学管理、发展智慧护理、创新照护模式、建设护理高峰学科是医疗卫生事业发展的时代要求，也是新时代背景下公立医院高质量发展与精细化管理的本质需要。

"十四五"时期，全面推进健康中国建设对护理事业发展建设提出了新要求。《全国护理事业发展规划（2021—2025年）》要求"从护理体系、服务、技术、管理、人才等多维度统筹推动护理高质量发展"。当前，在公立医院高质量发展与三级医院绩效考核的推动下，"互联网＋护理服务"及延续性护理服务等模式不断涌现，护理学科发展建设进入前所未有的机遇期与挑战期。

为推动护理管理全面发展，广西医科大学第一附属医院积极融合护理学科发展新理念，抓住新机遇，为规范护理服务行为，提升临床护理各项管理工作的质量效率，按照ISO9001质量管理体系对作业指导书的相关要求，以医院护理管理实践为基础，结合当前护理管理学科新知识和新进展，组织专业人员反复淬炼升华，几经易稿，耗时经年，涓滴细流齐汇，最终编写完成了这套指导性强、执行性佳的"实用护理质量管理丛书"。

"实用护理质量管理丛书"包括《护理工作制度职责与应急预案》《临床护理常规（门急诊特殊区域）》《临床护理常规（妇产科、儿科）》《临床护理常规（内科）》《临床护理常规（外科）》《临床护理质量作业指导书》等分册，主要对目前医院临床护理工作质量考核标准、护理工作制度职责与应急预案、临床护理常规、护理实践知识和技能等方面进行系统梳理、总结。本丛书内容丰富、条理明晰，兼具实用性与操作性，适用于各级各类医疗机构护理人员，可为护理工作者提供科学的教材样本与质量考核标准，对于指导护理临床实践工作规范化、标准化、同质化发展，规范护理工作者的专业行为，提升护理质量标准控制管理水平等具有重要意义。

学海无涯，知识无界，护理理论发展与学术进步永无止境。谨以本丛书抛砖引玉，希望广大护理同行立足本职岗位与临床工作，不断磨炼技能、精益求精，以高质量的护理服务增进人民健康福祉，引领护理学科迈上更高质量、更高效率、更可持续、更为安全的发展之路。

广西医科大学第一附属医院

2023 年 4 月

内容简介

《临床护理常规（外科）》以《临床护理实践指南》及各专科指南、标准为依据，参考国内外大量的护理资料，并结合临床实践编写而成。本书紧密结合临床护理管理实践、学科新知识和新进展，围绕外科围手术期一般护理常规、外科常见引流管护理常规，以及肝胆外科疾病、胃肠腺体外科疾病、结直肠肛门外科疾病、血管外科疾病、小儿外科疾病、骨科疾病、心脏外科疾病、胸外科疾病、心胸外科重症监护、泌尿外科疾病、神经外科疾病、烧伤整形外科疾病、整形美容外科、器官移植科、鼻科疾病、咽喉疾病、耳科疾病等的护理常规，从护理评估、护理措施、健康教育等方面进行系统阐述，还增加近年来开展的检查治疗技术的护理配合新进展相关内容。本书紧密结合临床实践与学科前沿技术，适应医学模式的转变，内容系统全面、专业性强，具有较强的科学性和实用性，可作为外科临床护理工作和护理教学的指导用书。

目　录

第一章　外科围手术期一般护理常规

　　围手术期是指从患者决定接受手术治疗开始，到与本次手术有关的治疗基本结束为止的一段时间，包括术前、术中和术后 3 个阶段。

一、护理评估

（一）术前评估

（1）评估患者的病情、配合情况、自理能力、心理状态及风险情况。

（2）评估患者的生命体征、饮食、营养、血糖、睡眠、排便、原发病治疗用药、既往史、有无合并症等情况。

（3）了解患者对疾病和手术的认知程度。

（4）了解女性患者是否在月经期，评估有无影响手术的异常情况。

（二）术后评估

（1）了解麻醉和手术方式及术中情况。

（2）观察患者的意识、生命体征、伤口及引流情况、皮肤受压情况，注意病情的变化。

（3）观察患者有无疼痛、发热、恶心呕吐、腹胀、呃逆，以及尿潴留等常见的术后不适，并遵医嘱给予处理。

（4）对患者的自理能力、疼痛、压力性损伤、失禁性皮炎、跌倒坠床和血栓风险进行评估。

二、护理措施

（一）术前护理

（1）入院宣教。告知入院须知，病区环境、设施及使用，介绍主管医师、责任护士。

（2）完善检查。向患者及其家属说明术前检查的目的及注意事项，协助完成各项检查。

（3）心理护理。加强与患者的沟通，及时发现并正确引导和纠正患者的不良心理反应。

（4）术前风险评估。了解有无影响手术的情况，如有发热、上呼吸道感染、女性患者月经来潮等情况，及时与主管医师联系。

（5）术前准备。

①个人卫生：督促、协助患者剪指（趾）甲、沐浴、更衣，注意休息、防止感冒。

②手术部位皮肤准备：彻底清洁手术部位皮肤；根据需要去除手术部位的毛发，避免损伤皮肤。

③胃肠道准备：遵医嘱禁食、禁饮，根据专科及麻醉和手术方式进行专科相应的肠道准备，如实行加速康复外科（enhanced rdcovery after surgery，ERAS）的患者，遵循现行相应专科的要求。

④配血及药物过敏试验：遵医嘱做配血、药物过敏试验，记录试验结果，结果呈阳性者在其病历和床头卡上做好标识，并报告主管医师、告知患者。

⑤根据各专科特点及需要，对患者进行呼吸功能、床上排泄、体位等训练指导。

（6）术前1天测生命体征（体温、脉搏、呼吸）2～3次，术晨测量生命体征（体温、脉搏、呼吸、血压）1次，并做好记录，发现异常及时报告医生。

（7）术前在病房协助患者取下活动的义齿、发夹、眼镜、手表、首饰和其他贵重物品等，交家属或代理妥善保管；卸去指甲油、唇膏、眼影等；嘱其排空大小便；遵医嘱术前给药、留置胃管等。

（8）做好患者身份识别标志，查看手术部位是否已标识；备好病历及手术需要的资料、物品和药品等；与手术室接诊人员核对患者、交接病历及需要带入手术室的物品和药品。

（9）床单位准备。根据麻醉方式及手术部位准备麻醉床及其他用品。

（二）术后护理

1. 迎接患者返回病房

做好床边交接班，了解术中情况；检查管道是否通畅，妥善放置并固定；检查皮肤情况，注意受压部位皮肤有无损伤；遵医嘱给予氧气吸入；注意保暖，防止低体温。

2. 保持正确体位

根据麻醉方式采取相应体位，如全身麻醉尚未清醒的患者应平卧，头偏向一侧；腰麻患者应取去枕平卧位6小时，之后根据手术部位、病情及各专科特点调整卧位。

3. 病情观察

（1）监测患者的生命体征，手术当天每小时测量并记录脉搏、呼吸、血压各1次，直至平稳或遵医嘱；术后3天内每天测量体温、脉搏、呼吸各4次；大手术或生命体征不稳定者，应加强观察，发现异常，及时报告并协助医生处理，并做好记录。

（2）观察患者的手术切口敷料情况，若有渗血、渗液或敷料被浸湿、污染的情况，应及时报告医生更换。

（3）评估患者皮肤的受压情况及自理能力，加强基础护理，根据患者需要提供生活照顾。

（4）合并症及并发症的观察和处理。

4. 遵医嘱

准确及时落实各项治疗、护理措施，给予用药指导并注意观察用药效果。

5. 管道护理

了解各种引流管的位置及作用，明确标识并妥善固定，必要时外加2次固定，维持有效引流；观察和记录引流液的颜色、性质和量；发现异常及时报告医生。留置尿管者予每天清洁会阴部2次；留置胃管者予每天口腔护理1～2次。

6. 患者安全管理

加强风险评估，落实风险防范；根据血栓风险评估情况，落实基础预防，遵医嘱做好物理和药物预防；做好管道脱出、跌倒坠床、压力性损伤的风险评估及防范工作。

7. 疼痛管理

评估患者的疼痛情况，进行疼痛管理相关指导，遵医嘱给药控制疼痛，增加舒适感。

8. 心理护理

评估患者的心理反应，针对性地给予心理疏导，增强患者战胜疾病的信心。

三、健康教育

（一）术前健康教育

（1）根据病情及医嘱指导患者饮食，嘱其加强营养、增加机体抵抗力。

（2）利用图片资料、宣传手册、多媒体资料或小讲课等多种形式，帮助患者了解疾病、手术及麻醉相关知识。

（3）向患者说明手术的重要性，术前、术中、术后可能出现的情况及配合方法。

（4）教会患者深呼吸、有效咳痰、体位改变和功能锻炼的方法。

（5）对患者进行疼痛管理相关知识教育，教会患者疼痛评估及疼痛应对的方法。

（二）术后健康教育

（1）饮食指导：非腹部、消化道手术患者，术后 6 小时若无麻醉反应，即可遵医嘱给予少量饮水及进流质饮食，逐步过渡至普通食物；腹部及消化道手术者，待肠道功能恢复后（临床以肛门排气为指标），遵医嘱指导饮食或根据疾病专科特点指导饮食，ERAS 患者应尽早恢复经口进食。

（2）活动指导：根据病情及手术方式，指导和鼓励患者早期活动和功能锻炼，促进患者快速康复；告知患者活动时保护伤口、造口和引流管的方法。

（3）对患者进行血栓防控、疼痛管理、预防跌倒坠床及压力性损伤的指导。

四、出院指导

（1）评估患者的恢复情况，给予饮食、休息、日常生活等相应指导。

（2）给予患者活动和功能锻炼的指导。

（3）遵医嘱指导患者用药及复诊，必要时随诊。

第二章　外科常见引流管护理常规

第一节　胃肠减压管的护理

一、护理评估

（1）评估胃管是否通畅。

（2）评估胃肠引流液的颜色、性质和量。

（3）评估留置胃管的长度，观察胃管有无脱出，是否固定妥善。

（4）评估负压引流是否有效。

二、护理措施

（1）经常巡视患者，严密观察病情，检查胃管是否通畅。若有阻塞，可用注射器抽少量生理盐水反复冲洗至通畅（胃、十二指肠手术者须报告医生或遵医嘱处理），防止胃管扭曲、折叠和接口松动。

（2）妥善固定胃管，根据需要及时更换固定的胶布，防止胃管滑脱。

（3）做好患者基础护理，每天予口腔护理 1～2 次。

（4）观察引流液的颜色、性质、量。胃肠道手术后 24 小时内，引流液混有少量陈旧性血性液体属正常现象。如有大量鲜红色血性液体说明有活动性出血，引流液增多说明有梗阻，应立即报告医生。

（5）维持患者体液平衡，准确记录引流液的量。

（6）做好心理护理，向患者耐心解释胃肠减压的治疗原理，使用体贴、安慰、治疗性的语言开导和鼓励患者，缓解患者紧张、焦虑心理，减轻不适。

（7）留置胃管期间应遵医嘱禁饮、禁食。

（8）病情允许情况下，取半坐卧位。

（9）肠鸣音恢复、肛门排气或排便后遵医嘱拔管。

三、健康教育

（1）告知患者胃肠减压的目的、注意事项及拔管指征。

（2）告知患者防止管道滑脱的方法及携管活动的注意事项。

第二节　胃肠造瘘管的护理

一、护理评估

（1）评估患者的病情、意识状态、营养状况、配合程度。

（2）评估造瘘管饲的通路情况、输注方式。

（3）评估营养液输注中、输注后患者的反应。

二、护理措施

（1）妥善固定造瘘管并做好标识，防止造瘘管扭曲、变形、脱落、断裂。

（2）输注的营养液温度以接近正常体温为宜，输注速度要均匀，营养液的输注时间一般不超过 8 小时。

（3）输注前应检查并确认造瘘管位置、是否通畅，如有异常及时报告医生。

（4）输注前后用 30 ～ 50 mL 温水冲洗管路。

（5）输注完毕后包裹并固定造瘘管。

（6）输注过程中严密观察患者的呼吸、脉搏、血压、体温变化。注意患者有无腹痛、腹胀、恶心、呕吐等情况。

（7）予患者口腔护理。

（8）定期更换敷料，保持造瘘口周围的皮肤清洁干燥。

三、健康教育

（1）告知患者留置造瘘管的目的和作用，了解肠内营养的重要性。

（2）指导患者保持口腔清洁。

（3）告知携带造瘘管出院的患者及其家属妥善固定造瘘管，输注营养液或特殊用药前后，应用温开水冲洗管道，预防堵塞。

（4）定期更换敷料，保持造瘘口周围的皮肤清洁干燥。

（5）营养液现配现用，配制好的营养液放置在冰箱冷藏，并于 24 小时内用完。

第三节　伤口引流管的护理

一、护理评估

（1）评估引流管固定是否妥善、有无标识，管道有无受压、折叠或脱出。

（2）评估引流管口周围敷料情况，引流液的颜色、性质和量。

（3）是否按规定的时间和要求更换引流袋（瓶）。

（4）有无携管下床活动的禁忌证。

二、护理措施

（1）遵循安全原则落实安全护理措施，做好管道标识、床头放置警示标识、防止管道脱出。

（2）妥善固定。固定好引流管，长度适宜，避免过度牵拉造成引流管脱出，引流袋位置应低于引流管口平面，且不触碰或放于地面上。

（3）密切观察引流管引流液的颜色、性质和量。若引流液过多或过快，且呈鲜红色，则考虑是否有活动性出血，及时报告医生对症处理。

（4）保持引流管通畅。若无引流液，应观察引流管是否位置不当、受压、折叠或堵塞；若伤口敷料渗出液较多，应检查引流管是否通畅，并报告医生给予相应处理。

（5）准确记录 24 小时的引流量。

（6）防止感染。引流袋每天更换 1 次（或根据专科要求更换），引流袋满至 3/4 时应及时更换，更换时应消毒接口处再接上新的引流袋。外出检查过床时，要注意夹闭引流管，防止引流液逆流，引起伤口感染（使用抗反流引流袋者无须夹闭）。

三、健康教育

（1）告知患者及其家属放置伤口引流管的目的。

（2）告知患者维持引流管通畅的重要性，翻身活动时勿使引流管受压、折叠或脱出。

（3）如病情允许，患者可以携管下床活动，可将引流管固定于衣服上，但注意引流袋位置应低于伤口平面，以免引起逆行感染。

（4）告知患者及其家属若出现不适，要及时通知医护人员。

（5）告知患者携带引流管出院的护理方法及注意事项：保持引流装置的密闭和通畅，避免引流管受压、折叠或引流液反流等；活动时妥善固定引流管、引流袋，以免移位、牵拉或破坏引流装置的密闭性；引流管及引流袋的更换须由专业医护人员操作；如突然出现发热、寒战、伤口红肿疼痛等情况，应及时就诊。

第四节　腹腔引流管的护理

一、护理评估

（1）评估患者的病情及腹部体征。

（2）评估引流管是否通畅，引流液的颜色、性质和量。

（3）评估伤口敷料处有无渗出。

二、护理措施

（1）妥善固定引流管，防止脱出，管道标识清楚。

（2）引流袋位置必须低于切口平面。

（3）多挤捏引流管，保持引流通畅，防止引流管折叠、扭曲、受压。

（4）观察引流液的颜色、性质和量，发现引流量突然减少或增多，颜色性状改变，患者出现腹胀、发热、生命体征改变等异常情况，应立即报告医生。

（5）准确记录 24 小时的引流量。

（6）定时更换引流袋。

三、健康教育

（1）告知患者及其家属放置引流管的目的、重要性。

（2）告知患者翻身、下床、排便时，应防止引流管脱出及保持引流袋位置低于切口平面，如引流管脱出，应及时通知医生处理。

（3）告知患者如有疼痛等不适，及时通知医护人员。

（4）告知患者携带引流管出院的护理方法及注意事项：保持引流装置的密闭和通畅，避免引流管受压、折叠或引流液反流等；活动时应妥善固定引流管、引流袋，以免移位、牵拉或破坏引流装置的密闭性；引流管及引流袋的更换须由专业医护人员操作；如突然出现发热、寒战、伤口红肿疼痛等情况，应及时就诊。

第五节　T 管引流的护理

一、护理评估

（1）评估患者的病情、生命体征及腹部症状和体征，如有无发热、腹痛、黄染等。

（2）评估患者的皮肤、巩膜黄染消退的情况及大便颜色。

（3）评估 T 管周围皮肤有无胆汁侵蚀，有无发红、破溃等。

（4）观察引流液的颜色、性质和量。

二、护理措施

（1）妥善固定 T 管，标识清楚，防止因翻身、起床等活动时牵拉脱出。

（2）观察、记录引流液的颜色、性质和量。正常胆汁为深黄色澄明液体，如有异常及时与医生联系。

（3）每天更换引流袋，更换时常规消毒接口，严格无菌操作。

（4）引流袋位置低于切口水平面，保持引流通畅，避免折叠、扭曲、受压。

（5）注意观察及保护 T 管周围皮肤，如有胆汁侵蚀，可用皮肤保护膜保护皮肤。

（6）严密观察患者的生命体征，如有发热、腹痛，提示有胆瘘或胆汁性腹膜炎等并发症的可能，应及时报告医生。

（7）T 管引流时间一般为 12～14 天，拔管之前遵医嘱夹闭 T 管 1～2 天，患者无发热、腹痛、黄染等症状，经 T 管胆道造影证实胆管通畅，再开放 T 管充分引流造影剂后，方可拔管。

三、健康教育

（1）告知患者更换体位或下床活动时保护 T 管的方法。

（2）告知患者出现不适时，及时通知医护人员。

（3）如患者需要佩带 T 管出院，指导其管路护理及自我监测的方法。

（4）指导患者清淡饮食。

第六节　胸腔闭式引流管的护理

一、护理评估

（1）严密观察患者的生命体征，尤其是呼吸频率、节律、深浅，有无呼吸困难、发绀等。

（2）观察引流装置是否密闭，各连接处是否衔接紧密。

（3）观察引流管是否通畅，引流液的量、颜色、性质及水柱波动范围。

（4）观察引流管处伤口的情况。

（5）拔管后观察患者有无胸口憋闷、呼吸困难、切口漏气、渗液、出血、皮下气肿等症状。

二、护理措施

（一）妥善固定

（1）引流装置各连接处衔接紧密。

（2）长管的下端插至水面下 3 ～ 4 cm。

（3）引流管周围用油纱布包盖严密，妥善固定。

（4）搬动患者或更换引流瓶时，须双重夹闭引流管，以防空气进入胸膜腔，严格执行无菌操作规程，防止感染。

（二）体位

行胸腔闭式引流时常予患者安置半卧位，以利于呼吸和引流。

（三）维持引流通畅

水封瓶液面应低于引流管胸腔出口平面 60 ～ 100 cm，任何情况下引流瓶不应高于患者胸腔（下床活动时，引流瓶位置应低于膝关节），以免引流液逆流入胸膜腔造成感染。随时挤压引流管，以免引流管被血凝块堵塞，防止引流管牵拉、受压、扭曲。

（四）观察记录

每天更换水封瓶，做好标识，记录引流量。如连续 3 个小时，每小时引流量在 100 mL 以上，引流液为鲜红色或红色，性质较黏稠，易凝血，则疑为胸腔内有活动性出血，应及时报告医生并协助处理。

（五）脱管处理

若引流管从胸腔意外脱出，立即用手捏闭伤口处的皮肤，消毒后用凡士林纱布封闭伤口，协助医生做进一步处理。如引流管连接处脱落或引流瓶损坏，立即折叠或夹闭胸壁端引流管，按无菌操作原则更换整个装置。

（六）拔管后护理

拔管后注意观察患者有无胸闷、呼吸困难、切口漏气、渗液、出血、皮下气肿等，如发现异常应及时通知医生并协助处理。

（七）安全护理

根据风险评估，按要求放置警示标识，落实防范措施及安全教育。

三、健康教育

（一）体位

患者卧床时应取斜坡位或半坐卧位，以便胸腔引流液和呼吸道分泌物排出。

（二）饮食

嘱患者以高蛋白、富含维生素、易消化的饮食为宜，或遵医嘱。

（三）活动

指导并协助患者翻身，避免长时间压迫伤口，指导患者术后早期如何进行床上活动；嘱患者下床活动应在指导下进行，保持引流瓶低于膝关节。

（四）指导

指导患者深呼吸及有效咳嗽、咳痰等呼吸功能训练的方法，以便有效清除呼吸道分泌物，预防肺炎、肺不张等并发症。

（五）管道保护

（1）告知患者及其家属引流管留置的目的和重要性，勿擅自拔除。确保引流通畅，避免管道牵扯、受压、扭曲、折叠等。

（2）任何情况下引流瓶应低于患者胸腔。卧床时，引流瓶应悬挂于床边并保持直立；下床活动时，引流瓶位置应低于患者膝关节。

（3）告知患者及其家属管道意外脱出时的应急处理方法：立即用手捏闭伤口处皮肤或反折胸壁端引流管，同时报告医护人员并协助处理。

（4）嘱患者保持引流装置密闭，勿自行开启水封瓶，勿自行倒掉或更换水封瓶内的水。

（5）嘱患者携管下床活动时，如无医护人员陪同，勿擅自带管道离开病区，防止管道脱出等意外发生。

第七节　伤口负压引流的护理

伤口负压引流的适应证包括各种皮肤软组织缺损、骨外露，各种烧伤创面及慢性难愈性创面。

一、护理评估

（1）评估患者的病情和生命体征。

（2）评估患者的局部感觉、活动、血运情况，有无疼痛及肿胀的程度。

（3）负压源的负压力是否在规定范围内（$-0.06 \sim -0.02$ MPa）。

（4）观察引流管的管形是否完好，引流是否通畅，引流液的颜色、性质及量。

（5）观察伤口敷料有无渗出，有无大量新鲜血液渗出。

二、护理措施

（1）正确连接负压引流装置，妥善固定引流管，经常检查管路及各接头处有无漏气或脱出。

（2）保持局部负压封闭状态，遵医嘱调节压力，维持有效负压。

（3）引流瓶低于伤口水平面 60～100 cm，保持引流通畅，避免引流管折叠、扭曲、受压。如发现引流管堵塞，应及时报告医生并协助处理。

（4）做好病情观察。观察患者的生命体征、创面周围局部变化、伤口渗血情况及肢端血运、活动、感觉等情况，引流液的颜色、性质及量，发现异常及时报告医生并协助处理。

（5）协助患者翻身或搬动患者时，注意保护引流装置。

（6）引流液量超过引流瓶的 2/3 时，应及时更换引流瓶。应严格执行无菌操作，在更换时用血管钳夹闭引流管，关闭负压源，防止引流管内的液体回流引起逆行感染。

（7）准确记录 24 小时的引流量，有引流冲洗的患者应记录出入量。

（8）加强患者的基础护理及心理护理，做好疼痛管理、血栓防控，预防并发症。

三、健康教育

（1）告知患者更换体位时，防止引流管脱出、折叠或受压。

（2）告知患者维持管道通畅的重要性，勿擅自调节负压值或分离管道。

（3）饮食指导。指导患者进食高蛋白、高热量、富含维生素及粗纤维的食物，预防便秘。

（4）功能锻炼。麻醉清醒后患者可进行关节主动运动、被动运动，指导患者进行远端关节的屈伸、旋转练习及肌肉的舒张收缩等运动。

第三章　肝胆外科疾病护理常规

第一节　原发性肝癌的护理

原发性肝癌是指发生在肝细胞或肝内胆管上皮细胞的恶性肿瘤。

一、护理评估

（一）术前评估

（1）评估患者的生命体征。

（2）评估患者的肝脏功能（血清学指标及肝脏储备功能）。

（3）评估患者的疼痛程度。

（4）评估患者的腹部症状和体征。

（5）评估患者的营养状态。

（6）评估患者的心理状态及社会、家庭支持情况。

（7）评估患者对疾病的了解程度。

（二）术后评估

（1）评估患者的意识状态、生命体征。

（2）评估患者的切口敷料有无移位或渗出。

（3）评估患者手术切口的疼痛程度。

（4）评估引流管的类型、位置，引流管是否通畅，引流液的颜色、性状及量。

（5）评估患者有无跌倒坠床风险、压疮风险、管道脱出风险、血栓风险。

（6）评估患者胃肠功能的恢复情况。

（7）评估患者术后有无出血、肝功能衰竭、胆汁漏等并发症。

（8）评估患者的心理状态及社会、家庭支持情况。

二、护理措施

（一）术前护理

1. 观察要点

（1）患者的生命体征有无改变。

（2）患者疼痛的部位、性质。

（3）患者的腹部症状及体征有无加重。

2. 心理护理

根据患者及其家属的意愿，告知病情或执行保护性医疗制度。了解患者内心感受，给予心理支持，增强其战胜疾病的信心。

3. 饮食及活动指导

予清淡、易消化、富含维生素和纤维、优质蛋白的食物，如蛋类、豆类、鲜奶、鱼肉、新鲜的水果和蔬菜等，避免油炸食物等刺激性食物。有腹水、水肿者，应控制水和钠盐的摄入量；血氨浓度高者，应限制蛋白质的摄入。避免剧烈运动及腹部撞击，尤其是巨大肝癌患者，应防止肿瘤破裂出血。

4. 护肝治疗

肝功能受损的患者，遵医嘱予护肝治疗，以改善肝功能。

5. 营养支持

应用营养风险筛查评估表（NRS 2002）对患者进行营养风险筛查，对营养风险评分不少于 3 分的患者予肠内和（或）肠外营养支持，以改善患者的营养状况。

6. 维持体液平衡

肝功能不良伴腹水者，严格控制水、钠盐的摄入量；遵医嘱合理补液与利尿，注意纠正低钾血症等水电解质紊乱；记录 24 小时出入量。

7. 疼痛的观察及护理

指导患者使用疼痛测评工具测评疼痛的程度；告知患者出现腹痛时应卧床休息，护士评估腹痛的部位、性质和程度等情况，报告医生，待诊断明确后遵医嘱予镇痛药。一旦诊断为肝癌破裂出血，立即配合医生进行抢救。

8. 术前准备

手术患者术前禁食 6 小时、禁饮 4 小时；手术当天遵医嘱留置胃管；告知患者术后充分镇痛的目的及意义；其他措施同第一章外科围手术期一般护理常规的术前护理。

（二）术后护理

1. 观察要点

（1）患者的意识状态和生命体征。

（2）患者的切口敷料有无渗液。

（3）引流管是否通畅，引流液的颜色、性状及量。

（4）患者有无腹痛、腹胀及腹膜刺激征。

（5）患者的皮肤、巩膜有无黄染。

2. 体位及活动

意识清醒且血压平稳的患者予半卧位。根据患者的情况制订活动计划，以促进患者胃肠功能恢复，预防肺部感染及下肢深静脉血栓。病情平稳者，早期可下床活动。

3. 吸氧

予患者吸氧 1 ～ 3 天，提高血氧浓度，促进肝细胞的修复与再生，促进肝断面愈合。

4. 护肝治疗

遵医嘱予护肝治疗，复查肝功能，了解肝功能恢复的情况。注意观察患者有无肝性脑病的早期症状，皮肤及巩膜有无黄染。

5. 术后镇痛

充分镇痛是患者术后早期下床活动的保障，根据预防、按时、多模式的镇痛理念，术后采用患者自控镇痛、非甾体抗炎药等方式联合充分镇痛，以患者静息性疼痛及活动性疼痛评分（NRS 疼痛数字评价量表）均不超过 3 分为宜。

6. 术后血糖控制

肝切除术行肝门阻断时肝细胞缺氧导致糖原分解受阻，以及手术应激加重肝癌的胰岛素抵抗，患者术后血糖会出现剧烈变化。须遵医嘱监测患者的血糖，必要时予胰岛素将血糖维持在正常范围。

7. 引流管护理

妥善固定引流管，保持引流通畅，观察并记录引流液的颜色、性状及量，及早发现有无出血及胆汁漏等并发症，给予及时处理。若病情允许，尽早拔除胃管及尿管。

8. 营养支持

患者拔除胃管后即可经口饮食，先予流质饮食，再逐步过渡到正常饮食。术后根据患者病情补充适量的人血白蛋白和血浆，以提高机体的抵抗力。

9. 并发症的观察及护理

（1）出血。

术后早期甚至术后数日都有出血的可能，须定时挤压腹腔引流管，保持引流通畅，密切观察胃管、腹腔引流管、伤口敷料有无鲜红色血性液体引出或渗出。术后当天可引出鲜红色血性液体 100 ～ 300 mL，若血性液体增多，应警惕腹腔内出血；若腹腔引流管引流量大于 100 mL/h，可考虑有活动性出血。及时报告医生，遵医嘱应用止血药、备血、心电监护，严密观察患者生命体征、尿量及神志变化等。如持续大量出血，须做好手术止血准备。

（2）肝功能不全或衰竭。

患者早期肝功能不全可表现为乏力、嗜睡、食欲减退、恶心、腹胀、皮肤及巩膜黄染等症状，进一步发展则出现肝衰竭，表现出肝性脑病症状。观察并记录患者的生命体征、神志变化及药物反应等；予患者持续吸氧，氧流量 3 ～ 5 L/min，以提高血氧饱和度，促进肝细胞修复与再生；遵医嘱监测患者血氨及血生化指标变化；嘱患者保持大便通畅，减少氨的吸收。出现肝性脑病患者，按肝性脑病护理常规办法进行护理。

（3）胸腔积液。

少量胸腔积液患者可能无症状或仅有低热；大量胸腔积液患者可表现出明显的呼吸困难及难以控制的发热等。密切观察患者的呼吸节律及频率，了解患者的主诉，协助患者取半坐卧位，给予鼻导管或面罩吸氧；必要时医生予行胸腔穿刺抽液或胸腔闭式引流，按胸腔闭式引流护理常规办法进行护理。

（4）胆汁漏。

注意观察患者腹腔引流液的颜色、性状及量，若引流管引出胆汁样液体或伤口有胆汁外渗，可考虑有胆汁漏，若同时伴有持续腹痛并发热，应警惕胆汁性腹膜炎的可能。胆汁漏量不多时一般可自行愈合，保持引流通畅，妥善固定好引流管；严重者须遵医嘱予禁饮禁食，行抗感染、抑制消化酶等治疗，必要时手术治疗。伤口有胆汁外渗的患者，须及时更换浸湿的敷料，应用氧化锌软膏涂抹渗出口周围皮肤，观察皮肤有无红、肿、热、痛等表现。

三、健康教育

（一）饮食指导

患者拔除胃管后即可予流质饮食，如少量的水及米汤等，少量多餐，但应避免进食容易引起腹胀的豆浆、牛奶这类食物，进食后如出现腹胀、腹痛现象及时报告医生；如腹胀不明显，可逐日过渡到半流质饮食及正常饮食，饮食以低脂肪、易消化、富含维生素、优质蛋白的食物为主，如蛋类、奶类、鸡肉、鱼肉、蔬菜、水果等。

（二）引流管自我护理指导

（1）告知患者保持引流装置的密闭性和通畅。

（2）告知患者活动时应妥善固定各类引流管，避免引流管脱出；引流袋不可高于引流管口的水平位置，以免引流液倒流引起逆行感染。

（3）告知患者术后早期腹腔引流管有暗红色液体引出，随后会逐日减少且呈淡红色。若引流液突然增多，引流液颜色变红或呈黄绿色胆汁样，或引流管口周围有液体渗出，要及时告诉医护人员。

（三）术后活动指导

（1）麻醉清醒后鼓励并协助患者在床上翻身，每两小时更换体位1次，伸展四肢。

（2）在病情允许情况下，患者术后早期可下床活动。术后1天，指导患者自行床上翻身活动及下肢伸屈运动，如无不适可协助其在床边活动。术后2天，可搀扶患者在床边活动或室内行走。术后3～5天，可协助患者在病区内或走廊活动。

（3）如患者诉有头晕、心慌等不适，应立即停止活动，并协助其卧床休息，通知医生予以处理。

（4）根据患者活动能力恢复情况，可逐渐增加活动范围及时间。

（四）出院指导

（1）嘱患者饮食以低脂肪、易消化、富含维生素、优质蛋白的食物为主，如蛋类、奶类、鸡肉、鱼肉、蔬菜、水果等，少量多餐。有腹水、水肿者，应限制水和钠盐的摄入量。

（2）嘱患者按时服药，定期复查。术后1个月返院复查血常规、肝功能、血清甲胎蛋白和肝脏超声，若出现水肿、出血、黄染等症状应及时就诊；之后根据患者情况定期复查。

第二节　肝海绵状血管瘤的护理

肝海绵状血管瘤是肝脏常见的良性肿瘤，本病常见于中年女性，多为单发，也可多发。肿瘤生长缓慢，病程长达数年以上。瘤体较小时无任何临床症状，增大后会压迫胃、十二指肠等邻近器官，引起上腹不适、腹胀、嗳气、腹痛等症状，其最危险的并发症是肝肿瘤破裂引起的腹腔急性大出血。手术切除是治疗肝海绵状血管瘤最有效的方法。

一、护理评估

（一）术前评估

（1）评估患者的生命体征。

（2）评估患者的肝功能。

（3）评估患者的疼痛程度。

（4）评估患者的腹部症状和体征。

（5）评估患者的心理状态及社会、家庭支持情况。

（6）评估患者对疾病的了解程度。

（二）术后评估

（1）评估患者的意识状态及生命体征。

（2）评估患者的切口敷料有无移位或渗出。

（3）评估患者手术切口的疼痛程度。

（4）评估引流管是否通畅，引流液的颜色、性状及量。

（5）评估患者有无跌倒坠床风险、压疮风险、管道脱落风险、血栓风险。

（6）评估患者术后有无出血、肝功能衰竭、胆漏等并发症。

（7）评估患者胃肠功能的恢复情况。

（8）评估患者的心理状态及社会、家庭支持情况。

二、护理措施

（一）术前护理

1.观察要点

（1）患者的意识状态及生命体征有无改变。

（2）患者疼痛的诱因、部位、性质。

（3）患者有无腹膜刺激征。

2.心理护理

倾听患者主诉，了解患者感受，给予心理支持，解除内心的担忧。

3. 饮食及活动指导

嘱患者进食高热量、优质蛋白、富含维生素和纤维的食物，如蛋类、豆类、鲜奶、鱼肉、水果和蔬菜等，食物以清淡、易消化为宜；避免油炸食物等刺激性食物，避免剧烈运动及腹部撞击，以防引起肿瘤破裂出血。

4. 护肝治疗

肝功能受损的患者，遵医嘱予护肝治疗，改善肝功能。

5. 疼痛的观察及护理

指导患者使用疼痛测评工具测评疼痛的程度；告知患者出现腹痛时应卧床休息，评估患者腹痛的部位、性质、程度等情况，并报告医生。一旦诊断为破裂出血，立即配合医生进行抢救，必要时行急诊手术。

6. 术前准备

患者术前禁食 6 小时、禁饮 4 小时；手术当天遵医嘱留置胃管；告知患者术后充分镇痛的目的及意义；其他护理措施同第一章外科围手术期一般护理常规的术前护理和术前准备。

（二）术后护理

1. 观察要点

（1）患者的意识状态和生命体征。

（2）患者的切口敷料有无渗出。

（3）引流管是否通畅，引流液的颜色、性状及量。

（4）患者有无腹痛、腹胀及腹膜刺激征。

2. 体位及活动

意识清醒且血压平稳的患者予半卧位。应根据患者的情况制订活动计划，预防肺部感染及下肢深静脉血栓。

3. 吸氧

予吸氧 1 ~ 3 天，提高血氧浓度，促进肝细胞的修复与再生，促进肝断面愈合。

4. 护肝治疗

遵医嘱予护肝治疗，复查肝功能，了解肝功能恢复的情况。

5. 术后镇痛

术后采用患者自控镇痛、非甾体抗炎药等方式联合充分镇痛，以患者静息性疼痛及活动性疼痛评分（NRS 疼痛数字评价量表）均不超过 3 分为宜。

6. 引流管护理

妥善固定各类引流管，保持引流通畅，观察及记录引流液的颜色、性状及量；术后当天可引出鲜红色血性液体 100 ~ 300 mL，若血性液体增多，应警惕腹腔内出血。若腹腔引流液呈黄绿色胆汁样，并伴有腹部症状体征，常提示发生胆漏。

7. 营养支持

患者拔除胃管后即可予流质饮食，可逐日由半流质、软质饮食过渡到正常饮食。扩大半肝切除术后，可使用要素饮食或静脉营养支持。

8. 并发症的观察及护理

同本章第一节原发性肝癌的护理之术后并发症的观察及护理。

三、健康教育

（一）疾病知识指导

肝海绵状血管瘤虽为良性，但存在破裂的风险，患者应注意避免从事剧烈的活动或受外力冲击；患者及其家属应了解肿瘤破裂的临床表现，一旦患者出现剧烈腹痛、腹肌紧张、出汗、心悸、意识淡漠等情况，立即报告医生。

（二）饮食指导

患者拔除胃管后即可予流质饮食，如少量的水或粥水等，少量多餐，但应避免进食豆浆、牛奶这类食物，进食后如出现腹胀、腹痛现象，应及时报告医生；如腹胀不明显，可逐日过渡到半流质饮食及普食，饮食以低脂肪、易消化、富含维生素、优质蛋白的食物为主，如蛋类、奶类、鸡肉、鱼肉、蔬菜、水果等。

（三）引流管自我护理指导

（1）指导患者保持引流装置的密闭性和通畅。

（2）指导患者活动时应妥善固定各种引流管，避免引流管脱出；引流袋应低于引流管口水平位置，避免引流液倒流引起逆行感染。

（3）术后早期腹腔引流管有暗红色血性液体引出，随后会逐日减少且呈淡红色。告知患者若发现引流液突然增多，引流液颜色变红或呈黄绿色胆汁样，或发现引流管口周围有液体渗出，要及时告诉医护人员。

（四）术后活动指导

（1）麻醉清醒后鼓励和协助患者在床上翻身，每两小时更换体位1次，伸展四肢。

（2）在患者病情允许的情况下，术后早期下床活动。术后1天指导患者自行床上翻身活动及下肢伸屈运动，如无不适可协助其床边活动。术后2天，可搀扶患者在床边活动或室内行走。术后3～5天，可协助患者在病区内或走廊活动。

（3）如患者诉有头晕、心慌等不适，应立即停止活动，并协助其卧床休息，通知医生及时处理。

（4）根据患者活动能力的恢复情况，可逐渐增加活动范围及时间。

（五）出院指导

（1）嘱患者饮食以高热量、高蛋白、富含维生素、低脂肪、易消化的食物为主，如鸡肉、鱼肉、牛奶、蔬菜、水果等。

（2）嘱患者注意休息，避免过度劳累。

（3）嘱患者定期到医院复诊。

第三节 肝脓肿的护理

肝脓肿是指肝脏受病原体感染后，未及时处理或处理不当而形成的脓肿。

一、护理评估

（一）术前评估

（1）评估患者的生命体征、腹部及胸部的症状和体征。

（2）评估患者的肝功能。

（3）评估患者的疼痛程度。

（4）评估患者的营养状态。

（5）评估患者的心理状态及社会、家庭支持情况。

（6）评估患者对疾病的了解程度。

（二）术后评估

（1）评估患者的意识状态、生命体征。

（2）评估患者的切口敷料有无移位或渗出。

（3）评估患者手术切口疼痛的程度。

（4）评估引流管的类型、位置、是否通畅，引流液的颜色、性状及量。

（5）评估患者有无跌倒坠床、压疮、管道脱落、血栓等的风险。

（6）评估患者术后有无出血、肝功能衰竭、胆漏等并发症。

（7）评估患者的腹部症状及体征。

（8）评估患者的心理状态及社会、家庭支持情况。

二、护理措施

（一）术前／非手术治疗护理

1. 观察要点

（1）患者的神志及生命体征有无改变。

（2）患者疼痛的部位、性质。

（3）患者腹部症状有无加重，有无胸部症状。

2. 心理护理

倾听患者主诉，给予心理支持，缓解患者焦虑的情绪，增强其战胜疾病的信心。

3. 饮食指导

嘱患者予鱼肉、鸡肉、蛋类、奶类等高蛋白、高热量、富含维生素、低脂肪、易消化的饮食。

4. 护肝治疗

肝功能受损的患者，遵医嘱予护肝治疗，改善肝功能。

5. 营养支持

给予充分营养。应用营养风险筛查量表（NRS 2002）对患者进行营养风险筛查，对营养风险评分不少于 3 分的患者给予肠内和（或）肠外营养支持。贫血、低蛋白血症者应予输注血液制品。

6. 疼痛的观察及护理

指导患者使用疼痛测评工具测评疼痛的程度；观察腹痛的部位、性质、程度等情况并报告医生，遵医嘱予镇痛药，观察患者用药后的效果及不良反应。

7. 高热的护理

（1）观察患者寒战发热的规律，根据体温情况，遵医嘱按规范采集血培养标本，给予物理降温或药物降温，并动态观察患者体温的变化情况。

（2）遵医嘱合理应用抗生素，注意观察药物的有效性及不良反应。

（3）鼓励患者多饮水，及时更换被汗浸湿的衣服；饮水量不足者，应加强静脉补液，维持体液平衡。

（4）按医嘱定期复查患者的血常规，以动态观察患者白细胞计数及中性粒细胞比值等变化。

8. 术前准备

患者术前禁食 6 小时、禁饮 4 小时；手术当天遵医嘱留置胃管；告知患者术后充分镇痛的目的及意义；其他护理措施同第一章外科围手术期一般护理常规的术前护理。

（二）术后护理

1. 观察要点

（1）患者的意识状态和生命体征。

（2）患者的切口敷料有无渗出。

（3）引流管是否通畅，引流液的颜色、性状及量。

（4）患者有无腹痛、腹胀及腹膜刺激征。

2. 体位及活动

意识清醒且血压平稳的患者予半卧位。术后早期可下床活动，以促进胃肠功能恢复，预防肺部感染及下肢深静脉血栓。

3. 护肝治疗

遵医嘱予护肝治疗，复查肝功能，了解肝功能恢复的情况。

4. 术后镇痛

术后采用患者自控镇痛、非甾体抗炎药等方式联合充分镇痛，以控制患者静息性疼痛及活动性疼痛评分（NRS 疼痛数字评价量表）均不超过 3 分为宜。

5. 引流管护理

（1）妥善固定引流管，观察并记录引流液的颜色、性状及量，保持引流通畅。

（2）对于脓肿切开引流的患者，如发现引流液黏稠引流不畅时，须及时报告医生，配合医生进行脓腔冲洗。

6. 饮食

患者拔除胃管后即开始经口饮食，先予流质饮食，如水、米汤等，并逐步由半流质饮食过渡到正常饮食。

7. 并发症的观察及护理

术后并发症的观察及护理同本章第一节原发性肝癌的护理之术后并发症的观察及护理。

（三）经皮肝穿刺抽脓术或置管引流术的护理

（1）告知患者及其家属经皮肝穿刺抽脓术或置管引流术的配合注意事项，置管期间若出现腹痛、出冷汗、头晕、胸闷等不适，应及时告诉医生。

（2）穿刺或置管过程，密切观察患者的脉搏、呼吸、血压和腹部体征，一旦出现面色苍白、出冷汗或引流管内见血性液体则为出血可能，须予紧急处理。同时，配合医生留取脓液做细菌培养和药敏试验。

（3）术后观察患者的生命体征，注意穿刺点有无渗血；重视患者主诉，注意有无腹痛、腹膜炎的症状和体征。

（4）做好引流管的护理，保持引流通畅，观察引流液的颜色、性状及量；脓液黏稠引流不畅时，配合医生进行脓腔冲洗。

三、健康教育

（一）饮食指导

患者拔除胃管后即可予流质饮食，如少量的水或粥水等，少量多餐，但应避免进食豆浆及牛奶这类食物，进食后如出现腹胀、腹痛现象，应及时报告医生；如腹胀不明显，可逐日过渡到半流质饮食及普食，饮食以低脂肪、易消化、富含维生素、优质蛋白的食物为主，如蛋类、奶类、鸡肉、鱼肉、蔬菜、水果等。

（二）引流管自我护理指导

（1）指导患者保持引流装置的密闭性和通畅。

（2）指导患者活动时应妥善固定各种引流管，避免引流管脱出；引流袋应低于引流管口水平位置，避免引流液倒流引起逆行感染。

（3）肝切除术后早期腹腔引流管会有暗红色血性液体引出，随后会逐日减少且呈淡红色。若发现引流液突然增多且颜色变红或呈黄绿色胆汁样，或发现引流管口周围有液体渗出时，要及时告诉医护人员。

（三）术后活动指导

（1）麻醉清醒后，鼓励并协助患者在床上翻身，每两小时更换体位 1 次，伸展四肢。

（2）在病情允许的情况下，患者术后可早期下床活动。术后 1 天，指导患者自行床上翻身活动及下肢伸屈运动，如无不适可协助其在床边活动。术后 2 天，可搀扶患者在床边活动或室内行走。术后 3～5 天，可协助患者在病区内或走廊活动。

（3）如患者诉有头晕、心慌等不适，应立即停止活动，并协助其卧床休息，通知医生予以处理。

（4）根据患者活动能力的恢复情况，可逐渐增加活动范围及时间。

（四）出院指导

（1）嘱患者饮食以高热量、高蛋白、富含维生素、低脂肪、易消化的食物为主，如鱼肉、鸡蛋、牛奶、蔬菜、水果等。

（2）嘱患者注意休息，避免过度疲劳。

（3）嘱患者按时服药，定期复查。

（4）嘱患者出现腹痛、发热等症状应及时就诊。

第四节　肝囊肿的护理

肝囊肿是较常见的肝脏良性疾病，临床上常见的是先天性肝囊肿。肝囊肿分为单发性肝囊肿和多发性肝囊肿 2 种，后者又称多囊肝。在临床治疗方面，病灶小且无症状的囊肿无须处理，对于较大病灶且出现压迫症状的患者，应予积极的手术治疗。

一、护理评估

（一）术前评估

（1）评估患者的生命体征。

（2）评估患者的肝功能。

（3）评估患者腹部的症状和体征。

（4）评估患者的心理状态及社会、家庭支持情况。

（5）评估患者对疾病的了解程度。

（二）术后评估

（1）评估患者的意识状态、生命体征。

（2）评估患者的切口敷料有无移位或渗出。

（3）评估患者手术切口疼痛的程度。

（4）评估引流管是否通畅，记录引流液的颜色、性状及量。

（5）评估患者有无跌倒坠床、压疮、管道脱落、血栓等的风险。

（6）评估患者术后有无出血、肝功能衰竭等并发症。

（7）评估患者的心理状态及社会、家庭支持情况。

二、护理措施

（一）术前护理

1. 观察要点

（1）患者的生命体征有无改变。

（2）患者腹部的症状有无加重及体征有无改变。

2. 心理护理

给予患者心理支持，增强其战胜疾病的信心。

3. 饮食指导

予患者鸡肉、鱼肉、蛋类、鲜奶、蔬菜、水果等高蛋白、高热量、富含维生素、低脂肪的饮食。

4. 护肝治疗

肝功能受损的患者，遵医嘱予护肝治疗，改善肝功能。

5. 术前准备

患者术前禁食6小时、禁饮4小时；手术当天遵医嘱留置胃管；告知患者术后充分镇痛的目的及意义；其他护理措施同外科围手术期一般护理常规的术前护理。

（二）术后护理

1. 观察要点

（1）患者的意识状态和生命体征。

（2）患者的切口敷料有无渗出。

（3）患者的引流管是否通畅，引流液的颜色、性状及量。

（4）患者有无腹痛、腹胀及腹膜刺激征。

2. 体位及活动

清醒且血压平稳的患者予半卧位。根据患者的情况制订活动计划，以预防肺部感染及下肢深静脉血栓。

3. 吸氧

予患者吸氧1～3天，提高血氧浓度，促进肝细胞的修复与再生，促进肝断面愈合。

4. 护肝治疗

遵医嘱予患者护肝治疗，复查肝功能，了解肝功能恢复的情况。

5. 术后镇痛

术后采用患者自控镇痛、非甾体抗炎药等方式联合充分镇痛，以控制患者静息性疼痛及活动性疼痛评分（NRS 疼痛数字评价量表）均不超过 3 分为宜。

6. 引流管护理

妥善固定引流管，保持引流通畅，观察及记录引流液的颜色、性状及量。

7. 饮食

患者拔除胃管后当天予流质饮食，如温水及米汤等，随后可逐渐过渡到半流质饮食及正常饮食。

8. 并发症的观察及护理

（1）胆汁漏。多见于肝叶切除术的患者，囊肿开窗术一般少见。观察护理同本章第一节原发性肝癌的护理之术后并发胆汁漏的观察与护理。

（2）出血。观察护理同本章第一节原发性肝癌的护理之术后并发出血的观察与护理。

三、健康教育

（一）饮食指导

患者拔除胃管后即可予流质饮食，如少量的水及米汤等，少量多餐，但应避免豆浆及牛奶这类食物，进食后如出现腹胀、腹痛现象，应及时报告医生；如腹胀不明显，可逐日过渡到半流质饮食及普食，饮食以低脂肪、易消化、富含维生素、优质蛋白的食物为主，如蛋类、奶类、鸡肉、鱼肉、蔬菜、水果等。

（二）引流管自我护理指导

（1）指导患者保持引流装置的通畅及密闭性。

（2）指导患者活动时应妥善固定各类引流管，避免引流管脱出；引流袋应低于引流管口水平位置，避免引流液倒流引起逆行感染。

（3）术后早期腹腔引流管有暗红色血性液体引出，随后会逐日减少且呈淡红色。嘱患者若发现引流液突然增多，颜色变红或呈黄绿色胆汁样，或发现引流管口周围有液体渗出时，要及时告诉医护人员。

（三）术后活动指导

（1）麻醉清醒后，鼓励并协助患者在床上翻身，每两小时更换体位 1 次，伸展四肢。

（2）患者病情允许情况下，术后早期可下床活动。术后 1 天，指导患者自行床上翻身活动及下肢伸屈运动，如无不适可协助其在床边活动。术后 2 天，可搀扶患者在床边活动或室内行走。术后 3 ～ 5 天，可协助患者在病区内或走廊活动。

（3）如患者诉有头晕、心慌等不适，应立即停止活动，并协助其卧床休息，通知医生予以处理。

（4）根据患者活动能力的恢复情况，可逐渐增加活动范围及时间。

（四）出院指导

（1）嘱患者饮食以高热量、高蛋白、富含维生素、低脂肪、易消化的食物为主，如蛋类、奶类、鸡肉、鱼肉、蔬菜、水果等。

（2）嘱患者注意休息，避免过度疲劳。

（3）嘱患者定期到医院复诊。

第五节　肝动脉插管化疗栓塞术的护理

肝动脉插管化疗栓塞术是肝癌介入治疗最常用的方法。将抗肿瘤药物和栓塞剂（如碘油、明胶海绵颗粒）混合后通过介入导管注入肿瘤血管内，可直接杀伤肿瘤细胞，引发肿瘤缺血、梗死或坏死。

一、护理评估

（一）术前评估

（1）评估患者的生命体征。

（2）评估患者的肝功能。

（3）评估患者的心理状态及社会、家庭支持情况。

（4）评估患者对疾病的了解程度。

（二）术后评估

（1）评估患者的生命体征。

（2）评估患者的肝功能。

（3）评估患者消化道的症状及呕吐物的性状、量。

（4）评估患者腹部的症状、体征及疼痛程度。

（5）评估患者术后有无出血、异位栓塞等并发症。

（6）评估患者的自主排尿情况。

二、护理措施

（一）术前护理

1.观察要点

（1）患者的生命体征有无改变。

（2）患者的腹部症状有无加重及体征有无改变。

2.心理护理

给予患者心理支持，尤其对肝癌术后复发患者，给予精神支持与关怀，消除其紧张恐惧的心理，帮助患者及其家属共同面对疾病，增强战胜疾病的信心。

3. 饮食指导

予高热量、优质蛋白、富含维生素和纤维的食物，如蛋类、豆类、鲜奶、鱼肉、水果和蔬菜等，食物以清淡易消化为宜，避免油炸食物等刺激性食物。有腹水、水肿者，应控制水和钠盐的摄入量。

4. 护肝治疗

肝功能受损的患者，遵医嘱予护肝治疗，以改善肝功能。

5. 术前准备

术前做好患者穿刺处皮肤准备，备好术中所用物品及药品。

（二）术后护理

1. 观察要点

（1）患者的生命体征及意识状态。

（2）患者穿刺处敷料有无渗血。

（3）患者穿刺侧下肢远端的血运情况（足背动脉搏动情况，皮肤色泽、温度、感觉等）。

（4）患者消化道症状的严重程度、腹部疼痛程度、排尿情况。

（5）患者有无出血、异位栓塞等并发症。

2. 体位

术毕返回病房取平卧位，穿刺处局部加压包扎，穿刺侧下肢伸直制动 6 小时，绝对卧床休息 24 小时，防止穿刺处出血。

3. 饮食

如患者无恶心、呕吐等不适，即可进食高热量、优质蛋白、富含维生素和纤维的食物，如蛋类、豆类、鲜奶、鱼肉、水果和蔬菜等，避免油炸食物等刺激性食物。术后鼓励患者大量饮水，以减轻化疗药物对肾脏的不良反应，观察排尿情况，每天尿量应维持在 2000 mL以上。

4. 一般病情观察及护理

（1）监测患者的生命体征，观察穿刺点有无渗血，穿刺侧下肢远端皮肤的温度、颜色、感觉及足背动脉搏动的情况。

（2）观察患者的意识状况、黄染程度，遵医嘱予护肝治疗。

（3）观察患者的腹部症状，有无因胃、胆、胰、脾动脉栓塞导致上消化道出血及胆囊坏死等，如发现异常，及时报告医生处理。

（4）复查血常规，当白细胞计数低于 $4 \times 10^9/L$ 时，遵医嘱予以药物。

5. 并发症的观察及护理

（1）栓塞综合征。表现为不同程度的发热、肝区疼痛、恶心呕吐、黄染及转氨酶增高等症状。密切观察患者的消化道症状，饮食情况，疼痛的部位、性质及程度；遵医嘱复查患者的血液生化指标，应用止吐药及镇痛药，观察用药效果；对呕吐剧烈、不能进食的患者，必要时予静脉营养支持。

（2）肝癌破裂出血。患者常表现为急腹症，血压下降甚至休克。密切观察患者的生命体征，疼痛程度及性质有无改变。巨大肝癌患者术后应避免剧烈运动、用力咳嗽及便秘。一旦确诊为肝癌破裂出血，须做好出血抢救的准备，必要时须再次行栓塞术。

（3）异位栓塞。栓塞剂可通过动脉交通支进入其他动脉，如胆囊动脉、椎动脉等，从而引起相应部位的缺血损伤。密切观察患者的体征，了解患者是否有不适，以及时发现异位栓塞引起的早期症状。

三、健康教育

（一）疾病知识指导

术后指导患者卧床休息，穿刺侧下肢伸直制动，指导患者如何进行床上活动。呕吐严重时，嘱患者暂时禁食，呕吐停止后鼓励进食。术后多饮水，促进药物排泄，保护肾功能。

（二）心理护理

疏导、安慰患者，耐心解释治疗的重要性，帮助患者及其家属消除紧张恐惧的心理，积极配合医生进行治疗。

（三）出院指导

（1）嘱患者饮食以蛋类、鲜奶、鱼肉、水果、蔬菜等高热量、优质蛋白、低脂肪、易消化、富含维生素的食物为宜，少量多餐。有腹水、水肿者，限制水和钠盐的摄入量。

（2）嘱患者按时服药，定期复查。术后1～2个月复查血常规、肝功能、血清甲胎蛋白和肝脏超声，若出现水肿、出血、黄染等症状及时就诊。

第六节　肝肿瘤射频消融术的护理

射频消融术是在超声的引导下，将射频探头插入靶组织癌细胞肿瘤内，通过对局部产生的高温固化，使肿瘤及其周边组织迅速产生球形或偏球形的变性、坏死。

一、护理评估

（一）术前评估

（1）评估患者的生命体征。

（2）评估患者的肝功能。

（3）评估患者的心理状态及社会、家庭支持情况。

（4）评估患者对疾病的了解程度。

（二）术后评估

（1）评估患者的生命体征。

（2）评估患者的腹部症状。

（3）评估患者的穿刺口有无渗出。

（4）评估患者的肝功能。

二、护理措施

（一）术前护理

1. 观察要点

（1）患者的生命体征有无改变。

（2）患者的腹部症状有无加重及体征有无改变。

2. 心理护理

了解患者的心理状态，尤其对于肿瘤复发、多次治疗的患者，给予精神支持和关怀，帮助患者及其家属共同面对疾病，增强战胜疾病的信心。

3. 饮食指导

嘱患者饮食以蛋类、鲜奶、鱼肉等高热量、高蛋白、低脂肪、易消化、富含维生素的食物为宜，避免辛辣等刺激性食物。有腹水、水肿者，应控制水和钠盐的摄入量。

4. 护肝治疗

肝功能受损的患者，遵医嘱予护肝治疗，改善肝功能。

（二）术中护理

（1）术前30分钟给予镇痛镇静药。

（2）予心电监护，监测患者心率、呼吸、血压、血氧饱和度；观察患者面色及腹部症状，若面色苍白、出冷汗、血压下降、烦躁不安等，立即报告医生，必要时暂停治疗；若血压过高，应遵医嘱给予降压药。

（3）术中患者常多汗，应及时擦干，同时检查心电监护及射频电极片有无脱落，确保电极片贴紧皮肤。

（4）根据病情，配合医生建立人工腹水，调节输注的量和速度，观察患者有无腹胀、腹痛等不适。

（5）术中患者会有不同程度的肝区疼痛，对于耐受性较差者，应遵医嘱使用镇痛药或暂停治疗。

（三）术后护理

1. 观察要点

（1）患者的意识状态和生命体征。

（2）患者穿刺处的敷料有无渗血。

（3）患者有无腹痛、腹胀及腹膜刺激征。

（4）观察患者术后有无出血、肝功能异常、肠穿孔等并发症。

2. 体位及活动

患者术后卧床休息 2 ～ 3 小时，告知患者无头晕恶心等不适时，方可下床活动。

3. 护肝治疗

遵医嘱予护肝治疗，复查患者肝功能，了解肝功能的情况。

4. 病情观察

观察患者的生命体征、意识状况和穿刺处有无渗血，注意腹部症状和体征，如出现腹胀、腹痛、反跳痛、肌紧张等腹膜炎症状，应高度警惕出血和肠道损伤。

5. 疼痛的护理

评估患者疼痛的部位、性质、程度等情况，遵医嘱使用镇痛药。

6. 饮食

嘱患者饮食以低脂肪、易消化、富含维生素、优质蛋白的食物为主，如蛋类、奶类、鸡肉、鱼肉、蔬菜、水果等。

7. 引流管护理

术中建立人工腹水者，术后常规留置腹水引流管。应保持引流通畅，妥善固定引流管，观察和记录引流液的颜色、性状及量。

8. 并发症的观察及护理

（1）腹腔出血。密切观察患者生命体征变化，如出现血压下降、腹部膨隆、非发热引起的心率加快，应警惕腹腔内出血的可能。如怀疑有腹腔出血，应嘱患者绝对卧床休息，观察患者腹部的体征变化，协助患者行床旁 B 超检查，必要时做好抢救或手术准备。

（2）肠穿孔。肿瘤邻近肠管区域且多次治疗的患者术后有肠穿孔的风险。密切观察患者腹部的体征变化，疑为肠穿孔者即予禁食、禁水、胃肠减压，遵医嘱予抗感染、静脉高营养支持治疗，必要时做好手术修补准备。

三、健康教育

（一）疾病知识指导

射频消融术中由于电磁波的热效应，肿瘤组织升温、肿瘤组织凝固坏死，患者会感到不适，如肝区疼痛、恶心呕吐、多汗等，告知患者术中出现上述情况时，应及时告诉医生处理，不可自行移动，以免影响治疗效果。

（二）引流管自我护理指导

（1）告知患者保持引流装置的密闭性和通畅。

（2）告知患者活动时应妥善固定各类引流管，避免引流管脱出；引流袋应低于引流管口的水平位置，避免引流液倒流引起逆行感染。

（3）告知患者若发现引流量减少，有引流管脱出或堵塞的可能，应及时报告医生处理。

（三）出院指导

（1）告知患者饮食以蛋类、鲜奶、鱼肉等高热量、优质蛋白、低脂肪、易消化、富含维生素的食物为宜，避免辛辣等刺激性食物，少量多餐。有腹水、水肿者，应限制水和钠盐的摄入量。

（2）告知患者术后每 1～2 个月复查血常规、肝功能、血清甲胎蛋白和肝脏超声，若出现水肿、出血、黄染等症状，应及时就诊。

第七节　经皮肝穿刺胆道引流术的护理

经皮肝穿刺胆道引流术是在超声或 X 线的引导下，利用特制的穿刺针经皮穿入肝内扩张的胆管，并置入导管进行胆道引流以缓解梗阻症状。可作为不能耐受外科手术的急性梗阻性化脓性胆管炎暂时性外引流，也可作为肝门部胆管癌或胰头癌术前减轻黄疸、改善肝功能，以提高手术安全性的手段。

一、护理评估

（一）术前评估

（1）评估患者的生命体征。

（2）评估患者的肝功能及凝血功能。

（3）评估患者的腹部症状和体征。

（4）评估患者的黄疸情况。

（5）评估患者的营养状态。

（6）评估患者的心理状态及社会、家庭支持情况。

（7）评估患者对疾病的了解程度。

（二）术后评估

（1）评估患者的生命体征。

（2）评估患者的肝功能。

（3）评估患者的疼痛程度。

（4）评估患者的腹部症状和体征。

（5）评估穿刺部位敷料有无移位，有无渗出。

（6）评估引流管是否通畅，引流液的颜色、性状及量。

（7）评估患者术后有无出血、胆汁性腹膜炎等并发症。

二、护理措施

（一）术前护理

1. 观察要点

（1）患者的生命体征、体温有无变化。

（2）患者的皮肤、巩膜黄染有无加重。

（3）患者的腹部症状有无加重及体征有无改变。

2. 心理护理

给予患者心理支持，增强其战胜疾病的信心。

3. 饮食指导

予患者高蛋白、富含维生素、低脂肪的饮食。

4. 病情观察

密切观察患者神志、生命体征及尿量情况，发现休克症状及时配合医生抢救。根据患者体温情况，予物理降温或药物降温，遵医嘱应用敏感抗生素控制感染；有黄疸者，注意皮肤、巩膜、小便及大便的颜色，监测血清胆红素的变化。

5. 疼痛的观察及护理

指导患者使用疼痛测评工具测评疼痛的程度与性质；观察腹痛的部位、性质、程度、发作时间、诱因及缓解等情况，对明确诊断且剧烈疼痛者，遵医嘱予镇痛药。

6. 皮肤护理

告知黄疸患者不要抓挠皮肤，可用温水擦浴，勿使用碱性清洁剂，以免加重皮肤瘙痒。瘙痒剧烈者可遵医嘱使用炉甘石洗剂、抗组胺药或镇静药等。

7. 高热的护理

（1）观察患者寒战、发热的规律，根据体温情况，遵医嘱按规范采集血液培养标本，给予物理降温或药物降温，并动态观察体温变化情况。

（2）遵医嘱合理应用抗生素，注意观察药物的有效性及不良反应。

（3）鼓励患者多饮水，及时更换被汗浸湿的衣服；饮水量不足者，应加强静脉补液，维持体液平衡。

（4）按医嘱定期复查血常规，以动态观察患者的白细胞计数及中性粒细胞比值等变化。

（二）术后护理

1. 观察要点

（1）患者的生命体征、体温有无改善。

（2）患者的皮肤、巩膜黄染有无减轻。

（3）患者的腹部症状有无加重及体征有无改变。

（4）患者的引流管是否通畅，记录引流液的颜色、性状及量。

2. 体位

患者术后须平卧 4 ～ 6 小时，卧床休息 24 小时。

3. 病情观察

观察患者的穿刺部位敷料处有无渗出，观察生命体征，注意腹部症状和体征的变化，若出现腹膜刺激征，应立即通知医生处理。遵医嘱予护肝治疗，复查肝功能，监测血清胆红素变化。

4. 引流管护理

观察并记录引流液的颜色、性状及量等。引流管的管道较细，易造成管道堵塞，要仔细观察并保持管道通畅；妥善固定引流管，若发现引流不畅，积极寻找原因并对症处理。

5. 饮食

予高蛋白、富含维生素、低脂肪的饮食。

6. 并发症的观察与护理

（1）胆道出血。

经皮肝穿刺胆道引流术后早期，观察引流管引流液的性状，当天引流液中出现深褐色、淡红色、红色等异常引流液量≥ 100 mL/h 时，警惕胆道内活动性出血，应立即报告医生，遵医嘱做好吸氧、配血、备血、止血、心电监护等处理，严密观察患者的生命体征、尿量、血红蛋白及神志等变化，做好手术止血的术前准备等。

（2）胆道感染并感染性休克。

术后 30 分钟至数小时，患者骤起畏寒、发冷、寒战、高热、右上腹胀痛、白细胞升高、黄染加深等胆道感染症状，严重的患者出现血压进行性下降，早期出现感染性休克症状，应立即通知医生，遵医嘱予按需加盖棉被、心电监护、建立静脉通道、抗炎补液、监测炎症指标等对症处理。严密监测生命体征变化，尤其是体温变化、意识的改变；留置尿管，监测尿量变化，置入深静脉置管，监测中心静脉压变化，必要时遵医嘱早期使用多巴胺、去甲肾上腺素等升压药，早期使用抗生素抗炎处理。

（3）胆漏及胆汁性腹膜炎。

胆漏及胆汁性腹膜炎是经皮肝穿刺胆道引流术的常见并发症，主要是术中损伤胆道或引流管放置不当，以及术后引流管脱落所致，主要表现为患者出现较强烈的肝区疼痛和腹膜刺激征，腹腔穿刺抽出胆汁样液体。患者术后发生剧烈的肝区疼痛、右上腹压痛、反跳痛、腹肌紧张等腹膜炎症状，应立即报告医生，严密观察生命体征变化、腹部体征变化，遵医嘱予禁食、静脉使用抗生素、补充液体及静脉高营养液。若局部管口出现胆漏，并有红、肿、热、痛等胆汁腐蚀皮肤的症状，遵医嘱使用皮肤保护剂，必要时对局部置管行负压冲洗。

三、健康教育

（一）引流管自我护理指导

（1）指导患者保持引流装置的通畅和密闭性。

（2）指导患者活动时应妥善固定各种引流管，避免引流管脱出；引流袋应低于引流管口水平位置，避免引流液倒流引起逆行感染。

（3）嘱患者发现引流量突然增多或减少时，应及时报告医生处理。

（二）出院指导

（1）嘱患者选用高蛋白、富含维生素、低脂肪的饮食。

（2）自我监测：出现腹痛、发热、黄疸，应及时到医院就诊。

（3）需要带管出院者，指导患者及其家属学会更换引流袋及引流液自我观察要点：日常生活中妥善固定好引流管，穿宽松柔软的衣服，以防管道受压；避免大幅度运动或剧烈活动；沐浴时可用塑料薄膜覆盖引流管口周围皮肤，以防浸湿而感染；若引流量骤减或管道脱出，应及时就诊。

第八节　胆管癌的护理

胆管癌是指发生在肝外胆管，即左肝管、右肝管至胆总管下端的恶性肿瘤。多发年龄段为 50 ～ 70 岁。主要临床表现为进行性无痛性黄疸、胆囊肿大、胆道感染、胆道出血等，包括深色尿、巩膜及皮肤黄染、陶土样大便及皮肤瘙痒等。

一、护理评估

（一）术前评估

（1）评估患者的生命体征。

（2）评估患者的肝功能。

（3）评估患者的腹痛程度。

（4）评估患者的黄疸情况。

（5）评估患者的消化道症状、食欲情况及营养状况。

（6）评估患者的心理状态及社会、家庭支持情况。

（7）评估患者对疾病的了解程度。

（二）术后评估

（1）评估患者的生命体征。

（2）评估患者的切口敷料有无移位或渗出。

（3）评估患者手术切口疼痛的程度。

（4）评估患者的胃肠功能恢复情况。

（5）评估引流管的类型、位置、是否通畅，引流液的颜色、性状及量。

（6）评估患者有无跌倒坠床、压疮、管道脱落、血栓等的风险。

（7）评估患者术后有无出血、胆漏、胰瘘、胆汁性腹膜炎等并发症。

（8）评估患者的心理状态及社会、家庭支持情况。

二、护理措施

（一）术前护理

1. 观察要点

（1）患者的皮肤、巩膜黄染有无加重。

（2）患者小便及大便的颜色。

（3）患者腹痛的部位、性质。

2. 心理护理

根据患者及其家属的意愿，告知病情或执行保护性医疗制度。安慰患者，了解患者的心理状态，给予心理支持，增强其战胜疾病的信心。

3. 饮食指导

指导患者进食高蛋白、高热量、富含维生素、低脂肪的食物。

4. 护肝治疗

肝功能受损的患者，遵医嘱予护肝治疗。必要时静脉输注维生素 K_1 改善凝血功能。

5. 营养支持

应用营养风险筛查量表（NRS 2002）对患者进行营养风险筛查，对营养风险评分不少于 3 分的患者予肠内和（或）肠外营养支持，以改善营养状况。必要时补充人血白蛋白，使手术时人血白蛋白达到或维持在 35 g/L 左右。

6. 疼痛的护理

指导患者使用疼痛测评工具测评疼痛的程度；观察腹痛的部位、性质、程度等，遵医嘱合理使用镇痛药，观察用药后的效果及不良反应。

7. 皮肤护理

告知患者，皮肤黄染瘙痒时，避免抓挠皮肤，可用温水擦浴，勿使用碱性清洁剂，以免加重皮肤瘙痒。瘙痒剧烈者，可遵医嘱使用炉甘石洗剂、抗组胺药或镇静药等。

8. 术前准备

患者术前禁食 6 小时、禁饮 4 小时；手术当天遵医嘱留置胃管；告知患者术后充分镇痛的目的及意义。其他护理措施同第一章外科围手术期一般护理常规之术前护理。

（二）术后护理

1. 观察要点

（1）患者的意识状态和生命体征。

（2）切口敷料有无渗出。

（3）引流管是否通畅，引流液的颜色、性状及量。

（4）患者有无腹痛、腹胀、腹膜刺激征及消化道出血症状。

（5）皮肤、巩膜黄染的症状有无改善。

2. 体位及活动

意识清醒且血压平稳的患者予半卧位。根据患者的情况制订活动计划，帮助患者完成活动目标，以促进胃肠功能恢复，预防肺部感染及下肢深静脉血栓。

3. 记录 24 小时出入量

准确记录 24 小时出入量，必要时监测中心静脉压。

4. 术后镇痛

术后采用患者自控镇痛、非甾体抗炎药等方式联合充分镇痛，以控制患者静息性疼痛及活动性疼痛评分（NRS 疼痛数字评价量表）均不超过 3 分为宜。

5. 引流管护理

妥善固定各类引流管，保持引流通畅，观察引流液的颜色、性状及量。术后当天可引出鲜红色血性液体 100 ～ 300 mL，若血性液体增多，应警惕腹腔内出血；若腹腔引流液呈黄绿色胆汁样，并伴有腹部症状和体征，常提示发生胆汁漏；若引流出无色清亮液体，并伴有腹部症状的体征，常提示有胰瘘。

6. 营养支持

须根据手术方式决定患者术后进食时间，可进食后须由流质饮食逐渐过渡到正常饮食；对肠内营养不能满足需求或因并发症不能行肠内营养的患者，可结合肠外营养。

7. 并发症的观察与护理

（1）腹腔出血。观察患者腹腔引流液的量、性状及引流管周围皮肤有无渗血，患者突然出现腹痛、头晕、面色苍白、血压下降、脉率增快、腹腔引流液量 ≥ 100 mL/h 等表现时，提示腹腔内有活动性出血，应立即报告医生，嘱患者绝对卧床休息，遵医嘱做好吸氧、建立静脉通道、心电监护、配血、备血、止血、静脉扩容补液、必要时输血等处理，严密观察患者生命体征、尿量、血红蛋白及神志等变化，做好手术止血的术前准备，抢救药品及仪器设备的准备等。

（2）肝肾综合征（肝衰竭继发急性肾功能不全）。患者出现意识改变、黄染及腹水加重、消化道出血、胆汁减少等肝衰竭表现。严重时，合并自发性少尿或无尿、氮质血症、高钾血症、重度代谢性酸中毒等急性肾功能不全的表现。及时报告医生，严密监测生命体征及意识变化，卧床休息，遵医嘱予吸氧、监测肝功能、肾功能变化，避免使用有肝肾功能损害的药物，准确记录 24 小时出入量，必要时行人工肝治疗和血液透析。

（3）膈下脓肿。术后患者出现高热不退、上腹部或右季肋部疼痛，引流管引出黄色或淡黄色脓性液体，同时出现全身中毒症状，如脉率增快、呼吸急促等。报告医生，协助患者取半卧位使脓肿局限，严密观察患者生命体征变化，尤其是体温变化，遵医嘱予降温、抗炎补液对症处理，合理安排抗生素使用时间，保持引流管通畅，必要时行膈下脓肿穿刺引流术。

三、健康教育

（一）饮食指导

嘱患者以高热量、高蛋白、富含维生素、低脂肪、易消化饮食为主，少量多餐，进食后如出现腹胀、腹痛现象，应及时报告医生。

（二）引流管自我护理指导

（1）指导患者保持引流装置的密闭性和通畅。

（2）指导患者活动时应妥善固定各类引流管，避免引流管脱出；引流袋应低于引流管口水平位置，避免引流液倒流引起逆行感染。

（3）术后早期腹腔引流管有暗红色血性液体引出，随后会逐日减少且呈淡红色。嘱患者若发现引流液突然增多，引流液颜色变红或呈黄绿色胆汁样，或发现引流管口周围有液体渗出，要及时告诉医护人员。

（三）术后活动指导

（1）患者麻醉清醒后，鼓励并协助患者在床上翻身，每两小时更换体位1次，伸展四肢。

（2）患者在病情允许情况下，术后早期下床活动。术后1天指导患者自行床上翻身活动及下肢伸屈运动，如无不适可协助其床边活动。术后2天，可搀扶患者在床边活动或室内行走。术后3～5天，可协助患者在病区内或走廊活动。

（3）如患者诉有头晕、心慌等不适，应立即停止活动，并协助其卧床休息，通知医生处理。

（4）根据患者活动能力的恢复情况，可逐渐增加活动范围及时间。

（四）出院指导

（1）嘱患者合理饮食，戒烟酒。

（2）嘱患者自我监测，年龄在40岁以上者，短期内出现持续性上腹疼痛、腹胀、黄染、食欲减退、消瘦等症状，须到医院检查。

（3）嘱患者术后1～3个月回院复查1次，如出现贫血、发热、黄染等，应及时就诊。

第九节　胆管结石的护理

胆管结石是发生在肝内外胆管的结石，左右肝管汇合部以下的肝总管结石和胆总管结石为肝外胆管结石，汇合部以上的结石为肝内胆管结石。

肝外胆管结石如继发胆管炎时，可有典型的 Charcot 三联征（腹痛、寒战高热、黄染）的临床表现；肝内胆管结石常见的临床表现是急性胆管炎引起的腹痛和寒战高热，除合并肝外胆管结石或双侧肝胆管结石外，局限于某肝段、肝叶的结石可无黄疸，严重者出现急性梗阻性化脓性胆管炎、全身脓毒症或感染性休克。

一、护理评估

（一）术前评估

（1）评估患者的生命体征。

（2）评估患者的肝功能（血清学指标及肝脏储备功能）。

（3）评估患者的腹部症状和体征。

（4）评估患者黄疸的情况。

（5）评估患者的营养状态。

（6）评估患者的心理状态及社会、家庭支持情况。

（7）评估患者对疾病的了解程度。

（二）术后评估

（1）评估患者的意识状态、生命体征。

（2）评估患者手术切口疼痛的程度。

（3）评估患者的切口敷料有无移位或渗出。

（4）评估引流管的类型、位置、是否通畅，引流液的颜色、性状及量。

（5）评估患者有无跌倒坠床风险、压疮风险、管道脱落风险、血栓风险。

（6）评估患者胃肠功能的恢复情况。

（7）评估患者术后有无出血、胆漏等并发症。

（8）评估患者的心理状态及社会、家庭支持情况。

二、护理措施

（一）术前护理

1. 观察要点

（1）患者的意识状态及生命体征有无改变。

（2）患者发热的程度及热型。

（3）患者的皮肤、巩膜黄染有无加重。

（4）患者腹痛的部位、性质。

2. 心理护理

了解患者心理状态，耐心倾听患者主诉，给予心理支持，减轻患者的焦虑，增强其战胜疾病的信心。

3. 降低体温

根据患者体温，采取物理降温和（或）药物降温，同时遵医嘱应用抗生素控制感染。

4. 病情观察

密切观察患者神志、生命体征及尿量情况，及时发现和处理感染性休克。有黄疸者，观察皮肤、巩膜、小便及大便的颜色，监测血清胆红素的变化。

5. 营养支持

指导患者进食高蛋白、高热量、富含维生素、低脂肪的食物；对禁食或进食不足者予肠外营养支持。

6. 纠正凝血功能

肝功能受损的患者予护肝治疗，并遵医嘱应用维生素 K_1 纠正凝血功能，以预防术后出血。

7. 疼痛的观察及护理

指导患者使用疼痛测评工具测评疼痛的程度；观察腹痛的部位、性质、程度、发作时间、诱因及缓解等情况，对明确诊断且剧烈疼痛者，遵医嘱予消炎利胆及解痉镇痛药，禁用吗啡，以免引起 Oddi 括约肌痉挛。

8. 皮肤护理

告知患者不要抓挠皮肤，可用温水擦浴，勿使用碱性清洁剂，以免加重皮肤瘙痒。瘙痒剧烈者，遵医嘱予炉甘石洗剂、抗组胺药或镇静药等。

9. 术前准备

患者术前禁食 6 小时、禁饮 4 小时；手术当天遵医嘱留置胃管；告知患者术后充分镇痛的目的及意义；其他护理措施同第一章外科围手术期一般护理常规之术前护理。

（二）术后护理

1. 观察要点

（1）患者的意识状态和生命体征。

（2）患者的切口敷料有无渗出。

（3）患者的引流管是否通畅，引流液的颜色、性状及量。

（4）患者有无出血、腹痛、腹胀及腹膜刺激征。

（5）患者的皮肤、巩膜黄染有无改善。

2. 体位及活动

意识清醒且血压平稳的患者予半卧位。根据患者的情况制订活动计划，帮助患者完成活动目标，以促进胃肠功能恢复，预防肺部感染及下肢深静脉血栓。

3. 护肝治疗

遵医嘱予护肝治疗，复查肝功能，了解肝功能恢复的情况；术前黄染明显的患者，须动态监测血清胆红素变化。

4. 术后镇痛

术后采用患者自控镇痛（PCA）、非甾体抗炎药等方式联合充分镇痛，以控制患者静息性疼痛及活动性疼痛评分（NRS 疼痛数字评价量表）均不超过 3 分为宜。

5. 引流管护理

（1）妥善固定各种引流管，保持引流通畅，观察和记录引流液的颜色、性状及量。

（2）术后 24～48 小时，腹腔引流管引流出的血性液体超过 100 mL/h，持续 3 小时以上，伴心率增快、血压波动，应警惕腹腔内出血；若腹腔引流液呈黄绿色胆汁样，并伴有腹部症状和体征，常提示发生胆漏。

（3）T 管引流护理。

①术后 24 小时内 T 管引流量为 300～500 mL，患者恢复饮食后可增至每天 600～700 mL，以后逐渐减少，若胆汁过多，提示胆总管下段梗阻可能；若胆汁混浊，可考虑结石残留或胆管炎症未完全控制。

②拔管护理：术后 10～14 天，若 T 管引流出的胆汁色泽正常，且引流量逐渐减少，可试行夹管 1～2 天；夹管期间，若患者无发热、腹痛、黄染等症状，可经 T 管胆道造影，造影后开放 T 管持续引流 24 小时以上；如胆管通畅，再次夹闭 1～2 天，若患者无不适，即可拔管。若发现有残余结石，须保留 T 管 6 周以上，再做取石或其他处理。

6. 营养支持

患者禁食期间，通过肠外营养补充足够的液体、电解质等；拔除胃管后予流质饮食，并逐渐过渡到半流质饮食及正常饮食。饮食以高热量、高蛋白、富含维生素、低脂肪、易消化的食物为主。

7. 并发症的观察与护理

（1）腹腔内出血 / 胆道出血：观察患者腹腔引流管 / T 管引流液的量、性状及引流管周围皮肤有无渗血，患者突然出现腹痛、头晕、面色苍白、血压下降、脉率增快、腹腔引流管 / T 管引流出淡红色、红色、深褐色的引流液量 ≥ 100 mL/h 等表现时，提示腹腔内 / 胆道内有活动性出血，应立即报告医生，保持引流管通畅，嘱患者绝对卧床休息，遵医嘱做好吸氧、建立静脉通道、心电监护、配血、备血、止血、静脉扩容补液、必要时输血等处理，严密观察患者生命体征、尿量、血红蛋白及神志等变化，做好手术止血的术前准备，抢救药品及仪器设备准备等。

（2）胆漏及胆汁性腹膜炎：患者出现发热、腹胀、较强烈的肝区疼痛和腹膜刺激征，腹腔引流管引流出黄绿色胆汁样液体，腹腔穿刺抽出胆汁样液体，右上腹压痛、反跳痛、腹肌紧张等腹膜炎症状时，立即报告医生，严密观察患者的生命体征、腹部体征变化，保持引流管通畅。遵医嘱予禁食、静脉使用抗生素、补充液体及静脉高营养液。若局部管口出现胆汁性渗漏，并有红、肿、热、痛等胆汁腐蚀皮肤的症状，遵医嘱使用皮肤保护剂，必要时局部置管行负压冲洗。

（3）肺部感染：主要表现为咳嗽、咳痰伴反复发热，体温 38.5 ℃以上，早期拍胸片或 CT 可以确认，遵医嘱予术后早期取半卧位，鼓励患者咳嗽、咳痰，早期下床活动，加强呼吸道管理，积极采取吹气球、呼吸训练器、雾化等治疗方式，必要时吸氧、监测血气分析，遵医嘱使用抗生素。

（4）胸腔积液：主要表现为咳嗽（干咳为主）、胸部刺痛、呼吸困难等，床边 B 超或胸片、CT 提示胸腔积液，遵医嘱予吸氧、取半坐卧位，指导患者进行有效的深呼吸，讲解咳嗽咳痰的技巧，监测血气分析的变化，必要时协助医生抽胸腔积液。

（5）膈下脓肿：膈下脓肿的护理同本章第八节胆管癌的护理之并发症的观察与护理。

三、健康教育

（一）饮食指导

嘱患者以高热量、高蛋白、富含维生素、低脂肪、易消化饮食为主。术后进食应少量多餐，进食后如出现腹胀、腹痛现象，应及时报告医生。

（二）引流管自我护理指导

（1）指导患者保持引流装置的密闭性和通畅。

（2）指导患者活动时应妥善固定各种引流管，避免引流管脱出；引流袋应低于引流管口水平位置，避免引流液倒流引起逆行感染。

（3）术后早期腹腔引流管有暗红色血性液体引出，随后会逐日减少且呈淡红色。嘱患者若发现引流液突然增多，引流液颜色变红或呈黄绿色胆汁样，或发现引流管口周围有液体渗出，要及时告诉医护人员。

（三）术后活动指导

（1）患者麻醉清醒后，鼓励并协助患者在床上翻身，每两小时更换体位 1 次，伸展四肢。

（2）患者在病情允许情况下，术后早期下床活动。术后 1 天，指导患者自行在床上翻身活动及下肢伸屈运动，如无不适可协助其在床边活动。术后 2 天，可搀扶患者在床边活动或室内行走。术后 3～5 天，可协助患者在病区内或走廊活动。

（3）如患者诉有头晕、心慌等不适应立即停止活动，并协助其卧床休息，通知医生处理。

（4）根据患者活动能力的恢复情况，可逐渐增加活动范围及时间。

（四）出院指导

（1）嘱患者低脂肪饮食。烹调方式以蒸煮为宜，少吃油炸食物。

（2）嘱患者自我监测，出现腹痛、发热、黄染时，及时到医院就诊。

（3）患者需要带 T 管出院时，指导患者及其家属学会引流袋的更换及引流液的自我观察要点；告知其日常生活中，应妥善固定引流管，穿宽松柔软的衣服，以防管道受压；活动时引流袋不高于引流管口水平面，防止胆汁逆流引起感染；沐浴时用塑料薄膜覆盖引流管口周围皮肤，以防感染。若管道脱出，应及时就诊。

第十节　胆囊结石的护理

胆囊结石指发生在胆囊内的结石，主要为胆固醇结石或以胆固醇为主的混合性结石和黑色素结石。典型症状为胆绞痛，多在饱食或进食油腻食物后致胆囊收缩加剧或睡眠时体位改变导致结石移位并嵌顿于胆囊颈部，造成胆囊管急性梗阻，胆汁不能经胆囊管排出，引起胆囊内压增高，胆囊强力收缩引发绞痛，表现为右上腹或上腹部持续疼痛伴阵发性加剧，可向右肩背部放射，严重者可伴有恶心呕吐。对于有症状或并发症的胆囊结石，治疗首选腹腔镜胆囊切除术，其与开腹胆囊切除术相比同样有效，且有恢复快、损伤小、疼痛轻、瘢痕不易发现等优点。

一、护理评估

（一）术前评估

（1）评估患者的生命体征。

（2）评估患者的肝功能，有无消化道症状。

（3）评估患者腹痛的诱因、部位、性质及有无肩背部放射痛。

（4）评估患者的心理状态及社会、家庭支持情况。

（5）评估患者对疾病的了解程度。

（二）术后评估

（1）评估患者的意识状态、生命体征。

（2）评估患者手术切口疼痛的程度。

（3）评估患者的切口敷料有无移位或渗出。

（4）评估患者有无跌倒坠床风险、压疮风险、管道脱落风险、血栓风险。

（5）评估患者术后有无出血、胆漏等并发症。

（6）评估患者的心理状态及社会、家庭支持情况。

二、护理措施

（一）术前护理

1.观察要点

（1）患者发热的程度及热型。

（2）患者腹痛的部位、性质。

2.心理护理

了解患者的心理状态，给予心理支持，增强其战胜疾病的信心。

3.饮食指导

指导患者进食低脂肪、富含膳食纤维和维生素的食物。少量多餐，忌暴饮暴食，忌辛辣及油腻食物。

4. 疼痛的观察及护理

指导患者使用疼痛测评工具测评疼痛的程度；观察腹痛的部位、性质、程度、发作时间、诱因及缓解方式等情况，对明确诊断且剧烈疼痛者，遵医嘱予消炎利胆、解痉镇痛药。

5. 呼吸道准备

术前患者应进行呼吸功能锻炼、戒烟，避免感冒，腹腔镜胆囊切除术中腹腔须注入 CO_2 形成气腹，达到术野清晰并保证腹腔镜手术操作所需的空间。CO_2 弥散入血可致高碳酸血症及呼吸抑制。

6. 术前准备

患者术前禁食 6 小时、禁饮 4 小时；告知患者术后充分镇痛的目的及意义；其他护理措施同第一章外科围手术期一般护理常规之术前护理。

（二）术后护理

1. 观察要点

（1）患者的生命体征。

（2）患者有无腹痛、腹胀及腹膜刺激征。

（3）患者有引流管者，须观察引流管是否通畅，记录引流液的颜色、性状及量。

2. 体位及活动

意识清醒且血压平稳者予半卧位，鼓励患者早期下床活动，以促进康复。

3. 病情观察

观察患者的生命体征、意识及伤口敷料有无渗液；若患者出现发热、腹痛、腹胀及腹膜刺激征等表现，或腹腔引流管引出黄绿色胆汁样液，则提示有胆漏。

4. 引流管护理

妥善固定引流管，保持引流通畅。观察和记录引流液的颜色、性状及量，及时发现出血及胆漏。

5. 吸氧

监测呼吸和血氧饱和度，必要时给予氧疗，根据患者血氧状态调整给氧浓度。

6. 饮食

患者腹腔镜胆囊切除术后禁食 6 小时，术后 24 小时内以无脂肪流质饮食和半流质饮食为主，再逐渐过渡到正常饮食。

7. 并发症的观察与护理

（1）腹腔内出血：观察患者腹腔引流液的量、性状及引流管周围皮肤有无渗血，患者突然出现腹痛、头晕、面色苍白、血压下降、脉率增快、腹腔引流量 ≥ 100 mL/h 等表现时，提示腹腔内有活动性出血，应立即报告医生，嘱患者绝对卧床休息，遵医嘱做好吸氧、建立静脉通道、心电监护、配血、备血、止血、静脉扩容补液、必要时输血等处理，严密观察患者生命体征、尿量、血红蛋白及神志等变化，做好手术止血的术前准备，抢救药品及仪器设备的准备等。

（2）胆漏及胆汁性腹膜炎的护理措施同本章第九节胆管结石的护理之并发症的观察与护理之胆漏及胆汁性腹膜炎。

三、健康教育

（一）饮食指导

嘱患者少量多餐，以低脂肪、富含膳食纤维和维生素的饮食为主。忌辛辣、刺激性食物，多食新鲜蔬菜和水果。

（二）引流管自我护理指导

（1）指导患者保持引流装置的密闭性和通畅。

（2）指导患者活动时应妥善固定各种引流管，避免引流管脱出；引流袋应低于引流管口水平位置，以免引流液倒流引起逆行感染。

（3）指导患者若发现引流量增多，颜色改变，应及时报告医护人员处理。

（三）出院指导

（1）嘱患者合理营养，清淡饮食，少量多餐，避免过饱，忌油腻食物。

（2）告知患者胆囊切除后会出现消化不良、脂肪性腹泻等情况；出院后如出现腹痛、黄染、陶土样大便等情况，应及时就诊。

（3）嘱患者定期到医院进行健康检查。

第十一节　腹腔镜胆总管切开取石术的护理

随着腹腔镜及内镜技术的发展，腹腔镜胆总管切开取石术因具有微创优势，得到患者的认可及广泛应用，目前已成为治疗胆总管结石最常用的方法之一。

一、护理评估

（一）术前评估

（1）评估患者的生命体征。

（2）评估患者的肝功能。

（3）评估患者的腹部症状和体征。

（4）评估患者黄染的情况。

（5）评估患者的营养状态。

（6）评估患者的心理状态及社会、家庭支持情况。

（7）评估患者对疾病的了解程度。

（二）术后评估

（1）评估患者的意识状态、生命体征。

（2）评估患者手术切口疼痛的程度。

（3）评估患者的切口敷料有无移位或渗出。

（4）评估引流管的类型、位置、是否通畅，引流液的颜色、性状及量。

（5）评估患者有无跌倒坠床风险、压疮风险、管道脱落风险、血栓风险。

（6）评估患者术后有无出血、胆漏等并发症。

（7）评估患者的心理状态及社会、家庭支持情况。

二、护理措施

（一）术前护理

1. 观察要点

（1）患者的意识状态有无改变。

（2）患者发热的程度及热型。

（3）患者的皮肤、巩膜黄染有无加重。

（4）患者腹痛的部位、性质。

2. 心理护理

给予患者心理支持，介绍微创手术的优势，增强患者战胜疾病的信心。

3. 饮食指导

指导患者进高蛋白、高热量、富含维生素、低脂肪的食物。

4. 降低体温

根据患者体温，采取物理和（或）药物降温，同时遵医嘱应用抗生素控制感染。

5. 病情观察

密切观察患者的神志、生命体征及尿量情况，及时发现和处理感染性休克。有黄染者，观察皮肤、巩膜、大小便的颜色，监测血清胆红素的变化。

6. 护肝治疗及营养支持

对禁食或进食不足的患者予肠外营养支持。肝功能受损者，予护肝及纠正凝血功能，预防术后出血。

7. 疼痛的观察及护理

指导患者使用疼痛测评工具测评疼痛的程度；观察腹痛的部位、性质、程度、发作时间、诱因及缓解等情况，对明确诊断且剧烈疼痛者，遵医嘱予解痉镇痛药。

8. 皮肤护理

告知黄疸患者不要抓挠皮肤，可用温水擦浴，勿使用碱性清洁剂，以免加重皮肤瘙痒。瘙痒剧烈者，遵医嘱给予炉甘石洗剂、抗组胺药或镇静药等。

9. 术前准备

患者术前禁食 6 小时、禁饮 4 小时；手术当天遵医嘱留置胃管；告知患者术后充分镇痛的目的及意义；其他护理措施同第一章外科围手术期一般护理常规之术前护理。

（二）术后护理

1. 观察要点

（1）患者的意识状态和生命体征。

（2）患者的切口敷料有无渗出。

（3）引流管是否通畅，引流液的颜色、性状及量。

（4）患者有无腹痛、腹胀及腹膜刺激。

（5）患者的皮肤、巩膜黄染的情况有无改善。

（6）患者有无咳嗽、胸闷、皮下气肿。

2. 体位及活动

意识清醒且血压平稳者予半卧位。根据患者的情况制订活动计划，帮助患者完成活动目标，以促进胃肠功能恢复，预防肺部感染及下肢深静脉血栓。

3. 护肝治疗

遵医嘱予患者护肝治疗，复查肝功能，了解肝功能恢复的情况。

4. 吸氧

监测患者呼吸和血氧饱和度，术后予充分吸氧，提高血氧浓度。遵医嘱监测血气分析，及时纠正酸中毒。

5. 术后镇痛

术后采用患者自控镇痛、非甾体抗炎药等方式联合充分镇痛，以控制患者静息性疼痛及活动性疼痛评分（NRS 疼痛数字评价量表）均不超过 3 分为宜。

6. 引流管护理

（1）妥善固定各种引流管，保持引流通畅，观察和记录引流液的颜色、性状及量。

（2）术后 24～48 小时，腹腔引流管引流出的血性液体超过 100 mL/h，持续 3 小时以上，伴心率增快、血压波动，应警惕腹腔内出血；若腹腔引流液呈黄绿色胆汁样，并伴有腹部症状和体征，常提示发生胆漏。

（3）T 管引流护理。

①术后 24 小时内 T 管引流量为 300～500 mL，患者恢复饮食后可增至每天 600～700 mL，以后逐渐减少，若胆汁过多，提示胆总管下段梗阻可能；若胆汁混浊，可考虑结石残留或胆管炎症未完全控制。

②拔管护理：术后 10～14 天，若 T 管引流出的胆汁色泽正常，且引流量逐渐减少，可试行夹管 1～2 天；夹管期间，若无发热、腹痛、黄染等症状时，可经 T 管胆道造影，造影后开放 T 管持续引流 24 小时以上；如胆管通畅，再次夹闭 1～2 天，患者如无不适，即可拔管。若发现有残余结石，须保留 T 管 6 周以上，再做取石或其他的处理。

7. 饮食

拔除胃管后可予流质、半流质饮食，并逐渐过渡到正常饮食。饮食以高热量、高蛋白、富含维生素、低脂肪、易消化的食物为主，清淡饮食。

8. 并发症的观察与护理

（1）胆道出血：观察 T 管引流液的性状，引流液中当天出现深褐色、淡红色、红色等异常引流量 ≥ 100 mL/h 时，警惕胆道内活动性出血，应立即报告医生，遵医嘱做好吸氧、配血、备血、止血、心电监护等处理，严密观察患者生命体征、尿量、血红蛋白及神志等变化，做好手术止血的术前准备等。

（2）胆漏的护理措施同本章第九节胆管结石的护理之并发症的观察与护理之胆漏及胆汁性腹膜炎的护理。

三、健康教育

（一）饮食指导

嘱患者饮食以高热量、高蛋白、富含维生素、低脂肪、易消化的食物为主。术后进食应少量多餐，进食后如出现腹胀、腹痛现象，应及时报告医生。

（二）引流管自我护理指导

（1）指导患者保持引流装置的密闭性和通畅。

（2）指导患者活动时应妥善固定各种引流管，避免引流管脱出；引流袋应低于引流管口水平位置，避免引流液倒流引起逆行感染。

（3）术后早期腹腔引流管有暗红色血性液体引出，随后会逐日减少且呈淡红色。若发现引流液突然增多，引流液颜色变红或呈黄绿色胆汁样，或发现引流管口周围有液体渗出时，要及时告诉医护人员。

（三）术后活动指导

（1）患者麻醉清醒后，鼓励并协助患者在床上翻身，每两小时更换体位 1 次，伸展四肢。

（2）患者在病情允许情况下，术后早期下床活动。术后 1 天指导患者自行床上翻身活动及下肢伸屈运动，如无不适可协助其床边活动。术后 2 天，可搀扶患者在床边活动或室内行走。术后 3 ~ 5 天，可协助患者在病区内或走廊活动。

（3）如患者诉有头晕、心慌等不适应立即停止活动，并协助其卧床休息，通知医生处理。

（4）根据患者活动能力的恢复情况，可逐渐增加活动范围及时间。

（四）出院指导

（1）嘱患者低脂肪饮食：烹调方式以蒸煮为宜，少吃油炸食物。

（2）嘱患者自我监测，如出现腹痛、发热、黄染时，及时到医院就诊。

（3）患者需要带 T 管出院时，指导患者及其家属学会更换引流袋及引流液的自我观察要点：告知其日常生活中，妥善固定引流管，穿宽松柔软的衣服，以防管道受压；活动时引流袋应低于引流管口平面，防止胆汁逆流引起感染；沐浴时用塑料薄膜覆盖引流管口周围皮肤，以防感染。若管道脱出，应及时就诊。

第十二节　腹腔镜肝切除术及机器人肝切除术的护理

腹腔镜肝切除术是通过腹壁微小创口使用微创器械利用腹腔内窥镜、腹腔内照明和电子摄像系统在体内完成肝脏切除术，将肝脏的一部分连同肝脏病变（主要是肝脏肿瘤）一起移除的手术，是肝胆外科比较复杂的手术之一。

机器人肝切除术是应用达芬奇机器人手术操作系统，通过腹壁微小创口，在体内完成肝脏切除手术，具有术中安全性高、图像成像清晰、放大倍数高及操作灵活等特点，是微创外科的新一代技术。

一、护理评估

（一）术前评估

（1）评估患者的生命体征。

（2）评估患者的肝功能（血清学指标及肝脏储备功能）。

（3）评估患者的腹部症状和体征。

（4）评估患者的营养状态。

（5）评估患者的皮肤、巩膜有无黄染。

（6）评估患者的心理状态及社会、家庭支持情况。

（7）评估患者对疾病的了解程度。

（二）术后评估

（1）评估患者的意识状态、生命体征。

（2）评估患者的切口敷料有无移位或渗出。

（3）评估患者手术切口疼痛的程度。

（4）评估引流管的类型、位置、是否通畅，引流液的颜色、性状及量。

（5）评估患者有无跌倒坠床风险、压疮风险、管道脱落风险、血栓风险。

（6）评估患者的胃肠功能恢复情况。

（7）评估患者术后有无出血、肝功能衰竭、胆汁漏等并发症。

（8）评估患者有无黄疸及其消退情况。

（9）评估患者的心理状态及社会、家庭支持情况。

二、护理措施

（一）术前护理

1. 观察要点

（1）患者的生命体征有无改变。

（2）患者疼痛的部位、性质。

（3）患者的腹部症状及体征有无加重。

2. 心理护理

给予心理支持，向患者介绍微创手术具有创伤小、术后恢复快、住院时间短等优势，增强患者战胜疾病的信心。根据患者及其家属的意愿，告知病情或执行保护性医疗制度。

3. 饮食指导

予高热量、优质蛋白、富含维生素和纤维的饮食，如蔬菜、水果、鱼肉、蛋类、奶类等。食物以清淡易消化为宜，有腹水、水肿者，应控制水和钠盐的摄入量；血氨高者，应限制蛋白质的摄入。

4. 护肝治疗

肝功能受损的患者应遵医嘱予护肝治疗，改善肝功能。

5. 营养支持

应用营养风险筛查量表（NRS 2002）对患者进行营养风险筛查，对营养风险评分不少于3分的患者予肠内和（或）肠外营养支持，以改善患者的营养状况。

6. 维持体液平衡

肝功能不良伴腹水者应严格控制水、钠盐的摄入量；遵医嘱合理补液与利尿，注意纠正低钾血症等水、电解质紊乱；记录24小时出入量。

7. 疼痛的观察及护理

指导患者使用疼痛测评工具测评疼痛的程度；告知患者出现腹痛时应卧床休息，护士评估腹痛的部位、性质、程度等情况，并报告医生，待明确诊断后遵医嘱予镇痛药。一旦诊断为肝癌破裂出血，立即配合医生进行抢救。

8. 术前准备

患者术前禁食6小时、禁饮4小时；手术当天遵医嘱留置胃管；告知患者术后充分镇痛的目的和意义。其他护理措施同第一章外科围手术期一般护理常规之术前护理。

（二）术后护理

1. 观察要点

（1）患者的意识状态和生命体征。

（2）患者的切口敷料有无渗出。

（3）引流管是否通畅，引流液的颜色、性状及量。

（4）患者有无腹痛、腹胀及腹膜刺激征。

（5）患者的皮肤、巩膜有无黄染。

（6）患者有无咳嗽、胸闷、皮下气肿。

2. 体位及活动

意识清醒且血压平稳者予半卧位。根据患者的情况制订活动计划，帮助患者完成活动目标，以促进胃肠功能恢复，预防肺部感染及下肢深静脉血栓。

3. 吸氧

监测呼吸和血氧饱和度，术后予充分吸氧，提高血氧浓度，以促进 CO_2 排泄，预防高碳酸血症或酸中毒，同时也有利于肝细胞的修复与再生。遵医嘱监测血气分析，及时纠正酸中毒。

4. 护肝治疗

遵医嘱予护肝治疗，复查肝功能，了解肝功能恢复的情况。注意观察患者有无肝性脑病的早期症状，以及有无皮肤、巩膜黄染。

5. 术后镇痛

术后采用患者自控镇痛、非甾体抗炎药等方式联合充分镇痛，以控制患者静息性疼痛及活动性疼痛评分（NRS 疼痛数字评价量表）均不超过 3 分为宜。

6. 术后血糖控制

肝切除术行肝门阻断时，由于缺氧导致肝细胞糖原分解受阻，血糖会出现剧烈变化。术后遵医嘱监测患者的血糖，根据血糖情况应用胰岛素维持患者血糖在正常范围。

7. 引流管护理

妥善固定各种引流管，保持引流通畅，观察及记录引流液的颜色、性状及量；术后当天可引出鲜红色血性液体 100 ～ 300 mL，若血性液体增多，应警惕腹腔内出血。若腹腔引流液呈黄绿色胆汁样，并伴有腹部症状和体征，常提示发生胆漏。

8. 营养支持

患者拔除胃管后即可予流质饮食，如水及米汤，并逐步过渡到正常饮食。术后根据患者病情给予适量的人血白蛋白和血浆，以提高机体的抵抗力。

9. 并发症的观察及护理

（1）人工气腹并发症。

①皮下气肿：触摸患者胸腹部及阴囊部位有无"捻发音"或"捻发感"，以及时发现皮下气肿，确定皮下气肿的范围，轻度者术后 24 小时症状自行消失，如大量气体须报告医生行排气处理。

②肩部疼痛：残留于腹腔内的 CO_2 积聚在膈下间隙刺激神经会引起肩部疼痛。告知患者疼痛产生的原因，取得患者的理解及配合；术后 1 ～ 2 天予鼻导管持续低流量吸氧，促进 O_2 与 CO_2 交换，促进 CO_2 排出，减少 CO_2 对膈肌的刺激。

③高碳酸血症和酸中毒：密切观察患者的生命体征及血氧饱和度的变化，如血氧饱和度低于 95%，须加大氧流量或改面罩吸氧，以增加组织血氧含量，同时静脉补液治疗，保证足够输液量，促进酸性物质排出。

④下肢深静脉血栓形成：主要为术中注入 CO_2 气体以致腹内高压，下腔静脉回流受阻及手术创伤导致血小板应激性积聚改变引起。术中及术后应用充气泵行双下肢气压治疗，术后指导患者早期下床活动以预防血栓。注意观察患者下肢有无疼痛、坠胀感、肿胀，发现有静脉血栓形成征兆及时报告医生，并嘱患者绝对卧床休息，抬高患肢 $20° \sim 30°$ ，禁止按摩、挤压及热敷患肢；指导患者多饮水，避免进食高脂肪的食物，如全脂牛奶、肥肉等，多进食蔬菜、水果等富含纤维食物，以保持大便通畅，避免腹内压的增高；注意观察患肢疼痛、肿胀程度、皮肤温度、弹性、色泽及足背动脉搏动情况；遵医嘱给予患者抗凝溶栓治疗，并注意观察药物的不良反应。

（2）出血。

同本章第一节原发性肝癌术后护理之并发症的观察与护理之出血。

（3）胆汁漏。

同本章第一节原发性肝癌术后护理之并发症的观察与护理之胆汁漏。

（4）肝功能不全或衰竭。

同本章第一节原发性肝癌术后护理之并发症的观察与护理之肝功能不全或衰竭。

三、健康教育

（一）饮食指导

患者拔除胃管后即可予流质饮食，如少量的水及米汤等，少量多餐，但应避免豆浆及牛奶这类食物，进食后如出现腹胀、腹痛现象及时报告医生；如腹胀不明显，可逐日过渡到半流质饮食及普食，饮食以低脂肪、易消化、富含维生素、优质蛋白为主，如蛋类、奶类、鸡肉、鱼肉、蔬菜、水果等。

（二）引流管自我护理指导

（1）指导患者保持引流装置的密闭性和通畅。

（2）指导患者活动时应妥善固定各类引流管，避免引流管脱出；引流袋应低于引流管口水平位置，避免引流液倒流引起逆行感染。

（3）术后早期腹腔引流管有暗红色血性液体引出，随后会逐日减少且呈淡红色。若发现引流液突然增多，引流液颜色变红或呈黄绿色胆汁样，或发现引流管口周围有液体渗出时，要及时告诉医护人员。

（三）术后活动指导

（1）麻醉清醒后，鼓励并协助患者在床上翻身，每两小时更换体位 1 次，伸展四肢。

（2）患者在病情允许情况下，术后早期下床活动。术后 1 天，指导患者自行在床上翻身活动及下肢伸屈运动，如无不适可协助其在床边活动。术后 2 天，可搀扶患者在床边活动或室内行走。术后 3 ～ 5 天，可协助患者在病区内或走廊活动。

（3）如患者诉有头晕、心慌等不适应立即停止活动，并协助其卧床休息，通知医生处理。

（4）根据患者活动能力恢复情况，可逐渐增加活动范围及时间。

（四）出院指导

（1）嘱患者饮食以高热量、高蛋白、富含维生素、低脂肪、易消化的食物为主，如蛋类、蔬菜、水果、牛奶等，少量多餐，避免刺激性食物。结石患者宜清淡饮食，避免油腻及煎炒食物。有腹水、水肿者，限制水和钠盐的摄入量。

（2）嘱患者按时服药，定期复查。术后1个月复查血常规、肝功能和超声检查，之后根据情况遵医嘱定期复查，若出现水肿、出血、黄染等症状及时就诊。

第十三节　腹腔镜胰十二指肠切除术及
达芬奇机器人手术的护理

腹腔镜胰十二指肠切除术是目前最复杂、难度最大的微创手术之一。腹腔镜胰十二指肠切除术的定义有待考究。达芬奇机器人手术是传统腹腔镜技术的突破。2003年，Giulianotti等首先报道了利用达芬奇机器人行胰十二指肠切除术，通过放大的3D高清视野，高度灵巧的机械手臂与细致的操作，使其在胰腺癌根治术中更具优势。

一、护理评估

（一）术前评估

（1）评估患者的生命体征。

（2）评估患者腹痛的程度。

（3）评估患者黄疸的情况。

（4）评估患者的营养状态。

（5）评估患者的心理状态及社会、家庭支持情况。

（6）评估患者对疾病的了解程度。

（二）术后评估

（1）评估患者的生命体征。

（2）评估患者的切口敷料有无移位或渗出。

（3）评估患者手术切口疼痛的程度。

（4）评估引流管的类型、位置、是否通畅，引流液的颜色、性状及量。

（5）评估患者有无跌倒坠床风险、压疮风险、管道脱落风险、血栓风险。

（6）评估患者胃肠功能恢复情况，血、尿中淀粉酶的情况。

（7）评估患者术后有无出血、胆漏、胰瘘等并发症。

（8）评估患者的心理状态及社会家庭支持情况。

二、护理措施

（一）术前护理

1. 观察要点

（1）患者的皮肤、巩膜黄染有无加重。

（2）患者小便及大便的颜色。

（3）患者腹痛的部位、性质。

2. 心理护理

给予患者心理支持，介绍微创手术的优势，增强患者战胜疾病的信心。根据患者及其家属的意愿，告知病情或执行保护性医疗制度。

3. 饮食指导

指导患者进食蛋类、牛奶、鸡肉、鱼肉、蔬菜、水果等高蛋白、高热量、富含维生素、低脂肪的食物，避免油腻食物。

4. 护肝治疗

肝功能受损的患者应遵医嘱予护肝治疗。必要时予静脉输注维生素 K_1，以改善凝血功能。

5. 营养支持

应用营养风险筛查量表（NRS 2002）对患者进行营养风险筛查，对营养风险评分不少于3 分的患者予肠内和（或）肠外营养支持，以改善患者营养状况。必要时补充人血白蛋白，使手术时人血白蛋白达到并维持 35 g/L 左右。

6. 疼痛的护理

指导患者使用疼痛测评工具测评疼痛的程度；观察腹痛的部位、性质、程度等，遵医嘱合理使用镇痛药，观察用药后的效果及不良反应。

7. 皮肤护理

应告知黄疸患者不要抓挠皮肤，可用温水擦浴，勿使用碱性清洁剂，以免加重皮肤瘙痒。瘙痒剧烈者应遵医嘱予炉甘石洗剂、抗组胺药或镇静药等。

8. 术前准备

患者术前禁食 6 小时、禁饮 4 小时；手术当天遵医嘱留置胃管；告知患者术后充分镇痛的目的及意义。其他护理措施同第一章外科围手术期一般护理常规之术前护理。

（二）术后护理

1. 观察要点

（1）患者的意识状态和生命体征。

（2）患者的切口敷料有无渗出。

（3）引流管是否通畅，引流液的颜色、性状及量。

（4）患者有无腹痛、腹胀、腹膜刺激征及消化道出血。

（5）患者皮肤、巩膜黄染的情况有无改善。

（6）患者有无咳嗽、胸闷、皮下气肿。

2. 体位及活动

意识清醒且血压平稳患者予半卧位。根据患者的情况制订活动计划，帮助患者完成活动目标，以促进胃肠功能恢复，预防肺部感染及下肢深静脉血栓。

3. 记录 24 小时出入量

准确记录 24 小时出入量，必要时监测中心静脉压。

4. 血糖管理

遵医嘱监测患者术后的血糖，根据血糖情况及时调整胰岛素的用量。

5. 术后镇痛

术后采用患者自控镇痛、非甾体抗炎药等方式联合充分镇痛，以控制患者静息性疼痛及活动性疼痛评分均不超过 3 分为宜。

6. 吸氧

监测呼吸和血氧饱和度，术后予充分吸氧，提高血氧浓度，以促进 CO_2 排泄，预防高碳酸血症或酸中毒。遵医嘱监测血气分析，及时纠正酸中毒。

7. 引流管护理

妥善固定各类引流管，保持引流通畅，观察引流液的颜色、性状及量。协助医生检测腹腔引流液中淀粉酶的含量，注意观察有无腹腔内出血；若腹腔引流液呈黄绿色胆汁样，并伴有腹部症状和体征，常提示发生胆漏；若引流出无色清亮液体，并伴有腹部症状和体征，常提示有胰瘘。

8. 饮食

术后早期禁食，禁食期间予肠外营养支持，维持水、电解质平衡，必要时输注人血白蛋白。拔除胃管后，根据患者血液淀粉酶的情况，遵医嘱予流质饮食、半流质饮食，并逐渐过渡到正常饮食。

9. 并发症的观察及护理

（1）人工气腹并发症。其观察及护理同本章第十二节腹腔镜肝切除术及机器人肝切除术的护理之人工气腹并发症的观察及护理。

（2）胰瘘。如患者出现持续性腹痛、腹胀，并从上腹部开始逐渐向下腹部扩散；或腹腔、伤口引流管引出无色清亮液体，应警惕发生胰瘘，须配合医生留取腹腔引流液检验淀粉酶含量。一旦出现胰瘘，指导患者取半卧位，保持引流管引流通畅；嘱患者禁食，遵医嘱予抗感染、抑酸、纠正水、电解质、酸碱平衡紊乱，抑制胰酶分泌及营养支持等治疗。必要时协助医生进行腹腔低压、低流量灌洗引流，做好腹腔冲洗的护理。有腹壁瘘者，做好患者瘘口周围皮肤的护理，应用凡士林纱布覆盖或氧化锌软膏涂抹保护皮肤。

（3）感染。注意观察患者有无高热、腹痛及全身中毒等症状。给予患者取半卧位，以利于引流和防止腹腔内渗液积聚于膈下而发生感染；保持引流管引流通畅，每天更换引流袋，严格无菌操作；指导患者翻身、有效咳嗽排痰，注意保暖，预防肺部感染。因胰瘘、胆漏引起的感染应配合医生进行积极治疗。

（4）出血。注意观察患者生命体征及腹部体征，如有血压下降、心率增快、引流管引出鲜红色血性液体或呕血及黑便等情况即为出血征兆。密切观察患者生命体征及尿量情况，嘱患者绝对卧床休息，予患者禁食、禁水；消化道出血患者，遵医嘱留置胃管，应用冰生理盐水加去甲肾上腺素进行止血；保持引流通畅，避免血凝块堵塞管道。遵医嘱应用促凝血药或止血药，必要时给予输血治疗或术前准备。

（5）胃排空延迟。观察患者的腹部症状，有无上腹部饱胀感。轻者可予流质饮食，遵医嘱纠正水、电解质与酸碱失衡，纠正低蛋白血症，应用促胃动力药；严重者予禁食、胃肠减压、肠外营养支持、针灸等治疗。胃动力恢复后，可予少食多餐，循序渐进，早期下床活动，促进肠胃蠕动。

三、健康教育

（一）饮食指导

患者术后饮食应少量多餐，避免豆浆及牛奶这类食物，进食后如出现腹胀、腹痛现象应及时报告医生；如腹胀不明显，可逐日过渡到半流质饮食及普食，饮食以低脂肪、易消化、富含维生素、优质蛋白为主，如蛋类、奶类、鸡肉、鱼肉、蔬菜、水果等。

（二）引流管自我护理指导

（1）指导患者保持引流装置的密闭性和通畅。

（2）指导患者活动时应妥善固定各种引流管，避免引流管脱出；引流袋应低于引流管口水平位置，避免引流液倒流引起逆行感染。

（3）术后早期腹腔引流管有暗红色血性液体引出，随后会逐日减少且呈淡红色。若发现引流液突然增多，引流液颜色变红或呈黄绿色胆汁样，或发现引流管口周围有液体渗出时，要及时告诉医护人员。

（三）术后活动指导

（1）患者麻醉清醒后，鼓励并协助患者在床上翻身，每两小时更换体位1次，伸展四肢。

（2）患者在病情允许情况下，术后早期下床活动。术后1天，指导患者自行在床上翻身活动及下肢伸屈运动，如无不适可协助其在床边活动。术后2天，可搀扶患者在床边活动或室内行走。术后 3 ～ 5 天，可协助患者在病区内或走廊活动。

（3）如患者诉有头晕、心慌等不适，应立即停止活动，并协助其卧床休息，通知医生处理。

（4）根据患者活动能力的恢复情况，可逐渐增加活动范围及时间。

（四）出院指导

（1）嘱患者予低脂肪饮食，避免油炸、煎炒食物，戒烟、戒酒，少量多餐。

（2）嘱 40 岁以上患者，短期内出现持续性上腹部疼痛、腹胀、黄染、食欲减退、消瘦等症状，须到医院筛查。

（3）嘱患者术后 1 ～ 3 个月回院复查 1 次，如出现贫血、发热、黄疸等，应及时就诊。

第四章　胃肠腺体外科疾病护理常规

第一节　胃癌的护理

胃癌是起源于胃黏膜上皮细胞的恶性肿瘤，病因未明，可发生于胃的任何部位，以胃窦居多。胃癌是我国最常见的恶性肿瘤之一，在我国消化道恶性肿瘤中发病率居第二位，好发年龄在 50 岁以上，男女发病率的比例约为 2 ∶ 1。

一、护理评估

（一）术前评估

（1）评估患者腹痛、腹胀、恶心、呕吐的情况。

（2）评估患者的体重、进食量及全身营养状况。

（3）评估患者有无幽门梗阻及出血。

（4）评估患者的心理状态。

（5）评估患者的体能。

（二）术后评估

（1）评估患者的生命体征。

（2）评估患者的伤口情况。

（3）评估患者各管道（胃管、引流管、尿管）是否通畅，引流液的性质和量。

（4）评估患者的腹部情况（有无腹痛、腹胀）。

（5）评估患者的肠功能恢复情况（肠蠕动情况，肛门有无排气、排便）。

（6）评估患者的饮食和活动情况。

（7）评估患者的心理状态。

二、护理措施

（一）术前护理

1.观察要点

观察患者腹痛、腹胀、恶心、呕吐等消化道症状，评估患者的饮食，给患者进行营养风险筛查（NRS 2002）及营养状况评估；评估患者有无幽门梗阻，有幽门梗阻的患者在禁食的基础上，术前 3 天起每晚用温生理盐水洗胃，以减轻胃黏膜水肿。

2. 饮食护理

给予患者高蛋白、高热量、富含维生素、低脂肪、易消化和少渣的饮食；根据患者的营养状况，能进食者，可遵医嘱予口服肠内营养补充；不能进食者，遵医嘱予肠外营养，补充足够的热量。术前禁食 12 小时、禁饮 4 小时，手术当天早晨留置胃管行胃肠减压。

3. 休息与活动

鼓励患者合理参与活动与锻炼，如爬楼梯或快步走，患者根据体能量力而行（一般每天 3 ～ 4 次，每次 15 ～ 30 分钟）。

4. 用药护理

遵医嘱用药，纠正患者贫血、低蛋白血症，以提高患者对手术的耐受性，减少术后并发症。

5. 心理护理

如患者有消极悲观情绪，应向患者耐心解释手术的必要性、可治性，以解除患者顾虑，消除其悲观情绪，使患者树立战胜疾病的信心，积极配合治疗和护理。

（二）术后护理

1. 观察要点

（1）密切监测患者的生命体征。

（2）观察患者神志、尿量，伤口有无渗液、渗血，引流液的性状和量。

（3）观察患者的腹部体征及肠功能恢复情况，有无腹痛、腹胀、恶心、呕吐，肠鸣音恢复情况，肛门有无排气、排便。

2. 管道护理

（1）妥善固定并准确标识管道。

（2）保持有效的胃肠减压及引流管引流通畅，防止引流管受压、扭曲、折叠等，经常挤捏引流管以防堵塞。若胃管内有凝血块或胃内容物堵塞，将引流管按离心方向挤捏，直至通畅。

（3）观察并记录胃液、引流液和尿液的颜色、性质和量。

3. 并发症观察及护理

（1）出血：观察胃液及引流液的颜色、性质和量，术后一般会引流出少许暗红色或咖啡色液体，24 小时内不超过 300 mL，而且逐渐减少、变淡，若短期内引流出大量鲜红色血性液体，或出现呕血、黑便，遵医嘱检查血常规、凝血功能。如红细胞及血红蛋白持续下降，应考虑出血并及时报告主管医师处理。密切监测患者神志、血压、心率（脉搏）、中心静脉压情况，观察有无失血性休克症状，有无腹膜刺激征。遵医嘱静脉注射止血药，或用冰生理盐水加去甲肾上腺素胃管灌入止血，必要时输注血浆及红细胞。若非手术治疗不能有效止血或出血量超过 500 mL/h 时，应遵医嘱积极完善术前准备。

（2）十二指肠残端破裂、吻合口破裂或吻合口瘘：十二指肠残端破裂多发生在术后 24 ～ 48 小时，患者表现为突发上腹部剧痛、发热和腹膜刺激征。白细胞计数升高，腹腔引流管引流出胆汁样液体。如果发生十二指肠残端破裂，须立即准备手术治疗。吻合口破裂或吻合口瘘多发生在术后 7 天内，表现为术后疼痛减轻后突然加剧、高热、脉搏快、腹膜炎或腹腔引流管引出含肠内容物的混浊液体。发生较晚多形成局部脓肿或外瘘，若瘘口较小，则保持引流通畅，加强营养，待其自行愈合；症状严重，须进行手术治疗。术后持续冲洗和负压吸引，积极纠正水、电解质紊乱，肠外或肠内予营养支持，积极抗感染治疗。

（3）胃排空障碍：也称胃瘫。通常发生在术后 2～3 天，多发生在饮食由禁食改为流质饮食或流质饮食改为半流质饮食时，患者出现恶心、呕吐，仍有排气排便。处理包括禁食、胃肠减压、肠外营养支持、应用胃动力药。

（4）梗阻：急性完全输入袢梗阻表现为突发上腹部剧烈疼痛，频繁呕吐，呕吐物量少、多不含胆汁、呕吐后症状不缓解，且有压痛性肿块，进展快可出现休克表现，应紧急手术。慢性不全性输入袢梗阻表现为患者进食后出现上腹胀痛或绞痛，随即突然喷射性呕吐出大量不含食物的胆汁，呕吐后缓解。输出袢梗阻、吻合口梗阻表现为上腹饱胀，呕吐食物和胆汁。遵医嘱予患者禁食、胃肠减压、营养支持，如症状在数周或数月内不能缓解，须手术治疗。

4. 饮食护理

患者术后禁食，待肠功能恢复并拔除胃管后，当天可少量饮水，每次 4～5 汤勺，每 1～2 小时 1 次；如无不适，术后 2 天可进半量流质饮食，每次 50～80 mL，以米汤为宜；术后 3 天可进全量流质饮食，每次 100～150 mL；避免选用胀气的食物，比如甜食、牛奶、豆浆等。进食后无不适，如无腹痛、腹胀、呕吐等症状，术后 4 天可食用半量稀粥等低脂肪半流质饮食，术后 6 天可进全量半流质饮食，术后 10～14 天可进软食，术后 14 天逐渐恢复正常饮食。食物宜温、软，易于消化，少量多餐。口服进食量不足时，可遵医嘱口服肠内营养补充。

5. 休息与活动

全麻患者麻醉清醒、血压平稳后取半卧位。向患者解释术后早期活动的重要性，鼓励患者卧床期间进行床上活动，比如翻身活动、抬臀运动、踝泵运动，指导和鼓励咳痰，进行呼吸功能锻炼，预防肺部感染。体力恢复后尽早下床活动，以促进肠功能恢复，预防术后肠粘连。

6. 用药护理

（1）出血患者遵医嘱予止血药，必要时给予输血。

（2）胃瘫患者遵医嘱予胃动力药。

（3）遵医嘱补液，维持水、电解质及酸碱平衡。

（4）给予营养支持，必要时补充人血白蛋白，以改善患者营养状况，促进愈合。合理应用抗生素。对放置空肠造瘘或鼻肠管的患者，术后早期给予肠内营养支持，维护肠道屏障结构和功能、促进肠道功能恢复、增加机体的免疫功能、促进伤口愈合。

7. 安全管理

加强风险评估，根据需要给予保护措施及警示标识。

8. 心理护理

告知患者有关疾病及手术方面的知识；多与患者交谈，消除其顾虑和恐惧；了解其对所患疾病的感受、认识和对治疗方案的想法。

三、健康教育

（一）疾病知识指导

入院后告知患者疾病的相关知识，协助患者进行内镜检查、影像学检查及实验室检查，并告知其必要性及目的，进行饮食指导。

（二）引流管的知识指导

（1）指导患者保持引流装置的密闭性和通畅。

（2）指导患者活动时应妥善固定各种引流管，避免引流管脱出；引流袋应低于引流管口的水平位置，以免引流液倒流引起逆行感染。

（3）术后早期腹腔引流管有暗红色血性液体引出，逐渐减少且呈淡红色。若发现引流液突然增多，引流液颜色变红或呈黄绿色胆汁样，或发现引流管口周围有液体渗出时，要及时告诉医护人员。

（三）出院指导

（1）指导患者规律饮食，少量多餐（每天 7 ～ 8 餐），不宜食用酸、辣、刺激性食物。以高蛋白（鸡肉、鸭肉、鱼肉、蛋类）、高热量、富含维生素（胡萝卜、青菜、香菇等）等食物为主，禁止吸烟和饮酒。应增加口服肠内营养补充，以加强营养。

（2）告知患者适当活动，注意劳逸结合。

（3）指导患者自我调节情绪的方法，强调保持乐观心态的重要性。

（4）嘱患者定期门诊复查，术后 3 年内，每 3 ～ 6 个月复查 1 次；3 ～ 5 年每半年复查 1 次；5 年后每年 1 次；内镜检查每年 1 次。若有不适及时就诊。

第二节　胃癌胃切除手术加速康复外科的护理

加速康复外科以循证医学证据为基础，以减少手术患者生理及心理的创伤应激反应为目的，通过外科、麻醉、护理、营养等多学科协作，对围手术期处理的临床路径予以优化，从而减少围手术期应激反应及术后并发症，缩短住院时间，促进患者康复。这一优化的临床路径贯穿住院前、术前、术中、术后、出院后的完整治疗过程，其核心是强调以服务患者为中心的诊疗理念。

一、护理评估

（一）术前评估内容

（1）评估患者的全身营养状况。

（2）评估患者的饮食状况。

（3）评估患者的心理状态。

（4）评估患者对疾病的认知程度及对加速康复的认知情况。

（5）评估患者的体能。

（二）术后评估内容

（1）评估患者的生命体征。

（2）评估并记录患者疼痛分值，注意有无恶心、呕吐等不适症状。

（3）评估各类管道及引流液情况。

（4）评估患者腹部情况（有无腹痛、腹胀）。

（5）评估患者的肠功能恢复情况（肛门有无排气、排便）。

（6）评估患者的饮食情况。

（7）评估患者的活动情况。

二、护理措施

（一）术前护理

1. 观察要点

观察患者腹痛腹胀等消化道症状，评估患者的饮食情况，给患者进行营养风险筛查（NRS 2002）及营养状况评估；评估患者有无幽门梗阻，有幽门梗阻的患者在禁食的基础上，术前 3 天起每晚用温生理盐水洗胃，以减轻胃黏膜水肿。

2. 饮食护理

指导患者合理饮食，并根据营养评估的结果进行营养教育，予肠内或肠外营养支持。无胃肠道动力障碍的患者术前常规饮食，术前 6 小时禁食固体食物和牛奶，术前 2 小时禁饮水。无糖尿病史的患者推荐术前 10 小时饮用 12.5% 碳水化合物饮品 800 mL、麻醉前 2 小时饮用 12.5% 碳水化合物饮品 400 mL。

3. 休息与活动

（1）呼吸功能锻炼：吸烟患者术前戒烟 2 ~ 4 周。每天运用呼吸训练器练习有效深呼吸，每天 3 ~ 4 次，每次 30 分钟，有利于肺扩张，预防术后肺部感染。

（2）鼓励患者合理参与活动与锻炼，如爬楼梯或快步走，根据体能量力而行（一般每天 3 ~ 4 次，每次 15 ~ 30 分钟），逐步增加体力，增强身体的耐受性，有利于术后体力恢复。

4. 用药护理

（1）除了特殊患者，一般不推荐常规术前麻醉用药（镇静及抗胆碱药物）。

（2）术前或术中预防性使用抗菌药物可以降低手术部位的感染发生率。

5. 胃肠道准备

无须行机械性肠道准备，术前 10 小时口服缓泻剂，如乳果糖等，以促进术后胃肠蠕动，不常规留置胃管。

6. 心理护理

重点介绍 ERAS 治疗过程及手术方案，便于患者配合术前准备、术后康复及早期出院计划。特别是让患者了解自己在此计划中所发挥的重要作用，包括术后早期进食、早期下床活动等，使患者树立战胜疾病的信心，积极配合治疗和护理。

（二）术后护理

1. 观察要点

（1）密切监测患者的生命体征。

（2）观察患者的神志，尿量，伤口有无渗液、渗血，引流液颜色、性状和量的情况。

（3）观察患者的腹部体征及肠功能恢复情况，有无腹痛、腹胀、恶心、呕吐，肠鸣音恢复情况，肛门有无排气、排便。

2. 管道护理

（1）妥善固定并准确标识胃管、腹腔引流管和导尿管。

（2）保持引流通畅，防止引流管受压、扭曲、折叠等，经常按离心方向挤捏引流管，以防堵塞。

（3）观察并记录胃液、引流液和尿液的颜色、性质和量。手术回来或术后 1 天可拔除胃管，24 小时内拔除尿管。

3. 并发症观察及护理

（1）出血：观察胃液及引流液的颜色、性质和量，术后一般会引流出少许暗红色或咖啡色液体，24 小时内不超过 300 mL，而且逐渐减少、变淡，若短期内引流出大量鲜红色血性液体，或出现呕血、黑便，应遵医嘱检查血常规、凝血功能。如红细胞及血红蛋白持续下降，应考虑出血并及时报告主管医师处理。密切监测患者神志、血压、心率（脉搏）、中心静脉压情况，观察有无失血性休克症状，有无腹膜刺激征。遵医嘱静脉注射止血药，或用冰生理盐水加去甲肾上腺素胃管注入止血，必要时输注血浆及红细胞。若非手术治疗不能有效止血或出血量超过 500 mL/h 时，应遵医嘱积极完善术前准备。

（2）十二指肠残端破裂、吻合口破裂或吻合口瘘：十二指肠残端破裂多发生在术后 24 ～ 48 小时，患者表现为突发上腹部剧痛、发热和腹膜刺激征，白细胞计数升高，腹腔引流管引流出胆汁样液体。如果发生十二指肠残端破裂，须立即准备手术治疗。吻合口破裂或吻合口瘘多发生在术后 7 天内，表现为术后疼痛减轻后突然加剧、高热、脉速、腹膜炎或腹腔引流管引出含肠内容物的混浊液体。发生较晚多形成局部脓肿或外瘘，如瘘口较小，则保持引流通畅，加强营养，待其自行愈合；症状严重，须进行手术治疗。术后持续负压冲洗和吸引，积极纠正水、电解质紊乱，予营养支持，积极抗感染治疗。

（3）胃排空障碍：也称胃瘫。通常发生在术后 2～3 天，多发生在饮食由禁食改为流质饮食或流质饮食改为半流质饮食时。患者出现恶心、呕吐，仍有排气、排便。处理包括禁食、胃肠减压、营养支持、应用胃动力药。

（4）梗阻：急性完全输入袢梗阻表现为突起上腹部剧烈疼痛，频繁呕吐，呕吐物量少、多不含胆汁、呕吐后症状不缓解，且有压痛性肿块，进展快可出现休克表现，应紧急手术。慢性不全性输入袢梗阻表现为患者进食后出现上腹胀痛或绞痛，随即突然喷射性呕吐出大量不含食物的胆汁，呕吐后缓解。输出袢梗阻、吻合口梗阻表现为上腹饱胀，呕吐食物和胆汁。遵医嘱予患者禁食、胃肠减压、营养支持，如症状在数周或数月内不能缓解，须手术治疗。

4. 饮食护理

减少患者术后的液体及钠盐的输入量，患者在术后拔除胃管后可少量多次，每两小时经口进食温开水 15～30 mL。若无不适，可进食米汤等流质饮食，术后 1 天可进清流质饮食，如无不适，术后 2 天可增加肠内营养制剂，少量多餐，进食量根据胃肠耐受量逐渐增加。术前营养不良患者按原则进行肠内、肠外营养支持，直至口服营养量能满足 60% 的能量需要。

5. 休息与活动

术后清醒的患者即可半卧位或适量床上活动。可在床上翻身，做抬臀运动 3～4 组，每组 10～20 次；踝泵运动每天数次，总量 300～500 次；床上踩单车 3～4 组，每组 10～30 分钟，量力而为。术后 1 天，下床活动 2 小时，直至出院时每天应下床活动 4～6 小时，以促进肠功能恢复，预防术后肠粘连，预防下肢静脉血栓。

6. 用药护理

（1）止吐药物的使用：应避免使用可能引起呕吐的药物，如新斯的明、阿片类药物。有呕吐风险的患者应预防性使用止吐药，如昂丹司琼等不良反应较少的其他药物。

（2）镇痛药物的使用：充分的术后镇痛可以减少应激，有利于患者康复。ERAS 术后镇痛提倡超前镇痛及多模式镇痛方案。使用非甾体抗炎药为术后镇痛基础用药（如帕瑞昔布钠、氟比洛芬酯），尽量减少阿片类药物的应用，以减少阿片类药物引起的并发症，如肠麻痹等，促进患者的早期康复。

（3）术后早期口服缓泻剂，如乳果糖等，以促进肠道功能早日恢复。

7. 安全管理

加强风险评估，根据需要给予保护措施及警示标识。

8. 心理护理

告知患者有关疾病及手术方面的知识；多与患者交谈，消除其顾虑和恐惧；了解其对所患疾病的感受、认识和对治疗方案的想法。

9. 出院标准

制订保障患者安全为基础的、可量化的、具有可操作性的出院标准，如恢复半流质饮食或口服辅助营养制剂；无须静脉输液治疗；口服镇痛药物可良好镇痛；伤口愈合良好，无感染迹象；器官功能状态良好，可自由活动；患者同意出院。

三、健康教育

（一）疾病知识指导

（1）入院后告知患者疾病的相关知识，协助其行内镜检查、影像学检查及实验室检查，并告知其必要性及目的。

（2）告知患者术后活动的目的和必要性，并进行饮食指导。

（二）出院指导

（1）指导患者继续口服补充肠内营养。饮食要逐渐过渡半流质饮食，有规律，少量多餐（每天 7 ～ 8 餐），不宜食用酸、辣、刺激性食物，饮食以高蛋白（鸡肉、鸭肉、鱼肉、蛋类）、高热量、富含维生素（胡萝卜、青菜、香菇等）为主，禁止吸烟和饮酒。

（2）告知患者适当活动，注意劳逸结合。

（3）指导患者自我调节情绪的方法，强调保持乐观心态的重要性。

（4）嘱患者定期门诊复查，术后 3 年内，每 3 ～ 6 个月复查 1 次；3 ～ 5 年内每半年复查 1 次；5 年后每年 1 次；内镜检查每年 1 次。若有不适及时就诊。

（三）延续性护理

患者出院后 24 ～ 48 小时内应进行电话随访及指导，术后 7 ～ 10 天到门诊进行回访，如进行伤口拆线、告知病理学检查结果，讨论进一步的抗肿瘤治疗等，指导患者运用测量体重等方法评估自身营养状况，以便自我观察。

第三节　胃十二指肠溃疡的护理

胃十二指肠溃疡指胃十二指肠的局限性圆形或椭圆形的黏膜缺损。

胃十二指肠溃疡急性穿孔是胃十二指肠溃疡常见的严重并发症，是活动期胃十二指肠溃疡向深部侵蚀、穿破浆膜的结果。

胃十二指肠溃疡大出血是指因胃溃疡或十二指肠溃疡引起呕血、大量柏油样便，导致红细胞计数、血红蛋白和血细胞比容下降，患者心率加快、血压下降，甚至出现休克症状。

胃十二指肠溃疡瘢痕性幽门梗阻是指胃幽门附近的溃疡愈合后，造成胃收缩时胃内容物不能通过，并因此引发呕吐、营养障碍、水与电解质紊乱和酸碱失衡等一系列改变的情况。

一、护理评估

（一）术前评估

（1）评估患者的生命体征。

（2）评估患者有无休克体征，必要时监测尿量。

（3）评估患者的腹部情况。注意有无腹膜刺激征，了解腹痛发生的时间、部位、性质、程度、范围及伴随症状；有无恶心、呕吐，评估呕吐物的性质。

（4）评估患者的全身状况（有无感染中毒反应、水电解质紊乱和酸碱失衡等表现，有无消瘦和贫血）。

（5）评估患者的心理状态。

（二）术后评估

（1）评估患者的生命体征。

（2）评估患者的伤口情况。

（3）评估引流管（胃管、引流管、尿管）是否通畅，引流液的颜色、性质和量。

（4）评估腹部情况（有无腹痛、腹胀、恶心、呕吐）。

（5）评估患者的肠功能恢复情况（肛门有无排气、排便）。

（6）评估患者的心理状态。

二、护理措施

（一）术前护理

1. 观察要点

（1）密切观察患者生命体征、尿量、中心静脉压，周围循环及腹部情况（有无腹痛、腹胀、腹膜刺激征，肠鸣音）。

（2）患者有无水、电解质紊乱。

（3）患者胃肠减压情况。

2. 饮食护理

（1）出现并发症者暂禁食、禁饮，出血停止或非完全性幽门梗阻的患者，可进流质饮食或无渣半流质饮食，术前 12 小时禁食、4 小时禁饮。

（2）予持续有效胃肠减压，观察胃液的颜色、性质及量。

3. 休息与活动

（1）穿孔患者生命体征平稳可取半卧位，以利于漏出的消化液积聚盆腔最低位，减少毒素吸收；同时减轻腹壁张力和疼痛。

（2）大出血患者取平卧位，有呕血的患者头偏向一侧，伴有休克时将其上身及下肢各抬高至 20° 的休克体位，待生命体征平稳后改为半卧位。

4. 用药护理

（1）建立静脉输液通道，遵医嘱补液，维持水、电解质及酸碱平衡。根据患者临床表现和补液的监测指标计算调整输液量、速度和种类，保持每小时尿量达 30 mL 以上。

（2）遵医嘱给予营养支持及应用抗生素，应用抗生素时注意观察有无过敏及胃肠道反应，应用能量合剂时注意观察有无发热等输液反应。

（3）未明确诊断前禁用镇痛药。

5. 安全护理

必要时遵医嘱做好急诊手术准备。

6. 心理护理

主动与患者交谈，减轻患者的焦虑与恐惧。鼓励患者表达自身感受，并根据患者的个体情况进行针对性的心理护理。如手术，可向患者介绍成功病例，以增强患者对手术治疗的信心。

（二）术后护理

1. 观察要点

（1）密切监测患者生命体征。

（2）观察患者的神志、尿量，伤口有无渗液、渗血，引流液的性质和量。

（3）观察患者的腹部体征、肠功能恢复情况，有无腹痛、腹胀、恶心、呕吐，肠鸣音恢复情况，肛门有无排气、排便。

2. 管道护理

（1）妥善固定并准确标识胃管、腹腔引流管和导尿管。

（2）保持有效的胃肠减压及引流通畅，防止引流管受压、扭曲、折叠等，经常挤捏引流管以防堵塞。若胃管内有凝血块或胃内容物堵塞，将引流管按离心方向挤捏，直至通畅。

（3）观察并记录胃液、引流液和尿液的颜色、性质和量。

3. 并发症观察及护理

（1）出血：观察胃液及引流液的颜色、性质和量，术后一般会引流出少许暗红色或咖啡色液体，24 小时内不超过 300 mL，而且逐渐减少、变淡，若短期内引流出大量鲜红色血性液体，或出现呕血、黑便，则考虑有出血，遵医嘱检查血常规、凝血功能。如红细胞及血红蛋白持续下降，应考虑出血并及时报告主管医师处理。密切监测患者神志、血压、心率（脉搏）、中心静脉压情况，观察患者有无失血性休克症状，有无腹膜刺激征。遵医嘱静脉注射止血药，或用冰生理盐水加去甲肾上腺素胃管灌入止血，必要时输注血浆及红细胞。若非手术治疗不能有效止血或出血量超过 500 mL/h 时，遵医嘱积极完善术前准备。

（2）十二指肠残端破裂、吻合口破裂或吻合口瘘：十二指肠残端破裂多发生在术后 24～48 小时，患者表现为突发上腹部剧痛、发热和腹膜刺激征，白细胞数量增多，腹腔引流管引流出胆汁样液体。如果发生十二指肠残端破裂，须立即准备手术治疗。吻合口破裂或吻合口瘘多发生在术后 7 天内，表现为术后疼痛减轻后突然加剧、高热、脉速、腹膜炎或腹腔引流管引出含肠内容物的混浊液体。发生较晚多形成局部脓肿或外瘘，如瘘口较小，则保持引流通畅，加强营养，待其自行愈合，症状严重，须进行手术治疗。术后持续负压冲洗和吸引，积极纠正水、电解质紊乱，予营养支持，积极抗感染治疗。

（3）胃排空障碍：也称胃瘫。通常发生在术后 2～3 天，多发生在饮食由禁食改为流质饮食或流质饮食改为半流质饮食时。患者出现恶心、呕吐，可仍有排气排便。处理包括禁食、胃肠减压、予营养支持、应用胃动力药。

（4）梗阻：急性完全输入祥梗阻表现为突起上腹部剧烈疼痛，频繁呕吐，呕吐物量少、多不含胆汁、呕吐后症状不缓解，且有压痛性肿块，进展快可出现休克表现，应紧急手术。慢性不全性输入祥梗阻表现为患者进食后出现上腹胀痛或绞痛，随即突然喷射性呕吐出大量不含食物的胆汁，呕吐后缓解。输出祥梗阻、吻合口梗阻表现为上腹饱胀，呕吐食物和胆汁。遵医嘱予患者禁食、胃肠减压，予营养支持，如症状在数周或数月内不能缓解，须手术治疗。

4. 饮食护理

患者术后禁食，待肠功能恢复并拔除胃管后，当天可少量饮水，每次 4～5 汤勺，每 1～2 小时 1 次；如无不适，术后 2 天可进半量流质饮食，每次 50～80 mL；术后 3 天可进全量流质，每次 100～150 mL；避免选用胀气的食物，以蛋汤、菜汤、藕粉为好。进食后无不适，如无腹痛、腹胀、呕吐等症状，术后 4～5 天可食用半量稀粥等低脂肪半流质饮食；术后 6～9 天进全量半流质饮食；术后 10～14 天可进软食；术后 14 天可恢复正常饮食。食物宜温、软，易于消化，少量多餐。

5. 休息与活动

全麻患者麻醉清醒、血压平稳后取半卧位。向患者解释术后早期活动的重要性，鼓励患者卧床期间进行床上活动，协助其翻身、拍背、指导和鼓励咳痰，预防肺部感染。体力恢复后尽早下床活动，以促进肠功能恢复，预防术后肠粘连。

6. 用药护理

（1）出血患者遵医嘱予止血药，必要时予输血。

（2）胃瘫患者遵医嘱予胃动力药。

（3）遵医嘱补液，维持水、电解质及酸碱平衡。

（4）给予营养支持，必要时补充人血白蛋白，以改善患者营养状况。合理应用抗生素。对放置空肠造瘘或鼻肠管的患者，术后早期给予肠内营养支持，维护肠道屏障结构和功能，促进肠道功能恢复，增加机体的免疫功能，促进伤口愈合。

7. 安全管理

加强风险评估，根据需要给予保护措施及警示标识。

8. 心理护理

告知患者有关疾病及手术方面的知识；多与患者交谈，消除其顾虑和恐惧；了解其对所患疾病的感受、认识和对治疗方案的想法。

三、健康教育

（一）疾病知识指导

（1）入院后告知患者疾病的相关知识，协助患者行 X 线检查、血常规检查及诊断性腹腔穿刺检查，并告知其必要性及目的。

（2）告知患者术后活动的目的和必要性，并进行饮食指导。

（二）出院指导

（1）指导患者饮食有规律，少量多餐。术后早期不宜进食过甜食物，餐后应平卧片刻。忌食生、冷、油炸，刺激性及易胀气的食物。

（2）告知患者适当活动，注意劳逸结合。

（3）嘱患者定期到医院复查，若有不适及时就诊。

第四节　肠瘘的护理

肠瘘是指肠管与其他脏器、体腔或体表之间存在病理性通道，肠内容物经此通道进入其他脏器、体腔或体外，引起严重感染、体液失衡、营养不良等改变的疾病。肠瘘有外瘘和内瘘之分，肠瘘穿破腹壁与外界相通的称为外瘘。

一、护理评估

（一）术前评估

（1）评估患者的腹部体征，排气、排便的情况，有无腹痛、腹胀、恶心、呕吐的症状。

（2）评估患者的生命体征。

（3）评估引流液的颜色、性质和量。

（4）评估患者的瘘口周围皮肤情况。

（5）评估患者的心理状态及社会支持情况。

（6）评估患者的营养状况。

（二）术后评估

（1）评估患者的生命体征。

（2）评估引流液的颜色、性质和量。

（3）评估患者的冲洗量与引流量。

（4）评估患者的心理状态及社会支持情况。

二、护理措施

（一）术前护理

1.观察要点

（1）观察患者的生命体征，如有高热，应及时对症处理。

（2）观察引流液的颜色、性质和量，如有出血，应及时遵医嘱处理。

2. 腹腔双套管冲洗引流护理

（1）腹腔双套管冲洗引流护理：可用生理盐水或等渗冲洗液予持续腹腔冲洗，冲洗速度一般为 40～60 滴 / 分，并根据引流液的量及性状变化调节速度；保持引流通畅，持续低负压吸引，负压不宜过大，以 10～20 kPa 为宜，具体根据肠液的黏稠度和每天排出量调整，应注意避免因负压过小导致引流不充分或过大损伤内脏组织和血管；观察引流液的颜色、量和性质；维持出入量平衡，准确记录冲洗液量及引流液量，保持平衡；定期更换内套管，避免堵塞，如有堵塞，及时报告医生处理。

（2）瘘口周围皮肤护理：保持充分引流，减少肠液漏出，及时清除漏出的肠液，保持皮肤清洁干燥，可局部使用氧化锌软膏、皮肤保护粉或皮肤保护膜。

3. 饮食护理

在发病初期，原则上应停止经口进食，可通过鼻肠管或空肠造瘘管给予肠内营养，通过中心静脉导管予肠外营养。

4. 休息与活动

取低半坐卧位，同时鼓励患者下床活动。

5. 用药护理

遵医嘱予使用抗生素及抑酶抑酸药物，注意观察药物的不良反应，使用能量合剂应观察有无输液反应。

6. 安全管理

加强风险评估，根据需要给予保护措施及警示标识。

7. 心理护理

通过集体讲座或个别辅导等方法向患者及其家属解释肠瘘的发生、发展过程及治疗方法，并向患者介绍愈合良好的康复案例，消除患者顾虑，增强对疾病治疗的信心。

（二）术后护理

1. 观察要点

（1）监测患者的生命体征，如有发热，应遵医嘱对症处理。

（2）观察引流液的颜色、性质及量。

2. 管道护理

（1）同本章第四节肠瘘的护理之术前护理。

（2）空肠造瘘管护理：术后通过空肠造瘘管行肠内营养支持治疗，须妥善固定于腹壁，避免翻身、活动、更衣时导致脱出；保持管道通畅，使用肠内营养前后须用生理盐水或温开水冲洗管道，持续输注时每 4～6 小时冲洗 1 次，可根据营养液的性质浓度调节冲洗时间，脉冲式冲洗，预防堵塞；出现滴注不畅或堵塞时，用 5 mL 小针筒加压冲洗，胰酶加碳酸氢钠溶解后冲管；营养液须现配现用，不能超过 24 小时；注意输注的速度、温度和浓度；观察有无腹胀、腹泻等并发症。

3. 并发症观察及护理

（1）出血：密切监测患者生命体征，观察切口渗血、渗液情况，以及引流液的颜色、性质和量。若发现出血，及时通知医生并协助处理。

（2）腹腔感染：保持引流通畅，遵医嘱使用抗生素，观察腹部有无疼痛、腹胀等不适，有无压痛、反跳痛等腹膜刺激征。

（3）粘连性肠梗阻：与术后活动少、腹腔感染有关，指导患者术后早期进行床上活动、下床活动，以促进肠蠕动，避免肠粘连；观察患者有无腹痛腹胀、恶心呕吐、肛门停止排便排气，若发生，及时报告医生并遵医嘱予相应处理。

4. 饮食护理

患者术后禁食，可通过鼻肠管或空肠造瘘管予肠内营养，禁食期间予肠外营养支持。

5. 休息与活动

患者术后予半卧位休息，指导患者在术后早期进行床上活动，在病情许可的情况下，鼓励其尽早下床活动。

6. 用药护理

遵医嘱使用抗生素及抑酶抑酸药物，注意观察药物的不良反应，使用能量合剂应观察有无输液反应。

7. 安全管理

加强风险评估，根据需要给予保护措施及警示标识。

8. 心理护理

给患者介绍疾病的发生发展和治疗方法，消除其紧张焦虑心情，并介绍康复案例，增强其信心。

第五节　腹股沟疝的护理

腹股沟疝分为腹股沟斜疝和腹股沟直疝。腹股沟斜疝疝囊经过腹壁下动脉外侧的腹股沟管深环（内环）突出，向内、向下、向前斜行经过腹股沟管，再穿出腹股沟管浅环（皮下环），并可进入阴囊，称为腹股沟斜疝。腹股沟直疝疝囊经腹壁下动脉内侧的直疝三角区直接由后向前突出，不经过内环，也不进入阴囊，称为腹股沟直疝。

一、护理评估

（一）术前评估

（1）评估患者的腹股沟肿物大小、是否可回纳。

（2）评估患者有无引起腹压增高的因素（慢性咳嗽、腹水、便秘、排尿困难等）。

（3）评估患者有无疼痛。

（4）评估患者的腹部体征。

（二）术后评估

（1）评估患者的生命体征。

（2）评估患者的切口情况。

（3）评估患者的阴囊有无水肿。

（4）评估患者有无腹内压增高的因素。

二、护理措施

（一）术前护理

1.观察要点

（1）观察患者有无腹内压增高的因素，积极治疗原发病，控制症状。

（2）观察患者的疼痛程度及病情变化，若出现明显腹痛，伴疝环突然增大、发硬且触痛明显，不能还纳，应立即报告医生，配合处理。

2.饮食护理

鼓励患者多饮水、多吃蔬菜等富含粗纤维的食物，保持排便通畅。

3.休息与活动

疝块较大，年老体弱或伴有其他严重疾病暂不能手术者，应减少活动，多卧床休息。

4.用药护理

便秘者可遵医嘱予口服缓泻剂。

5.安全护理

加强风险评估，根据需要给予保护措施及警示标识。

6.心理护理

告知患者有关疾病及手术方面的知识；多与患者交谈，消除其顾虑和恐惧；了解其对所患疾病的感受、认识及对治疗方案的想法。

7.其他

告知患者应在术前14天戒烟，并注意保暖，预防感冒。

（二）术后护理

1.观察要点

（1）监测患者的生命体征。

（2）观察患者的切口情况，伤口有无渗液，局部有无肿胀；阴囊有无水肿，如有水肿可托起阴囊。

2.并发症观察及护理

（1）切口感染：观察体温、脉搏的变化及切口有无红、肿、疼痛，阴囊部有无出血、血肿；有切口血肿时应使用沙袋适当加压；保持切口清洁干燥，若敷料脱落或污染，及时更换；绞窄性疝行肠切除吻合术，术后合理使用抗生素。

（2）阴囊水肿：多发生于腹股沟斜疝术后，术后应密切观察有无阴囊水肿，可用丁字带托起阴囊，或用硫酸镁甘油湿敷阴囊。

（3）尿潴留：多发生在硬膜外麻醉术后未留置尿管的患者或前列腺肥大的老年患者；前列腺肥大的患者术后麻醉清醒后可给予口服相关治疗药物，必要时予插尿管导尿，以避免因尿潴留而导致腹压升高，影响手术效果。

3. 饮食护理

根据麻醉方式及患者情况给予饮食指导。如无恶心、呕吐，局麻手术者术后即可进软食或普食；全麻患者术后 6 小时，可进半流质饮食，之后逐渐恢复软食或普食。

4. 休息与活动

（1）如行高位结扎修补术者，手术当天取平卧位，遵医嘱于手术切口处压沙袋（0.5～1 kg），约压迫 24 小时，以减少伤口出血，防止阴囊肿胀，术后 2 天可改半卧位，一般术后 3～5 天可考虑离床活动。

（2）采用无张力疝修补术的患者术后当天或第 2 天即可下床活动。年老体弱、复发性疝、绞窄性疝、巨大疝患者可适当延迟下床活动时间。

5. 用药护理

遵医嘱予使用药物。

6. 安全护理

加强风险评估，根据需要给予保护措施及警示标识。

7. 心理护理

告知患者预防腹内压增高等相关知识，多与患者交谈，予心理疏导以减轻其焦虑情绪。

三、健康教育

（一）疾病知识指导

（1）向患者解释造成腹外疝的原因和诱发因素、手术治疗的必要性。

（2）向患者介绍补片的材料和费用等。

（3）指导患者术后减少腹内压的方法：指导患者咳嗽、打喷嚏时按压切口；指导患者注意保持大便通畅，便秘者应协助使用润肠剂或缓泻剂。

（二）出院指导

（1）指导患者多吃富含粗纤维的蔬菜等食物，保持大便通畅。

（2）指导患者出院后逐渐增加活动量，3 个月内避免重体力劳动或提举重物。

（3）防止复发：告知患者注意避免腹压增高的因素，如剧烈咳嗽、用力排便等。若吸烟者，告知其戒烟。

（4）告知患者如果疝复发，应及早诊治。

第六节　门静脉高压症的护理

门静脉的血流受阻、发生淤滞引起门静脉系统压力增高，临床出现脾大、脾功能亢进、食管胃底静脉曲张、呕血、腹水等症状的疾病称为门静脉高压症。

一、护理评估

（一）术前评估

（1）评估患者有无呕血、黑便、腹水、水肿及黄染。

（2）评估患者有无脾功能亢进的表现。

（3）评估患者腹围大小，有无腹部膨隆、腹水，有无移动性浊音等。

（4）评估患者有无肝性脑病的先兆症状。

（5）评估患者有无紧张、恐惧、焦虑、悲观等情绪。

（6）评估患者及其家属对疾病诊疗及预防出血知识的了解程度。

（二）术后评估

（1）评估患者的生命体征、尿量、肝功能及腹腔引流量，观察有无出血倾向。

（2）评估观察患者的意识情况，观察有无肝性脑病、出血、感染等并发症的发生。

二、护理措施

（一）术前护理

1. 观察要点

（1）观察患者有无呕血、黑便、腹水、水肿及黄染。

（2）观察患者有无食欲减退。

（3）监测患者的尿量。

（4）观察患者的出血特点及伴随症状。

2. 饮食护理

指导患者采取高热量、富含维生素、适量蛋白质饮食，少食含钠高的食物。避免进食粗硬、油炸及有刺激性的食物，防止损伤食管胃底曲张静脉，引起大出血。

3. 休息与活动

肝功能较差者以卧床休息为主，安排少量活动，腹水者伴有呼吸困难时协助其取半卧位。活动适度，避免剧烈咳嗽、用力排便等导致腹内压升高，防止曲张的静脉破裂出血。

4. 用药护理

遵医嘱使用利尿药、护肝药物，注意观察有无药物不良反应。使用利尿药者应准确记录尿量，注意补钾。

5. 安全护理

加强风险评估，根据需要给予保护措施及警示标识。

6. 心理护理

（1）向患者耐心解释手术的必要性，用实例说明手术的效果，以解除患者顾虑，消除其悲观情绪，使患者树立战胜疾病的信心，积极配合治疗和护理。

（2）如合并大出血时，应沉着冷静接待患者，避免在床边讨论病情，安稳患者情绪。

7. 其他

（1）不宜用肥皂水灌肠，以免碱性溶液可促进氨的吸收，加重病情。

（2）术前留置胃管动作轻柔，多涂润滑剂，以免引起曲张静脉破裂出血。

（二）术后护理

1. 观察要点

（1）监测患者的生命体征。

（2）观察患者的切口情况，有无渗液，局部有无肿胀。

（3）评估患者的腹部情况（有无腹痛、腹胀）。

（4）评估患者的肠鸣音恢复情况、肠功能恢复情况（肛门有无排气、排便）。

2. 管道护理

（1）妥善固定并准确标识胃管、腹腔引流管、导尿管等，保持有效的胃肠减压及引流通畅。

（2）观察并记录胃液、引流液和尿液的颜色、性质和量。

（3）经常挤捏各类引流管以防堵塞。

3. 并发症观察及护理

（1）出血：观察血压及脉搏变化，有无失血性休克症状，有无腹膜刺激征。观察引流液的性质和量，如短时间引流量在 200 mL 以上血性液体应告知医生，并协助处理。

（2）感染：观察有无咳嗽、咳痰，观察引流液的性质和量，注意会阴护理，加强皮肤护理。

（3）肝性脑病：监测肝功能、血氨浓度，观察有无性格异常，有无发热、厌食、肝臭等肝衰竭表现。

（4）静脉血栓：监测血常规及凝血功能，观察有无血栓形成迹象，定时行超声等检查，必要时遵医嘱予抗凝治疗。

4. 饮食护理

术后早期禁食，患者肠功能恢复后，指导患者从流质饮食开始逐步过渡到普通饮食。

5. 休息与活动

患者全麻清醒，生命体征平稳后取半卧位，避免过多活动，翻身时动作要轻柔。

6. 用药护理

遵医嘱补液，维持水、电解质及酸碱平衡；给予营养支持及应用抗生素、止血药、护肝药。应用抗生素时注意观察有无过敏及胃肠道反应，应用能量合剂时注意观察有无发热等输液反应。

7. 安全护理

加强风险评估，根据需要给予保护措施及警示标识。

8. 心理护理

告知患者有关疾病及术后恢复方面的知识。多与患者交谈，消除其顾虑和恐惧心理，了解其对所患疾病的感受、认识和对治疗方案的想法。

三、健康教育

（一）疾病知识指导

（1）入院后告知患者疾病的相关知识，协助患者行实验室检查、影像学检查等，并告知检查的必要性及目的。

（2）告知患者活动的目的和必要性，并进行饮食指导，进食高热量、富含维生素的无渣软食，避免进食粗糙、干硬及刺激性的食物，少量多餐，规律进食，视肝功能情况摄取优质蛋白，有腹水者应限制水、钠的摄入。

（二）出院指导

（1）向患者说明休息、饮食与门静脉高压症的发病有密切的关系，应避免劳累和较重的体力活动。告知患者戒烟酒，少喝咖啡、浓茶，避免粗糙、干硬、过热、辛辣的食物，以免损伤食管和胃黏膜，诱发出血。

（2）告知患者注意自我保护，用软牙刷刷牙，避免牙龈出血，出现外伤。

（3）指导患者遵医嘱服用护肝药物，定期复查肝功能。

（4）告知患者保持心情舒畅，避免情绪波动诱发出血。

（5）告知患者及其家属观察有无黑便，皮肤、牙龈出血等征兆，必要时随诊，按时复诊。

第七节　胰腺癌的护理

胰腺癌是发生于胰腺腺管上皮或腺泡的恶性肿瘤，是一种发病隐匿、进展迅速、治疗效果及预后极差的消化道恶性肿瘤，其发病率有明显增高趋势，40 岁以上好发，男性比女性多见。主要症状表现为上腹部或腰背部出现疼痛和不适、黄染及消化不良症状。

一、护理评估

（一）术前评估内容

（1）评估患者的腹痛、腹胀、腹泻、恶心、呕吐情况。

（2）评估患者全身营养状况。

（3）评估患者有无黄疸。

（4）评估患者的心理状态。

（二）术后评估内容

（1）评估患者的生命体征。

（2）评估患者的伤口情况，各类管道（胃管、引流管、胰管、尿管）是否通畅，引流液的颜色、性质和量。

（3）评估患者的腹部情况（有无腹痛、腹胀、恶心、呕吐）。

（4）评估患者的肠功能恢复情况（肛门有无排气、排便）。

（5）评估患者的饮食和活动情况。

二、护理措施

（一）术前护理

1. 观察要点

（1）观察患者的腹痛情况，正确进行疼痛评估，合理使用镇痛药物。

（2）评估患者的全身营养状况，进行营养评估，监测相关指标，如白蛋白、血清转铁蛋白、血红蛋白等。

（3）观察患者有无黄疸，伴有皮肤瘙痒者，指导患者修剪指甲，勿抓挠皮肤导致破损，用温水擦浴。瘙痒剧烈可给予炉甘石洗剂外用。

2. 饮食护理

指导患者进食高热量、高蛋白、富含维生素、低脂肪的食物。

3. 用药护理

（1）纠正患者贫血、低蛋白血症，以提高患者对手术的耐受性，减少术后并发症。

（2）血糖异常者，须控制血糖。

4. 心理护理

向患者耐心解释手术的必要性，用实例说明手术的效果，以解除患者顾虑，消除其悲观情绪，使患者树立战胜疾病的信心，积极配合治疗和护理。

（二）术后护理

1. 观察要点

（1）监测患者的生命体征。

（2）观察患者的伤口有无渗血、渗液。

（3）血糖异常：动态监测血糖水平，对合并高血糖的患者，调节饮食并遵医嘱注射胰岛素，控制血糖在适当水平；出现低血糖的患者，适当补充葡萄糖。

（4）评估患者的腹部及肠功能恢复情况，有无腹痛、腹胀，肠鸣音恢复情况，肛门有无排气、排便。

2. 管道护理

（1）妥善固定并准确标识胃管、胰管、腹腔引流管和导尿管等，保持有效的胃肠减压及引流通畅。

（2）观察并记录胃液、引流液及尿液的颜色、性质和量。

（3）经常挤捏各引流管以防堵塞。

3. 并发症观察及护理

（1）出血：观察血压、脉搏变化；观察胃液和引流液的颜色、性质和量，若胃液或引流液每小时超过 150 mL，呈鲜红色，则应考虑出血，遵医嘱给予止血药物。若非手术治疗不能有效止血或出血量超过 500 mL/h 时，应遵医嘱完善术前准备。

（2）感染：监测患者生命体征。每天更换引流袋，更换时严格执行无菌操作。平卧时引流管的远端不可高于腋中线，坐位、站立或行走时不可高于腹部手术切口，以防胆汁逆流引起感染。

（3）胰瘘：患者出现腹痛、腹胀、发热，腹腔引流管引流出无色清亮液体时，警惕发生胰瘘。取半卧位，保持引流通畅。根据胰瘘程度，采取禁食、胃肠减压、抑酸抑酶等措施。严密观察引流液的颜色、量和性状，准确记录。必要时采取腹腔冲洗引流，防止胰液积聚侵蚀内脏、继发感染或腐蚀大血管。保护腹壁瘘口皮肤，用凡士林纱布覆盖或氧化锌软膏涂抹，使用皮肤保护粉。

（4）血糖异常（高血糖或低血糖）：术后部分患者因正常胰岛分泌未及时恢复，加上机体出现应激反应，可发生血糖升高，持续在 14 天以内。术后应动态监测血糖水平，血糖升高者，应常规使用胰岛素治疗，将血糖维持在正常范围。术后有低血糖者，应查明原因，必要时采用药物治疗。

4. 饮食护理

患者术后早期禁食，待肠功能恢复并拔除胃管后，当天可少量饮水，每次 4～5 汤勺，每 1～2 小时 1 次；如无不适，术后 2 天可进半量流质饮食，每次 50～80 mL；术后 3 天可进全量流质饮食，每次 100～150 mL，避免选用胀气的食物；如无腹痛、腹胀、呕吐等症状，术后 4 天可食用稀粥等低脂肪半流质饮食；术后 10～14 天可进软食，注意少量多餐。

5. 休息与活动

术后血压平稳后取低半卧位；向患者解释术后早期活动的重要性，鼓励患者卧床期间进行床上活动，协助翻身、拍背、指导和鼓励咳痰，预防肺部感染；患者体力恢复后尽早下床活动，以促进肠功能恢复，预防术后肠粘连。

6. 用药护理

（1）禁食期间予肠外营养支持，维持水、电解质平衡，抑酸抑酶治疗，必要时输注人血白蛋白。

（2）患者术后因胰腺分泌功能减退，易发生消化不良、腹泻等，应根据胰腺功能予消化酶制剂或止泻药。

（3）患者术后可有血糖异常，可使用胰岛素调节血糖，以控制在正常水平。

7. 安全护理

加强风险评估，根据需要给予保护措施及警示标识。

8. 心理护理

告知患者有关疾病及手术方面的知识，多与患者交谈，消除其顾虑和恐惧，了解其对所患疾病的感受、认识及对治疗方案的想法。

三、健康教育

（一）疾病知识指导

（1）入院后告知患者疾病的相关知识，协助进行内镜检查、影像学检查及实验室检查，并告知检查的必要性及目的。

（2）告知患者活动的目的和必要性，并进行饮食指导。

（二）出院指导

（1）指导患者饮食要有规律，少量多餐；必要时增加消化酶。

（2）告知患者适当活动，注意劳逸结合。

（3）指导患者自我调节情绪的方法，强调保持乐观心态的重要性。

（4）嘱患者定期复查，按计划化疗，术后每 3～6 个月复查 1 次，若有不适及时就诊。

第八节　胰岛素瘤的护理

胰岛细胞瘤属于胺前体摄取和脱羧系统，可以合成和分泌多种激素，临床症状表现为多样的罕见胰腺肿瘤，其发病率为 0.43/10000，又称胰岛素瘤，在功能性胰腺内分泌肿瘤中最常见，大多为良性单发，体积小，直径一般为 1～2 cm，女性患者略多于男性，高发年龄为 40～50 岁。

一、护理评估

（一）术前评估

（1）评估患者的全身营养状况。

（2）评估患者的心理状态及社会、家庭支持情况。

（3）评估患者的低血糖发生时间，发生时有无伴随症状。

（4）评估患者的血糖值。

（二）术后评估

（1）观察患者的生命体征。

（2）嘱患者评估患者的伤口情况。

（3）评估患者的血糖变化情况。

（4）评估各管道是否通畅，引流液的颜色、性质和量。

（5）评估患者的腹部情况（有无腹痛、腹胀）。

（6）评估患者的肠鸣音恢复情况及肠功能恢复情况（肠蠕动情况，肛门有无排气、排便）。

（7）评估患者的饮食和活动情况。

（8）各种风险评估。

二、护理措施

（一）术前护理

1. 观察要点

观察患者低血糖发生的时间及情况，有无惠普尔三联征。

2. 饮食护理

（1）了解患者的低血糖发生规律，增加进餐次数，同时增加进食量，提醒和督促患者按时加餐，避免低血糖发作。

（2）嘱患者以高糖分、低蛋白饮食为宜，戒烟酒。

（3）讲解低血糖发作时会出现的症状，嘱患者随时携带含糖食品，可在发生低血糖时及时补充。

3. 用药护理

患者低血糖时，及时指导进食或遵医嘱予 50% 葡萄糖静脉推注，注意观察症状有无缓解。

4. 安全护理

加强风险评估，根据需要给予保护措施及警示标识。

5. 心理护理

（1）向患者及其家属耐心讲解低血糖症状及处理方法。

（2）向患者讲解手术的必要性、可治性，用实例说明手术的效果，以解除患者顾虑，消除其悲观情绪，使患者树立战胜疾病的信心，积极配合治疗和护理。

（二）术后护理

1. 观察要点

（1）监测患者的生命体征。

（2）观察患者的伤口情况，伤口有无渗液，局部有无肿胀。

（3）评估患者的腹部情况（有无腹痛、腹胀）。

（4）评估患者的肠鸣音恢复情况、肠功能恢复情况（肠蠕动情况，肛门有无排气、排便）。

2. 管道护理

（1）妥善固定并准确标识胃管、胰管、腹腔引流管和导尿管等，保持有效的胃肠减压及引流通畅。

（2）观察并记录胃液、引流液和尿液的颜色、性质和量。

（3）经常挤捏各种引流管以防堵塞，若堵塞，可在医生指导下用注射器抽取生理盐水试冲洗引流管。

3. 并发症观察及护理

（1）出血：观察血压、脉搏变化，观察胃液和引流液的颜色、性质和量，若胃液或引流液每小时超过 150 mL，呈鲜红色，则应考虑出血，遵医嘱使用止血药物。胰腺及周围坏死腹腔大出血时行急诊手术。

（2）感染：监测患者体温、脉搏情况。带引流管者，每天更换引流袋，更换时严格执行无菌操作。平卧时引流管的远端不可高于腋中线，坐位、站立或行走时不可高于腹部手术切口，以防胆汁逆流引起感染。

（3）胰瘘：患者出血、腹痛、持续腹胀、发热、腹腔引流管或伤口引流出无色清亮液体时，警惕发生胰瘘。取半卧位，保持引流通畅。根据胰瘘程度，采取禁食、胃肠减压、静脉泵入生长抑素等措施。严密观察引流液的颜色、量和性状，准确记录。必要时采取腹腔灌洗引流，防止胰液积聚侵蚀内脏、继发感染或腐蚀大血管。保护腹壁瘘口皮肤，用凡士林纱布覆盖或氧化锌软膏涂抹。

（4）血糖异常（高血糖或低血糖）：术后部分患者因正常胰岛分泌未及时恢复，加上机体出现应激反应，可发生血糖升高，持续在 14 天内；也可因肿瘤未切净而出现低血糖。术后应动态监测血糖水平，血糖升高者，应常规使用胰岛素治疗，将血糖维持在正常范围。术后仍有低血糖者，应查明原因，必要时使用药物治疗。

4. 饮食护理

患者术后早期禁食，待肠功能恢复并拔除胃管后，当天可少量饮水，每次 4 ～ 5 汤勺，每 1 ～ 2 小时 1 次；如无不适，术后 2 天可进半量流质饮食，每次 50 ～ 80 mL；术后 3 天可进全量流质饮食，每次 100 ～ 150 mL；避免选用胀气的食物；如无腹痛、腹胀、呕吐等症状，术后 4 天可食用稀粥等低脂肪半流质饮食，逐渐过渡到软食及普食，注意少量多餐。

5. 休息与活动

（1）术后患者血压平稳后取低半卧位。

（2）向患者解释术后早期活动的重要性，鼓励患者卧床期间进行床上活动，协助翻身、拍背、指导和鼓励咳痰，预防肺部感染。

（3）患者体力恢复后尽早下床活动，以促进肠功能恢复，预防术后肠粘连。

6. 用药护理

（1）禁食期间予肠外营养支持，维持水、电解质平衡，抑酸、抑酶治疗。

（2）患者术后因胰腺分泌功能减退，易发生消化不良、腹泻等，应根据胰腺功能予消化酶制剂或止泻药。

7. 安全管理

加强风险评估，根据需要给予保护措施及警示标识。

8. 心理护理

告知患者疾病方面的知识。多与患者交谈，消除其顾虑和恐惧，了解其对所患疾病的感受、认识和对治疗方案的想法。

三、健康教育

（一）疾病知识指导

（1）入院后告知疾病的相关知识，协助患者进行影像学检查及实验室检查，并告知检查的必要性及目的。

（2）指导患者学会自我观察，告知低血糖的症状及处理方法，并进行饮食指导。

（二）出院指导

（1）指导患者规律饮食，少量多餐。

（2）告知患者适当活动，避免劳累，注意休息，劳逸结合。

（3）指导患者自我调节情绪的方法，强调保持乐观心态的重要性。

（4）嘱患者定期复查，若有不适及时就诊。

（5）嘱患者加强血糖的自我观察，如有异常，应及时就诊，遵医嘱控制血糖平稳。

第九节　急性阑尾炎的护理

急性阑尾炎是阑尾的急性炎症性病变，是最常见的急腹症，常为阑尾腔内淤积寄生虫、粪石等引起梗阻、感染所致。该病是外科最常见的疾病，典型临床表现为转移性右下腹痛，伴发热、恶心及呕吐，右下腹有固定压痛点。

一、护理评估

（一）术前评估内容

（1）评估患者的生命体征。

（2）评估患者腹痛的变化。

（二）术后评估内容

（1）评估患者的生命体征。

（2）评估患者的伤口情况，局部有无肿胀。

（3）评估患者的腹部体征及肛门排气情况。

（4）评估患者的饮食、活动情况。

二、护理措施

（一）术前护理

（1）观察要点：严密观察患者的生命体征、腹痛及腹部体征的情况。在非手术治疗期间，出现右下腹痛加剧、发热，白细胞和中性粒细胞的比值上升，提示病情加重，应做好急诊手术的准备。

（2）饮食护理：非手术治疗期间禁饮、禁食，必要时行胃肠减压，同时给予肠外营养。

（3）休息与活动：取半卧位，可放松腹肌，减轻腹部张力，缓解疼痛。

（4）用药护理：遵医嘱予有效抗生素；对诊断明确或已决定手术患者疼痛剧烈时，遵医嘱给予镇痛或镇静、解痉药物。

（5）安全护理：落实好各项风险防护措施；急诊手术者，做好备皮、配血、皮试等术前准备。

（6）心理护理：告知患者有关阑尾炎及手术治疗方面的知识；多与患者交谈，消除其顾虑和恐惧，使其积极配合治疗及护理。

（二）术后护理

1. 观察要点

（1）监测并记录患者的生命体征。

（2）观察患者的伤口有无渗液，局部有无肿胀。

（3）评估患者的腹部体征，肛门排气、排便情况。

2. 管道护理

（1）一般不留置引流管，如留置则妥善固定引流管，指导患者活动、翻身时避免引流管折叠、受压、扭曲、脱出等。

（2）保持引流管通畅，经常从近端至远端挤压引流管，定期观察引流是否有效。

（3）注意观察和记录引流液的量、颜色、性质。

3. 并发症观察及护理

（1）出血：密切观察伤口出血情况，主要表现为腹痛、腹胀，严重可出现失血性休克。须密切观察生命体征变化，并做好紧急手术止血的准备。

（2）切口感染：监测体温变化，注意观察切口情况，局部有无红肿、压痛、胀痛或跳痛、波动感，遵医嘱应用抗生素。

4. 饮食护理

患者术后应禁食，待胃肠功能恢复后可进流质饮食，逐步过渡为半流质饮食及软食。

5. 休息与活动

（1）患者血压平稳后取半卧位，以减少腹壁张力，减轻切口疼痛，有利于呼吸与腹腔引流，利用炎症局限，便于外科处理。

（2）粘连性肠梗阻：密切观察肠功能恢复情况及腹部体征，术后鼓励患者早期下床活动。不完全性肠梗阻者予禁食、胃肠减压；完全性肠梗阻者，必要时遵医嘱予术前准备。

（3）向患者介绍术后床上活动及早期离床活动的意义，鼓励患者尽早下床活动，以促进肠蠕动，减少肠粘连的发生。

6. 用药护理

遵医嘱应用抗生素和能量合剂。应用抗生素时，注意观察患者有无过敏反应和胃肠道反应，应用能量合剂时，注意观察患者有无发热等输液反应。

7. 安全护理

加强风险评估，根据需要给予保护措施及警示标识。

8. 心理护理

告知患者术后早期活动的重要性及活动方法，了解患者的感受、认识和对治疗方案的想法。

三、健康教育

（一）疾病知识指导

（1）告知患者疾病的相关知识。指导患者行实验室检查及影像学检查，并告知检查的必要性及目的。

（2）术后指导患者饮食、休息与活动等康复知识。

（二）出院指导

（1）嘱患者保持良好的饮食、卫生及生活习惯，餐后不做剧烈运动。

（2）嘱患者及时治疗或控制胃肠道炎症或其他疾病。

（3）嘱患者若出现腹痛、腹胀，应及时就诊。

第十节　乳腺癌的护理

乳腺癌是指发生于乳腺的小叶和导管上皮的恶性肿瘤。

一、护理评估

（一）术前评估

（1）评估患者对疾病的认知程度及心理承受能力。

（2）评估肿块大小，乳房局部及全身情况。

（二）术后评估

（1）观察患者的生命体征。

（2）观察患者的伤口情况。

（3）观察患者的引流管是否通畅，引流液的颜色、性质和量。

（4）观察患者的皮瓣和切口愈合情况。

（5）观察患者的患侧上肢血运、体温及有无肿胀。

（6）观察患者的患侧上肢功能锻炼情况。

二、护理措施

（一）术前护理

（1）心理护理：关心患者，给予心理疏导；对已婚患者的丈夫进行心理辅导，帮助患者取得丈夫的理解、关心和支持，向患者及其家属耐心解释手术的必要性和重要性，减轻患者思想顾虑。协同曾接受类似手术且已痊愈的病友进行同伴教育，鼓励患者树立战胜疾病的信心，以良好的心态面对疾病和治疗。

（2）指导妊娠期及哺乳期发生乳腺癌的患者立即终止妊娠或停止哺乳，以免因激素作用活跃而加重病情发展。

（3）协助患者行乳腺 B 超、心电图、胸部 X 线、肿块穿刺细胞学检查等。

（4）皮肤准备：按手术要求备皮，上至锁骨上部，下至脐水平，两侧至腋后线，包括同侧上臂上 1/3 和腋窝部，须植皮者同时做好供皮区皮肤准备。

（二）术后护理

1. 观察要点

（1）观察患者的生命体征。

（2）密切观察患者的伤口出血情况，伤口敷料有无渗血、渗液情况。

（3）观察引流管是否通畅，引流液的颜色、性质和量，保证持续有效的负压引流。

（4）观察患者的胸部加压绷带或胸带松紧是否适宜，松紧度以能放入一个手指为宜。观察患侧上肢远端的血运、体温及有无肿胀。

（5）观察患者的伤口皮下有无波动感，有无积液。

（6）观察患者的患侧上肢功能锻炼情况。

2. 管道护理

（1）引流管护理：保持持续有效的负压吸引，勿折叠、扭曲、压迫管道，注意观察和记录引流液的量、颜色和性质。

（2）尿管护理：保持尿管引流通畅，观察尿量、颜色，保持会阴部及尿道外口清洁。术后 6 小时或术后 1 天上午拔除。

3. 并发症的观察及护理

（1）出血：密切观察伤口有无出血，观察引流液的颜色、性质和量，若短时间内有较多新鲜血液流出或伴有血凝块，患者血压下降，应及时报告医生，遵医嘱予补充血容量，应用止血药物、局部加压包扎等，必要时再次手术止血。

（2）皮下积液：观察伤口皮下有无波动感，皮下积液量较少者予空针抽吸并加压包扎；皮下积液量较多者予重新安置引流管。

（3）患侧上肢淋巴水肿：观察患侧上肢远端血运、体温及有无肿胀。术后抬高患侧上肢，促进血液和淋巴液的回流；下床活动时用吊带托扶或用健侧手将患侧上肢抬高于胸前，需要他人扶持时避免扶患侧，以防腋窝皮瓣移动而影响切口愈合；避免患侧上肢下垂过久。患侧上肢进行握拳、屈、伸肘等运动，以促进淋巴液回流。避免在患侧上肢进行增加压力或侵入性的护理操作，如测量血压、测微量血糖、静脉穿刺等，避免诱发患侧上肢淋巴水肿。肢体肿胀严重者，可佩戴Ⅱ级压力袖套以促进淋巴液回流，或行淋巴水肿综合消肿治疗促进消肿；局部感染者，及时应用抗生素进行局部或全身治疗。

4. 指导患侧上肢功能锻炼

（1）术后 24 小时内：活动手指和腕部，可做伸指、握拳、屈腕等锻炼。

（2）术后 1～3 天：进行上肢肌肉等长收缩，可做屈肘、伸臂等锻炼，逐渐过渡到肩关节的小范围前屈、后伸等运动（前屈小于 30°，后伸小于 15°）。

（3）术后 4～7 天：鼓励患者用患侧手洗脸、刷牙、进食等；并做以患侧手触摸对侧肩部及同侧耳朵的功能锻炼。

（4）术后 1～2 周：术后 1 周皮瓣基本愈合后，开始做肩关节活动，以肩部为中心，前后摆臂。术后 10 天左右皮瓣与胸壁黏附已较牢固，做抬高患侧上肢、手指爬墙、梳头等的锻炼。指导患者做患侧上肢的功能锻炼时，应根据自身的实际情况而定，一般以每天 3～4 次，每次 20～30 分钟为宜。

5. 饮食护理

患者麻醉清醒后先给少量的温开水，如无麻醉反应，2 小时后可进 20 mL 温开水，4 小时后进 50 mL 温开水，6 小时后可正常饮食。

6. 休息与活动

患者神志清醒、血压平稳后取半卧位，以利于呼吸和引流。术后 1 天早上下床活动。患者术后回到病房即给予患侧上肢垫软枕，以抬高患侧上肢，促进血液和淋巴的回流。向患者发放乳腺癌术后功能锻炼表，督促指导患者按期进行患侧上肢功能锻炼。

7. 用药护理

行乳癌改良根治术和背阔肌肌皮瓣 / 胸背动脉穿支皮瓣 / 腹直肌肌皮瓣等自体组织移植Ⅰ期乳房重建术的患者，遵医嘱每天予静脉滴注复方右旋糖酐 40 氯化钠注射液 500～1000 mL，以改善微循环，禁止使用止血药物。

8. 安全护理

加强风险评估，根据需要给予保护措施及警示标识。

9. 疼痛护理

（1）评估患者疼痛的部位和程度，术后清醒生命体征平稳后取半卧位，以利于呼吸和引流，同时减少手术切口的张力，缓解疼痛。

（2）向患者解释疼痛的原因、机制，减轻患者焦虑、恐惧等负面情绪。

（3）建议患者转移注意力，听音乐、与家属交谈、深呼吸、放松等，尽可能地满足患者对舒适的需要。

（4）术后疼痛评分不少于4分，遵医嘱予使用镇痛药物，观察用药效果。

10. 心理护理

主动与患者沟通并得到患者的充分信任；了解患者家庭情况，鼓励家属及朋友给患者温暖和鼓励；告知患者切除乳房，在形体上有所改变，但不影响正常的工作和生活，而且形体的改变可通过佩戴义乳来修饰，增加其自信心。

三、健康教育

（一）疾病知识指导

（1）告知患者疾病的相关知识和主要的临床表现，治疗以手术为主，辅以化疗、放疗、内分泌治疗、靶向治疗等综合治疗措施。

（2）指导患者进行患侧上肢功能锻炼。短时间内引流液多者，以及近腋区的皮瓣较大面积坏死或植皮近腋窝者，须适当延迟活动肩关节，减少活动量。

（3）指导患者预防患侧上肢淋巴水肿。

（4）教会患者乳房自检的方法，宜在月经干净后3～5天进行，绝经妇女宜每月固定时间。

（二）出院指导

（1）嘱患者术后不宜在患侧上肢测量血压、静脉穿刺，避免皮肤晒伤和其他损伤，避免用患侧上肢搬动、提拉重物。

（2）嘱患者术后如有生育需求，应向主治医生咨询。

（3）指导患者调整心态，配合后续治疗，如化疗、放疗、内分泌治疗、生物靶向治疗。

（4）提供患者改善自我形象的方法，如可佩戴义乳或根治术后择期行乳房再造术。

（5）教会患者健侧乳房自我检查的方法。

（6）嘱患者定期复查：术后放化疗期间门诊随访，术后1年内，每3个月复查1次，1年后每半年复查1次，3年后每年复查1次直至终身。

第十一节　乳腺癌加速康复外科的护理

加速康复外科是指采用一系列有循证医学证据的围手术期处理措施，以减少手术患者的生理及心理的创伤应激，达到快速康复目的。

一、护理评估

（一）术前评估

（1）评估患者对疾病的认知程度及心理承受能力，以及对加速康复的认知情况。

（2）评估患者乳房的肿块大小，局部及全身情况。

（3）评估有无加速康复的适应证。

（二）术后评估

（1）评估患者的生命体征及伤口情况。

（2）评估患者术后首次下床活动的时间。

（3）评估并记录患者的疼痛分值，注意有无恶心、呕吐等不适症状。

（4）评估患者的引流管是否通畅，引流液的颜色、性质和量。

（5）评估患侧上肢血运、皮温及肢体有无肿胀。

（6）评估患者的患侧上肢功能锻炼进度及情况。

二、护理措施

（一）术前护理

（1）心理护理：关心患者，给予心理疏导；对已婚患者的丈夫进行心理辅导，取得患者丈夫的理解、关心和支持，向患者及其家属耐心解释手术的必要性和重要性，减轻患者思想顾虑；协同曾接受类似手术且已痊愈的病友进行同伴教育，鼓励患者树立战胜疾病的信心，以良好的心态面对疾病和治疗。

（2）饮食护理：术前1天正常饮食，术前6小时禁食固体食物和牛奶，术前2小时饮用300～600 mL清亮碳水化合物。

（3）指导妊娠期及哺乳期发生乳腺癌的患者立即终止妊娠或停止哺乳，以免因激素作用活跃而加重病情发展。

（4）按手术要求备皮，上至锁骨上部，下至脐水平，两侧至腋后线，包括同侧上臂上1/3和腋窝部，须植皮者同时做好供皮区皮肤准备。

（5）指导患者用数字评分法进行疼痛评估。

（二）术后护理

1. 观察要点

（1）观察患者的生命体征。

（2）密切观察患者的伤口出血情况，以及伤口敷料渗血、渗液情况。

（3）观察引流管是否通畅，引流液的颜色、性质和量，保证持续有效的负压引流。

（4）观察患者的胸部加压绷带或胸带松紧是否适宜，松紧度以能放入一只手指为宜。观察患侧上肢远端的血运及有无肿胀。

（5）观察患者伤口皮下有无波动感，有无积液。

（6）观察患者的患侧上肢功能锻炼情况。

2. 管道护理

（1）引流管护理：保持持续有效的负压吸引，勿折叠、扭曲、压迫管道，注意观察和记录引流液的量、颜色、性质。

（2）尿管护理：保持尿管引流通畅，观察尿量、颜色，保持会阴部及尿道外口清洁。术后6小时或术后1天早上8：00前拔除。

3. 并发症的观察及护理

（1）出血：密切观察伤口有无出血，观察引流液的颜色、性质和量，若短时间内有较多新鲜血液流出或伴有血凝块，患者血压下降，应及时报告医生，遵医嘱予补充血容量，应用止血药物、局部加压包扎等，必要时再次手术止血。

（2）皮下积液：观察伤口皮下有无波动感，皮下积液量较少者给予空针抽吸并加压包扎；皮下积液量较多者给予重新安置引流管。

（3）患侧上肢淋巴水肿：观察患侧上肢远端血运、皮温及肢体有无肿胀。术后抬高患侧上肢，促进血液和淋巴液的回流；下床活动时用吊带托扶或用健侧手将患侧上肢抬高于胸前，需要他人扶持时避免扶患侧，以防腋窝皮瓣移动而影响切口愈合；避免患侧上肢下垂过久。患侧上肢进行握拳、屈、伸肘等运动，以促进淋巴液回流。避免在患侧上肢进行增加压力或侵入性的护理操作，如测量血压、测微量血糖、静脉穿刺等，避免诱发患侧上肢淋巴水肿。肢体肿胀严重者，可佩戴Ⅱ级压力袖套以促进淋巴液回流，或行淋巴水肿综合消肿治疗促进消肿；局部感染者，及时应用抗生素进行局部或全身治疗。

4. 指导患侧上肢功能锻炼

（1）术后24小时内：活动手指和腕部，可做伸指、握拳、屈腕等锻炼。

（2）术后1～3天：进行上肢肌肉等长收缩，可做屈肘、伸臂等锻炼，逐渐过渡到肩关节的小范围前屈、后伸等运动（前屈小于30°，后伸小于15°）。

（3）术后4～7天：鼓励患者用患侧手洗脸、刷牙、进食等，并做以患侧手触摸对侧肩部及同侧耳朵的锻炼。

（4）术后1～2周：术后1周皮瓣基本愈合后，开始做肩关节活动，以肩部为中心，前后摆臂。术后10天左右皮瓣与胸壁黏附已较牢固，做抬高患侧上肢、手指爬墙、梳头等的锻炼。指导患者做患侧上肢的功能锻炼时，应根据自己的实际情况而定，一般以每天3～4次、每次20～30分钟为宜。

5. 饮食护理

患者麻醉清醒返回病房后，先进食20 mL左右温开水，无恶心、呕吐后可进适量半流质饮食，术后 2 天可正常饮食。若患者出现恶心、呕吐等胃肠道不适症状，应暂缓进食，待症状好转后再进食。

6. 休息与活动

患者术后 6 小时血压平稳后取半卧位，以利于呼吸和引流。接术后患者时即给予患侧上肢垫软枕，以抬高患侧上肢，促进血液和淋巴的回流。向患者发放乳腺癌术后功能锻炼表，督促指导患者按期进行患侧上肢功能锻炼。术后 1 天下床活动 2 小时，至出院时每天应下床活动 4 ~ 6 小时。行乳癌改良根治术和胸背动脉穿支皮瓣 / 腹直肌肌皮瓣等自体组织移植 I 期乳房重建术的患者术后 1 天下床活动 0.5 ~ 1 小时，之后每天应下床活动 1 ~ 2 小时。

7. 用药护理

行乳癌改良根治术和背阔肌肌皮瓣 / 胸背动脉穿支皮瓣 / 腹直肌肌皮瓣等自体组织移植 I 期乳房重建术的患者，遵医嘱每天予静脉滴注复方右旋糖酐 40 氯化钠注射液 500 ~ 1000 mL，以改善微循环，禁止使用止血药物。遵医嘱予患者镇痛药、止吐药超前镇痛止吐。

8. 疼痛护理

（1）评估患者疼痛的部位和程度，术后清醒生命体征平稳后取半卧位，以利于呼吸和引流，同时减少手术切口的张力，缓解疼痛。

（2）向患者解释疼痛的原因、机制，减轻患者焦虑、恐惧等负面情绪。

（3）建议患者转移注意力，可以听音乐、与家属交谈、做深呼吸等放松，尽可能地满足患者对舒适的需要。

（4）术后遵医嘱予超前使用镇痛药物，观察用药效果。

9. 安全护理

加强风险评估，根据需要给予保护措施及警示标识。

10. 心理护理

主动与患者沟通并得到患者的充分信任；了解患者家庭情况，鼓励家属及朋友给患者温暖和鼓励；告知患者切除乳房，在形体上有所改变，但不影响正常的工作和生活，而且形体的改变可通过佩戴义乳来修饰，增加其自信心。

三、健康教育

（一）疾病知识指导

（1）告知患者疾病的相关知识和主要的临床表现，治疗以手术为主，辅以化疗、放疗、内分泌治疗、靶向治疗等综合治疗措施。

（2）指导患者进行患侧上肢功能锻炼。短时间内引流液多者，以及近腋区的皮瓣较大面积坏死或植皮近腋窝者，须适当延迟活动肩关节，减少活动量。

（3）指导患者预防患侧上肢淋巴水肿。

（4）告知带引流管出院患者妥善固定和防止管道滑脱的方法，指导装有植入式静脉输液港的患者日常护理和相关的注意事项。

（5）教会患者乳房自检的方法，宜在月经干净后 3 ～ 5 天进行，绝经妇女宜每月固定时间。

（二）出院指导

（1）嘱患者术后不宜在患侧上肢测量血压、静脉穿刺，避免皮肤晒伤和其他损伤，不用患侧上肢搬动、提拉重物。

（2）嘱患者术后如有生育需求，应向主治医生咨询。

（3）指导患者调整心态，配合后续治疗。

（4）提供患者改善自我形象的方法，如可佩戴义乳或根治术后择期行乳房再造术。

（5）教会患者健侧乳房自我检查的方法。

（6）嘱患者定期到医院复查。

（三）延伸性护理

分别于患者出院后 7 天内、1 个月内，以电话、问卷或面谈的方式进行随访，并指导患者饮食、活动、伤口护理、静脉输液港居家注意事项及患侧上肢功能锻炼等。

第十二节　乳腺纤维腺瘤的护理

乳腺纤维腺瘤起源于小叶内纤维组织及腺上皮组织。在组织学上，此瘤是以腺上皮为主要成分还是以纤维组织为主要成分，各案例不同，故有的称为腺纤维瘤，有的则称为纤维腺瘤。

麦默通是目前最先进的乳房微创活检与旋切系统，主要由旋切刀和真空抽吸泵两大装置组成，麦默通微创手术在超声引导下对乳腺可疑病灶可进行重复切割获取组织学标本进行活检，同时也可对乳腺良性肿块进行微创切除。

一、护理评估

（一）术前评估

（1）评估患者对疾病、手术的认知程度及心理承受能力。

（2）评估患者乳房的肿块大小，局部情况。

（二）术后评估

（1）评估患者的生命体征。

（2）评估患者的呼吸情况、弹力绷带包扎情况。

（3）评估患者的伤口情况。

二、护理措施

（一）术前护理

（1）协助患者行乳腺 B 超、心电图、胸部 X 线平等检查。

（2）讲解麦默通微创手术的操作方法及其优点，消除患者紧张不安的心理。

（二）术后护理

1. 观察要点

（1）观察患者的生命体征。

（2）观察患者的切口有无渗血、局部有无肿胀。如伤口敷料有血液渗出，乳房局部肿胀隆起，立即报告医生，局部穿刺抽吸，重新包扎。

（3）患者的弹力绷带加压包扎情况，有无皮肤青紫、肿胀，呼吸困难，胸闷不适。

2. 饮食与活动

（1）患者的饮食宜清淡、易消化。

（2）患者的患侧上肢应适当活动，避免力度过大影响切口愈合。

3. 疼痛护理

（1）向患者解释疼痛的原因、机制，减轻患者焦虑、恐惧等负面情绪。

（2）告知患者转移注意力，如听音乐、与家属交谈、深呼吸、放松按摩等，保持室内环境舒适。

（3）术后遵医嘱予使用镇痛药物，观察用药效果。

三、健康教育

（一）疾病知识指导

（1）告知患者疾病的相关知识和主要的临床表现，手术切除肿块是目前唯一有效的治疗方法。

（2）教会患者乳房自检的方法，宜在月经干净后 3 ～ 5 天进行，绝经妇女宜每月固定时间自检。

（3）术区内有少量血肿，无须特殊处理，多在 1 ～ 3 个月后吸收。

（二）出院指导

（1）嘱患者术后要保持伤口清洁干燥，可佩戴文胸，7 天内不做胸部沐浴，14 天内不做激烈运动。

（2）肿块较大的患者，术后可能轻度皮肤凹陷，告知患者 1 个月左右乳腺组织会再生，不会影响美观。

（3）嘱患者术后 3 ～ 6 个月内回院复查。

第十三节　急性乳腺炎的护理

急性乳腺炎是乳腺的急性化脓性感染，多见于产后哺乳的妇女，初产妇更为多见，往往发生在产后 3 ~ 4 周。因乳房血管丰富，早期就可出现寒战、高热及脉搏快等脓毒血症表现。

一、护理评估

（一）术前评估

（1）评估患者的情绪变化，对疾病的认知程度及心理承受能力。
（2）评估患者的生命体征，了解白细胞计数及分类的变化。
（3）评估患者的局部及全身情况。

（二）术后评估

（1）评估患者的生命体征。
（2）评估患者的伤口情况。
（3）评估患者的引流管是否通畅，引流液的颜色、性质和量。
（4）评估评估患者的疼痛情况。

二、护理措施

（一）术前护理

（1）饮食：饮食宜清淡，禁食发奶之物，如鱼、米酒等，高热患者注意水分的补充和休息，疾病或其他原因须停止哺乳者，限进食汤类食物。
（2）缓解疼痛：暂停患侧乳房哺乳，定时用吸乳器抽吸，排尽乳房内积乳；用宽松的胸罩托起乳房，有利于血液循环，促进炎症的控制；局部热敷、药物外敷或理疗。
（3）用药观察：遵医嘱早期、足量应用抗菌药物，注意观察有无过敏及胃肠道反应。疾病或其他原因须停止哺乳，哺乳者遵医嘱予服用炒麦芽、溴隐亭或己烯雌酚等促进回乳，注意观察乳汁分泌的情况。
（4）高热患者可给予物理降温，必要时遵医嘱予解热、镇痛药物。
（5）心理护理：多与患者交谈，减轻患者的焦虑与恐惧。鼓励患者表达自身感受，并根据患者的个体情况进行针对性的心理护理。
（6）必要时遵医嘱行术前准备。

（二）术后护理

1. 观察要点

（1）观察患者的生命体征。
（2）观察患者的伤口有无渗血、渗液，保持伤口敷料清洁干燥。
（3）观察患者的引流管是否通畅，引流液的颜色、性质和量。

2. 饮食护理

术后进食清淡饮食，避免油腻、刺激性食物，高热患者的皮肤出汗增多，鼓励其多饮水。

3. 休息与活动

患者可取半卧位，以利于引流。

4. 用药护理

遵医嘱应用抗生素，注意观察有无过敏及胃肠道反应。

5. 安全护理

加强风险评估，根据需要给予保护措施及警示标识。

6. 管道护理

引流管护理：保持引流管通畅，定期观察引流是否有效。注意观察和记录引流液的颜色、性质和量。

7. 疼痛护理

（1）局部托起：用宽松胸罩托起患乳，以减轻疼痛和肿胀。

（2）热敷、药物外敷或理疗，以促进局部血液循环和炎症消散。

（3）遵医嘱予使用镇痛药物，观察用药效果。

8. 心理护理

给予患者精神上的安慰和支持，关心、体贴患者，及时处理术后不适。

三、健康教育

（一）疾病知识指导

（1）告知患者疾病的病因和主要的临床表现。

（2）指导患者排空乳汁，局部热敷、药物外敷。

（3）术后指导患者饮食、休息与活动。

（二）出院指导

（1）嘱患者保持乳头和乳晕的清洁，经常用温水清洗两侧乳头，保持局部清洁和干燥。

（2）嘱患者纠正乳头内陷，防止乳汁淤积。

（3）嘱患者乳头、乳晕处有破溃、皲裂时，停止哺乳，每天用吸乳器吸出乳汁哺育，局部清水清洗后，涂抗生素软膏，待伤口愈合后再行哺乳。

（4）嘱患者养成良好的哺乳习惯：定时哺乳，排空乳汁。培养婴儿不含乳头入睡的良好习惯。

（5）嘱患者注意婴儿的口腔卫生，及时治疗其口腔炎症。

第十四节　甲状腺癌的护理

甲状腺癌是最常见的甲状腺恶性肿瘤，约占全身恶性肿瘤的 1%，近年来呈上升趋势。甲状腺癌分为腺癌、未分化癌等类型，80% ~ 90% 的甲状腺癌为腺癌。以女性多见，且发病率随着年龄的增加而上升，30 ~ 60 岁人群常见。

一、护理评估

（一）术前评估

（1）评估患者对疾病的认知程度及心理承受能力，给予心理支持。

（2）评估颈部肿块大小，有无气管受压及呼吸困难等症状，根据病情床旁备急救用品。

（二）术后评估

（1）评估患者的生命体征。

（2）评估患者的伤口有无渗血。

（3）评估患者的颈部有无肿胀，发音、吞咽的情况。

（4）评估患者的引流管是否通畅，引流液的颜色、性质和量。

（5）评估患者有无出血、窒息、口唇及手足麻木、抽搐。

二、护理措施

（一）术前护理

（1）心理护理。向患者讲解手术的必要性和注意事项，鼓励患者表达自身感受，教会患者自我放松的方法。对于精神过度紧张或失眠者，遵医嘱予应用镇静剂或安眠药物，使其处于接受手术的最佳身心状态。

（2）饮食指导。嘱患者进食富含蛋白质（如瘦肉类、鱼类、蛋类和豆类等）、维生素（新鲜蔬菜、水果）和易消化的食物。禁用浓茶、咖啡等刺激性饮料，禁烟酒。

（3）完善术前各项检查。心电图、胸部 X 线、电子喉镜、气管软化试验、甲状腺 B 超造影、甲状腺 CT、甲状腺穿刺活检等。

（4）指导患者进行头低肩高体位训练。患者取仰卧位，用软枕垫高肩背，头向后仰，训练患者适应手术时颈过伸的体位，以预防术后头痛。

（二）术后护理

1. 观察要点

（1）注意观察患者的生命体征变化。

（2）密切观察切口有无出血和颈部有无肿胀。

（3）观察患者的呼吸变化，有无呼吸困难和窒息。

（4）观察引流管是否通畅，引流液的颜色、性质和量。正常情况下手术当天引流液为血性液体，以后颜色及量逐渐变淡、减少。

（5）观察患者发音、吞咽的情况。

（6）观察患者有无低钙血症，常于术后 1～2 天出现，轻者出现面部、口唇或手足部的针刺、麻木或强直感，重者可出现面肌和手足伴有疼痛的持续性痉挛。

2. 管道护理

（1）引流护理：保持颈部引流管通畅，定期观察引流是否有效，注意观察和记录引流液的颜色、性质和量。

（2）尿管护理：保持引流通畅，观察尿量、颜色，保持会阴部及尿道外口清洁。术后 1 天早上拔除尿管。

3. 并发症的观察及护理

（1）出血。密切观察患者伤口出血情况，观察引流液的颜色、性质和量，如术后 6 小时内引流量超过 100 mL，或引流量减少后又突然增多，同时颈部肿胀逐渐加重，出现呼吸困难甚至窒息，提示有大量出血，必须立即报告医生紧急处理，立即行床边抢救，剪开缝线，敞开伤口，去除血肿，结扎出血的血管。若呼吸仍无改善则行气管切开术。

（2）呼吸困难和窒息。注意观察患者的呼吸变化，术后呼吸困难和窒息，多发生在术后 48 小时内，是术后最危急的并发症。

①切口内出血压迫气管：须立即报告医生紧急处理，立即行床边抢救，剪开缝线，敞开伤口，去除血肿，结扎出血的血管，若呼吸仍无改善则行气管切开。

②喉头水肿：轻度喉头水肿者无须治疗，中度水肿者嘱其不说话，遵医嘱予皮质激素雾化吸入，每天静脉滴注氢化可的松 300 mg，严重者应紧急行环甲膜穿刺或气管切开术。

③气管塌陷：行气管切开术。

④双侧喉返神经损伤：如发生窒息，应立即行气管切开。

（3）神经损伤。观察患者的发音及进食情况。

①一侧喉返神经损伤可致声音嘶哑，经理疗、发声训练后，一般在 3～6 个月可逐渐恢复。

②双侧喉返神经损伤可致失声或严重的呼吸困难，甚至窒息，须立即行气管切开术。

③喉上神经外支受损可致声调低沉；喉上神经内支受损可致误咽和呛咳，嘱患者进食固体食物。一般经理疗后可自行恢复。

（4）手足抽搐。常于术后 1～2 天出现，轻者出现面部、口唇或手足部的针刺、麻木或强直感，重者可出现面肌和手足伴有疼痛的持续性痉挛。指导患者限制肉类、乳品和蛋类等含磷高的食物的摄入，以免影响钙的吸收。抽搐发作时，立即遵医嘱予静脉注射 10% 葡萄糖酸钙或氯化钙注射液 10～20 mL。症状轻者口服钙剂和维生素 D_3。

（5）乳糜漏。注意观察行颈部淋巴结清扫的患者引流液中是否混有乳糜样物、引流液变为乳白色等乳糜漏情况，及时报告医生处理，保证充分和有效的引流。嘱其低钠、低脂肪饮食，严重者禁食，改为静脉营养支持。

（6）皮下气肿和肩背酸痛。腔镜术后的并发症与术中采用 CO_2 灌注维持手术空间有关，

由于部分 CO_2 弥散入血，可能引发高碳酸血症。术后可给予患者常规吸氧 6 小时，帮助机体排出 CO_2，指导患者行深呼吸和有效咳痰；肩背酸痛患者还可适当给予局部按摩、更换体位。

4. 饮食护理

（1）患者麻醉清醒后先给少量的温开水，若无呛咳、误咽等不适，2 小时后可进 20 mL 温开水，4 小时后进 50 mL 温开水，6 小时后进温凉半流质饮食，宜少量多餐，以减轻患者疲劳，以后视患者消化能力、伤口恢复情况逐步过渡到普食。

（2）嘱患者禁食过热食物，以免诱发手术部位血管扩张而加重创口渗血。

（3）有乳糜漏的患者应予低钠、低脂肪饮食，严重者禁食，改为静脉营养支持。

5. 休息与活动

患者术后神志清醒、血压平稳后予半卧位，以利于呼吸和引流。告知患者减少颈部活动，以减少出血。指导患者保持头颈部于舒适体位，在改变卧位、起身和咳嗽时可用手固定颈部，以减少震动和保持舒适。嘱患者尽量少说话，让声带和喉部处于休息状态。术后 1 天早上下床活动，术后 2 ～ 4 天指导患者进行点头、轻柔地左右旋转等简单颈部运动，伤口愈合后可做颈部全关节活动，防止切口瘢痕痉挛。

6. 用药护理

定期观察患者血清钙变化，遵医嘱予口服钙剂和维生素 D_3，必要时遵医嘱予静脉滴注 10% 葡萄糖酸钙注射液。

7. 安全护理

加强风险评估，根据需要给予保护措施及警示标识。

8. 疼痛护理

（1）向患者解释疼痛的原因、机制，减轻患者焦虑、恐惧等负面情绪。

（2）建议患者转移注意力，如听音乐、与家属交谈、深呼吸、按摩放松等，尽可能地满足患者对舒适环境的需要，保持室内环境舒适。

（3）术后遵医嘱予镇痛药物，观察用药效果。

9. 心理护理

告知患者有关甲状腺癌及手术方面的知识，说明手术必要性及重要性，多与患者交谈，消除其顾虑和恐惧；鼓励患者表达内心感受，鼓励患者间的相互沟通交流，增强战胜疾病的信心。

三、健康教育

（一）疾病知识指导

（1）告知患者疾病的相关知识和主要的临床表现，治疗上以手术为主，后续治疗根据患者情况进行内分泌治疗、放射性核素治疗、放射外照射治疗。

（2）术后 1 天指导患者下床活动，注意保护头颈部。

（3）指导患者行颈部功能锻炼。

（二）出院指导

（1）告知患者根据体力，适当活动，坚持颈部功能锻炼3个月。

（2）指导患者进食富含蛋白质（如瘦肉类、鱼类、蛋类和豆类等）、维生素（新鲜蔬菜、水果）和易消化的食物，多饮水。禁食辛辣食物、浓茶、咖啡，禁烟酒。

（3）告知患者按医嘱服药，不能自行停药。

（4）定期复查：术后3个月内每1个月复查1次，3个月后每3个月复查1次，1年后每半年复查1次，3年后每年复查1次。

第十五节　甲状腺良性疾病的护理

甲状腺良性疾病常见的有甲状腺腺瘤和结节性甲状腺肿。甲状腺腺瘤按形态学可分为滤泡状腺瘤和乳头状腺瘤2种，滤泡状腺瘤多见，多见于40岁以下的妇女。结节性甲状腺肿多由弥漫性甲状腺肿演变而成，发病年龄一般大于30岁，女性患者多于男性患者。

一、护理评估

（一）术前评估

（1）患者对疾病的认知程度及心理承受能力。

（2）颈部肿块大小，有无气管受压及呼吸困难等症状。

（二）术后评估

（1）患者的生命体征。

（2）患者的伤口有无渗血。

（3）患者的颈部有无肿胀，呼吸和发音、吞咽情况。

（4）引流是否通畅，引流液的颜色、性质和量。

二、护理措施

（一）术前护理

（1）心理护理：向患者讲解手术的必要性和注意事项，鼓励患者表达自身感受，教会患者自我放松的方法。

（2）饮食指导：进食富含蛋白质（如瘦肉类、鱼类、蛋类和豆类等）、维生素（新鲜蔬菜、水果）和易消化的食物。忌饮浓茶、咖啡等刺激性饮料，禁烟酒。

（3）完善术前各项检查：心电图、胸部X线、电子喉镜、甲状腺B超造影、甲状腺CT等。

（4）指导患者进行头低肩高体位训练（患者取仰卧位，用软枕垫高肩背，头向后仰），训练患者适应手术时颈过伸的体位，以预防术后头痛。

（二）术后护理

1. 观察要点

（1）观察患者的生命体征。

（2）密切观察切口有无出血和颈部有无肿胀。

（3）观察患者的呼吸变化，有无呼吸困难和窒息。

（4）观察引流是否通畅，引流液的颜色、性质和量。

（5）观察患者发音、吞咽的情况。

（6）观察患者有无低钙血症，常于术后 1～2 天出现，轻者出现面部、口唇或手足部的针刺、麻木或强直感，重者可出现面肌和手足伴有疼痛的持续性痉挛。

2. 管道护理

（1）引流护理：对术野放置橡皮片或引流管者，保持引流通畅，定期观察引流是否有效，注意观察和记录引流液的量、颜色和性质。

（2）尿管护理：保持引流通畅，观察尿量、颜色，保持会阴部及尿道外口清洁。术后 6 小时或术后 1 天早上拔除尿管。

3. 并发症的观察及护理

（1）出血。密切观察患者伤口出血情况，观察引流液的颜色、性质和量，如术后 6 小时内引流量超过 100 mL，或引流量减少后又突然增多，同时颈部肿胀逐渐加重，出现呼吸困难甚至窒息，提示有大量出血，必须立即报告医生紧急处理，立即行床边抢救，剪开缝线，敞开伤口，去除血肿，结扎出血的血管。若呼吸仍无改善则行气管切开术。

（2）呼吸困难和窒息。患者术后呼吸困难和窒息，多发生在术后 48 小时内，是术后最危急的并发症。常见原因有切口内出血压迫气管、喉头水肿、气管塌陷、双侧喉返神经损伤。喉头水肿者立即遵医嘱应用大剂量激素，若无好转，行环甲膜穿刺或气管切开术。注意观察患者的呼吸变化，并针对不同原因配合医生处理。

（3）神经损伤。观察患者的发音及进食情况。一侧喉返神经损伤可致声音嘶哑，经理疗、发声训练后，一般在 3～6 个月可逐渐恢复。双侧喉返神经损伤可致失声或严重的呼吸困难甚至窒息，须立即行气管切开术。喉上神经外支受损可致声调低沉；喉上神经内支受损可致误咽和呛咳，嘱患者进食固体食物，一般经理疗后可自行恢复。

（4）手足抽搐。常于术后 1～2 天出现，轻者出现面部、口唇或手足部的针刺、麻木或强直感，重者可出现面肌和手足伴有疼痛的持续性痉挛。指导患者限制肉类、乳品和蛋类等含磷高的食物的摄入，以免影响钙的吸收。抽搐发作时，立即遵医嘱予静脉注射 10% 葡萄糖酸钙或氯化钙注射液 10～20 mL，症状轻者口服钙剂和维生素 D_3。

（5）皮下气肿和肩背酸痛。腔镜术后的并发症与术中采用 CO_2 灌注维持手术空间有关，由于部分 CO_2 弥散入血，可能引发高碳酸血症。术后可给予患者常规吸氧 6 小时，帮助机体

排出 CO_2，麻醉过后指导患者行深呼吸和有效咳痰；肩背酸痛患者还可适当给予局部按摩、更换体位。

4. 饮食护理

（1）患者麻醉清醒返回病房时，先服用 20 mL 左右的温凉开水，若无呛咳、误咽、恶心、呕吐等不适，即可根据患者病情指导进温凉半流质饮食，宜少量多餐，以减轻患者疲劳，之后视患者消化能力、伤口恢复情况逐步过渡到普食。

（2）嘱患者禁食过热食物，以免诱发手术部位血管扩张而加重创口渗血。

5. 休息与活动

患者术后清醒、生命体征平稳后取半卧位，以利于呼吸和引流。告知患者减少颈部活动，以减少出血。指导患者保持头颈部于舒适体位，在改变卧位、起身和咳嗽时可用手固定颈部，以减少震动和保持舒适。嘱患者尽量少说话，让声带和喉部处于休息状态。术后 1 天早上下床活动，术后 2 ～ 4 天指导患者进行点头、轻柔地左右旋转等简单颈部运动，伤口愈合后可做颈部全关节活动，防止切口瘢痕痉挛。

6. 用药护理

定期观察患者血清钙的变化，遵医嘱予口服钙剂和维生素 D_3，必要时遵医嘱予静脉滴注 10% 葡萄糖酸钙注射液。

7. 安全护理

加强风险评估，根据需要给予保护措施及警示标识。

8. 疼痛护理

（1）向患者解释疼痛的原因、机制，减轻患者焦虑、恐惧等负面情绪。

（2）建议患者转移注意力，如听音乐、与家属交谈、深呼吸、放松按摩等，尽可能地满足患者对舒适环境的需要，保持室内环境舒适。

（3）术后遵医嘱予镇痛药物，观察用药效果。

9. 心理护理

告知患者有关疾病及手术方面的知识，说明手术必要性及重要性，多与患者交谈，消除其顾虑和恐惧；了解其对所患疾病的感受、认识和对治疗方案的想法。

三、健康教育

（一）疾病知识指导

（1）告知患者疾病的相关知识和主要的临床表现，因甲状腺瘤可诱发甲状腺亢进和恶变，宜早期手术切除。

（2）术后 1 天指导患者下床活动，注意保护头颈部。

（3）指导患者行颈部功能锻炼。

（二）出院指导

（1）告知患者根据体力，适当活动，坚持颈部功能锻炼 3 个月。

（2）告知患者按医嘱服药，不能自行停药。

（3）嘱患者术后 1 个月门诊复查甲状腺功能。

第十六节　甲状腺功能亢进的护理

甲状腺功能亢进简称甲亢，是各种原因引起循环中甲状腺素异常增多而出现的以全身代谢亢进为主要特征的疾病总称，分为原发性甲状腺功能亢进、继发性甲状腺功能亢进和自主性高功能性甲状腺腺瘤三类。

一、护理评估

（一）术前评估

（1）患者情绪变化，对疾病的认知程度及心理承受能力，给予心理支持。

（2）患者服用复方碘溶液情况。

（3）观察患者有无气管受压及呼吸困难等症状，根据病情床旁备急救用品。

（二）术后评估

（1）患者的生命体征。

（2）患者的伤口有无渗血。

（3）患者的颈部有无肿胀，发音、吞咽的情况。

（4）引流管是否通畅，引流液的颜色、性质和量。

（5）患者有无口唇及手足麻木、抽搐。

（6）患者有无呼吸困难、窒息（床旁备气管切开包）。

（7）患者有无甲状腺危象。

（8）指导患者服用复方碘溶液。

二、护理措施

（一）术前护理

（1）心理护理：消除患者的顾虑和对手术的恐惧，避免情绪激动。对于精神过度紧张或失眠者，遵医嘱应用镇静剂或安眠药物，使其处于接受手术的最佳身心状态。

（2）饮食指导：进食富含蛋白质（如瘦肉类、鱼类、蛋类和豆类等）、维生素（新鲜蔬菜、水果）和易消化的食物。忌饮浓茶、咖啡等刺激性饮料，禁烟酒。指导服用碘剂进行术前准备的患者禁止摄入含碘高的食物，如海带、海鱼、海蜇皮等。

（3）完善术前各项检查：心电图、胸部 X 线、电子喉镜、气管软化试验、甲状腺 B 超造影、甲状腺 CT 等。

（4）指导患者进行深呼吸、有效咳嗽的方法，以及行头低肩高体位训练（患者取仰卧位，用软枕垫高肩背，头向后仰），训练患者适应手术时颈过伸的体位，以预防术后头痛。

（5）遵医嘱指导服用复方碘溶液：每天 3 次，从术后 1 天每次 3 滴开始，术后 2 天每次 4 滴，以后逐日每次递增 1 滴，至每次 16 滴为止。此药对口腔和胃黏膜有刺激，宜滴在面包、馒头或饼干上食用。

（6）在清晨、空腹和静卧时测定患者基础代谢率。基础代谢率（%）＝（脉率＋脉压）－111。患者基础代谢率在参考值的 ±10% 为正常，＋20%～＋30% 为轻度甲亢，＋30%～＋60% 为中度甲亢，＋60% 以上为重度甲亢。

（7）突眼护理：对眼睑不能闭合者，必须注意保护角膜和结膜，经常点眼药水，防止角膜干燥、外伤及感染，外出戴墨镜或使用眼罩以避免强光、风沙及灰尘的刺激。

（二）术后护理

1. 观察要点

（1）观察患者的生命体征变化情况，若体温超过 38 ℃即予物理降温，心率或脉搏超过 100 次 / 分，遵医嘱予口服普萘洛尔。

（2）密切观察患者的切口出血和颈部肿胀情况。

（3）观察患者的呼吸变化，有无呼吸困难和窒息。

（4）观察患者的引流是否通畅，引流液的颜色、性质和量。

（5）观察患者的发音、吞咽的情况。

（6）观察有无低钙血症，常于术后 1～2 天出现，轻者出现面部、口唇或手足部的针刺、麻木或强直感，重者可出现面肌和手足伴有疼痛的持续性痉挛。

2. 管道护理

（1）引流护理：保持颈部引流管通畅，定期观察引流是否有效，注意观察和记录引流液的颜色、性质和量。

（2）尿管护理：保持引流通畅，观察尿量、颜色，保持会阴部及尿道外口清洁。术后 6 小时或术后 1 天的早上拔除尿管。

3. 并发症的观察及护理

（1）出血。密切观察伤口出血情况，观察引流液的颜色、性质和量，正常情况下手术当天引流液为血性液体，24 小时量不到 200 mL，以后颜色及量逐渐变淡、减少。若 24 小时后仍有新鲜血液流出，或短时间内引出较多鲜红色血液或伴有血凝块，应立即通知医生，遵医嘱应用止血药物，必要时再次手术止血。

（2）呼吸困难和窒息。术后呼吸困难和窒息，多发生在术后 48 小时内，是术后最危急的并发症。常见原因有切口内出血压迫气管、喉头水肿、气管塌陷、双侧喉返神经损伤。喉头水肿者立即遵医嘱应用大剂量激素，若无好转，行环甲膜穿刺或气管切开术。注意观察患者的呼吸变化，并针对不同原因配合医生处理。

（3）神经损伤。观察患者的发音及进食情况。一侧喉返神经损伤可致声音嘶哑，经理疗、发声训练后，一般在 3 ～ 6 个月可逐渐恢复。双侧喉返神经损伤可致失声或严重的呼吸困难甚至窒息，须立即行气管切开术。喉上神经外支受损可致声调低沉；喉上神经内支受损可致误咽和呛咳，嘱患者进食固体食物，一般经理疗后可自行恢复。

（4）手足抽搐。常于术后 1 ～ 2 天出现，轻者出现面部、口唇或手足部的针刺、麻木或强直感，重者可出现面肌和手足伴有疼痛的持续性痉挛。指导患者限制肉类、乳品和蛋类等含磷高的食品的摄入，以免影响钙的吸收。抽搐发作时，立即遵医嘱予静脉注射 10% 葡萄糖酸钙或氯化钙注射液 10 ～ 20 mL。症状轻者口服钙剂和维生素 D_3。

（5）皮下气肿和肩背酸痛。腔镜术后的并发症，与术中采用 CO_2 灌注维持手术空间有关，由于部分 CO_2 弥散入血，可能引发高碳酸血症。术后可给予患者常规吸氧 6 小时，帮助机体排出 CO_2，麻醉过后指导患者行深呼吸和有效咳痰；肩背酸痛患者还可适当给予局部按摩、更换体位。

（6）甲状腺危象。常于术后 12 ～ 36 小时发生，注意观察患者是否出现高热（体温大于 39 ℃）、脉象快而弱（脉搏超 120 次／分）、大汗淋漓、烦躁不安、谵妄，甚至昏迷，常伴有呕吐、水泻。处理措施如下。

①碘剂：予口服复方碘化钾溶液 3 ～ 5 mL，紧急时用 10% 碘化钠 5 ～ 10 mL 加入 10% 葡萄糖注射液 500 mL 中静脉滴注，以降低血液循环中甲状腺素水平。

②肾上腺素能阻滞药：予利血平 1 ～ 2 mg 肌内注射，或普萘洛尔 5 mg 加入 5% ～ 10% 葡萄糖注射液 100 mL 中静脉滴注，以降低周围组织对甲状腺素的反应。

③氢化可的松：每天 200 ～ 400 mg，分次静脉滴注，以拮抗应激反应。

④镇静剂：常用苯巴比妥钠 100 mg，或冬眠合剂 Ⅱ 号半量肌内注射，每 6 ～ 8 小时 1 次。

⑤降温：用解热、冬眠药物或物理降温等综合措施，保持患者体温在 37 ℃左右。

⑥静脉输注大量葡萄糖注射液补充能量，吸氧，以减轻组织缺氧。

⑦有心力衰竭者，加用洋地黄制剂。

4. 饮食护理

（1）患者麻醉清醒返回病房时，先进 20 mL 左右的温开水，若无呛咳、误咽、恶心、呕吐等不适，即可根据患者病情指导进温凉半流质饮食，宜少量多餐，以减轻患者疲劳，以后视患者的消化能力、伤口恢复情况逐步过渡到普食。

（2）嘱患者禁食过热食物，以免诱发手术部位血管扩张而加重创口渗血。

（3）遵医嘱指导继续服用复方碘溶液。

①递减法：每天 3 次，从每次 16 滴开始，每次减少 1 滴，直至病情平稳。

②恒定法：每天 3 次，每次 10 滴，服用 1 周。

5. 休息与活动

患者术后清醒、生命体征平稳后取半卧位，以利于呼吸和引流。告知患者减少颈部活动，以减少出血。指导患者保持头颈部于舒适体位，在改变卧位、起身和咳嗽时可用手固定颈部，以减少震动和保持舒适。嘱患者尽量少说话，让声带和喉部处于休息状态。术后 1 天早上下床活动，术后 2 ～ 4 天指导患者进行点头、轻柔地左右旋转等简单颈部运动，伤口愈合后可做颈部全关节活动，防止切口瘢痕痉挛。

6. 用药护理

定期观察患者血清钙的变化，遵医嘱予口服钙剂和维生素 D_3，必要时遵医嘱予静脉滴注 10% 葡萄糖酸钙注射液。

7. 安全护理

加强风险评估，根据需要给予保护措施及警示标识。

8. 疼痛护理

（1）向患者解释疼痛的原因、机制，减轻患者焦虑、恐惧等负面情绪。

（2）建议患者转移注意力，如听音乐、与家属交谈、深呼吸、放松按摩等，尽可能地满足患者对舒适环境的需要，保持室内环境舒适。

（3）术后遵医嘱予镇痛药物，观察用药效果。

9. 心理护理

告知患者有关甲状腺功能亢进及手术方面的知识，说明手术必要性及重要性，多与患者交谈，消除其顾虑和恐惧；了解其对所患疾病的感受、认识和对治疗方案的想法。

三、健康教育

（一）疾病知识指导

（1）告知患者疾病的相关知识和主要的临床表现，指导有突眼的患者做好眼部护理。

（2）指导患者术前、术后服用复方碘溶液。

（3）术后 1 天指导患者下床活动，注意保护头颈部。

（4）指导患者行颈部功能锻炼。

（二）出院指导

（1）告知患者根据体力适当活动，坚持颈部功能锻炼 3 个月。

（2）告知患者按医嘱服药，不能自行停药。

（3）指导患者进食富含蛋白质（如瘦肉类、鱼类、蛋类和豆类等）、维生素（新鲜蔬菜、水果）和易消化的食物，多饮水，避免食用辛辣、有刺激性及含碘高的食物，禁烟酒。

（4）嘱患者合理控制自我情绪，保持心情愉快。

（5）嘱患者定期复查：术后 3 个月内每 1 个月复查 1 次，3 个月后每 3 个月复查 1 次，1 年后每半年复查 1 次，3 年后每年复查 1 次。

第十七节　甲状腺旁腺功能亢进的护理

甲状旁腺功能亢进简称甲旁亢，是甲状旁腺激素分泌过多所致的钙磷代谢异常性疾病，可分为原发性甲状旁腺功能亢进和继发性甲状旁腺功能亢进，原发性甲状旁腺功能亢进临床表现可为单纯的血钙增高而确诊，也可伴有骨痛、骨质疏松、易骨折或（和）有尿路结石。

一、护理评估

（一）术前评估内容

（1）评估患者的情绪、心理等。

（2）评估患者有无骨骼改变及尿路结石情况，有无骨痛、骨折或肾功能衰竭伴尿毒症。

（3）评估患者血清钙、磷、钾的情况。

（4）评估患者有无骨质疏松。

（二）术后评估内容

（1）评估患者的生命体征。

（2）评估患者的伤口有无渗血。

（3）评估患者的颈部有无肿胀，发音及吞咽情况。

（4）评估引流管是否通畅，引流液的颜色、性质和量。

（5）评估患者有无口唇及手足麻木、抽搐。

（6）评估患者有无呼吸困难、窒息（床旁备气管切开包）。

（7）评估患者血清钙的变化，遵医嘱静脉补充葡萄糖酸钙。

二、护理措施

（一）术前护理

1. 观察要点

（1）观察患者血钙情况，正常血钙的含量一般为 2.25 ～ 2.75 mmol/L。

（2）有骨质疏松或易骨折的患者，要做好预防跌倒的告知及措施。

（3）有尿毒症、肾功能衰竭的患者，观察患者尿量、血压情况，定时遵医嘱予血透或腹透治疗。

2. 饮食护理

指导患者进食低钙食物，如鸡、鸭、萝卜、马铃薯，尽量避免食用兔肉、豆类、奶制品。鼓励多喝橘子汁、梅子汁等酸性饮料，以防脱水、血钙增高，且酸化尿液，可预防肾结石。

3. 休息与活动

（1）术前指导患者进行头低肩高体位训练（患者取仰卧位，用软枕垫高肩背，使头后仰），目的是训练患者适应手术时颈过伸的体位，以预防术后头痛。

（2）有骨痛、骨质疏松或易于骨折的患者，告知避免激烈运动及活动，注意休息。

4. 用药护理

（1）血钙过高的患者，可遵医嘱予降钙素治疗。

（2）有尿毒症、肾功能衰竭的患者，控制补液量。

5. 安全护理

加强风险评估，根据需要给予保护措施及警示标识。

6. 心理护理

根据患者情绪变化，对疾病的认知程度及心理承受能力，给予心理支持。

（二）术后护理

1. 观察要点

（1）观察生命体征，观察伤口有无渗血，颈部有无肿胀，发音及吞咽情况，如有无语调低沉、声音嘶哑等。

（2）做自体移植时，移植腺体的上肢避免进行血压测量及静脉穿刺。

2. 管道护理

（1）保持颈部引流管通畅，定期观察引流是否有效，注意观察和记录引流液的颜色、性质和量。

（2）保持尿管引流通畅，观察尿量、颜色，保持会阴部及尿道外口清洁。

3. 并发症观察及护理

（1）出血：密切观察伤口出血情况，观察引流液的颜色、性质和量，如出现颈部迅速肿大、紧张、呼吸困难甚至窒息，则应考虑出血。

（2）呼吸困难和窒息：注意观察患者的呼吸变化，配合医生进行处理。

（3）神经损伤：观察患者的发音及进食情况。喉上神经外支受损可致声调低沉，喉上神经内支受损可致误咽和呛咳；一侧喉返神经损伤可致声音嘶哑，双侧喉返神经损伤可致失声，严重者可致呼吸困难。

（4）手足抽搐：术后 24～48 小时内血清钙会明显下降，患者会感到面部、口周或肢端发麻或强直感，重者可出现面肌和手足伴有疼痛的持续性痉挛抽搐。可遵医嘱予静脉补充 10% 葡萄糖酸钙注射液。

4. 饮食护理

（1）患者术后神志清醒，生命体征平稳后进温凉流质饮食或半流质饮食，宜少量多餐，以后视患者消化能力及伤口恢复情况，逐步过渡到普食。

（2）嘱患者禁食过热食物，以免诱发手术部位血管扩张出血。

（3）禁高钙饮食，如兔肉、豆类、乳制品。

（4）禁食刺激性食物，以及含咖啡因、酒精含量较高的食物，减少骨折的发生。

5. 休息与活动

患者血压平稳后予半卧位，以利于呼吸和引流。告知患者减少颈部活动，以减少出血。指导患者保持头颈部于舒适体位，在改变卧位、起身和咳嗽时，可用手固定颈部，以减少震动和保持舒适。

6. 用药护理

（1）若甲状旁腺瘤体大、X线检查显示骨骼改变明显及碱性磷酸酶明显升高者，低血钙症状往往重而且持续时间长，可加用口服钙剂及维生素 D_3。

（2）定期观察血清钙的变化，必要时遵医嘱予静脉补充 10% 葡萄糖酸钙注射液。

（3）尿毒症患者控制补液量。

7. 安全护理

加强风险评估，根据需要给予保护措施及警示标识。

8. 心理护理

告知患者有关甲旁亢及手术方面的知识。多与患者交谈，消除其顾虑和恐惧，了解其对所患疾病的感受、认识和对治疗方案的想法。

三、健康教育

（一）疾病知识指导

（1）入院后告知患者疾病的相关知识，指导患者行实验室检查及影像学检查，并告知其必要性及目的。

（2）指导患者进行手术体位的练习（将软枕垫于肩部，保持头低、颈过伸位），以利术中手术野的暴露；指导患者深呼吸，学会有效咳嗽的方法。

（3）术后指导患者饮食、休息与活动、有效咳痰等。

（二）出院指导

（1）拆线后教会患者练习颈部活动，以防止瘢痕收缩。

（2）告知患者按医嘱服药，不能自行停药。

（3）指导患者摄入钙、磷比例适当的食物。

（4）嘱患者合理控制自我情绪，保持心情愉快；定期到医院复查。

第五章　结直肠肛门外科疾病护理常规

第一节　结直肠癌的护理

结肠癌是指结肠黏膜上皮的恶性肿瘤。直肠癌是指直肠黏膜上皮的恶性肿瘤。

一、护理评估

（一）术前评估

（1）评估患者的腹部症状和体征、排便情况。

（2）评估患者全身营养状况及各项检查结果和指标。

（3）评估患者对疾病的认知程度及心理、社会支持状况。

（4）评估术前肠道准备情况。

（二）术后评估

（1）评估患者的生命体征、伤口情况。

（2）评估患者的腹部症状（有无腹痛、腹胀）及肠功能恢复情况（有无排气、排便）。

（3）评估引流管的类型、位置，引流管是否通畅，引流液的颜色、性状及量。

（4）评估患者的疼痛状况，根据数字分级评分法，评估患者疼痛程度。

（5）评估患者有无跌倒坠床风险、压疮风险、管道脱落风险、血栓风险。

（6）评估患者术后有无并发症。

（7）评估患者对术后康复知识的掌握情况。

二、护理措施

（一）术前护理

1. 观察要点

（1）患者有无腹胀、腹痛、呕吐，肛门停止排便、排气等症状。

（2）患者有无排便习惯和粪便性状改变（出现黏液血便、便秘、腹泻）。

2. 饮食护理及营养支持

（1）术前采用营养风险筛查量表（NRS 2002）对患者进行营养风险评估，根据评估结果给予营养支持，优先选择经口营养或肠内营养，根据患者个体情况设定营养目标。

（2）无肠梗阻患者给予高热量、高蛋白、富含维生素、易消化、少渣、半流质饮食，可予肠内营养粉（液）补充营养。

（3）肠梗阻患者根据梗阻程度，遵医嘱予禁食、流质饮食或予静脉营养支持，必要时行胃肠减压。

3. 术前健康指导

（1）嘱患者注意休息，防止感冒。

（2）指导患者呼吸功能锻炼，术前戒烟、戒酒，指导患者有效咳嗽、深呼吸、做操，以及使用呼吸功能训练器等预防肺部感染。

（3）告知患者术后进食、早期下床活动的重要性及配合方法。

（4）指导患者术前行电子肠镜、CT、直肠腔内超声、MRI、心电图等检查，告知检查前注意事项、目的、配合方法，协助完成各项检查。

4. 心理护理

了解患者心理状态，向患者及其家属介绍围手术期治疗的相关知识及促进康复的各种建议。对须行造口手术的患者，予倾听和安慰，介绍肠造口的相关知识，使患者理解与配合，促进术后快速康复。

5. 术前准备

（1）饮食：术前进少渣、半流质饮食，术前1天进流质饮食，肠道准备效果满意后禁食，可饮水，推荐饮用清亮碳水化合物饮品800 mL，术前2～3小时可饮用400 mL以下的碳水化合物饮品，术前2小时禁饮。

（2）肠道准备：手术前1晚19∶00口服复方聚乙二醇电解质散溶液2000 mL（2000 mL温开水稀释复方聚乙二醇电解质散68.56 g，2包），以清洁肠道，1.5～2小时喝完，嘱患者多饮水、多走动，并顺时针方向按摩腹部。整个肠道准备时间2～3小时，最后以排出清水样便达到肠道准备效果。如有不适或肠道准备效果欠佳，及时通知医生处理。肠梗阻患者遵医嘱进行肠道准备。

（3）行造口手术者术前造口定位：详见本章第二节肠造口的护理。

（4）备皮：范围为上至乳头连线、下至大腿上1/3处（包括会阴部），两侧至腋中线，注意清洗脐部。直肠癌患者须做肛周皮肤准备。

（二）术后护理

1. 观察要点

（1）患者的意识状态和生命体征、伤口情况。

（2）患者有无腹胀、腹痛症状，有无排便、排气，了解肠功能恢复情况。

（3）观察并记录引流管是否通畅，引流液的颜色、性状及量。

（4）患者有无出血、切口感染、吻合口瘘等；有肠造口者是否出现造口缺血坏死、造口周围皮炎等并发症。

2. 饮食护理

（1）患者术后予禁食，患者禁食期间，协助其做好口腔护理，指导患者咀嚼口香糖，促进肠蠕动。

（2）遵医嘱指导患者少量饮水，逐渐过渡到清流质、流质和半流质饮食，少量多餐；指导患者选择高蛋白、低脂肪、易消化的饮食，忌牛奶、豆浆、甜食。

3. 休息与活动

患者术后清醒且血压平稳患者取半卧位，有利于呼吸、引流和减轻疼痛。如出现恶心呕吐，指导患者头偏向一侧，预防误吸。患者卧床期间，协助其每两小时在床上翻身，指导患者按摩四肢，行床上踩单车运动、双下肢气压治疗，预防下肢深静脉血栓形成。帮助患者术后1天开始下床活动，建立每天活动目标，逐日增加活动量，以促进肠蠕动，防止肠粘连。

4. 用药护理

术后遵医嘱予预防性使用抗生素及镇痛药物、静脉高营养治疗等支持疗法，观察用药效果及不良反应。

5. 安全护理

加强风险评估，指导患者预防跌倒/坠床、压力性损伤、管道滑脱、血栓形成等，予保护措施及警示标识。

6. 心理护理

告知患者及其家属疾病术后康复知识，给予个性化心理护理，减轻患者焦虑情绪。部分造口术后患者表现出消极悲观情绪，应主动与患者交谈，鼓励其说出内心感受，有针对性地给予帮助。

7. 术后常见并发症的临床表现及护理

（1）出血。通常在术后24～48小时内出现，表现为引流管引出血性液体或肛门解血便，患者脸色苍白、出冷汗、血压下降等。大出血的参考指标为每半小时引流管引出的鲜红色血性液体超过50 mL或每小时超过100 mL；24小时引流管引出血性液体不少于500 mL；24小时解鲜红色血便不少于200 g；血红蛋白明显降低。监测患者生命体征，立即报告医生，遵医嘱补充血容量，使用止血药物、输血，监测血象变化。严密观察出血情况，保守治疗无效应及时手术。

（2）吻合口瘘。多发生在术后3～5天，可出现发热、腹痛、腹胀；引流管可观察到混浊液或粪性液；可有明显腹膜炎体征；外周血白细胞计数升高。遵医嘱予禁食、半卧位、使用有效抗生素及生长抑素，可行盆腔持续冲洗负压吸引，同时予肠外静脉营养支持，必要时急诊手术。

（3）肠梗阻。表现为腹胀、腹痛、恶心呕吐，肛门无排便、排气。予禁食禁饮、胃肠减压、抗炎、补液，纠正水、电解质、酸碱平衡失调，防止感染和中毒，可予生长抑素抑制胃肠液体分泌，予肠外营养支持，必要时急诊手术。

三、健康指导

（一）疾病知识指导

告知患者及其家属结直肠癌疾病发病的相关因素和预防并发症的相关知识。

（二）出院指导

（1）嘱患者注意休息，保持心情舒畅，避免劳累。

（2）嘱患者加强营养，进食高热量、高蛋白、低脂肪、富含维生素、易消化的食物，术后3周逐渐过渡到普食；忌辛辣、刺激性食物，多饮水，注意保持大便通畅。

（3）嘱患者保持伤口清洁干燥，按时换药。如伤口愈合不良，出现腹痛、腹胀，肛门停止排气、排便等不适症状，及时就诊。

（4）低位直肠癌保肛术后患者出现大便次数多、量少，注意肛周皮肤护理，行提肛运动。吸气时肛门用力上提内收，维持肛门紧缩20秒后呼气放松，收紧和放松为1次，每组20次，每天4～5组。

（5）指导造口患者更换造口袋、饮食、休息活动及造口并发症的观察。半年内避免重体力劳动，可适当活动，如散步、慢跑、太极拳等。腹会阴联合直肠癌根治术（Miles术）后患者3个月内避免下蹲，以免会阴部伤口裂开。

（6）定期复查：出院后2年内每3个月复查1次，2～5年每6个月复查1次，5年后每年复查1次；预防性回肠造口患者术后2～3个月返院复查，拟行造口关闭术。遵医嘱指导患者行术后综合治疗。

第二节　肠造口的护理

肠造口是出于治疗目的将一段肠管拉出腹壁处所做的人工回肠/结肠开口，粪便由此排出体外，可分为永久性肠造口与临时性肠造口（也叫预防性肠造口）。

一、护理评估

（一）术前评估

（1）基本病情评估：患者的身体状况、现病史和既往史，评估营养状况、呼吸功能等。

（2）社会背景评估：患者的文化宗教信仰、经济状况、职业和生活规律。

（3）造口接受度、心理评估：患者及其家属对造口手术的了解和接受程度。由于肠造口没有括约肌的功能，排泄物的排出无法控制，将会给患者及其家属带来很大的烦恼，通过评估制订有针对性的心理疏导计划，减轻或消除患者和家属的心理压力。

（4）自我护理能力评估：患者的语言沟通能力、视力、手的灵活性。

（5）皮肤情况评估：了解患者的皮肤过敏史，腹部拟建立造口的区域皮肤是否完整，是否有局部或全身皮肤疾病。

（6）常规术前评估：患者的循环系统、呼吸系统、消化系统、血液系统和免疫系统的功能。

（二）术后评估

（1）评估患者的造口类型、大小、形状、高度、位置、皮肤黏膜交界处。

（2）评估患者的造口黏膜血运情况，观察有无出血、缺血坏死、水肿等情况。

（3）评估患者造口功能的恢复情况，造口排便、排气情况，粪便量及性状。

（4）评估患者的造口周围皮肤情况。

（5）评估患者使用造口袋的种类、更换造口袋的频率，以及造口底盘浸渍情况。

（6）评估患者术后的心理反应及家庭、社会的支持。

二、护理措施

（一）术前护理

1. 术前心理护理

评估患者紧张焦虑的程度和原因，向患者说明手术治疗的必要性和重要性、术后注意事项，使患者了解造口护理的一般方法，将其心理压力降到最低，帮助患者接受造口。

2. 术前造口定位

术前 1 天根据患者情况选择造口部位。

（1）造口定位原则。患者能看清楚造口，便于自己护理造口。造口周围皮肤平整，便于造口用品的使用。造口定位于腹直肌处，预防并发症，且不影响患者生活习惯。

（2）造口定位的方法。用皮肤记号笔做一个直径约 2 cm 的实心圆标识，乙状结肠造口在左下腹部脐与髂前上棘连线的内 1/3 的区域内，回肠造口在右下腹部脐与髂前上棘连线的内 1/3 的区域内，横结肠造口在左上腹或右上腹以脐部和肋缘分别做一条水平线的两线之间的区域内。

（二）术后护理

1. 观察要点

（1）造口的血运：造口正常的颜色为红色，有光泽，并且湿润，犹如正常人的嘴唇，术后初期有水肿，水肿状况可在术后 6 周内逐渐减退。如黏膜出现紫红色或黑色，要注意观察是否有造口缺血或坏死的情况。

（2）造口的高度：造口高度是指造口（排泄口）高于周围皮肤的程度，可记录为平坦、回缩、突出或脱垂等。一般术后造口的理想高度为 1～2 cm，以便排泄物进入造口袋内。

（3）造口排便、排气：通常在术后 48～72 小时开始排泄，记录排便的性状、量和颜色。倾倒造口粪便时取患侧卧位，以免粪便污染影响患者伤口愈合。回肠造口患者术后排泄量较多，每天排泄量 1500～1800 mL 水样便时，应特别注意监测患者的水、电解质情况。

（4）造口周围皮肤情况：观察造口周围皮肤有无炎症、红肿、破损、过敏等。

2. 饮食指导

（1）患者术后早期应注意营养均衡，少量多餐，循序渐进，逐渐过渡到普食。

（2）恢复期注意少进食易产气的食物，如豆类、萝卜、碳酸饮料等；少进食易产生异味的食物，如洋葱、大蒜等。避免进食易引起腹泻的食物，如豆类、辛辣和煎炸食物；避免进食易导致便秘的食物，如番石榴等。

（3）患者进食时细嚼慢咽，避免吞入过量气体。

（4）回肠造口患者每天饮水量不少于 2000 mL。

3. 活动指导

指导患者床上定时翻身，术后 2 天协助其在床边活动，逐渐增加活动量。

4. 心理护理

许多患者在造口术后表现出消极悲观情绪，应主动与患者交谈，鼓励其说出内心感受，有针对性地给予帮助；也可让患者及其家属多与同病种的患者交流，以排除患者的孤立、无助感，促进其以积极乐观的态度接受造口，逐步掌握造口自我护理技能并逐渐恢复正常生活。

5. 更换造口袋技术

（1）根据造口的类型及患者的需求选择合适的造口产品。

（2）更换造口袋的步骤。

①用物准备：换药碗、棉球、温水、纱布、纸巾、垃圾袋、造口护理包（造口袋、测量尺、剪刀、造口护肤粉、皮肤保护膜、防漏膏、造口底盘黏胶剥离剂等）。

②患者及环境准备：做好患者及家属的指导工作，向患者及其家属讲解更换造口产品的目的及过程，鼓励家属积极参与，指导患者做好配合。尊重患者意愿，可在病房内或卫生间内完成。温度和光线适宜，注意保护患者隐私。

（3）操作方法。

①评估患者病情、合作程度、心理状态、经济状况，造口类型、位置、大小，使用造口袋的类型，造口周围皮肤状况，造口袋内容物的颜色、性状、气味。

②取舒适体位。协助患者取舒适体位，充分暴露造口部位，在患者造口身下铺垫巾。

③去除旧造口袋。戴手套，一手轻压皮肤，另一手轻揭造口底盘，自上而下慢慢去除，观察造口底盘浸渍变白的情况，同时询问患者有无不适。如去除困难，可使用黏胶去除剂或者温水湿敷，避免用力去除造口底盘造成皮肤损伤；若为一件式造口袋，将揭除的造口袋底盘对折弃入垃圾桶内；若为两件式造口袋，先将造口袋与造口底盘分离，造口底盘弃于垃圾桶内，造口袋清洗后可重复使用。

④清洗造口及周围皮肤。用纱布或柔软的卫生纸蘸温水，清洁造口及周围皮肤，遵循由外到内、环状清洁的原则，再用干纱布或柔软的卫生纸点擦；清洁造口黏膜时动作轻缓，以防黏膜出血。

⑤观察造口及周围皮肤。造口部位、类型、颜色、形状等；造口周围皮肤是否正常，有无发红、破溃等；有无并发症（常见为造口狭窄、脱垂、回缩、坏死、水肿、造口旁疝、皮肤黏膜分离等）。若出现异常情况，报告医生，遵医嘱给予处理。

⑥测量造口大小。若为圆形、椭圆形的造口，用量尺沿身体长轴测量为造口根部长度，沿与长轴垂直的方向测量为造口宽度。若为不规则形造口，将透明膜轻轻置于造口上描画出

造口大小。

⑦剪裁造口底盘。在造口底盘上根据测量结果画线，用剪刀沿画线剪裁（一件式造口袋在剪裁时应撑开造口袋，防止戳破），裁剪的造口底盘孔径要比造口大 2 mm，剪裁后用手指将底盘孔边缘捋平。

⑧处理皮肤及造口黏膜情况。适当使用造口附件产品（造口护肤粉、造口皮肤保护膜、防漏膏），如发现造口黏膜局部有出血或者皮肤上有破溃、脱皮、过敏等现象，须对症处理。皮肤有凹陷或皮肤有皱褶，可用防漏膏或者垫片将凹陷的皮肤或褶皱的皮肤填平。

⑨粘贴造口袋。脱手套，揭开造口底盘保护纸下端，手勿触及底盘黏胶，将造口底盘由下而上粘贴，逐步揭除造口底盘剩余保护纸，将造口底盘全部粘贴于造口周围皮肤上。轻压造口底盘内侧周围，再由内向外侧加压，以保证粘贴效果。夹闭造口袋下方开口。

⑩整理用物及记录。协助患者取舒适体位，整理床单位。整理用物，洗手，记录患者及其家属更换造口袋的参与情况、造口大小、形状、是否存在并发症及处理方法等。告知造口护理注意事项及做好康复指导（宜在清晨空腹时或进食后 2 小时更换造口袋，造口袋中的粪便超过 1/3 时及时排放）。

（三）并发症的观察和护理

1. 造口并发症

（1）造口缺血坏死是造口术后最严重的并发症，一般发生在术后 24 ～ 48 小时。发生缺血坏死时，造口呈暗红色、黑色、紫色或苍白，严重者黏膜完全变黑，有异常臭味，部分患者会有腹膜刺激症状、全身症状（发热、白细胞计数增高）等表现。

①检查肠管缺血坏死程度的方法：可用玻璃试管放入造口内，在光线照射下观察肠黏膜色泽。

②肠造口部分缺血坏死：去除影响造口血运的因素，可予保守治疗（可喷洒造口护肤粉），一般创面可自行愈合，必要时行清创治疗。

③肠造口完全缺血坏死：根据病情行肠造口重建术。

（2）造口出血通常发生在术后 72 小时之内，多数是造口黏膜与皮肤连接处的毛细血管及小静脉出血。

①少量出血：可用纱布压迫止血。

②出血较多：可用含 1% 肾上腺素溶液的湿纱布压迫或云南白药粉纱布压迫。

③严重出血：应寻找出血点予缝扎止血。

（3）肠造口水肿常发生在术后早期，表现为肠造口黏膜不同程度的肿胀，呈淡粉红色、半透明状。多为血液回流障碍所致，患者无自觉症状，6 ～ 8 周后轻度水肿可自然恢复。如果造口黏膜水肿加重，可给予硫酸镁甘油或 3% 氯化钠溶液湿敷。

（4）造口狭窄是造口缩窄或紧缩，直径小于 1.5 cm，是腹壁开孔过小或未切除部分筋膜，或者感染后形成瘢痕环而造成的。

①轻中度狭窄者：可进行扩肛，戴手套用小指或示指涂上润滑油，轻轻插入造口至第二

指关节处，停留 5 ～ 10 分钟，每天 1 ～ 2 次。

②重度狭窄者：须进行手术治疗。

（5）造口脱垂是指造口肠袢突出于腹部皮肤超过 3 cm，部分脱出可达数厘米至 10 ～ 20 cm。与造口脱垂相关的因素有手术因素、肠造口的位置、腹壁薄弱及腹压增高、结肠过于松弛等。

①轻微脱垂一般无须处理，避免腹压增加的活动，选用底盘较软的一件式造口袋，宜佩戴造口弹力腹带，防止进一步脱垂。

②脱垂的肠黏膜糜烂、出血的处理。温水清洗，使用造口护肤粉。在造口袋内涂上润滑油，防止肠管因摩擦出血，底盘剪裁恰当，适当减少换袋次数。

③减轻肠造口的水肿可给予呋喃西林溶液或 50% 硫酸镁溶液、3% 氯化钠溶液湿敷 20 ～ 30 分钟。

④手法复位将脱垂的肠管从肠造口回纳至肠腔内。

⑤避免腹压增高，加强宣教，告知患者肠梗阻和肠坏死的症状和体征，应立即就诊。

⑥反复脱垂回纳无效的严重病例，需要手术治疗，重建造口。

（6）造口旁疝是指与造口有关的腹壁切口疝，多发生在术后 2 年内，是肠造口术后最常见的并发症之一，早期或症状轻微者、肠造口旁疝直径小于 10 cm 且平卧时，肿块完全还纳及全身情况差、年老体弱的造口旁疝患者可使用造口弹力腹带进行保守治疗，选用一件式底盘柔软，顺应性好的造口袋，而症状严重，疝囊巨大的造口旁疝患者须及时转介给医生进行手术治疗。

（7）造口回缩为造口黏膜内陷低于皮肤表层，表现为造口下陷至腹部皮肤表面 0.5 cm 及以下，通常在术后 6 周发生。轻度肠造口回缩可使用凸面底盘及腰带进行处理，严重的造口回缩需要通过手术进行造口重建。

①宜选用垫高式造口工具，如凸面底盘配合腰带，加压于肠造口周围皮肤，使肠造口基部膨出，以利于排泄物排出；如造口位置不佳，不适宜使用凸面底盘者，可在局部使用补片或防漏条、防漏膏、防漏圈等垫高，可配合使用造口弹力腹带或腰带。

②肝硬化、腹腔积液患者不可使用垫高式造口用具，应选用一件式平面造口袋。

（8）造口皮肤黏膜分离是指肠造口黏膜缝线处的组织愈合不良，使肠造口处肠黏膜与腹壁皮肤的缝合处分离。分离可见开放性的伤口，属于肠造口术后早期并发症之一，多发生在术后 1 ～ 3 周。

①浅表分离：生理盐水彻底冲洗，纱布擦干，可局部使用皮肤保护粉或水胶体糊剂，以上步骤后再以防漏膏或补片遮盖，最后粘贴造口袋；宜选择一件式造口袋，每 2 ～ 3 天更换 1 次。

②较深的分离：生理盐水清洗创面后，可使用吸收能力强的藻酸盐敷料或亲水性纤维敷料处理后再以防漏膏或补片遮盖，最后粘贴造口袋。宜选择凸面造口底盘，并配合佩戴造口腰带或旁疝腹带。

③创面发生潜行：可考虑负压治疗。

2. 肠造口周围并发症的观察和护理

（1）刺激性（粪水性）皮炎。

①受累深度局限于表皮，仅仅是出现红斑。局部喷洒少量皮肤保护粉，并喷洒无痛保护膜，让皮肤形成保护屏障后粘贴造口袋。

②部分皮层损伤。渗出液少，可直接粘贴超薄型水胶体敷料或泡沫敷料。

③渗出量大，创面内层可使用藻酸盐或亲水性纤维敷料，外层再粘贴超薄型水胶体敷料或单纯使用泡沫敷料。肠造口周围宜使用防漏膏堵塞，避免排泄物的渗漏。

（2）过敏性（接触性）皮炎是指因特异体质对接触的造口用品过敏，患者出现皮肤瘙痒，皮肤接触部位出现红斑、丘疹、水肿、脱皮、水疱，范围与造口用品形状相同。去除过敏源，如过敏严重且原因不明时，可做过敏试验：剪一小块底板贴于患者耳后观察24小时，局部红、痒、痛为阳性，指导患者选择其他类型的造口用品。局部皮肤可外用类固醇药物，如地奈德乳膏，涂药30分钟后用清水洗净，拭干后贴造口袋。皮疹破溃、渗液明显者，先贴水胶体敷料，再贴造口底盘。如情况无明显好转，可请皮肤科诊治。

（3）机械性损伤指造口袋更换过程中黏胶在皮肤上反复撕脱、更换次数过频或用力过大所出现的表皮撕脱。揭除底盘费力时，切不可强硬揭除，可用湿棉球湿润造口袋边缘后慢慢揭除，亦可用剥离剂揭除。避免造口底盘更换过勤。

三、健康教育

（一）造口护理相关知识指导

（1）指导患者自我护理造口，采用示范—参与—自我护理的模式。根据造口底盘浸渍程度，确定造口袋更换的频率。

（2）指导患者咳嗽时注意用手保护造口，以预防造口旁疝、脱垂。

（3）指导患者观察造口及周围皮肤有无并发症。

（二）日常生活指导

（1）衣着：患者应避免穿紧身衣裤，以免摩擦或压迫造口。

（2）沐浴：患者术后体力恢复，伤口愈合即可沐浴。无论是粘贴或是脱下造口袋均能沐浴，避免用喷头直接冲洗造口。选用不含酒精、香精的沐浴液。

（3）旅行：患者术后体力恢复，即可外出旅游，携带比平时更大容量的造口袋。造口用品放在随身行李中，自备一瓶水，可在意外时冲洗用。

（4）性生活：只要手术没有对性功能造成损伤，完全可以正常进行性生活。

（5）锻炼和运动：选择力所能及的运动，如散步、太极拳等，避免剧烈运动及提重物以减少造口旁疝的发生。Miles术后患者3个月内避免下蹲，以免会阴部伤口裂开。

（6）饮食指导：患者饮食要营养均衡，少量多餐，循序渐进，定量进食，防止暴饮暴食。少进食易产气或易产异味的食物，避免进食易引起腹泻或便秘的食物，进食粗纤维食物应适量；回肠造口者避免进食难消化的食物，每天的饮水量至少2000 mL。

（7）工作与社交活动：可以恢复正常工作，积极参加社交活动，同时鼓励参加造口联谊会。

（8）定期复查：返院复查，术后 1 年从第 1 个月开始，连续 3 个月；以后每 3 个月 1 次；术后 2～3 年每 3～6 个月 1 次；以后每 6 个月至 1 年复诊 1 次，出现新症状者随时复查。

（9）造口的观察：观察造口黏膜的血运，造口周围皮肤的状况。

（10）购买合适的造口袋并妥善存放。

第三节　肠造口关闭术的护理

在一期手术行肠造口术后，待患者进食良好、营养状态恢复、一期吻合口愈合良好后，多数需要行造口还纳术。根据一期手术造口情况的不同，造口还纳术可大致分为横结肠造口还纳术、乙状结肠造口还纳术和末端回肠造口还纳术。

一、护理评估

（一）术前评估

（1）评估患者的一般状况，是否耐受二次手术。

（2）评估患者的造口远端肠管是否通畅。

（3）评估患者的造口及造口周围皮肤情况。

（4）评估患者的心理及社会支持状况。

（二）术后评估

（1）评估患者的生命体征及伤口情况。

（2）评估患者的腹部症状及肠功能恢复情况。

（3）评估有无术后并发症。

二、护理措施

（一）术前护理

1. 观察要点

（1）了解患者造口远端肠功能恢复情况，有无狭窄。

（2）观察患者灌肠后排便情况。

（3）患者造口周围皮肤有无炎症。

（4）患者有无贫血、消瘦、乏力，有无合并糖尿病、心肺疾病等。

2. 饮食护理

（1）术前采用营养风险筛查量表（NRS 2002）对患者进行营养风险评估，根据评估结果给予营养支持。

（2）指导患者进食高热量、高蛋白、易消化、少渣的食物，予肠内营养粉（液）补充营养。

3. 术前健康指导

（1）嘱患者注意休息、预防感冒，关注女性患者的月经情况。

（2）指导患者行提肛运动，吸气时肛门用力上提内收，维持肛门紧缩20秒后呼气放松，收紧和放松为1次，每组20次，每天4～5组。

4. 心理护理

耐心倾听患者主诉，疏导患者紧张焦虑的情绪，增强患者及其家属对治疗的信心。

5. 术前准备

（1）饮食。术前1天进流质饮食，术前6小时禁食、2小时禁饮，术前10小时予患者饮用碳水化合物饮品800 mL，术前2小时可饮用不超过400 mL功能饮料。

（2）肠道准备。

①入院后遵医嘱行造口远端灌肠及经肛门灌肠。造口远端灌肠：判断远端开口，双腔造口分为上下结构、左右结构。灌肠前须确定远端开口，排出大便为近端开口。石蜡油润滑指套，经造口远端探查肠管方向，置入已润滑的导尿管10～15 cm，遵医嘱缓慢滴入（或注入）生理盐水，注意观察排泄情况。在医生的指导下，遵医嘱经肛门灌肠：生理盐水注射液100 mL、轻质液状石蜡100 mL、开塞露80 mL混合，加入一次性灌肠袋内经肛门灌肠，如遇阻力则不可继续送入，避免损伤吻合口。

②术前1天19：00口服复方聚乙二醇电解质散溶液2000 mL（2000 mL温开水稀释复方聚乙二醇电解质散68.56 g，2包）以清洁肠道，1.5～2小时之内喝完，嘱患者多饮水、多走动并顺时针方向按摩腹部。整个肠道准备时间2～3小时，最后以排出清水样便达到肠道准备效果。如有不适或肠道准备效果欠佳，及时告知医生处理。肠梗阻患者遵医嘱进行肠道准备。

③备皮。范围为上至乳头连线、下至大腿上1/3处（包括会阴部），两侧至腋中线。

（二）术后护理

1. 观察要点

（1）患者的意识状态和生命体征、伤口情况。

（2）患者的腹胀、腹痛及肠功能恢复情况。

（3）有无吻合口瘘、切口感染、肠梗阻等并发症。

术后禁食期间予胃肠外营养，协助患者做好口腔护理，指导患者咀嚼口香糖，促进肠蠕动。恢复饮食后指导患者少量饮水，逐渐过渡到清流质、流质和半流质饮食，少量多餐，选择高热量、高蛋白、低脂肪、易消化的饮食。

2. 休息与活动

患者术后清醒且血压平稳则取半卧位并适量床上活动，指导其深呼吸、提肛训练、翻身、踝泵运动等，以促进血液循环，促进肠功能恢复，预防肺部并发症和下肢静脉血栓。帮助患者术后1天开始下床活动，建立每天活动目标，逐日增加活动量，以促进肠蠕动，防止肠粘连。

3. 用药护理

术后遵医嘱予预防性使用抗生素，根据患者疼痛评分结果动态评估并采取多模式镇痛措施。使用镇痛泵的患者根据疼痛评分指导患者正确自控镇痛，观察术后药物不良反应。

4. 安全护理

加强风险评估，指导患者预防跌倒/坠床、压力性损伤、管道滑脱、血栓形成等，予保护措施及警示标识。

5. 心理护理

做好心理疏导，增强患者术后康复的信心。

6. 术后常见并发症的护理

（1）吻合口瘘。

①临床表现：多发生在术后3～5天。患者出现发热、腹痛、腹胀，可有明显腹膜炎体征。引流管可观察到混浊液或粪性液。外周血的白细胞计数升高。

②处理原则：予禁食、肠外静脉营养支持，使用有效抗生素及生长抑素，取半卧位，必要时急诊手术。

（2）切口感染。

①临床表现：局部红、肿、热、痛，伤口渗液多，渗液有异味，愈合不良。

②处理原则：加强换药，充分引流，彻底清创，必要时使用功能性敷料。

（3）肠梗阻。

①临床表现：腹胀、腹痛、恶心呕吐、肛门停止排便排气。

②处理原则：予禁食禁饮、胃肠减压、抗炎、补液，纠正水电解质酸碱平衡失调，防止感染和中毒，予肠外营养支持，必要时急诊手术。

三、出院指导

（1）嘱患者注意休息，保持心情舒畅，避免劳累。

（2）嘱患者加强营养，进食高热量、高蛋白、低脂肪、富含维生素、易消化饮食；术后3周逐渐过渡到普食；忌辛辣、刺激性食物，多饮水，保持大便通畅。

（3）嘱患者如伤口愈合不良，出现腹痛、腹胀，肛门停止排气、排便等不适症状，及时就诊。

（4）指导患者行提肛运动，吸气时肛门用力上提内收，维持肛门紧缩20秒后呼气放松，收紧和放松为1次，每组20次，每天4～5组。若有术后出现大便次数增多者，需要特别注意保持肛周皮肤清洁干燥。

第四节　肠梗阻的护理

肠梗阻指任何原因引起的肠内容物通过障碍引起的疾病。

一、护理评估

（一）术前评估

（1）评估患者的生命体征。

（2）评估患者的肛门排便、排气情况。

（3）评估患者的腹部情况（有无腹胀、腹痛、压痛、反跳痛、腹肌紧张）、尿量、呕吐物的性质及量。

（4）评估患者的胃管是否通畅，胃液的性质和量。

（5）评估患者的病情有无急骤变化，有无绞窄性梗阻的变化。

（二）术后评估

（1）评估患者的生命体征及伤口情况。

（2）评估患者腹部（有无腹痛、腹胀）及肠功能恢复的情况（肛门有无排气、排便）。

（3）评估患者造口黏膜的血运，有无造口并发症。

（4）评估患者有无术后并发症。

二、护理措施

（一）术前护理

1. 观察要点

（1）腹部症状和体征：腹胀、腹痛、恶心呕吐，肛门停止排便、排气。如有呕吐，取坐位或头偏一侧，及时清除口腔内呕吐物，以免误吸。呕吐后予漱口，保持口腔清洁。观察和记录呕吐物颜色、形状和量。

（2）患者出现病情急骤变化时，观察有无绞窄性肠梗阻、肠穿孔及感染性休克的症状。应及时通知医生进一步检查，以判断有无绞窄性肠梗阻，如为绞窄性肠梗阻须行急诊手术，应在短时间内做好术前准备。

2. 饮食护理

予禁饮、禁食，必要时行胃肠减压。

3. 用药护理

予肠外营养支持，抗炎补液、抑酸抑酶等治疗，维持患者体内酸碱平衡，防止水、电解质紊乱，观察药物不良反应。

4. 心理护理

了解患者心理状态，向患者介绍疾病相关知识和手术治疗的必要性及肠造口的相关知识，使患者能更好地配合手术治疗和护理。

5. 肠道准备

不完全性肠梗阻患者遵医嘱口服缓泻剂（乳果糖、轻质液状石蜡、番泻叶）或石蜡油灌肠；完全性肠梗阻患者慎行肠道准备。

6. 健康指导

（1）指导患者禁饮、禁食，告知静脉补液及胃肠减压的目的及必要性。

（2）告知患者若腹胀、腹痛症状加重，及时通知医护人员。

（3）如须行急诊手术，完善术前准备。

（二）术后护理

1. 观察要点

（1）患者的意识状态和生命体征、伤口情况。

（2）患者有无腹胀、腹痛症状，有无排便、排气，了解肠功能恢复情况。

（3）观察并记录引流管是否通畅，引流液的颜色、性状和量。

（4）有无术后并发症，如吻合口出血、切口感染、肠粘连、肠梗阻、吻合口瘘。

2. 饮食护理

术后禁食期间予胃肠外营养，协助患者做好口腔护理，指导患者咀嚼口香糖，以促进肠蠕动。恢复饮食后指导患者少量饮水，逐渐过渡到清流质饮食、流质饮食和半流质饮食，少量多餐，选择高热量、高蛋白、低脂肪、易消化的饮食。

3. 休息与活动

患者术后清醒且血压平稳，取半卧位并适量床上活动，指导患者深呼吸、翻身、踝泵运动等，以促进血液循环，促进肠功能恢复，预防肺部并发症和下肢静脉血栓形成。帮助患者术后 1 天开始下床活动，建立每天活动目标，逐日增加活动量，以促进肠蠕动，防止肠粘连。

4. 用药护理

遵医嘱予静脉补液、抗炎、抑酸抑酶等治疗，并予肠外营养支持，以维持患者体内酸碱平衡，防止水、电解质紊乱。术后根据患者疼痛评分结果动态评估并采取多模式镇痛措施，遵医嘱使用镇痛药，观察药物不良反应。

5. 安全护理

加强风险评估，指导患者预防跌倒 / 坠床、压力性损伤、管道滑脱等注意事项，予保护措施及警示标识。

6. 心理护理

加强对患者的心理护理，告知患者及其家属疾病术后相关健康指导，减轻患者的焦虑情绪。

7. 并发症护理

（1）腹腔内感染及肠瘘：观察患者腹痛、腹胀症状是否改善，肛门恢复排气、排便的时间等。如腹腔引流管周围流出液体带粪臭味，同时患者出现局部腹膜炎或弥漫性腹膜炎的表现，应警惕腹腔内感染或肠瘘的可能。遵医嘱予营养支持和抗感染治疗，局部双套管负压冲洗引流，引流不畅或感染不能局限须再次手术治疗。

（2）肠梗阻：术后胃肠道处于暂时麻痹状态、腹腔炎症、重新粘连而导致。再次出现腹胀、恶心、呕吐、肛门停止排气排便，则提示肠梗阻。遵医嘱予禁食，胃肠减压，纠正水、电解质及酸碱平衡，防治感染，必要时可行针灸理疗辅助治疗。

三、健康教育

（一）疾病知识指导

告知患者和家属肠梗阻的临床表现，予造口护理相关知识指导。

（二）出院指导

（1）嘱患者注意休息，保持心情舒畅，避免劳累。

（2）嘱患者加强营养，进高热量、高蛋白、低脂肪、富含维生素、易消化的饮食，术后3周逐渐过渡到普食；忌辛辣、刺激性食物，多饮水，保持大便通畅。

（3）嘱患者如伤口愈合不良，出现腹痛、腹胀，肛门停止排气、排便等不适症状，及时就诊。

（4）嘱患者定期复查：术后2年内每3个月复查1次，2～5年每6个月复查1次，5年后每年复查1次。遵医嘱指导患者行术后综合治疗。

第五节　肠息肉的护理

肠息肉是一类从黏膜表面突出到肠腔内的隆起状病变的临床诊断。肠息肉可发生在肠道的任何部位。息肉为单个或多个，有蒂或无蒂，直径为数毫米到数厘米。

一、护理评估

（一）术前评估

（1）评估患者的家族史、生活习惯。

（2）评估患者的腹部情况（有无腹痛、腹胀）及排便情况（大便性质改变、黏液血便）。

（3）评估患者的营养状况、贫血程度。

（4）评估患者的心理状态及社会、家庭支持情况。

（二）术后评估

（1）评估患者的排便情况，有无血便。

（2）评估患者的腹部体征，有无剧烈腹胀、腹痛、腹肌紧张。

（3）评估患者的心理状态。

二、护理措施

（一）术前护理

1. 观察要点

（1）排便情况：有无便血、黏液便或黏液血便、里急后重、便秘或排便次数增多。

（2）密切观察病情：有无腹胀、腹痛，腹痛有无加剧。

（3）营养支持及纠正贫血的效果。

（4）患者肠道准备情况。

2. 术前准备

（1）饮食护理。遵医嘱术前进少渣、半流质饮食，术前 6 小时禁食、2 小时禁饮。

（2）肠道准备。肠镜检查前 6 小时禁食，4～5 小时口服复方聚乙二醇电解质散溶液 2000 mL（2000 mL 温开水稀释复方聚乙二醇电解质散 68.56 g，2 包）以清洁肠道，1.5～2 小时之内喝完，嘱患者多饮水、多走动并顺时针方向按摩腹部。整个肠道准备时间 2～3 小时，最后以排出清水样便达到肠道准备效果。如有不适或肠道准备效果欠佳，及时告知医生处理。

3. 心理护理

告知患者肠镜检查和治疗是一种方便、安全、有效的常见诊疗手段。给予患者心理支持，做好心理疏导，增强信心，减轻患者焦虑情绪。

（二）术后护理

1. 观察要点

（1）患者有无活动性出血、呕血、便血。如有出血，给予止血。根据出血量进行相应处理，必要时急诊内镜下止血及使用止血药。

（2）患者有无剧烈腹胀、腹痛及腹膜刺激症状，如有，提示肠穿孔的可能。

（3）患者有无血压、心率等生命体征的改变。

2. 饮食护理

（1）肠镜下息肉切除术：待麻醉药或镇静药的药效消退后方可进少渣饮食。7 天内忌食粗糙的食物及干硬刺激性食物，禁烟酒。如遇便秘可遵医嘱服用缓泻剂。

（2）经肛门息肉切除术：遵医嘱暂禁食 2 天，观察有无解血便，无腹胀、腹痛后予温凉流质饮食，逐渐过渡到清淡、易消化的普食。1 个月内忌食辛辣、刺激性食物，忌烟酒、浓茶、咖啡。

3. 休息与活动

肠息肉切除后，嘱患者卧床休息 6 小时，以减少出血并发症。避免紧张、情绪激动和过度活动，保证充足的睡眠和休息。

4. 安全护理

加强风险评估，指导患者预防跌倒、坠床等，予保护措施及警示标识。

5. 心理护理

给予心理疏导，告知患者及其家属疾病术后相关注意事项，减轻患者的焦虑情绪。

三、健康教育

（一）疾病知识指导

指导患者和家属了解肠息肉的相关知识，告知家属行电子肠镜筛查的必要性。

（二）出院指导

（1）嘱患者多食新鲜蔬菜、水果等含膳食纤维高的食物，避免油炸、烟熏和腌制的食物。

（2）嘱患者保持健康的生活方式，增加体育锻炼，增强免疫力，戒烟酒。

（3）嘱患者7天后返院领取或电话查询病理结果。

（4）随访：单个腺瘤性息肉切除，术后1年随访复查，检查呈阴性者每3年随访复查1次。多个腺瘤切除或腺瘤大于20 mm伴不典型增生，则术后6个月随访复查1次，阴性者以后每年随访复查1次，连续2次呈阴性者改为3年随访复查1次，随访时间不少于15年。

第六节　家族性肠息肉病的护理

家族性肠息肉病又称家族性腺瘤性息肉病，其与遗传因素有关，是一种常染色体显性遗传性疾病，有高度癌变倾向，为癌前病变之一。

一、护理评估

（一）术前评估

（1）评估患者的家族史。

（2）评估患者排便情况：有无稀便、排便次数增多、黏液血便、腹痛。

（3）评估患者的肠镜检查情况。

（4）评估患者的全身营养状况。

（5）评估患者的心理状态及社会、家庭支持情况。

（二）术后评估

（1）评估患者的排便情况（有无大便次数增多）、肛周皮肤情况。

（2）患者有无腹痛、腹胀及肠功能恢复情况。

（3）引流液的颜色、性质和量。

（4）患者肛门排气、排便情况。

（5）患者术后有无出血、吻合口瘘、吻合口狭窄、储袋炎等并发症。

二、护理措施

（一）术前护理

1. 观察要点

（1）患者的生命体征。

（2）患者有无稀便、排便次数增多、黏液血便、腹痛。

（3）患者的贫血程度，及时纠正贫血。

（4）患者的肠道准备情况、肠镜检查结果。

2. 术前准备

（1）饮食护理：遵医嘱术前进少渣、半流质饮食，术前 6 小时禁食、2 小时禁饮。

（2）肠道准备：术前 1 天 19：00 口服复方聚乙二醇电解质散溶液 2000 mL（2000 mL 温开水稀释复方聚乙二醇电解质散 68.56 g，2 包），以清洁肠道，肠道准备时间 2～3 小时，最后以排出清水样便达到肠道准备效果。如有不适或肠道准备效果欠佳，及时告知医生处理。

（3）行造口手术者术前造口定位同本章第二节肠造口的护理之术前准备。

（4）备皮：范围为上至乳头连线、下至大腿上 1/3 处（包括会阴部），两侧至腋中线，及肛周皮肤准备，注意清洗脐部。

3. 心理护理

告知患者肠镜检查目的、检查体位、术中配合方法。给予心理支持，做好心理疏导，增强信心，减轻患者焦虑情绪。

（二）术后护理

1. 观察要点

（1）患者的生命体征、伤口情况。

（2）患者有无大便次数增多，肛周皮肤情况。

（3）患者有无腹痛、腹胀，观察肠功能恢复情况，肠造口者观察造口黏膜血运情况。

（4）患者各引流管是否通畅，引流液的颜色、性质和量，特别注意保持肛管通畅，避免扭曲受压，注意肛门排气、排便情况。

（5）患者术后有无出血、吻合口瘘、吻合口狭窄、储袋炎等并发症。

2. 饮食护理

术后 1 天指导患者咀嚼口香糖，以促进肠蠕动。遵医嘱指导患者少量饮水，逐渐过渡到清流质、流质和半流质饮食，少量多餐；指导患者选择高热量、高蛋白、低脂肪、易消化的食物。

3. 休息与活动

（1）患者术后清醒且血压平稳，予半卧位或适量在床活动，有利于呼吸、引流和减轻疼痛。卧床期间，协助患者每两小时在床上翻身，指导家属帮助患者按摩四肢，行踝泵训练，以预防肺部感染及下肢深静脉血栓的形成。帮助患者术后1天开始下床活动，建立每天活动目标，逐日增加活动量，以促进肠蠕动，防止肠粘连。

（2）肛门功能锻炼。

①缩肛训练：术前指导患者学会吸气时收缩盆底肌和肛门括约肌，呼气时放松，术后7天后开始做肛门舒缩运动。

②排便反射训练：按患者术前排便时间和习惯，无论有无便意均定时如厕排便。

③提肛运动：指导患者下蹲时放松肛门，站立时用力缩紧肛门。

4. 术后并发症护理

（1）出血的护理。

①临床表现：通常在术后24～48小时内出现，表现为引流管排出血液或肛门解血便，患者脸色苍白、出冷汗、血压下降等。

②出血的评价指标：详见本章第一节结直肠癌的护理之术后常见并发症的临床表现及护理。

③处理原则：立即报告医生，遵医嘱使用止血药物、输血，监测血象变化。保守治疗无效时，应及时手术。

（2）肛周粪性皮炎的护理。

①临床表现：因术后大便次数增多，肛周皮肤红肿、疼痛、破溃。

②处理：指导患者大便后用软毛巾温水清洗肛周皮肤，并保持干燥，使用造口护肤粉、液体敷料或鞣酸软膏保护肛周皮肤。

（3）吻合口瘘。

①临床表现：多发生在术后3～5天，患者可出现发热、腹痛；引流管可观察到混浊液或粪液；腹胀、可有明显腹膜炎体征；外周血白细胞计数升高。

②处理原则：遵医嘱禁食，予半卧位，使用有效抗生素及生长抑素，可行盆腔持续冲洗负压吸引，同时予肠外静脉营养支持，必要时急诊手术。

（4）吻合口狭窄。主要与吻合口血供、吻合口肠壁厚度、吻合器型号、盆底肌群的影响及吻合口瘘等原因相关。观察患者有无肠梗阻症状。

（5）储袋炎。为回肠储袋肛管吻合术后最常见的远期并发症，主要表现为储袋功能不良，排便次数增多，便质稀烂、里急后重、大便失禁等。处理同肛周粪性皮炎的护理。

5. 用药护理

根据患者疼痛评分结果动态评估，并采取多模式镇痛措施。根据疼痛评分指导患者正确自控镇痛，观察术后药物不良反应。

6. 安全护理

加强风险评估，指导患者预防跌倒/坠床注意事项，床头铃及个人经常使用物品置于床头柜患者伸手可及处，予保护措施及警示标识。

7. 心理护理

加强对患者的心理护理，有针对性地给予心理疏导，告知患者及其家属疾病术后健康指导，减轻患者的焦虑情绪。

三、健康教育

（一）疾病知识指导

指导患者及其家属了解家族性肠息肉病的病因及临床表现，告知其直系亲属定期行电子肠镜检查的重要性，早发现、早治疗。

（二）出院指导

（1）指导患者合理饮食、稳定情绪，多饮水，选择清淡、无刺激、易消化的饮食。

（2）嘱患者保持肛周皮肤清洁干燥，建立健康的生活方式，保持大便通畅。

（3）指导患者出院后继续肛门功能锻炼，养成定时排便的习惯。

（4）嘱患者定期复查，术后每6个月须门诊复查电子肠镜检查。如有恶变，出院后2年内每3个月复查1次，2～5年每6个月复查1次，持续5年，5年后每年复查1次；预防性回肠造口患者术后2～3月返院复查，拟行造口关闭术。

第七节　痔的护理

痔是内痔、外痔、混合痔的合称。内痔是肛垫的支持结构、静脉丛及动静脉吻合支发生病理性改变或移位。外痔是齿状线远侧皮下静脉丛的病理性扩张或血栓形成。混合痔指内痔通过丰富的静脉丛吻合支和相应部位的外痔相互融合。

一、护理评估

（一）术前评估

（1）评估患者有无血便及痔脱出情况。

（2）评估患者有无贫血。

（3）评估患者的心理状态及社会支持情况。

（4）评估术前肠道的准备情况。

（二）术后评估

（1）评估患者术后生命体征，伤口有无出血。

（2）评估患者是否能自主排尿。

（3）评估患者疼痛状况。

二、护理措施

（一）术前护理

1. 观察要点

（1）患者的生命体征、疼痛情况。

（2）患者有无血便、痔脱出的情况。

（3）患者有无贫血，及时纠正贫血。

2. 饮食护理

患者入院后进少渣、半流质饮食，多饮水。肠道准备后可进清亮流质饮食，术前2小时禁饮。

3. 心理护理

向患者解释手术的必要性和手术配合的注意事项，加强心理疏导，缓解其焦虑情绪。

4. 术前准备

（1）肠道准备：术前1天19：00口服复方聚乙二醇电解质散溶液2000 mL（2000 mL温开水稀释复方聚乙二醇电解质散68.56 g，2包），以清洁肠道，1.5～2小时喝完，嘱患者多饮水、多走动并顺时针方向按摩腹部。整个肠道准备时间2～3小时，最后以排出清水样便达到肠道准备效果。如有不适或肠道准备效果欠佳，及时告知医生处理。

（2）肛周皮肤准备：术前1天做好肛周皮肤的备皮。

（二）术后护理

1. 观察要点

（1）注意患者的生命体征。

（2）注意观察排尿情况，若出现尿潴留，可采取热敷、按摩下腹部或听流水声等方法诱导排尿，鼓励患者自主排尿，必要时遵医嘱予导尿。

（3）注意观察术后患者有无出血、疼痛、肛缘水肿等。

2. 休息与活动

根据麻醉方式采取相应体位，协助患者床上解小便，术后6小时可适当下床活动，注意休息。

3. 饮食护理

术后6小时予进流质或半流质饮食，避免辛辣、刺激性食物。

4. 疼痛护理

多因肛周末梢神经丰富，或括约肌痉挛、排便时粪便对伤口的刺激、敷料堵塞过度而导致疼痛。评估疼痛的原因，给予患者人文关怀及相应处理，如予镇痛药、去除填塞敷料等。

5.肛周皮肤护理

嘱患者保持肛周皮肤清洁干燥，术后 1 天下午遵医嘱指导患者用 1∶5000 的高锰酸钾溶液温水坐浴，每天 3 次，每次 3 ～ 5 分钟。每次大便后清洗肛周，以达到清洁、消炎、镇痛的作用。

6.用药指导

指导患者及其家属正确使用药物，并告知药物的作用、用法及不良反应。

7.安全护理

患者因麻醉及手术影响而有发生头晕、跌倒、伤口出血的风险，如厕或下床活动时须有人陪伴，预防跌倒，指导患者预防跌倒 / 坠床，予保护措施及警示标识。

8.心理护理

加强对患者的心理护理，给予心理疏导，告知患者及其家属疾病术后相关健康指导，减轻患者焦虑情绪。

三、健康教育

（一）疾病知识指导

告知患者及其家属肛管疾病发病原因、临床表现，使患者积极配合治疗原发病，预防并发症。

（二）出院指导

（1）指导患者多饮水，禁烟酒，选择清淡、富含膳食纤维的饮食。

（2）嘱患者继续使用 1∶5000 的高锰酸钾溶液温水坐浴，每天 3 次，大便后增加清洗次数，每次 3 ～ 5 分钟，持续 3 ～ 4 周，保持肛周皮肤清洁干燥。

（3）嘱患者保持大便通畅，积极预防、治疗便秘，养成定时排便、便后清洗的习惯。

（4）嘱患者加强锻炼，指导患者做肛提肌功能训练，每次 15 分钟，每天 2 次，促进术后康复。

（5）嘱患者伤口愈合后可以恢复正常工作、生活，但要避免久站、久坐。排便时尽量减少久蹲及过度用力。

（6）术后复查：术后 2 周门诊复诊。

第八节　肛瘘的护理

肛瘘指肛管周围的肉芽肿性管道，由内口、瘘管、外口 3 个部分组成。

一、护理评估

（一）术前评估

（1）评估患者肛门周围皮肤的刺激症状、有无肛周脓肿病史。

（2）评估患者疼痛状况。

（3）评估患者的心理状态及社会支持状况。

（4）评估患者术前 1 天肠道准备情况。

（二）术后评估

（1）评估患者生命体征、伤口情况。

（2）评估患者排尿情况，是否自主排尿，有无尿潴留。

（3）评估患者疼痛状况。

二、护理措施

（一）术前护理

1. 观察要点

观察肛门周围皮肤有无潮湿、瘙痒、湿疹。

2. 饮食护理

患者入院后进少渣、半流质饮食，肠道准备后可进清亮流质饮食，术前 2 小时禁饮。

3. 心理护理

向患者解释手术的必要性并告知手术配合的注意事项，加强心理疏导，减轻患者焦虑情绪。

4. 术前准备

（1）肠道准备：术前 1 天 19∶00 口服复方聚乙二醇电解质散溶液 2000 mL（2000 mL 温开水稀释复方聚乙二醇电解质散 68.56 g，2 包）以清洁肠道，1.5～2 小时喝完，嘱患者多饮水、多走动并按摩腹部。整个肠道准备时间 2～3 小时，最后以排出清水样便达到肠道准备效果。如有不适或肠道准备效果欠佳，及时告知医生处理。

（2）皮肤准备：术前 1 天做好肛周皮肤的准备。

（二）术后护理

1. 观察要点

（1）观察患者生命体征和伤口情况。

（2）观察排尿情况，若出现尿潴留，可采取热敷、按摩下腹部或听流水声等方法诱导排尿，鼓励患者自主排尿，必要时遵医嘱予导尿。

（3）患者术后有无出血、切口感染症状。

2. 休息与活动

根据麻醉方式采取相应体位，协助患者床上解小便，术后 6 小时可适当下床活动，注意休息。

3. 饮食护理

术后 6 小时进流质饮食或半流质饮食，避免辛辣、刺激性食物。

4. 疼痛护理

多因肛周末梢神经丰富，或括约肌痉挛、排便时粪便对伤口的刺激、敷料堵塞过度导致疼痛。评估疼痛的原因，给予患者人文关怀及相应处理，如予使用镇痛药、去除填塞敷料等。

5. 用药指导

指导患者及其家属正确使用药物，并告知药物的作用、用法及不良反应。

6. 肛周皮肤护理

嘱患者保持肛周皮肤清洁干燥，术后 1 天下午遵医嘱指导患者用 1 : 5000 的高锰酸钾溶液温水坐浴，每天 3 次，大便后增加清洗次数，每次 5 分钟，以达到清洁、消炎、镇痛的作用。

7. 安全护理

患者因麻醉及手术影响有发生头晕、跌倒、伤口出血的风险，如厕或下床活动时应有人陪伴，预防跌倒，指导患者预防跌倒 / 坠床，予保护措施及警示标识。

8. 心理护理

加强对患者的心理护理，给予心理疏导，告知患者及其家属疾病术后相关健康指导，减轻患者的焦虑情绪。

三、健康教育

（一）疾病知识指导

告知患者和家属肛瘘发病原因、临床表现，以及疾病相关并发症的知识。

（二）出院指导

（1）指导患者多饮水，禁烟酒，选择清淡、富含膳食纤维的饮食。

（2）嘱患者继续用 1 : 5000 的高锰酸钾溶液温水坐浴，每天 3 次，每次大便后增加清洗次数，每次 5 分钟，持续 3 ～ 4 周，注意保持肛周皮肤清洁干燥。

（3）嘱患者保持大便通畅，积极预防、治疗便秘，养成每天定时排便、便后清洗的习惯。

（4）嘱患者加强锻炼，指导患者做肛提肌功能训练，每次 15 分钟，每天 2 次，以促进术后康复。

（5）指导患者观察伤口有无出血、愈合不良、溢脓、溢液，肛门部潮湿、瘙痒等症状，有无出现复发、肛门失禁、肛门慢性湿疹、肛门畸形、肛瘘癌变等并发症，如有不适，及时随诊。

（6）术后复查：术后 2 周门诊复诊，肛瘘挂线术后每周门诊复查 1 次。

第九节 直肠肛管周围脓肿的护理

直肠肛管周围脓肿指直肠肛管周围软组织或其周围间隙发生急性化脓性感染，并形成脓肿。

一、护理评估

（一）术前评估

（1）评估患者有无高热，是否有全身感染症状。

（2）评估肛周局部红、肿、热、痛程度，有无波动感。

（3）评估患者的心理状态及社会支持状况。

（二）术后评估

（1）评估患者的生命体征，伤口有无出血。

（2）评估患者的自主排尿情况。

（3）评估患者的疼痛程度。

二、护理措施

（一）术前护理

1. 观察要点

（1）患者的生命体征。

（2）患者的肛周皮肤有无红、肿、热、痛，有无波动感。

2. 饮食护理

入院后告知患者可进清亮流质饮食，术前 2 小时禁饮。

3. 心理护理

向患者解释手术的必要性并告知手术配合的注意事项，加强心理疏导，缓解焦虑情绪。

4. 急诊术前准备

完善相关检查及肛周皮肤准备。

（二）术后护理

1. 观察要点

（1）观察患者的生命体征，伤口情况。

（2）注意观察排尿情况，若出现尿潴留，可采取热敷、按摩下腹部或听流水声等方法诱导排尿，鼓励患者自主排尿，必要时遵医嘱予导尿。

（3）观察患者有无发热，肛周肿胀、脓肿有无扩散。

（4）观察术后患者有无出血、伤口愈合不良等并发症。

2. 休息与活动

根据麻醉方式采取相应体位，协助患者床上解小便，术后 6 小时可适当下床活动，注意休息。

3. 饮食护理

术后 6 小时进流质或半流质饮食，避免辛辣、刺激性食物。

4. 疼痛护理

多因肛周末梢神经丰富，或括约肌痉挛、排便时粪便对伤口的刺激、敷料堵塞过度导致疼痛。评估疼痛的原因，给予患者人文关怀及相应处理，如使用镇痛药、去除填塞敷料等。

5. 肛周皮肤护理

嘱患者保持肛周皮肤清洁干燥，术后 1 天下午遵医嘱指导患者用 1∶5000 的高锰酸钾溶液温水坐浴，每天 3 次，大便后增加清洗次数，每次 3～5 分钟，以达到清洁、消炎、镇痛的作用。

6. 用药指导

指导患者及其家属正确使用药物，并告知药物的作用、用法及不良反应。

7. 安全护理

患者因麻醉及手术影响有发生头晕、跌倒、伤口出血的风险，如厕或下床活动时应有人陪伴，预防跌倒，指导患者预防跌倒 / 坠床注意事项，予保护措施及警示标识。

8. 心理护理

加强对患者的心理护理，给予心理疏导，告知患者及其家属疾病术后相关健康指导，减轻患者焦虑情绪。

三、健康教育

（一）疾病知识指导

告知患者和家属肛周脓肿发病原因、临床表现，预防肛瘘发生相关知识。

（二）出院指导

（1）指导患者多进蔬菜、水果、蜂蜜等食物，避免辛辣、刺激性食物，禁烟酒。

（2）指导患者继续使用 1∶5000 的高锰酸钾溶液温水坐浴，每天 3～4 次，每次 5 分钟，持续 3～4 周，注意保持肛周皮肤清洁干燥。

（3）嘱患者保持大便通畅，养成定时排便、便后清洗的习惯。

（4）指导患者注意有无发热，有无出血、伤口愈合不良，局部皮肤有无溢脓、溢液、肿痛、瘙痒等症状，如有及时就诊。

（5）指导患者复查：术后2周门诊复诊。

第十节　会阴部坏死性筋膜炎的护理

坏死性筋膜炎是一种广泛而迅速的皮下组织和筋膜坏死为特征的软组织感染，常伴有全身脓毒症休克，是多种细菌的混合感染，主要是化脓性链球菌和金黄色葡萄球菌等需氧菌。只损害皮下组织和筋膜，不累及感染部位的肌肉组织是本病重要特征。坏死性筋膜炎多见于会阴、腹部、四肢等部位，其感染发展迅速，很快可能进展为感染性休克，病死率可高达32.2%。其中，会阴部坏死性筋膜炎是一种以肛周和会阴三角区筋膜坏死为特征的暴发性感染性疾病。

一、护理评估

（一）术前评估

（1）评估患者的意识及生命体征。

（2）评估患者会阴部局部疼痛、肿胀、皮肤发红等情况。

（3）评估患者的辅助检查结果，尤其是CT、炎性指标等。

（4）评估患者的心理状态及社会支持状况。

（二）术后评估

（1）评估患者意识及生命体征。

（2）评估患者创面的颜色，分泌物的性质、气味、量及颜色，观察创面溃烂皮肤是否向周围组织蔓延。

（3）监测患者血糖、血常规、降钙素原、超敏C反应蛋白等炎性指标。

（4）评估患者营养状况及全身症状。

（5）评估患者的心理及社会支持状况。

二、护理措施

（一）术前护理

1.观察要点

（1）观察意识、生命体征情况，有无高热、心率快、血压低等感染性休克症状。

（2）观察患者会阴部局部疼痛、肿胀、皮肤发红、破溃等情况。

2. 饮食指导

指导患者禁食、禁饮，给予静脉补液。

3. 用药护理

遵医嘱予抗生素，注意观察药物的不良反应。

4. 心理护理

坏死性筋膜炎病情进展快，症状严重，患者担忧手术对日后生活质量和工作产生不良影响，应与患者加强沟通，提高其依从性，积极配合手术。

5. 术前准备

完善急诊术前准备。

（二）术后护理

1. 观察要点

（1）观察患者意识，监测生命体征、血糖、出入量。

（2）观察创面渗血、渗液或污染情况。

（3）观察创面溃烂皮肤是否向周围组织蔓延。

（4）观察患者有无感染、感染性休克、败血症和脓毒血症，密切监测血象。

2. 饮食护理

患者术后禁食期间予肠外营养，必要时输血或人血白蛋白；进食后予高热量、高蛋白、富含维生素、易消化饮食。

3. 休息与活动

患者术后清醒且血压平稳予半卧位。患者卧床期间，定期协助其翻身，行踝泵训练，指导家属按摩患者四肢，以预防下肢深静脉血栓的形成。鼓励患者早期下床活动。

4. 用药护理

遵医嘱给予大剂量抗生素治疗，应用原则为早期、广谱、足量、联合用药，注意药物不良反应及用药效果。伤口换药前，遵医嘱予镇痛药。

5. 安全护理

加强风险评估，指导患者预防跌倒／坠床、压力性损伤等，予保护措施及警示标识。

6. 心理护理

加强对患者的心理护理，有针对性地给予心理疏导，给予患者及其家属疾病术后相关健康指导，减轻患者焦虑情绪。

7. 其他

（1）伤口渗液及时更换敷料，保持床单位干净、整洁。

（2）做好患者大小便管理，防止污染创面。

（3）做好消毒隔离，病房定期通风，接触患者前后洗手。

三、健康教育

（一）疾病知识指导

告知患者及其家属坏死性筋膜炎的发病原因、临床表现，以及早期治疗的重要性。

（二）出院指导

（1）嘱患者注意休息，加强营养，避免进辛辣、刺激性食物，戒烟酒，控制血糖。

（2）指导和鼓励患者活动，行提肛运动，促进康复。

（3）嘱患者注意保持会阴部皮肤、床单及衣物清洁。

（4）指导患者及其家属观察创面及周围组织有无肿胀、疼痛等情况，遵医嘱使用 1：5000 高锰酸钾溶液坐浴及冲洗创面直至愈合，不适时随诊。

第六章　血管外科疾病护理常规

第一节　深静脉血栓的护理

深静脉血栓是指血液在深静脉腔内不正常凝结，阻塞静脉腔，导致静脉回流障碍。

一、护理评估

（一）术前评估

（1）评估患者深静脉血栓形成的病因。

（2）评估患者血液生化指标、血管 B 超及肺功能情况。

（3）评估患者患侧肢体肿胀、疼痛情况，血运、感觉、活动情况。

（4）评估患者有无肺栓塞并发症。

（5）评估患者心理状态及社会、家庭支持情况。

（6）评估患者对深静脉血栓疾病的了解情况。

（二）术后评估

（1）评估患者的手术方式、术中情况。

（2）评估患者术后意识状态、生命体征及伤口或穿刺点情况。

（3）评估患者溶栓导管固定、通畅情况。

（4）评估患者患侧肢体肿胀、疼痛情况，血运、感觉、活动情况。

（5）评估患者有无出血、肺栓塞等并发症。

二、护理措施

（一）术前护理

1. 观察要点

（1）观察患者下肢的肿胀、疼痛、皮温、感觉、活动及足背动脉搏动情况。每天用皮尺测量患肢周径并记录（一般选择髌骨上 15 cm 和髌骨下 10 cm 处，以便进行对比评估），观察水肿消退情况。

（2）严密观察患者生命体征的变化；观察患者有无呼吸困难、胸痛、咯血、咳嗽、晕厥等症状；监测血气分析，动态观察有无肺栓塞的发生。

2. 饮食及生活护理

（1）如病情允许，予低脂肪、高纤维、易消化食物，多饮水，避免血液黏稠度增高。

（2）严格禁烟，避免因烟草中的尼古丁引起血管收缩，影响患肢的血液循环。

（3）保持大便通畅，避免腹压增高影响下肢静脉回流。

3. 休息与活动

（1）急性期患者应卧床休息，10～14天后可下床活动。

（2）慢性下肢深静脉血栓形成的患者无须卧床休息，应适度活动及穿弹力袜进行腿部加压，以加速消除患肢肿胀和疼痛。

4. 患肢护理

（1）卧床期间抬高患肢，使其高于心脏水平20～30 cm，膝关节微屈，以促进静脉回流，减轻肿胀，健侧肢体进行踝泵运动。

（2）严禁按摩患肢，以免造成血栓脱落，发生肺栓塞危及生命。严禁冷敷、热敷患肢，以免血管收缩，影响循环或造成皮肤损伤。

5. 用药护理

抗凝溶栓期间，注意观察患者穿刺点、皮肤、黏膜、消化道、泌尿道、牙龈及全身有无出血的发生。

6. 心理护理

因肢体疼痛、肿胀，担心预后，长期卧床等，易导致患者情绪抑郁。医护人员应向患者讲解疾病有关知识，增强其自信心，使之积极配合治疗，共同建立良好的护患关系。

（二）术后护理

1. 观察要点

（1）观察患者生命体征，下肢的肿胀、疼痛、皮温、感觉、活动及足背动脉搏动情况。每天测量并记录患者的周径，并与健侧比较，以判断疗效。

（2）注意观察患者穿刺点、皮肤、黏膜、消化道、泌尿道、牙龈及全身有无出血的发生。

（3）滤器置入术后仍有发生肺栓塞的可能，应注意观察患者有无呼吸困难、胸痛、咯血、咳嗽、晕厥等症状；监测血气分析，动态观察有无肺栓塞的发生。

2. 并发症的观察和护理

（1）出血。注意观察患者有无出血征象，如牙龈出血、鼻出血、伤口渗血或血肿，皮肤及黏膜有无出血点、瘀斑，痰中是否带血，注意观察小便及大便的颜色，有无头痛、意识障碍、视物模糊等。若患者出现出血征象，应根据情况暂停使用抗凝溶栓药物，并及时应用相应药物的拮抗剂。

（2）肺动脉栓塞。患者突然出现胸闷、憋气、呼吸困难、胸痛、咯血，甚至呼吸停止。护理措施如下：

①制动：立即卧床休息。

②吸氧及心电监护：给予高流量吸氧，如缺氧明显并伴有低碳酸血症者，则用面罩吸氧，必要时用人工呼吸机。给予心电监护，密切观察患者生命体征，尤其是血氧饱和度的改变。

③建立静脉通道：立即建立 2 条静脉通道，保证急救药品的供给。

④镇痛：剧烈胸痛的患者可使用吗啡（昏迷、休克、呼吸衰竭者禁用），也可肌内注射盐酸哌替啶。

⑤解痉：可使用阿托品、山莨菪碱、罂粟碱等，以解除支气管平滑肌与肺血管的痉挛。

⑥对症治疗：治疗低血压、抗休克、抗感染。

⑦心肺复苏：对于突然出现呼吸、心搏骤停的患者，立即行心肺复苏，挽救患者生命。

3. 饮食护理

如患者病情允许，进低脂肪、高纤维素、易消化食物，多饮水，保持大便通畅。

4. 休息与活动

（1）置管溶栓术后应卧床休息，可左右翻身活动，但须保持置管部位关节尽量伸直，弯曲度最大不可超过 45°，避免导管、鞘管折叠。

（2）溶栓导管拔除后，第 2 天可下床活动。

5. 导管护理

（1）溶栓导管和鞘管穿入皮肤端要用无菌敷料覆盖、绷带包裹，以妥善固定。敷料有渗血、渗液时，应及时通知医生更换，严格无菌操作，预防导管相关性感染。

（2）保持管道通畅，防止折叠阻塞。每班护士交接时都要仔细观察管道是否完好，以及药物泵入是否顺畅。

（3）药物注射完毕及时更换，以免回血堵塞管道。

6. 用药护理

（1）使用尿激酶等药物经导管进行溶栓时应现配现用，使用微量注射泵以精确输注的速度，一般注射时间为 1 个小时或遵医嘱。

（2）抗凝溶栓期间，注意观察患者穿刺点、皮肤、黏膜、消化道、泌尿道、牙龈及全身有无出血的发生。早期多为穿刺部位瘀斑，最严重为颅内出血，出现头痛、意识障碍、视物模糊等。应用华法林监测国际标准化比值，应保持在 2.0 ～ 3.0，发现异常及时报告。

7. 下腔静脉滤器置入术的护理

（1）术后患者绝对卧床休息 24 小时，穿刺部位加压包扎，并观察局部有无渗血和血肿，绷带不宜过紧，定时观察肢端动脉搏动情况。严密观察病情及生命体征的变化，注意有无发热等情况。

（2）术后 24 小时可拆除穿刺部位加压绷带，如患者未行置管溶栓，即可下床活动。

8. 心理护理

加强心理疏导以减轻患者焦虑、恐惧等不良情绪。

三、健康教育

（一）疾病知识指导

根据患者的血栓风险评估等级，采取相应的预防措施。

（1）基础预防：患者病情允许时多饮水，早下床、早活动。对于长期卧床者，定期更换体位，病情允许可抬高下肢 20°～30°。鼓励早期功能锻炼，进行踝泵运动；多做深呼吸及咳嗽。平衡膳食，保持大便通畅，戒烟酒，控制血糖、血脂。须长期输液者，采用静脉留置针，以减少静脉多次穿刺，避免下肢静脉的穿刺。

（2）物理预防：使用阶梯压力性弹力袜、间歇性充气加压泵、足底静脉泵。

（3）药物预防：常用低分子肝素或利伐沙班。使用抗凝溶栓药物期间，告知患者可能出现的不良反应，指导患者观察有无出血并发症，如鼻黏膜、口腔出血；大小便的颜色、性状有无异常；有无头痛、呕吐、视物模糊等，出现异常立即报告医护人员进行处理。

（4）告知患者如有呼吸困难、胸痛、咯血、咳嗽等症状，应立即报告医护人员，警惕肺栓塞的发生。

（二）出院指导

（1）对于放置临时下腔静脉滤器的患者，根据使用滤器的类型，应告知其回院取出滤器的时间。

（2）需要长期抗凝以防止血栓蔓延和（或）血栓复发，指导患者遵医嘱按时服药，不可擅自停药或增减药量，以免影响疗效。

（3）对于慢性期患者，长期穿戴加压弹力袜是预防深静脉血栓的重要措施。

（4）定期复查，出院后肢体再度出现肿胀，应及时就诊。

第二节　原发性下肢静脉曲张的护理

原发性下肢静脉曲张是指仅涉及隐静脉，浅静脉伸长、迂曲而呈曲张状态。

一、护理评估

（一）术前评估

（1）评估患者静脉曲张的基本病因。

（2）评估患者的静脉瓣膜功能。

（3）评估患者血液生化指标、血管 B 超情况。

（4）评估患者患侧肢体皮肤颜色、温度、完整性及血运情况。

（5）评估患者心理状态及社会、家庭支持情况。

（6）评估患者对静脉曲张疾病的了解情况。

（二）术后评估

（1）评估患者的麻醉及手术方式、术中情况。

（2）评估患者术后意识状态、生命体征及伤口情况。

（3）评估患者下肢有无肿胀、皮温、感觉、活动情况。

（4）评估患者有无深静脉血栓等并发症。

二、护理措施

（一）术前护理

1. 观察要点

观察患者患侧肢体皮肤情况，如有无色素沉着、溃疡、疼痛、肿胀及皮肤温度、足背动脉搏动情况。

2. 饮食护理

指导患者多饮水、多吃蔬菜水果，保持大便通畅，以免引起腹压增高，影响静脉回流。

3. 休息与活动

指导患者适当活动，避免长时间站立或久坐不动，活动时穿着弹力袜或使用弹力绷带。

（1）卧床时抬高患肢 15°～30°，可减轻肢体肿胀。

（2）坐姿良好，坐位时双膝勿交叉过久。

4. 用药护理

遵医嘱使用改善血液循环、减轻肢体水肿的药物，并观察疗效和不良反应。

5. 心理护理

向患者讲解疾病有关知识，增强患者自信心，使之积极配合治疗，减轻焦虑情绪。

6. 皮肤护理

注意保护下肢皮肤，皮肤瘙痒者避免抓挠，防止损伤。皮肤损伤、溃疡者术前积极治疗及换药。

（二）术后护理

1. 观察要点

（1）观察患者的伤口有无渗血、红肿、压痛，如有少量渗血，给予压迫止血。

（2）观察患者患肢远端皮肤的色泽、温度、感觉及足背动脉搏动情况，保持包扎的弹力绷带松紧适宜。

（3）如患者的肢端皮温冰凉时，使用被服覆盖肢端以保暖，禁用热水袋保暖，以防因皮肤敏感度下降而引起烫伤。

（4）并发症的观察和护理。

①下肢深静脉血栓形成。所有患者术后均使用卡普里尼评分进行血栓风险评估，根据患者的血栓风险评估等级，采取相应的预防措施。0～2分：低危，基本预防；3～4分：中危，基础预防、物理预防和（或）药物预防；≥5分：高危，基础预防、物理预防和药物预防，建议联合预防，不能单独用物理预防。

基础预防：病情允许时多饮水，早下床、早活动。对于长期卧床者，定期更换体位，病情允许可抬高下肢 20°～30°。鼓励早期功能锻炼，进行踝泵运动。多做深呼吸及咳嗽。平衡膳食，保持大便通畅，戒烟酒，控制血糖、血脂。须长期输液者，采用静脉留置针，以减少静脉多次穿刺，避免下肢静脉的穿刺。

物理预防：阶梯压力性弹力袜、间歇性充气加压泵和足底静脉泵。

药物预防：常用低分子肝素或利伐沙班。

术后密切观察患者下肢血运、肿胀、疼痛情况，一旦发生下肢深静脉血栓应予卧床休息，抬高患肢并制动，禁止按摩、冷敷、热敷患肢，按照本章第一节深静脉血栓的护理进行护理。

②出血。观察伤口敷料情况，发现异常及时报告医生。

2. 饮食护理

全麻或硬膜外麻醉患者术后神志清醒、生命体征平稳即可正常饮食。指导患者多饮水、多吃蔬菜水果，保持大便通畅，以免引起腹压增高，影响静脉回流。

3. 休息与活动

（1）单纯硬化剂注射治疗患者术后即可下床步行。

（2）全麻或硬膜外麻醉患者术后平卧 6 小时，之后鼓励患者尽早下床活动。

（3）卧床时抬高患肢 15°～30°，以促进血液回流，减轻肿胀。指导患者行下肢踝泵运动，预防深静脉血栓形成。

4. 用药护理

（1）遵医嘱使用改善血液循环、减轻肢体水肿的药物，并观察疗效和不良反应。

（2）使用抗凝药物的患者，注意观察患者穿刺点、皮肤、黏膜、消化道、泌尿道、牙龈及全身有无出血的发生。

5. 安全护理

指导患者预防静脉血栓栓塞症，预防坠床或跌倒。

6. 心理护理

加强心理疏导，减轻患者焦虑等不良情绪。

三、健康教育

（一）疾病知识指导

告知患者及其家属了解静脉曲张的病因、临床表现及预防措施，以及手术的方式和预后。

（二）出院指导

（1）术肢弹力绷带于术后 7 天拆除，之后穿着医用弹力袜 1～3 个月。每天起床后穿上弹力袜，睡前再脱下。

（2）平时应经常散步，坚持适量运动，以改善静脉循环，增加血管壁的弹性。

（3）避免久坐或长期站立，坐位时避免双膝交叉过久，不穿着过紧的衣服和腰带，少穿高跟鞋。

（4）注意平衡饮食，以低盐、低脂肪、清淡饮食为宜，保证水分的摄入，以改善血液黏稠度。

（5）养成良好的生活习惯，戒烟酒，遵医嘱按时服用消肿及祛聚药物。

（6）如突然出现下肢强烈肿胀及疼痛，应及时就诊。

第三节　血管瘤的护理

血管瘤按其结构分为三类，临床过程和预后各不相同。

毛细血管瘤多见于婴儿，大多见于女性。出生时或出生后早期见皮肤有红点或小红斑，逐渐增大，红色加深并可隆起。

海绵状血管瘤一般由小静脉和脂肪组织构成。多数生长在皮下组织内，也可在肌肉，少数可在骨骼或内脏等部位。

蔓状血管瘤由较粗的迂曲血管构成，大多数为静脉，也有动脉或动静脉瘘。除了发生在皮下和肌肉，还常侵入骨组织，范围较大，甚至可超过一个肢体。

一、护理评估

（一）术前评估

（1）评估患者的一般情况，有无外伤、手术治疗史。

（2）评估患者肿块的部位、大小、形状、软硬度、皮温，有无疼痛，疼痛的性质与程度。

（3）评估患者心理状态及社会、家庭支持情况。

（4）评估患者对血管瘤的了解情况。

（二）术后评估

（1）评估患者的麻醉及手术方式、术中情况。

（2）评估患者术后的意识状态、生命体征、伤口或穿刺点情况。

（3）评估患肢远端皮肤温度、色泽、感觉及动脉搏动。

（4）评估患者有无术后并发症。

二、护理措施

（一）术前护理

（1）观察要点：观察肿块的形态，有无疼痛，疼痛的性质与程度，有无破溃出血。

（2）饮食护理：指导患者合理安排饮食，加强营养。进营养丰富的低脂肪、低胆固醇、清淡饮食。

（3）休息与活动：指导患者适当活动，保证充足睡眠。避免剧烈活动、外伤、抓挠致血管瘤破裂出血。

（4）心理护理：讲解疾病有关知识，增强患者自信心，使之积极配合治疗，减轻焦虑情绪。

（二）术后护理

1. 观察要点

（1）观察患者生命体征，观察伤口或穿刺点有无渗血、红肿、压痛。

（2）观察患者的患肢远端皮肤色泽、温度、感觉及足背动脉搏动情况，保持包扎的弹力绷带松紧适宜。

（3）患者的肢端皮温冰凉时，使用被服覆盖肢端以保暖，禁用热水袋保暖，以防皮肤敏感度下降而引起烫伤。

（4）留置伤口引流管者，观察记录引流液的颜色、性状和量，保持引流管通畅。

2. 饮食护理

麻醉术后神志清醒、生命体征平稳即可正常饮食。

3. 休息与活动

（1）局部硬化剂注射治疗患者或局麻患者术后即可下床活动。

（2）全麻或硬膜外麻醉患者术后平卧 6 小时，之后根据病情可逐渐下床活动。

（3）行介入治疗者，术后 24 小时拆除穿刺部位加压绷带后，即可下床活动。

（4）对行下肢手术者，指导其行踝泵运动，预防深静脉血栓形成。

4. 心理护理

加强心理疏导，减轻患者焦虑等的不良情绪。

三、健康教育

（一）疾病知识指导

告知患者及其家属了解血管瘤的病因、临床表现、手术方式及预后。

（二）出院指导

（1）指导患者进食营养丰富的低脂肪、低胆固醇、清淡的食物，限制刺激性食物。

（2）嘱患者适当活动，防止伤口部位及关节、肌肉挛缩。保证休息，注意劳逸结合。

（3）嘱患者出院后 1～3 个月到医院复查，如再次出现原发肿块应及时就诊。

第四节　门静脉高压症的护理

门静脉正常压力为 13 ～ 24 cmH$_2$O，平均值为 18 cmH$_2$O，比肝静脉压高 5 ～ 9 cmH$_2$O。门静脉高压时，压力大都增至 30 ～ 50 cmH$_2$O。

经颈静脉肝内门体静脉分流术是采用放射介入方法，在肝内肝静脉与门静脉主要分支间建立通道，置入支架以实现门体分流。

一、护理评估

（一）术前评估

（1）评估患者的一般情况。

（2）评估患者腹部的症状和体征。

（3）评估患者有无消化道出血等并发症。

（4）评估患者心理状态及社会、家庭支持情况。

（5）评估患者对门静脉高压症和经颈静脉内门体静脉分流术的了解情况。

（二）术后评估

（1）评估患者的麻醉及手术方式、术中情况。

（2）评估患者的意识状态、生命体征、腹部症状及体征、穿刺点情况。

（3）评估患者术后有无肝性脑病、消化道出血、腹腔出血等并发症。

二、护理措施

（一）术前护理

1. 观察要点

（1）观察患者的生命体征、腹部症状及体征，定期测量腹围，了解患者腹水的变化。

（2）观察患者有无呕血、黑便或血便等消化道出血的症状。

（3）观察患者的尿量及出入量是否平衡。

2. 饮食护理

（1）指导患者进高热量、富含维生素、优质蛋白、清淡、易消化的食物，以含有各种氨基酸且产氨相对少的牛奶、蛋、鱼等动物蛋白食物为佳。

（2）肝功能异常者或血氨偏高者须低蛋白饮食，有腹水者应限制水、钠盐的摄入。

（3）避免进食粗硬、温度过高的食物，以免刺激曲张的食管胃底静脉，引起破裂出血。

3. 休息与活动

指导患者适当活动，保证充足睡眠，增强抵抗力。

4. 心理护理

向患者及其家属讲解治疗目的、方法、可能出现的并发症及预防方法，以取得患者和家属的理解。简要介绍手术原理及操作步骤，介绍成功案例，以消除患者顾虑和紧张情绪，增强患者信心，使其积极配合治疗。

（二）术后护理

1. 观察要点

（1）观察患者生命体征，穿刺点有无渗血、红肿、压痛。

（2）观察患者颈部有无肿胀，有无呼吸困难。

（3）观察患者腹部症状及体征，如发现患者出现腹痛、血压下降、心率加快等症状，应警惕术后腹腔出血，立即通知医生处理。

（4）观察患者的思维及认知的改变、瞳孔变化，了解患者有无肝性脑病的发生。

（5）观察患者有无呕血、黑便或血便等消化道出血的症状。急性大量出血者应立即给予卧床休息，头偏向一侧，保持呼吸道通畅，吸氧，建立静脉通道补血、补液，评估出血量，必要时应用三腔二囊管压迫止血。

2. 并发症的观察和护理

①腹腔出血：经颈静脉内门体静脉分流术后最严重的并发症。嘱患者勿用力咳嗽、打喷嚏等，避免增加腹压导致出血。术后应严密观察患者生命体征，如发现患者出现腹痛、血压下降、心率加快等症状，应立即通知医生。

②肝性脑病：经颈静脉内门体静脉分流术后最常见的并发症。早期应严密观察患者思维及认知等改变，生命体征及瞳孔的变化。晚期肝性脑病患者应注意体位的安置，并保持呼吸道通畅，做好基础护理；躁动患者应注意风险防范，保证患者安全。保持大便通畅，以降低血氨。饮食上限制蛋白质的摄入，患者清醒后逐渐增加蛋白质的摄入。

③胆道出血：术后严密观察患者有无右上腹疼痛、发热、黄疸等，症状轻者可保守治疗；严重者行造影了解胆道出血及胆漏情况，必要时行栓塞止血、剖腹探查术。

④急性心力衰竭：术后回心血量迅速增多，加重心脏负荷，心功能储备不足容易引起心力衰竭。指导患者半卧位，给予氧气吸入，减轻呼吸困难，遵医嘱应用强心、扩血管药物。

3. 饮食护理

（1）麻醉术后患者神志清醒、生命体征平稳即可正常饮食，指导患者进高热量、富含维生素、优质蛋白的清淡饮食。

（2）血氨偏高者或肝性脑病者须控制蛋白质的摄入，有腹水者应限制水、钠盐的摄入。

（3）避免进食粗硬、温度过高的食物，以免刺激曲张的食管胃底静脉，引起破裂出血。

4. 休息与活动

（1）局部麻醉患者，术后生命体征平稳，即可下床活动。

（2）全麻患者术后神志清醒、生命体征平稳，可根据病情逐渐下床活动。

5. 安全护理

（1）指导患者预防静脉血栓栓塞。

（2）指导患者预防坠床或跌倒。

6. 心理护理

加强心理疏导，减轻患者焦虑等不良情绪。

三、健康教育

（一）疾病知识指导

（1）告知患者及其家属门静脉高压症的病因、临床表现、手术方式及预后。

（2）消化道出血患者出血期间禁食，卧床休息，病情稳定后过渡到流食。病情平稳可适当活动，但应避免劳累。一旦出现头晕、心慌和出汗等不适症状，应立即卧床休息。避免剧烈咳嗽、打喷嚏、用力排便等，以免加重出血。

（二）出院指导

（1）指导患者进食高热量、富含维生素、优质蛋白、易消化的清淡食物，避免进食粗硬、温度过高、刺激性食物。

（2）嘱患者适当活动，保证休息，注意劳逸结合。

（3）嘱患者按时服药，定期复查。出院后 1 ～ 3 个月到医院复查肝功能、B 超或 CT 等，如有不适，及时就诊。

第五节　精索静脉曲张行栓塞术的护理

精索静脉曲张是指精索的蔓状静脉丛由各种原因引起回流不畅或静脉瓣不全，导致静脉回流，使局部静脉异常扩张、伸长和迂曲，阴囊内形成血管性团块。多见于青壮年，发病率占男性人群的 10% ～ 15%，以左侧发病为多。通常认为精索静脉曲张会影响精子产生和精液质量，是引起男性不育症的病因之一，占男性不育的 21% ～ 41%。

一、护理评估

（一）术前评估

（1）评估患者一般情况，阴囊有无坠胀、疼痛不适等。

（2）评估患者对精索静脉曲张和栓塞术的认知程度。

（3）评估患者心理状态及家庭、社会支持情况。

（二）术后评估

（1）评估患者生命体征，穿刺点情况，穿刺侧肢体的皮肤颜色、温度及感觉、活动等情况。

（2）观察患者阴囊有无水肿、疼痛等不适。

（3）评估患者对术后康复相关知识的认知程度。

二、护理措施

（一）术前护理

（1）观察要点：阴囊有无坠胀、疼痛不适等。

（2）饮食与休息：指导患者加强营养，适当活动，增强抵抗力。

（3）心理护理：向患者介绍本疾病的相关知识，做好心理疏导。做好家属的心理工作，争取得到家属的支持与理解。

（二）术后护理

1. 观察要点

（1）观察患者的生命体征，穿刺点情况，穿刺侧肢体的皮肤颜色、温度、感觉、活动情况。

（2）患者的自理能力、心理及配合状况。

（3）观察患者阴囊有无水肿、疼痛等不适。术后穿冰内裤或冰敷患侧阴囊，促进血管收缩，同时达到降温的作用。

2. 饮食护理

术后进食易消化、富含维生素的食物。

3. 休息与活动

术后卧床休息 4 小时，穿刺侧肢体制动，须在床上做肢体活动，4 小时后可下床活动。

4. 心理护理

加强心理疏导，减轻患者焦虑等不良情绪。

三、健康教育

（一）疾病知识指导

告知患者及其家属精索静脉曲张的发病相关病因、症状和体征，积极采取预防措施。

（二）出院指导

（1）嘱患者术后穿冰内裤或冰敷患侧阴囊，促进血管收缩，同时达到降温的作用。注意会阴部的清洁卫生，防止逆行感染。

（2）嘱患者注意休息，生活要有规律，劳逸结合，防止剧烈运动、重体力劳动及久站，心情保持舒畅。

（3）嘱患者术后 6 个月内避免重体力劳动，1 个月内禁止性生活。

（4）嘱患者禁烟酒，忌刺激性食物，多饮水，多吃蔬菜水果。

（5）复查要求：术后 1 个月、3 个月到男性科门诊行精液、睾酮等专科检查。

第六节　腹主动脉瘤的护理

当腹主动脉的中层结构被破坏，动脉壁不能承受血液冲击的压力而形成的局部或广泛性扩张或膨出至正常直径的 1.5 倍时称为腹主动脉瘤，是最常见的动脉扩张性疾病，一旦破裂出血可危及生命。多发于老年男性，男女发病比例为 10∶3，尤其多见于吸烟者。绝大多数腹主动脉瘤为肾动脉水平以下的病变。

一、护理评估

（一）术前评估

（1）评估患者腹主动脉瘤的病因。

（2）评估血液生化指标、CT 血管成像及心、肺、脑功能情况。

（3）评估患者生命体征，腹部症状及体征，双下肢血运、感觉、活动及动脉搏动情况。

（4）评估患者有无动脉瘤破裂出血或栓塞等并发症。

（5）评估患者心理状态及社会、家庭支持情况。

（6）评估患者对腹主动脉瘤的了解程度。

（二）术后评估

（1）评估患者的麻醉及手术方式、术中情况。

（2）评估患者术后的意识状态、生命体征、伤口情况、腹部症状及体征。

（3）评估患者双下肢血运、感觉、活动及动脉搏动情况。

（4）评估患者术后有无出血、内漏、肾功能不全、栓塞等并发症。

二、护理措施

（一）术前护理

1. 观察要点

（1）密切观察患者的生命体征，尤其是血压和心率的变化，每天至少 2 次，血压不平稳者给予心电监护。发现患者有血压下降、心率加快、冒冷汗等血容量不足的表现，应立即报告医生进行处理。

（2）密切观察患者的腹部症状、体征，观察疼痛的程度、性质、部位及持续时间，疼痛时患者的生命体征的变化。如突发剧烈腰背部疼痛伴血压骤降提示瘤体破裂可能，应立即报告医生予急救。

（3）注意观察患者双下肢足背动脉搏动、皮肤颜色、温度、感觉、运动情况并做好记录，以便术后观察判断肢体的血运情况。如出现无脉、苍白、疼痛、肢体发冷、感觉障碍、运动障碍，患者可能出现下肢急性动脉栓塞，立即报告医生，并做好术前准备，必要时行截肢手术。

2. 饮食护理

指导患者进食低盐、低脂肪、低胆固醇、高蛋白、富含维生素、易消化的食物。

3. 休息与活动

（1）嘱患者卧床休息，减少活动，保持情绪稳定。预防感冒，避免咳嗽。

（2）嘱患者保持大便通畅，避免用力排便。遵医嘱使用乳果糖、酚酞等预防便秘，必要时可用开塞露塞肛。

4. 血压的控制

血压升高后，血液对血管壁的压力增大，使动脉瘤容易发生破裂。因此应合理选择降压药物，使收缩压控制在 130 mmHg 以下。可给予硝酸甘油、艾司洛尔等静脉推注控制血压，血压平稳后逐渐改为口服降压药物，继续控制血压水平。

5. 疼痛的管理

疼痛可使患者交感神经兴奋，增加全身血管的阻力，使心率增加和血压升高，诱发动脉瘤的破裂。因此一旦患者发生疼痛，应进行干预。运用疼痛评估工具对患者进行疼痛评估，明确疼痛的等级。遵医嘱使用有效的镇痛剂，如疼痛剧烈可使用盐酸哌替啶或吗啡，用药 30 分钟后观察用药效果及不良反应。疼痛轻微者，可指导患者转移注意力，使其情绪放松。

6. 心理护理

病情危重，对疾病的认识不足，加上相对高额的医疗费用，都会造成患者焦虑、恐惧的情绪。焦虑、恐惧会导致交感神经过度兴奋，使血压波动大，可诱发动脉瘤破裂。因此，护士应向患者及其家属做好相应的疾病介绍，使其对疾病有所了解；主动关心患者，耐心解释患者提出的疑问，消除患者的不良情绪，使其配合治疗。

（二）术后护理

1. 观察要点和护理

（1）患者行腹主动脉瘤腔内修复术的病情观察要点及并发症的观察和护理。

使用床旁心电监护仪，密切观察患者意识、生命体征的变化。保持血压稳定，收缩压控制在 130 mmHg 以下。如血压过高，可予硝酸甘油等降压药静脉推注以控制血压，防止血压过高引起动脉瘤的再次破裂。如出现再次破裂出血，立即报告医生进行急救，并做好再次手术的准备。

肾功能的监测：由于部分腹主动脉瘤累及肾动脉及术中操作可能会引起血栓脱落，造成肾动脉栓塞，加上术中造影剂的应用，可能会加重肾脏的损伤，术后应监测患者肾功能各项指标，如尿量、尿色、肌酐等。根据医嘱使用扩血管药物及保护肾脏药物，防止术后肾缺血及肾功能的损伤。患者麻醉清醒后，在无胃肠道反应的情况下，可嘱患者多饮水，给予补液，促进造影剂排出体外。

手术穿刺点出血的观察和护理：术后股动脉穿刺处予以加压包扎并下肢制动，密切观察患者股动脉穿刺处的渗血情况，发现异常情况及时处理。

栓塞的观察及护理：手术操作可能引起动脉瘤内的血栓脱落，血栓随血流流至远端血管，引起急性动脉栓塞或慢性肢体缺血。术后严密观察患者病情变化，包括双下肢足背动脉的搏动、皮肤颜色、皮温情况及有无肢体疼痛等，如出现无脉、苍白、疼痛、肢体发冷、感觉障碍、运动障碍，患者可能出现下肢急性动脉栓塞。如术后出现剧烈腰痛、腹痛、肉眼血尿、高热等情况，须警惕肾动脉或其他腹腔脏器动脉栓塞的可能。出现以上情况，立即报告医生处理，做好再次手术的准备。

内漏的预防和护理：术后发生支架旁血管内漏，主要表现为腹痛。严密观察患者有无腹痛，应重视患者主诉，如出现术后腹痛较术前加剧，或伴有血压下降等低血容量的表现，则有内漏的可能，必要时可急诊行 CT 血管成像检查，了解有无内漏的发生。

（2）患者行开腹手术的术后并发症观察和护理。

①心律失常：常见的是心律失常和心肌梗死，发生率为 15%。应持续心电监护，做好记录；持续低流量吸氧；倾听患者有无心悸、乏力、胸闷、头晕等症状；嘱患者保持情绪稳定，做好保暖工作，防止感冒等，避免诱发心律失常的诱因。

②肺部并发症：术后腹式呼吸受限，排痰不畅导致呼吸道阻塞发生呼吸道感染，大量输血的患者肺部血管内可能有纤维蛋白沉积，妨碍气体交换。术后给予患者持续低流量吸氧，扩张肺；遵医嘱给予患者氧气雾化吸入；协助患者翻身扣背排痰；持续监测患者的血氧饱和度，并做好护理记录。

③肾功能不全：术中阻断肾动脉以上主动脉使肾脏缺血，阻断时动脉粥样硬化斑块脱落入肾动脉，是损害肾动脉的可能原因。遵医嘱监测肾功能各项指标，如尿量、尿色、肌酐等；密切监测每小时尿量，准确记录出入液量，患者每小时尿量少于 50 mL 时，及时通知医生，尽早发现早期肾衰竭。

④乙状结肠缺血坏死：由于腹主动脉瘤开放手术术中结扎肠系膜下动脉，因此须观察患者有无左下腹痛、腹胀、腹泻等情况，观察患者胃肠减压出的胃液的颜色、量、性质，观察患者排气、排便情况及肠鸣音变化；每天定时测量腹围，警惕腹腔间隙综合征；发现异常及时报告医生对症处理。

⑤出血：常见术后腹部伤口出血，严重时可以出现腹腔内出血或动脉瘤再次破裂引起的出血。腹部伤口出血时，要加强对伤口局部敷料的观察和评估，及时发现问题并汇报医生给予处理；如果患者出现无明显原因的腹痛、脉搏细速等表现，应注意有无早期腹腔内出血的可能，及时排除严重的并发症，并遵医嘱给予输血等治疗，必要时开腹行二次手术，做好术前准备。

2. 饮食护理

全麻术后患者神志清醒、生命体征平稳，即可指导进食低盐、低脂肪、易消化的食物，保持大便通畅。

3. 休息与活动

（1）全麻行腔内修复术的患者，术后平卧 6 小时。穿刺加压包扎者下肢制动，避免大幅度屈膝、屈髋。弹力绷带术后 24 小时可拆除。术后 1 ～ 2 天患者生命体征平稳后，可指导其逐渐下床活动。

（2）开放手术后的患者，神志清醒、生命体征平稳可取半坐卧位，术后 3 ～ 5 天根据病情适当下床活动。

（3）患者卧床期间指导其定时翻身，行踝泵训练、有效咳嗽咳痰等，预防压力性损伤、下肢深静脉血栓形成及肺部并发症。

4. 用药护理

使用抗凝药物期间，注意观察患者穿刺点、皮肤、黏膜、消化道、泌尿道、牙龈及全身有无出血的发生。

5. 心理护理

加强心理疏导，减轻患者焦虑、恐惧等不良情绪。

三、健康教育

（一）疾病知识指导

告知患者及其家属腹主动脉瘤的症状和体征，以及手术的方式及预后，使其了解控制血压和疼痛的重要性。

（二）出院指导

（1）嘱患者宜进低盐、低脂肪、易消化饮食，多食新鲜蔬菜、水果及富含粗纤维食物，保持大便通畅。

（2）嘱患者学会自我调节心理，调控不良情绪，保持心情愉快，避免情绪激动。

（3）指导患者注意劳逸结合、适量活动，形成规律、健康的生活方式。

（4）按医嘱服用降血压及降血脂药物，控制血压，不擅自调整药物剂量。

（5）定期复查，了解移植物有无变形、移位和迟发性内漏等情况，术后 1 个月、3 个月、6 个月到门诊复查 CT 血管成像，以后每年门诊复查 CT 血管成像。如有突发性腹痛应及时就医。

第七节　主动脉夹层的护理

主动脉夹层是指主动脉腔内的血液从主动脉内膜撕裂口进入主动脉中层，使中层分离，并沿主动脉长轴方向扩展，从而造成主动脉真假两腔分离的一种病理改变。

一、护理评估

（一）术前评估

（1）评估主动脉夹层的病因。

（2）评估患者双上肢血压、心率情况。

（3）评估患者血液生化指标、CT血管成像及心、肺、脑功能情况。

（4）评估患者生命体征，腹部、胸背部症状及体征，四肢血运、感觉、活动及动脉搏动情况。

（5）评估患者心理状态及社会、家庭支持情况。

（6）评估患者对主动脉夹层的了解情况。

（二）术后评估

（1）评估患者的麻醉及手术方式、术中情况。

（2）评估患者术后的意识状态、生命体征、伤口情况及腹部、胸背部症状及体征。

（3）评估患者四肢动脉搏动、皮肤的颜色、皮温、感觉、运动情况。

（4）评估患者术后并发症，如脑部并发症、截瘫、内漏等。

二、护理措施

（一）术前护理

1. 观察要点

（1）密切观察患者的生命体征，尤其是血压和心率的变化，血压不平稳者给予心电监护。发现患者有血压下降、心率加快、冒冷汗等血容量不足的表现，应立即报告医生进行处理。

（2）密切观察患者的胸背部症状、体征，观察疼痛的程度、性质、部位及持续时间，疼痛时患者的生命体征的变化。如突发剧烈胸背部疼痛伴血压骤降，提示主动脉夹层破裂可能，应立即报告医生予配合急救。

（3）注意观察患者四肢动脉搏动、皮肤的颜色、皮温、感觉、运动情况并做好记录，以便术后观察判断肢体的血运情况。

2. 饮食护理

指导患者以低盐、低脂肪、清淡饮食为宜，多吃富含维生素、纤维的食物，禁食辛辣、刺激及胆固醇高的食物。

3. 休息与活动

（1）嘱患者绝对卧床休息，减少活动，保持情绪稳定。预防感冒，避免咳嗽。

（2）保持大便通畅，避免用力排便。遵医嘱使用乳果糖、酚酞等预防便秘，必要时可用开塞露。

4. 血压、心率的控制

主动脉夹层患者约80%合并有高血压，Stanford B型患者夹层累及肾动脉，可导致顽固性高血压，须迅速降低血压、左心室收缩力和收缩速率，以减少对主动脉壁的冲击力，是有效遏制夹层剥离、继续扩展的关键措施。术前血压保持收缩压90～120 mmHg，舒张压60～90 mmHg，保证机体重要脏器灌注，使心率维持在60～75次/分。

5. 疼痛的管理

（1）疼痛可使患者交感神经兴奋，增加全身血管的阻力，使心率增加和血压升高，诱发夹层动脉瘤的破裂。因此患者一旦发生疼痛，应采用方法进行干预。

（2）运用疼痛评估工具对患者进行疼痛评估，明确疼痛的等级。遵医嘱使用有效的镇痛剂，如疼痛剧烈可使用盐酸哌替啶或吗啡，用药 30 分钟后观察用药效果及不良反应，必要时可每 6 ~ 8 小时使用 1 次。疼痛轻微者，可指导患者转移注意力，使情绪放松。

6. 心理护理

患者病情危重，对疾病的认识不足，加上相对高额的医疗费用，造成患者产生焦虑、恐惧的情绪，再加上对监护环境较为陌生且令其绝对卧床，易使其更加紧张、忧虑，可引起交感神经过度兴奋，导致失眠、烦躁不安等，对心率、血压的控制极为不利，可加快夹层血肿延伸，易诱发主动脉夹层破裂。因此，应评估患者的心理反应及心理需求，主动关心患者，耐心解答患者提出的疑问；应向患者及其家属介绍主动脉夹层的相关知识，讲明手术的意义，使其对疾病有所了解，消除患者的不良情绪，使其建立信心，主动配合医护人员，接受治疗。

（二）术后护理

1. 观察要点

（1）使用床旁心电监护仪，密切观察患者意识、生命体征的变化。保持血压稳定，收缩压控制在 130 mmHg 以下。如血压过高，可予硝酸甘油等降压药微量泵静脉推注以控制血压，防止血压过高引起主动脉夹层再次破裂。

（2）监测患者的尿量、尿色、肌酐等各项肾功能的指标，遵医嘱使用扩血管药物及保护肾脏的药物，防止术后肾缺血及肾功能的损伤。患者麻醉清醒后，若无胃肠道反应，可嘱患者多饮水，促进造影剂排出体外。

（3）术后股动脉穿刺处予以加压包扎并下肢制动，密切观察患者股动脉穿刺处的渗血情况，发现异常情况及时处理。

（4）术后严密观察患者四肢动脉的搏动、皮肤颜色、皮温情况及有无肢体疼痛等，如出现无脉、苍白、疼痛、肢体发冷、感觉障碍、运动障碍的患者可能出现肢体急性动脉栓塞。如术后出现剧烈胸痛、腹痛、肉眼血尿、高热等情况，须警惕肾动脉或其他腹腔脏器动脉栓塞的可能。

（5）预防并发症是术后护理的重点。

①脑部并发症：应注意观察患者的意识变化，有无脑梗死、脑出血表现。由于置放支架时，将收缩压控制在 90 mmHg 左右，心率控制在 80 次 / 分以下，以减小置放时的阻力，避免支架移位，而支架送达目的部位后，将其打开时又会将该部位的主动脉全部阻塞，造成头部血液突然剧增，因此要注意观察术后有无脑缺血或脑出血症状发生。如果患者出现意识改变，应警惕脑缺血或脑出血的先兆，立即通知医生，给予吸氧及心电监护，建立静脉通道，并配合医生急救。

②截瘫：是主动脉腔内隔绝术灾难性并发症，多是覆膜支架封闭左锁骨下动脉、肋间动脉、脊髓根大动脉、胸段脊髓动脉等开口，导致脊髓供血不足所致。术后应严密观察某一水平面以下的肢体活动是否存在障碍，有无大小便失禁等情况。

③内漏：术后要监测患者心率、血压的变化，将收缩压控制在 100～120 mmHg，心率在 80 次 / 分以下，避免血压波动；严密观察患者有无腹痛，应重视患者主诉。若诉胸痛伴血压升高，应警惕内漏引起的夹层破裂先兆，必要时可急诊行 CT 血管成像检查，了解有无内漏的发生。

④发热：术后 3 天内常出现应激反应。注意有无主动脉腔内隔绝术后综合征的发生，因该综合征可引起体温升高。为预防感染，术后常规应用抗生素，并加强体温监测。体温如果不超过 38.5 ℃，且患者能耐受，一般无须做特殊处理，嘱其多饮水，或给予物理降温。若体温超过 38.5 ℃，应注意有无感染，并予以物理降温或药物降温，及时调整抗生素的使用。

2. 饮食护理

全麻术后患者神志清醒、生命体征平稳即可进食低盐、低脂肪、易消化的食物，保持大便通畅。

3. 休息与活动

（1）全麻行腔内修复术的患者，术后平卧 6 小时。穿刺加压包扎者下肢制动，避免大幅度屈膝、屈髋。弹力绷带术后 24 小时可拆除。术后 1～2 天患者生命体征平稳后可指导其逐渐下床活动。

（2）开放手术后的患者，术后平卧 6 小时后可取半坐卧位。术后 3～5 天根据患者病情适当下床活动。

（3）患者卧床期间，指导其定时翻身，行踝泵训练，有效咳嗽、咳痰等，预防压疮、深静脉血栓及肺部并发症。

4. 用药护理

使用抗凝药物期间，注意观察患者穿刺点、皮肤、黏膜、消化道、泌尿道、牙龈及全身有无出血的发生。

5. 心理护理

加强心理疏导，减轻患者焦虑、恐惧等不良情绪。

三、健康教育

（一）疾病知识指导

告知患者及其家属主动脉夹层的症状和体征、手术的方式及预后，了解控制血压和疼痛的重要性。

（二）出院指导

（1）嘱患者宜进食低盐、低脂肪、易消化的食物，戒烟酒，多食新鲜蔬菜、水果及富含粗纤维食物，保持大便通畅。

（2）嘱患者学会自我调节，调控不良情绪，保持心情愉快，避免情绪激动。

（3）指导患者注意劳逸结合，适量活动，养成规律的健康生活方式。

（4）患者病后生活方式的改变需要家属的积极配合和支持，指导家属为患者创造一个良好的身心修养环境。

（5）嘱患者按医嘱坚持服药，控制血压，不擅自调整药量。将血压控制在 140/90 mmHg 以下。

（6）教会患者自测心率、脉搏，有条件者购买血压计，定时测量。

（7）定期复查，若出现胸腹部疼痛症状及时就诊，警惕主动脉夹层动脉瘤的复发。复诊要求患者分别于出院后 3 个月、6 个月、1 年到门诊复查 CT 血管成像，以后每年门诊复查 CT 血管成像。若感到不适及时就诊。

第八节　假性动脉瘤的护理

假性动脉瘤是指动脉血管壁被撕裂或穿破，血液自此破口流出被邻近的组织包裹而形成血肿。

一、护理评估

（一）术前评估

（1）评估患者假性动脉瘤的病因，有无高血压、损伤、炎症、感染等病史。

（2）评估患者血液生化指标、CT 血管成像及心、肺、脑功能情况。

（3）评估患者生命体征、肿块的形态、有无疼痛、有无压迫症状，远端肢体的血运、感觉、活动及动脉搏动情况。

（4）评估患者有无动脉瘤破裂出血的并发症。

（5）评估患者心理状态及社会、家庭支持情况。

（6）评估患者对假性动脉瘤的了解情况。

（二）术后评估

（1）评估患者的麻醉及手术方式、术中情况。

（2）评估患者术后的意识状态、生命体征、伤口情况。

（3）评估患者远端肢体的血运、感觉、活动及动脉搏动情况。

（4）评估患者术后有无出血、内漏等并发症。

二、护理措施

(一)术前护理

1.观察要点

(1)观察患者的生命体征,尤其是血压和心率的变化。血压升高后,血液对血管壁的压力增大,容易使动脉瘤发生破裂。因此应合理选择降压药物,控制血压。

(2)观察肿块的大小、搏动、有无出血等情况。假性动脉瘤有出血者应予加压包扎。观察远端肢体的动脉搏动、皮肤的颜色、皮温、感觉、运动等情况。

(3)观察有无压迫症状。如股动脉假性动脉瘤压迫可引起下肢麻木和放射痛;压迫股静脉则出现下肢肿胀和浅静脉怒张。

(4)观察有无瘤体破裂的先兆(如局部可有明显疼痛),假性动脉瘤破入邻近空腔脏器中,则引起相应脏器出血症状(如破入伴行静脉,导致动静脉瘘)。

2.饮食护理

指导患者进食低盐、低脂肪、低胆固醇、高蛋白、富含维生素、易消化的食物。

3.休息与活动

(1)卧床休息,保持环境安静,尽可能在床旁完成检查,减少外出检查的次数,避免不必要的搬动。预防感冒,保持大便通畅。

(2)假性动脉瘤破裂出血者应卧床休息,患肢制动,避免大幅度关节运动。

4.心理护理

向患者及其家属做好相应的疾病介绍,使其对疾病有所了解;主动关心患者,耐心解释患者提出的疑问,消除患者的不良情绪,使其配合治疗。

(二)术后护理

1.观察要点

(1)密切观察患者意识、生命体征的变化,保持血压稳定。

(2)密切观察伤口或穿刺点有无渗血。介入术后穿刺处予加压包扎并予术肢制动,在无胃肠道反应的情况下,可嘱患者多饮水,促进造影剂排出体外。

(3)观察远端肢体的动脉搏动、皮肤颜色、温度、感觉、运动等情况。

(4)并发症的观察和护理

①出血:控制心率和血压。密切观察患者的生命体征,患者血压控制在 $[(90 \sim 110) / (60 \sim 70)]$ mmHg,心率 $60 \sim 70$ 次/分,减轻血压对动脉瘤的冲击力和频率。密切观察患者的症状及体征,重视患者主诉,遵医嘱合理应用镇痛药物。如出现疼痛加剧、面色苍白、出冷汗、脉搏加快、血压下降的现象,考虑有瘤体破裂的可能,应立即通知医生,做好抢救准备。

②内漏:术后可能发生支架旁血管内漏,主要表现为疼痛。应重视患者的主诉,严密观察疼痛情况,如出现疼痛较术前加剧,则有内漏的可能,必要时可急诊行 CT 血管成像检查,

了解有无内漏的发生。根据内漏的情况予保守治疗或再次手术治疗。

2. 饮食护理

全麻或硬膜外麻醉患者术后神志清醒、生命体征平稳，指导其进低盐、低脂肪、易消化饮食，保持大便通畅。

3. 休息与活动

（1）行腔内修复术的患者，穿刺加压包扎者下肢制动，避免大幅度屈膝、屈髋。弹力绷带术后 24 小时可拆除。术后 1～2 天生命体征平稳后可指导患者逐渐下床活动。

（2）全麻术后患者平卧 6 小时，然后根据病情逐渐下床活动。

（3）患者卧床期间指导定时翻身，行踝泵训练、有效咳嗽咳痰等，预防压力性损伤、下肢深静脉血栓形成及肺部并发症。

4. 用药护理

使用抗凝药物期间，注意观察患者穿刺点、皮肤、黏膜、消化道、泌尿道、牙龈及全身有无出血的发生。

5. 心理护理

加强心理疏导，减轻患者焦虑、恐惧等不良情绪。

三、健康教育

（一）疾病知识指导

告知患者及其家属疾病的相关知识，使患者了解假性动脉瘤的症状和体征、破裂的危险性、手术的方式及预后。

（二）出院指导

（1）嘱患者宜进食清淡的食物，多食新鲜蔬菜、水果，禁烟酒及辛辣食物。

（2）指导患者注意劳逸结合，适量活动，避免劳累及精神紧张。

（3）嘱患者按医嘱服用药物，不擅自调整药物剂量。

（4）嘱患者定期复查，术后 1 个月到门诊复查 CT 血管成像，如有不适，应立即就诊。

第九节　颈动脉狭窄的护理

颈动脉狭窄指血液由心脏通向脑和其他部位的主要血管（颈动脉）出现狭窄。90% 的病因是动脉粥样硬化，其余 10% 包括纤维肌性发育不良、头臂型多发性大动脉炎、外部压迫、创伤性闭塞、炎性血管病、放射性血管炎及淀粉样变性等。颈动脉狭窄可导致严重的脑缺血症状，甚至缺血性脑卒中，致残和死亡率很高。

一、护理评估

（一）术前评估

（1）评估患者颈动脉狭窄的病因，有无吸烟史，有无高血压、高血脂、糖尿病及心脑血管疾病等病史。

（2）评估患者血液生化指标、血管造影、彩超及心功能、肺功能、脑功能。

（3）评估患者生命体征，有无头晕、头痛，有无颅内缺血症状。

（4）评估患者心理状态及社会、家庭支持情况。

（5）评估患者对颈动脉狭窄的了解情况。

（二）术后评估

（1）评估患者的麻醉及手术方式、术中情况。

（2）评估患者术后的意识状态、生命体征、伤口情况。

（3）评估患者术后血压情况。

（4）评估患者四肢活动及语言情况。

（5）评估患者有无术后并发症，如出血、脑梗死、脑出血、颈动脉再狭窄或闭塞、神经损伤等。

二、护理措施

（一）术前护理

1.观察要点

（1）观察患者的意识、生命体征，合理选择降压药物，控制血压。

（2）观察患者的步态，四肢远端肢体的动脉搏动、皮肤的颜色和温度、感觉、运动等。

（3）观察患者有无头晕、恶心、呕吐、记忆及定向减退，黑矇、语言不利等症状。

2.饮食护理

指导患者进低盐、低脂肪、低胆固醇、高蛋白、富含维生素、易消化的食物。

3.休息与活动

避免剧烈活动，保证休息。预防感冒，保持大便通畅。

4.心理护理

向患者及其家属做好相关的疾病介绍，使其对疾病有所了解；主动关心患者，耐心解答患者提出的疑问，使其消除不良情绪，配合治疗。

（二）术后护理

1.观察要点

（1）密切观察患者意识、瞳孔、生命体征的变化，保持血压稳定，予心电监护及吸氧。行颈动脉支架成形术的患者保持心率不少于 60 次 / 分，收缩压不少于 90 mmHg，平均动脉压不少于 50 mmHg，如出现异常立即报告医生处理。行颈动脉内膜剥脱术的患者应严格控制血压，控制收缩压不超过 140 mmHg 且舒张压不超过 90 mmHg，严密观察患者头痛、意识情况，必要时脱水治疗减轻脑水肿。

（2）密切观察患者伤口或穿刺点有无渗血。术后穿刺处予加压包扎并予术肢制动，密切观察穿刺部位有无渗血、渗液、出血、皮下血肿形成、敷料脱落及感染等情况。颈动脉内膜切除术后观察颈部伤口有无渗血，留置引流管的患者注意观察引流液的颜色、性状和量，局部有无肿胀不适。若患者一旦出现伤口活动性出血或张力性血肿、呼吸道受压性呼吸困难等症状，应紧急拆除伤口缝线，解除血肿压迫，床边备气管切开包必要时切开气管。

（3）观察患者肢体感觉活动、肌力，语言和吞咽功能等情况。

（4）并发症的观察和护理。

①出血：观察患者切口有无出血，避免血肿压迫呼吸道造成窒息。如果切口有渗血，通知医生给予更换敷料，并密切观察切口有无继续渗血。

②脑缺血：术后须观察患者意识、四肢肌力，肢体有无感觉、运动障碍，有无视力障碍及失语、口角㖞斜、吞咽功能障碍等。若患者出现以上症状，立即报告医生，同时给予吸氧及心电监护，并配合医生抢救。

③神经损伤：如患者术后出现声音嘶哑，提示喉返神经可能损伤，立即报告医生，遵医嘱对症处理。

2. 疼痛管理

（1）协助患者抬高床头 20°～30°，以利于伤口引流。

（2）指导患者翻身动作轻柔，避免头颈部大幅度活动。

（3）评估伤口疼痛程度，必要时予以药物镇静镇痛治疗。

3. 饮食护理

在无胃肠道反应的情况下，可嘱患者多饮水，促进造影剂排出体外。全麻患者神志清醒、生命体征平稳可进食，指导患者低盐、低脂肪饮食，多吃新鲜蔬菜、水果，保持大便通畅。

4. 休息与活动

（1）穿刺加压包扎者术后平卧下肢制动，避免大幅度屈膝、屈髋。24 小时内绝对卧床休息，弹力绷带术后 24 小时可拆除。术后 1～2 天患者生命体征平稳后可指导其逐渐下床活动。

（2）全麻术后患者神志清醒生命体征平稳，然后根据病情逐渐下床活动。

（3）在患者卧床期间指导其定时翻身，行踝泵训练，有效咳嗽、咳痰等，预防压力性损伤、下肢深静脉血栓形成及肺部并发症。

5. 用药护理

使用抗血小板聚集药物、抗凝药物期间，须监测血压、凝血功能指标，注意观察患者穿刺点、皮肤、黏膜、消化道、泌尿道、牙龈及全身有无出血的发生。

6. 心理护理

加强心理疏导，减轻患者焦虑、恐惧等不良情绪。

三、健康教育

（一）疾病知识指导

告知患者及其家属颈动脉狭窄的症状和体征，手术的方式、预后及并发症。

（二）出院指导

（1）指导患者进食低盐、低脂肪及富含维生素、纤维素的食物，保持大便通畅。

（2）指导患者注意劳逸结合，适量活动，戒烟，保持生活规律，避免劳累及精神紧张。

（3）按医嘱服用药物，不擅自调整药物剂量，告知规律服药的重要性、药物的疗效及不良反应，并教会患者自我观察有无出血倾向。

（4）定期随访，术后1个月、3个月、6个月和以后每6个月门诊随访，检查有无再次发生缺血性事件、彩超测量颈动脉管径和评估再狭窄程度等。

第十节　颈动脉瘤的护理

颈动脉瘤是指由颈动脉粥样硬化、创伤、细菌感染、梅毒或先天性动脉囊性中层坏死所引起的颈动脉壁变薄，在血流压力作用下逐渐膨大扩张，形成颈动脉瘤。可发生在颈总动脉、颈内动脉颅外段、颈外动脉及其分支上。

一、护理评估

（一）术前评估

（1）评估患者颈动脉瘤的病因，有无高血压、损伤、感染等病史。

（2）评估患者血液生化指标、CT血管成像或彩超、头颅CT或MRI及心、肺、脑功能情况。

（3）评估患者生命体征、肿块的形态、有无疼痛、有无压迫症状、有无颅内缺血症状，远端肢体的血运、感觉、活动及动脉搏动情况。

（4）评估患者的并发症。

（5）评估患者心理状态及社会、家庭支持情况。

（6）评估患者对颈动脉瘤的了解情况。

（二）术后评估

（1）评估患者的麻醉及手术方式、术中情况。

（2）评估患者术后的意识状态、生命体征、伤口情况。

（3）评估患者远端肢体的血运、感觉、活动及动脉搏动情况。

（4）评估患者有无术后并发症，如出血、吞咽障碍、脑梗死、窒息、短暂性脑缺血发作。

二、护理措施

（一）术前护理

1. 观察要点

（1）观察患者的生命体征，尤其是血压和心率的变化，血压升高后，血管壁的压力增大，动脉瘤容易发生破裂。应合理选择降压药物，控制血压。

（2）观察患者肿块的大小、搏动、有无出血等情况。观察远端肢体的动脉搏动、皮肤的颜色和温度、感觉、运动等。

（3）观察患者有无压迫症状。压迫气管时，气管可明显向健侧偏移；压迫喉返神经时，可引起声带麻痹；压迫交感神经时，可产生同侧眼球下陷、眼睑下垂、眼裂狭窄、瞳孔缩小、同侧面部、颈部、上肢无汗、皮温升高等霍纳综合征的表现等。

（4）观察患者有无瘤体破裂的先兆，如局部可有明显疼痛。一旦破裂造成巨大血肿，可迅速压迫气道引起呼吸困难，甚至窒息。

2. 饮食护理

指导患者进食低盐、低脂肪、低胆固醇、高蛋白、富含维生素、易消化的食物。

3. 休息与活动

避免剧烈活动，保证休息。预防感冒，保持大便通畅。

4. 心理护理

向患者及其家属做好相应的疾病介绍，其对疾病有所了解；主动关心患者，耐心解答患者提出的疑问，消除患者的不良情绪，使其配合治疗。

（二）术后护理

1. 观察要点

（1）密切观察患者意识、生命体征的变化，保持血压稳定，予心电监护及吸氧。注意血压不要降得太低，以免因脑组织缺血、缺氧造成脑损伤。

（2）密切观察患者伤口或穿刺点有无渗血。介入术后穿刺处予加压包扎并予术肢制动，在无胃肠道反应的情况下，可嘱患者多饮水，促进造影剂排出体外。

（3）观察患者远端肢体的动脉搏动、皮肤的颜色和温度、感觉、运动等情况。

（4）并发症的观察和护理。

①出血：观察切口有无出血，避免血肿压迫呼吸道造成窒息或压迫移植血管造成血栓形成等。

②吞咽障碍：可能与手术切口疼痛及术中损伤神经有关，严密观察患者有无呛咳、吞咽困难等症状。疼痛导致吞咽困难无法忍受时，遵医嘱给予镇痛药物；神经损伤导致吞咽困难者，遵医嘱给予营养神经药物治疗。

③脑梗死：与术中部分或完全阻断颅内供血有关，应严密观察患者的语言、运动、肢体活动情况，一旦出现偏瘫、失语应及时通知医生。

④窒息：严密观察患者呼吸情况，床边备气管切开包。因术后血肿形成容易压迫气管，引起呼吸困难，一旦出现应立即通知医生进行处理。嘱患者不能用力咳嗽、打喷嚏，以免增加出血风险，同时给予氧气吸入。

⑤短暂性脑缺血发作：与术中部分或完全阻断颅内供血或血栓脱落有关，严密观察患者有无眩晕、晕厥、跌倒、肢体偏瘫等症状，一旦发现立即通知医生。夜间使用床栏，加强安全管理。

2. 饮食护理

全麻醉患者术后神志清醒、生命体征平稳，可指导患者进清淡、易消化、富含纤维的食物，首先给予温流食，逐步过渡到普食。保持大便通畅，必要时使用缓泻剂。

3. 休息与活动

（1）行腔内修复术的患者，术后平卧穿刺加压包扎者下肢制动，避免大幅度屈膝、屈髋。弹力绷带术后 24 小时可拆除。术后 1～2 天患者生命体征平稳后可指导其逐渐下床活动。

（2）全麻术后患者平卧 6 小时，然后根据病情逐渐下床活动。

（3）患者卧床期间指导定时翻身，行踝泵训练、有效咳嗽咳痰等，预防压力性损伤、下肢深静脉血栓形成及肺部并发症。

4. 用药护理

使用抗凝药物期间，注意观察患者穿刺点、皮肤、黏膜、消化道、泌尿道、牙龈及全身有无出血的发生。

5. 心理护理

加强心理疏导，减轻患者焦虑、恐惧等不良情绪。

三、健康教育

（一）疾病知识指导

告知患者及其家属颈动脉瘤的症状和体征，手术的方式及预后。

（二）出院指导

（1）宜进食清淡的食物，多食新鲜蔬菜水果，禁烟酒及辛辣食物。

（2）指导患者注意劳逸结合，适量活动，避免劳累及精神紧张。

（3）按医嘱服用药物，不擅自调整药物剂量。

（4）定期复查，术后 1 个月到门诊复查，如出现不适，应立即就诊。

第十一节　颈动脉体瘤的护理

颈动脉体瘤是颈部一种少见的化学感受器肿瘤，也称副神经节瘤，起源于颈总动脉分叉部位的颈动脉体，临床上较少见，发病率约为 0.012%，占头颈部肿瘤发病率的 0.22%。颈动脉体瘤可发生于任何年龄，常为单侧发病，也可双侧发病，多数生长缓慢，表现出良性肿瘤的特征，2% ～ 8% 为恶性肿瘤。

一、护理评估

（一）术前评估

（1）评估患者的一般情况。

（2）评估患者血液生化指标、CT 血管成像及心功能、肺功能、脑功能情况。

（3）评估患者生命体征、肿块的形态、有无疼痛、有无压迫症状，以及远端肢体的血运、感觉、活动及动脉搏动情况。

（4）评估患者的并发症。

（5）评估患者心理状态及社会、家庭支持情况。

（6）评估患者对颈动脉体瘤的了解情况。

（二）术后评估

（1）评估患者的麻醉及手术方式、术中情况。

（2）评估患者术后的意识状态、生命体征、伤口情况、引流情况。

（3）评估患者四肢远端的血运、感觉、活动及动脉搏动情况。

（4）评估患者术后有无脑梗死、出血、神经损伤等并发症。

二、护理措施

（一）术前护理

1. 观察要点

（1）观察患者的生命体征，肿块的形态、有无疼痛。

（2）观察远端肢体的动脉搏动、皮肤的颜色、皮温、感觉、运动等情况。

（3）观察患者有无声音嘶哑、呼吸困难、吞咽困难等压迫症状。

2. 饮食护理

指导患者进食高热量、高蛋白、清淡、易消化的食物。

3. 休息与活动

（1）避免剧烈活动，保证休息。预防感冒，保持大便通畅。

（2）指导患者术前行颈动脉压迫训练，以促进颅内建立侧支循环，提高手术时大脑对缺血的耐受性及安全性。

（3）指导患者术前行颈动脉压迫训练，以减少术后发生脑梗死的概率。方法：用手指压迫患侧颈总动脉，阻断颈总动脉血流。每天 1～2 次，从 5 分钟开始，每天训练，在患者不出现头晕、头痛及恶心的情况下，逐步增加压迫时间至 20 分钟。

4. 心理护理

向患者及其家属做好相应的疾病介绍，使其对疾病有所了解；主动关心患者，耐心解释患者提出的疑问，使其消除不良情绪，配合治疗。

（二）术后护理

1. 观察要点

（1）予床边心电监护，密切观察患者意识、瞳孔、生命体征、血氧饱和度的变化。血压维持在 [（90～120）/（60～90）] mmHg。过高的血压容易发生脑出血，而过低血压可导致脑灌注不足。

（2）密切观察伤口有无渗血，颈部有无肿胀，有无呼吸困难。观察引流管是否通畅，引流液的颜色、性状、量等。

（3）观察四肢远端的动脉搏动、皮肤的颜色、皮温、感觉、运动等情况。

（4）并发症的观察和护理。

①脑梗死：为减少这一并发症，可采取术前颈动脉压迫训练预防。术后严密观察患者的神志、瞳孔、语言及肢体活动情况，持续心电监护，尤其是术后 24～48 小时内的血压变化，确保血压维持在 [（90～120）/（60～90）] mmHg。血压过高容易发生脑出血，血压过低则可导致脑灌注不足。

②出血：是颈动脉体瘤切除术后致命的并发症。若术侧出血压迫气道，将导致呼吸困难，甚至窒息危及生命。为了避免窒息的发生，床旁备气管切开包，以备紧急床旁伤口切开引流或气管切开。密切观察患者颈部伤口有无渗血、颈部有无肿胀，患者的面色和呼吸情况，防止因局部血肿，压迫气管移位而致呼吸困难，发现异常及时报告医生进行处理。

③神经损伤：如术后患者出现声嘶、上睑下垂、进食呛咳、吞咽困难、说话费力、音调降低、鼻唇沟变浅等，说明出现神经损伤。护士应在术前做好宣教工作，告知患者神经损伤的主要表现及注意事项，消除患者的恐惧心理；术后加强观察，及时对症处理。

2. 饮食护理

（1）全麻术后患者神志清醒、生命体征平稳，可指导患者先进少量流质饮食，无呛咳、吞咽困难可逐渐过渡至半流质饮食、普食。

（2）指导患者进易消化的饮食，避免温度过高、温度过低或进食刺激性食物。

3. 休息与活动

（1）全麻术后患者神志清醒、生命体征平稳可取半坐卧位，有利于通气，保持呼吸道通畅。病情平稳后可逐渐下床活动。

（2）指导患者早期床上活动，定时翻身，行踝泵训练、有效咳嗽咳痰等，预防压力性损伤、下肢深静脉血栓形成及肺部并发症。

4. 呼吸道护理

（1）给予患者低流量吸氧，观察痰液的情况。

（2）指导患者进行缩唇、腹式呼吸等功能锻炼。

（3）给予患者雾化吸入，翻身叩背，鼓励患者有效咳痰。

5. 颈动脉造影的护理

（1）术后穿刺点加压包扎，绝对卧床24小时，24小时后拆除绷带方可下床活动。

（2）密切观察穿刺点有无出血，肢体远端的动脉搏动、血运、皮温及感觉、活动情况，以便及时发现动脉栓塞情况而进行有效处理。

（3）鼓励患者多饮水，以加速造影剂的排泄。

6. 心理护理

加强心理疏导，减轻患者焦虑、恐惧等不良情绪。

三、健康教育

（一）疾病知识指导

（1）告知患者及其家属颈动脉体瘤的症状和体征，手术的方式及预后。

（2）指导患者术前行颈动脉压迫训练。

（二）出院指导

（1）嘱患者宜进清淡饮食，多食新鲜蔬菜、水果，禁烟酒及辛辣食物。

（2）指导患者注意劳逸结合，适量活动，避免劳累及精神紧张。

（3）嘱患者遵医嘱服用药物，不擅自调整药物剂量。

（4）嘱患者定期复查，术后1～3个月到门诊复查，如发现新的肿块应及时就诊。

第十二节　动脉硬化性闭塞症的护理

动脉硬化性闭塞症指由于动脉粥样硬化，使动脉内膜增厚、管腔狭窄或闭塞的全身性疾患，多发生在大动脉、中动脉，涉及腹主动脉及其远端主干动脉时，可引起下肢慢性缺血。

一、护理评估

（一）术前评估

（1）评估患者动脉硬化性闭塞症的病因。

（2）评估患者血液生化指标、血管B超、CT血管成像及心功能、脑功能情况。

（3）评估患侧肢体疼痛情况，皮温、颜色、感觉、活动及动脉搏动情况。

（4）评估患者心理状态及社会、家庭支持情况。

（5）评估患者对动脉硬化闭塞症疾病的了解情况。

（二）术后评估

（1）评估患者的麻醉及手术方式、术中情况。

（2）评估患者术后意识状态、生命体征及伤口或穿刺点情况。

（3）评估患者溶栓导管固定、通畅情况。

（4）评估患者患侧肢体疼痛情况，皮温、皮肤颜色、感觉、活动及动脉搏动情况。

（5）评估患者术后有无出血、骨－筋膜室综合征等并发症。

二、护理措施

（一）术前护理

1. 观察要点

（1）观察患肢有无皮肤感觉异常，皮温、皮肤颜色改变及远端动脉搏动情况。

（2）观察患肢疼痛的部位、性质与加重因素及疼痛时间，尤其是夜间更应注意观察。根据评估情况，遵医嘱正确使用镇痛剂，给药后 0.5 ～ 1 小时内复评，观察用药后的疗效及有无不良反应的发生。疼痛发作时卧床休息，使患肢下垂，可增加下肢血运，减轻疼痛。

2. 饮食及生活护理

（1）指导患者进低脂肪、高纤维、易消化的食物，避免血液黏稠度增高。

（2）严格禁烟，以免烟草中的尼古丁引起血管收缩，影响患肢血液循环。

3. 休息与活动

（1）间歇性跛行期患者可每天进行适当的步行活动或 Buerger 运动，促进侧支循环的建立，以疼痛的出现作为活动量的指标。

（2）已出现静息痛的患者应注意休息，避免过度行走活动加重肢体缺血性疼痛及增加跌倒的风险。

4. 患肢护理

（1）患肢避免受冷热刺激，避免损伤，注意修剪趾甲和足部保暖。保持皮肤干燥，穿棉质或羊毛质地的袜子，松紧适宜，保持鞋袜干燥、洁净。

（2）患者休息时可取头高足低位，以改善下肢供血。

（3）患肢有溃疡者给予换药，溃疡面积较大时，为了防止被子覆盖带来的患肢疼痛，可予支被架支起被子，既可起到保暖的目的，又避免被子直接覆盖患肢带来疼痛。

5. 心理护理

患者多有长期下肢疼痛病史，因此对手术抱有较大期望，又担心治疗效果不好，预后不理想。应向患者讲解疾病的相关知识及配合手术和介入治疗的方法等，给予患者情感支持及心理安慰，解除其顾虑和紧张情绪，使其配合治疗。

（二）术后护理

1.观察要点

（1）密切观察患者生命体征，必要时给予心电监护。观察患者伤口或穿刺部位有无渗血及血肿形成，若发现异常及时通知医生。

（2）观察患肢有无疼痛、皮肤感觉有无异常，皮温、皮肤颜色改变及远端动脉搏动等情况，以了解术后血运改善情况。患者治疗后已经完全通畅或好转的下肢动脉搏动再次减弱、皮温降低、肤色苍白或疼痛加重，应警惕下肢动脉血栓形成，发现异常及时报告医生处理。术后如出现肢体明显肿胀、冰冷、剧烈疼痛，应警惕由于缺血再灌注损伤导致的骨–筋膜室综合征，发现异常及时报告医生处理。

（3）并发症观察及护理。

①出血：密切观察患者有无穿刺部位渗血或血肿、管道连接脱落出血、消化道出血、颅内出血及身体其他部位出血。监测患者生命体征，遵医嘱监测凝血功能，根据凝血数值来调整抗凝药物的剂量。动脉穿刺处有渗血，可予沙袋压迫或弹力绷带加压包扎，并及时更换穿刺处的敷料。

②蓝趾综合征：患者溶栓后有可能出现凝血块碎片引起的远端动脉栓塞。应加强对患肢溶栓后的观察，尤其是肢体的颜色、温度、感觉、肿胀等情况，并将患者术前情况、术后情况进行对比。

③骨–筋膜室综合征、缺血再灌注损伤：肢体缺血再灌注损伤后，组织毛细血管的通透性增强，液体渗出，组织水肿，体积增大，骨–筋膜室容量减少，骨–筋膜室内压力增加，组织灌注减少，从而导致肌肉及神经的进行性死亡。临床表现为肢体疼痛、肿胀、皮肤发红和压痛，表面皮肤发亮；感觉麻木、障碍；皮肤苍白，动脉搏动减弱；在没有感染的情况下，体温仍可能升高，白细胞计数增加等。密切观察患者肢体的情况，监测骨–筋膜室综合征的体征，如肢体肿胀、疼痛、远端恢复的动脉搏动减弱等。对可能发生骨–筋膜室综合征的患者应维持正常的血压，避免低血压引起的低灌注；解除收缩绷带包扎；患侧肢体位置与心脏保持在同一水平面；给予氧气吸入；症状严重时行骨筋膜切开减压术。

2.饮食护理

指导患者进低脂肪、高纤维、易消化食物，避免血液黏稠度增高。

3.休息与活动

（1）腔内治疗术后患者应卧床休息，穿刺点加压包扎。穿刺侧肢体关节尽量伸直，对侧下肢可自由屈伸。未行置管溶栓的患者24小时后拆除绷带即可下床活动。置管溶栓的患者拔除溶栓导管后，第2天可下床活动。

（2）血管旁路手术或截肢术后患者平卧6小时，麻醉清醒后根据患者的病情及活动能力指导其进行活动。

（3）患者卧床期间指导其翻身活动、行踝泵训练等，预防下肢深静脉血栓形成。

4.导管护理

（1）妥善固定，防止移位。置管溶栓期间保持术肢的制动，必要时可进行肢体约束，指导患者翻身活动，预防压力性损伤的发生。

（2）正确连接，防止接口脱落。由于溶栓导管直接插入大动脉内，如果导管脱落或导管与三通及连接管脱落，可引起大出血等严重并发症，因此应加强巡视，仔细观察管道连接是否牢固。

（3）保持导管通畅，防止折叠阻塞。应定期检查导管的通畅情况，导管应避免弯曲和阻塞。导管的固定应充分考虑患者的体位变动。药物滴注完毕应及时更换药液，以免回血堵塞管道。

（4）日常护理中严格执行无菌操作，敷料有渗血、渗液时应及时通知医生更换，预防导管相关性感染。

5. 用药护理

抗凝溶栓期间，注意观察患者穿刺部位或伤口、皮肤黏膜、消化道、泌尿道、牙龈及全身有无出血的发生。高龄、高血压患者应尤其注意有无头痛、意识障碍、视物模糊等，警惕颅内出血的可能。

6. 心理护理

加强心理疏导，减轻患者抑郁、焦虑和孤独的情绪。

三、健康教育

（一）疾病知识指导

（1）行为指导：严格禁烟。患肢避免受冷、热刺激，避免损伤，注意修剪趾甲和足部保暖。穿松紧适宜的袜子。

（2）用药指导：定时、规律服用抗凝、降压、降血糖药物。服用抗凝药物期间多观察全身皮肤、鼻黏膜、口腔、各种分泌物有无出血情况。告知患者控制血压及血糖在正常范围的重要性及对该病预后的深刻影响，提高患者的依从性，使其配合治疗，以减少复发率。

（3）饮食指导：低盐、低脂肪、低糖饮食，预防动脉粥样硬化，多摄取维生素，以维持血管平滑肌的弹性。

（4）糖尿病患者应加强饮食管理，控制血糖。指导患者学习并掌握足部日常护理方法，养成自我检查习惯，选择合适的鞋袜，正确护理并治疗足部的擦伤、裂伤、溃疡等。

（二）出院指导

（1）功能锻炼：康复期患者可进行适当行走、伸踝或屈膝运动，促进侧支循环建立，以疼痛的出现作为活动量的指标。

（2）出院后 1～6 个月到门诊复查彩超，以了解血管通畅情况，必要时复查 CT 血管成像或 MRA，不适随诊。

（3）严格按医嘱服药，控制血压和血糖水平。

（4）合理饮食，严格禁烟、禁酒。

第十三节　血栓闭塞性脉管炎的护理

血栓闭塞性脉管炎又称 Buerger 病，是血管的炎性、节段性和反复发作的慢性闭塞性疾病，多侵袭四肢中小动静脉，以下肢多见，好发于男性青壮年。

一、护理评估

（一）术前评估

（1）评估患者的一般情况，有无长期大量吸烟史。

（2）评估患者血液生化指标、血管 B 超、CT 血管成像及心、脑功能情况。

（3）评估患侧肢体疼痛情况，皮温、皮肤颜色、感觉、活动及动脉搏动情况，患肢（趾、指）有无坏疽、溃疡与感染。

（4）评估患者的心理状态及社会、家庭支持情况。

（5）评估患者对脉管炎的了解情况。

（二）术后评估

（1）评估患者的麻醉及手术方式、术中情况。

（2）评估患者术后意识状态、生命体征及伤口或穿刺点情况。

（3）评估患侧肢体疼痛情况，皮温、皮肤颜色、感觉、活动及动脉搏动情况。

（4）评估患者术后有无并发症。

二、护理措施

（一）术前护理

1. 观察要点

（1）观察患肢有无感觉异常，皮温、皮肤颜色及远端动脉搏动情况。

（2）观察患肢疼痛的部位、性质与加重因素及疼痛时间，尤其是夜间更应注意观察，根据评估情况，遵医嘱正确使用镇痛剂，给药后 0.5 ～ 1 小时内再次评估，观察用药后的疗效及有无不良反应的发生。患者疼痛发作时卧床休息，使患肢下垂，可增加下肢血运，减轻疼痛。

2. 饮食及生活护理

（1）指导患者进高热量、高蛋白、低脂肪、高纤维饮食，避免饮酒和食用辛辣、刺激性食物。

（2）严格禁烟，以免烟草中的尼古丁引起血管收缩，影响患肢血液循环。

3. 休息与活动

（1）早期患者可每天进行 Buerger 运动，促进侧支循环的建立，以缓解症状。

（2）已出现静息痛的患者应注意休息，避免因过度行走活动，而加重肢体缺血性疼痛及增加跌倒的风险。

4. 患肢护理

（1）患肢避免受冷热刺激，避免损伤，注意修剪趾甲和足部保暖。保持皮肤干燥，穿棉质或羊毛质地的袜子，不要过紧或过松，保持鞋袜干燥、洁净。

（2）患者休息时可取头高足低位，以改善下肢供血。

（3）患者患肢有坏疽者给予换药。

5. 心理护理

患者多有长期肢体疼痛病史，因此对手术抱有较大期望，又担心治疗效果不好，预后不理想。应向患者讲解疾病的相关知识，手术及介入治疗的方法等，给予患者情感支持及心理安慰，解除其顾虑和紧张情绪，使其配合治疗。

（二）术后护理措施

1. 观察要点

（1）密切观察患者的生命体征，必要时给予心电监护。观察患者伤口或穿刺部位有无渗血及血肿形成，若发现异常及时通知医生。

（2）观察患肢有无疼痛、感觉有无异常，皮温、皮肤颜色及远端动脉搏动等情况，以了解术后血运改善情况。患者治疗后已经完全通畅或好转的肢体动脉搏动再次减弱、皮温降低、肤色苍白或疼痛加重，应警惕肢体动脉血栓形成，发现异常及时报告医生处理。

2. 饮食护理

指导患者进高热量、高蛋白、低脂肪、高纤维饮食，避免饮酒和食用辛辣、刺激性食物。

3. 休息与活动

（1）腔内治疗术后患者应卧床休息，穿刺点加压包扎。穿刺侧肢体关节尽量伸直，对侧下肢可自由屈伸。

（2）血管旁路手术或截肢术后患者平卧6小时，麻醉清醒后根据患者的病情及活动能力指导其进行活动。

（3）患者卧床期间指导其翻身活动、行踝泵训练等，预防下肢深静脉血栓形成。

4. 用药护理

抗凝溶栓期间，注意观察患者穿刺点或伤口、皮肤黏膜、牙龈及全身有无出血的发生。高龄、高血压患者，尤其应注意有无头痛、意识障碍、视物模糊等，警惕颅内出血的可能。

5. 心理护理

加强心理疏导，减轻患者抑郁、焦虑和孤独的情绪。

三、健康教育

（一）疾病知识指导

1. 行为指导

严格禁烟。患肢避免受冷热刺激，避免损伤，注意修剪趾甲和足部保暖，袜子松紧适宜。

2.Buerger 运动要点

（1）患者平卧，下肢抬高 45°，并保持 1～2 分钟。

（2）双足下垂于床边，同时双足进行背伸、左右摆动，脚趾上翘、伸开、收拢直至足部完全变成粉红色，整个过程 4～5 分钟。

（3）平躺休息 2～3 分钟。

（4）连续抬高脚趾、脚跟 10 次为 1 组练习，约 10 分钟完成，每天练习数组。运动过程中如果出现胸闷、胸痛等不适，应立即停止运动。

3. 用药指导

定时、规律服用血管扩张剂、改善微循环的药物。如服用抗凝药物，其间多观察全身皮肤、鼻黏膜、口腔有无出血情况。

（二）出院指导

（1）适量运动，改善下肢血运循环，避免维持同一姿势不变，可进行 Buerger 运动，促进侧支循环建立。

（2）出院后 1～6 个月到门诊复查彩超，以了解血管通畅情况，必要时复查 CT 血管成像或 MRA，不适时随诊。

（3）严格遵医嘱服药。

（4）合理饮食，严格禁烟酒。

（5）禁止使用热疗，以免发生烫伤。

第十四节　急性动脉栓塞的护理

急性动脉栓塞是由脱落的血栓或动脉粥样硬化斑块及其他栓子堵塞动脉，造成血流障碍的紧急疾病。栓子随血流循环停留在口径较小的周围动脉或内脏动脉产生栓塞，造成受累动脉供应的肢体、脏器、组织等急性缺血甚至坏疽（死）。

一、护理评估

（一）术前评估

（1）评估患者栓子的来源，有无心脏病史。

（2）评估患者血液生化指标、血管 B 超 /CT 血管成像及心功能、脑功能、肾功能情况。

（3）评估患者的一般情况，了解有无吸烟史，评估患肢是否表现"6P 征"，即疼痛、患肢苍白、无脉、皮温改变、感觉异常、麻木等情况。

（4）评估患者心理状态及社会、家庭支持情况。

（5）评估患者对动脉栓塞的了解情况。

（二）术后评估

（1）评估患者的麻醉及手术方式、术中情况。

（2）评估患者术后意识状态、生命体征及伤口或穿刺点情况。

（3）评估患侧肢体疼痛情况，皮温、颜色、感觉、活动及动脉搏动情况。

（4）评估截肢患者肢体残端周围皮肤的颜色、血运和知觉。

（5）评估患者术后有无出血、动脉缺血再灌注综合征等并发症。

二、护理措施

（一）术前护理

1. 观察要点

（1）观察患肢有无感觉异常，皮肤温度和颜色及远端动脉搏动情况。急性肢体缺血的征象，可以概括为疼痛、感觉异常、皮温降低、运动障碍、无脉和苍白。

（2）观察患肢疼痛的部位、性质与加重因素及疼痛时间，根据评估情况，遵医嘱正确使用镇痛剂，给药后 0.5 ～ 1 小时内复评，观察用药后的疗效及有无不良反应的发生。

2. 饮食及生活护理

（1）指导患者进食高热量、富含维生素、易消化的食物。

（2）严格禁烟，以免烟草中的尼古丁引起血管收缩，影响患肢血液循环。

3. 休息与活动

（1）卧床休息，减少活动，注意患肢保暖，忌用热敷及冷敷。

（2）疼痛发作可使患肢下垂，以增加下肢血运，减轻疼痛。

4. 心理护理

患者因疼痛剧烈影响心情及睡眠、担忧截肢等导致焦虑和恐惧情绪，应给予患者情感支持及心理安慰，解除其顾虑和焦虑情绪，使其配合治疗。

（二）术后护理

1. 观察要点

（1）密切观察患者的生命体征，给予床边心电监护。观察患者伤口或穿刺部位有无渗血及血肿形成，若发现异常及时通知医生。

（2）观察患者患肢有无疼痛、感觉有无异常，皮肤温度和颜色及远端动脉搏动情况，以了解术后血运改善情况。

（3）截肢术后应注意观察残端周围皮肤的颜色，残端的血运和知觉；注意观察引流液的颜色、性状和量，保持引流通畅。

（4）并发症的观察和护理。

①出血或血肿：多发生在穿刺部位，严重的腹股沟部血肿可沿腹壁浅筋膜深层扩散至会阴部、臀部甚至腰背部。应密切观察穿刺部位，尤其是腹股沟及耻骨上区是否有肿胀、瘀斑、疼痛、发热等；观察伤口敷料有无渗血、渗液情况；重视患者主诉，观察患者有无腹痛、腹胀情况，及时发现腹膜后出血等严重并发症。

②动脉再栓塞形成：观察患肢有无疼痛及疼痛的严重程度；观察穿刺肢体的颜色、皮温及动脉搏动情况。一旦发现患肢出现剧烈疼痛、颜色苍白、皮温降低，应考虑血栓形成，及时报告医生。

③动脉缺血再灌注综合征：表现为动脉再通后数小时，已减轻或消失的患肢疼痛再次出现，疼痛甚至较术前更为剧烈。患肢肿胀，张力增加及浅静脉怒张，患肢压痛明显且广泛；严重时，远端动脉搏动减弱或消失。应严密观察患肢情况，出现上述情况时，应考虑动脉缺血再灌注综合征的可能性，必要时须行骨-筋膜室切开减压术。

④肌病肾病综合征：由于栓塞时间过长，组织发生变性坏死，取出栓子后，坏死组织的代谢物进入血液循环，出现严重酸中毒、高钾血症、低血压、休克及肾衰竭。应密切观察患者全身情况、精神状况、呼吸情况，监测尿量、肾功能情况。出现上述情况时，应及时报告医生并给予相应处理。

2. 饮食护理

全麻术后患者神志清醒、生命体征平稳，可指导患者进高热量、富含维生素、易消化的食物。

3. 休息与活动

（1）导管取栓术后患者应卧床休息，穿刺点加压包扎。穿刺侧肢体关节尽量伸直，24小时拆除绷带后根据病情逐渐下床活动。

（2）切开取栓或截肢术后患者麻醉清醒后，根据患者的病情及活动能力，指导其早期进行活动。截肢患者为预防残端水肿，可于残端处垫一小枕，抬高 $20° \sim 30°$。术后 2 天尽快放平，使患肢维持在伸展位或功能位。

（3）患者卧床期间指导其翻身活动、行踝泵训练等，预防下肢深静脉血栓形成。

4. 疼痛护理

（1）对患者的疼痛进行准确评估，必要时给予药物镇痛，注意药物使用后有无不良反应。

（2）截肢术后患者的疼痛常见为残端切口痛和幻觉痛，应正确评估疼痛的部位、性质、程度及持续时间等。幻觉痛属于精神性因素疼痛，应指导患者早日进行功能锻炼，正视截肢的现实。应用放松疗法、想象和暗示等非药物疗法，减轻患者症状。

5. 用药护理

使用抗凝药物期间，注意观察患者穿刺点或伤口、皮肤黏膜、消化道、泌尿道、牙龈及全身有无出血的发生。高龄、高血压患者应尤其注意有无头痛、意识障碍、视物模糊等，警惕颅内出血的可能。

6. 心理护理

加强心理疏导，减轻患者抑郁、焦虑等不良情绪。

三、健康教育

（一）疾病知识指导

（1）告知患者及其家属疾病的相关知识，使其了解病因、临床表现、手术方式及预后。

（2）残肢功能锻炼。指导患者主动配合，循序渐进地进行残肢训练。截肢术后 3～4 天可练习床上坐起，术后 7～8 天开始扶拐离床活动，术后 2 周鼓励患者尽早、最大范围地恢复功能锻炼。伤口拆线后立即进行残肢肌肉的主动运动、抗阻力运动、截肢侧关节活动练习和按摩，还要进行站立平衡训练、迈步训练、步行训练等。为预防关节挛缩，保持肢体的功能位，在日常护理中应避免在两腿之间垫枕。

（二）出院指导

（1）截肢患者应保持残端局部皮肤清洁卫生，坚持功能锻炼，根据情况早期安装假肢。

（2）合理饮食，严格禁烟酒。

（3）适当活动，保证休息。

（4）严格遵医嘱服药。

（5）出院后 1 个月到门诊复查彩超，如再次出现肢体疼痛、皮温下降、皮肤苍白等不适，应立即就诊。

第十五节　肠系膜血管缺血性疾病的护理

肠系膜血管缺血性疾病主要指肠系膜动脉供血不足，或静脉回流障碍所引起的肠壁营养、运动障碍，严重者可导致肠管节段性坏死。根据病因不同，肠系膜血管缺血性疾病的死亡率在 30%～90%。

一、护理评估

（一）术前评估

（1）评估患者肠系膜血管疾病的病因。

（2）评估患者意识、生命体征、腹部症状及体征，有无消化道症状。

（3）评估患者血液生化指标、CT 血管成像及心功能、肺功能、脑功能情况。

（4）评估患者对肠系膜血管疾病的了解情况。

（5）评估患者心理状态及社会、家庭支持情况。

（二）术后评估

（1）评估患者的麻醉及手术方式、术中情况。

（2）评估患者术后的意识状态、生命体征、伤口情况、管道情况、腹部症状及体征。

（3）评估患者术后并发症，如感染、肠坏死等。

二、护理措施

（一）术前护理

1. 观察要点

（1）密切观察患者意识状态、生命体征，尤其是血压和心率的变化，血压不平稳者给予心电监护。发现患者有血压下降、心率加快、冒冷汗等血容量不足的表现，应立即报告医生进行扩容，纠正容量不足。

（2）密切观察患者的腹部症状、体征，有无腹部压痛、反跳痛、腹肌紧张等腹膜炎表现。观察疼痛的程度、性质、部位及持续时间，以及疼痛时患者生命体征的变化。观察有无恶心、呕吐，呕吐物的颜色、性质及量；观察有无腹泻、有无暗红色血便等。如突发剧烈腹部疼痛伴血压骤降，提示肠坏死可能，应立即报告医生予处理。

2. 药物治疗

（1）适量使用抗生素；纠正酸中毒；停止或避免使用导致肠系膜血管收缩的药物。

（2）存在营养不良、严重腹泻、病程时间长等情况时，可考虑静脉高营养治疗。

（3）早期禁止使用镇痛剂，防止掩盖腹膜炎的体征。

（4）禁止使用泻药，防止结肠穿孔。

3. 饮食护理

根据患者情况，给予禁食、留置胃管进行胃肠减压、静脉营养支持。

4. 休息与活动

（1）嘱患者绝对卧床休息，减少活动。保持情绪稳定。

（2）保持大便通畅，避免用力排便。遵医嘱使用乳果糖、酚酞等预防便秘，必要时可用开塞露塞肛。

（二）术后护理

1. 观察要点

（1）密切观察患者意识状态、生命体征，尤其是血压和心率的变化，血压不平稳者给予心电监护。

（2）密切观察患者伤口情况，腹部症状、体征，观察疼痛的程度、性质、部位及持续时间，疼痛时患者的生命体征的变化。如突发剧烈腹部疼痛伴血压骤降，提示肠坏死可能，应立即报告医生予处理。

（3）观察并准确记录出入液量，监测水电解质、尿素氮、肌酐、尿量及血浆渗透压、血细胞比容、红细胞计数和血红蛋白水平等，观察呕吐、腹泻、发热等引起的额外体液丢失。

（4）观察患者是否出现发热、心动过速、嗜睡、焦虑、衰弱（虚脱）等情况，监测是否出现白细胞增多、血清蛋白降低等。

（5）置管溶栓的患者，注意观察管道是否妥善固定及通畅等情况。

（6）并发症的观察和护理。

①肠管坏死：密切观察患者的腹部症状和体征，如出现持续性的腹痛，伴有恶心呕吐，腹部检查有压痛、反跳痛、腹肌紧张、肠鸣音消失、腹腔抽出血性液体等，则患者可能出现肠管坏死，须行紧急剖腹探查，必要时行肠管切除术。

②感染：密切观察患者生命体征，有无感染性腹膜炎的表现（体温升高，白细胞和中性粒细胞计数明显升高，腹部检查有压痛、反跳痛、肌紧张）。观察患者有无心率加快、血压下降等感染性休克的表现，发现异常立即报告医生进行处理。

③出血：观察患者有无呕血、黑便等消化道出血的症状，发现异常及时报告医生处理。如患者使用抗凝溶栓药物，还应注意观察全身有无出血征象，如牙龈出血、鼻出血、伤口渗血或血肿，皮肤及黏膜有无出血点、瘀斑，痰中是否带血，有无头痛、意识障碍、视物模糊等。定期监测凝血功能、血常规等，以了解患者出血的风险及出血量等。

2. 疼痛管理

（1）向患者解释疼痛的原因，指导患者转移注意力，保持心情放松，避免刺激。

（2）嘱患者避免白天休息过多，保持夜间睡眠质量。

（3）遵医嘱给予镇痛药达到最佳镇痛效果，30分钟后评估镇痛药的效果。

3. 用药护理

（1）使用抗凝溶栓药物期间，注意观察患者穿刺点、皮肤、黏膜、消化道、泌尿道、牙龈及全身有无出血的发生。

（2）使用血管扩张剂时，每小时监测血压和心率。如出现低血压，则停止用药，并立即报告医生处理。

4. 饮食护理

（1）肛门排气后患者可进食流质食物；避免摄入牛奶、脂肪和高纤维食物。

（2）患者病情好转后逐步增加进食半固态食物和固态食物。

（3）合理膳食，保证足够的热量、蛋白质的摄入。病情许可时，尽量提供患者喜爱的食物。

5. 休息与活动

（1）嘱患者注意休息，适当活动，保持情绪稳定。

（2）保持大便通畅，避免用力排便。遵医嘱使用乳果糖、酚酞等预防便秘，必要时可用开塞露塞肛。

三、健康教育

（一）疾病知识指导

告知患者及其家属疾病的相关知识，使其了解病因、临床表现、手术方式及预后。

（二）出院指导

（1）嘱患者出院后按时、按量服药，服用抗凝药物期间自我观察全身皮肤、牙龈、各种分泌物判断有无出血情况，定期监测凝血功能、肝功能等。

（2）鼓励患者改变不良生活方式，应戒烟，低脂肪、低盐、易消化食物为主，适量摄入蛋白质，多食蔬菜、水果，忌生冷及难消化的食物。饭后适当活动，如散步等。

（3）保持大便通畅。

（4）出院后定期回门诊复查 CT 血管成像。

第十六节　动静脉内瘘护理

动静脉内瘘是指肢体较表浅的动静脉在皮下吻合所形成的血管通路，是目前临床上慢性肾衰竭患者行血液透析治疗应用最广、最理想的血管通路。

一、护理评估

（一）术前评估

（1）评估患者的优势手臂（手术尽可能选非优势手臂），测量双侧手臂的血压。

（2）评估患者全身和血管情况。非手术治疗期间有无出血倾向、皮肤色泽的改变，有无疼痛、感染、溃疡等。了解患者有无频繁或长期静脉插管史、上肢既往手术史或创伤史等。

（3）评估患者生命体征，桡动脉、尺动脉、肱动脉的搏动情况。

（4）评估患者营养状况、心理状态及社会、家庭支持情况。

（二）术后评估

（1）评估患者的麻醉方式、手术方式和术中情况。

（2）评估患者术后生命体征，伤口情况，患肢远端皮肤的温度、颜色、动脉搏动情况。

（3）评估患者术后瘘管的震颤、杂音情况。

（4）评估患者术后并发症，如血流量不足、充血性心力衰竭、血栓形成、感染、窃血综合征、肿胀综合征、假性动脉瘤等。

二、护理措施

（一）术前护理

（1）嘱患者保护肢体，避免剧烈活动，谨防外伤。

（2）观察患者双侧上肢皮温、周径、长度、浅静脉充盈情况等。

（3）指导患者对内瘘成形侧肢体进行血管功能锻炼（用力握拳运动）。

（4）避免在术侧肢体行静脉穿刺或留置针，抽血、输液应使用对侧肢体静脉。

（5）向患者及其家属解释血管动静脉内瘘的重要性和作用，解除其焦虑。

（6）给患者提供相关的营养咨询。

（二）术后护理

1. 观察要点

（1）观察患者意识，生命体征监测至平稳。观察伤口有无出现血肿或大出血情况；观察患肢有无肿胀，指端有无苍白、发凉、麻木等缺血症状。

（2）触诊或听诊瘘管的震颤、杂音。每天 2～3 次，用听诊器听血管杂音，沿静脉方向触摸血管震颤，如减弱或消失要报告医生。保持适当的血压和充足的血流量。

（3）观察手术切口有无感染和脓肿的症状和体征，若发现任何发热、疼痛加剧、肿胀和渗液的情况，要报告医生。

（4）用枕头或夹板抬高手臂，定时观察水肿情况，若出现持续性水肿或水肿加重，及时报告医生。

（5）并发症的观察和护理。

①血流量不足。手术早期，多是吻合口过小、血管壁过窄、血管细、张力大等所致；后期常与反复穿刺使血管壁纤维化和管腔狭窄有关。一般在建立动静脉内瘘时，选取较粗管径血管进行吻合，吻合口不得小于 0.3 cm 或动脉管径的 20%、游离血管各 2 cm 以上，避免张力过大。透析时准确穿刺、动作轻柔，可延长内瘘寿命。

②充血性心力衰竭。是长期血流短路，增加心脏负担所致。如出现胸闷、气促、端坐呼吸、咳粉红色痰等心力衰竭症状，说明吻合口过大，应给予吸氧及心电监护监测生命体征变化，做好手术准备，行手术缩小吻合口。

③血栓形成。早期血栓常与手术有关，如吻合口过小或吻合时血管内膜未进行外翻等。晚期血栓多因血管壁纤维化、血流动力学改变引起。如果患者肢体出现肿胀、疼痛，报告医生，做好手术准备，行手术取栓和药物溶栓，无效则须重新建瘘。

④感染。患者主要表现为局部红、肿、热、痛，严重者可导致吻合口出现出血和假性动

脉瘤。因慢性肾功能衰竭患者自身免疫功能低下，术后根据情况应用抗生素。

⑤窃血综合征。常见于动脉粥样硬化、糖尿病、血栓闭塞性脉管炎等血流动力学异常和动脉侧吻合患者，远端动脉血经吻合口向静脉回流。若患者出现肢体末梢苍白、麻木、肌肉萎缩、发凉、疼痛或干性坏疽，行手术结扎吻合口远端动脉。

⑥肿胀综合征。因静脉动脉化后，静脉压增高和管腔扩大，静脉瓣膜功能遭破坏，血液倒流所致。若患者表现为瘘口远端肢体肿胀、淤血、疼痛、静脉曲张或渗出性溃疡，通知医生，做好手术准备，行手术结扎静脉侧支。

⑦假性动脉瘤。因吻合口漏血或血管穿刺后压迫无效引起。开始表现为血肿，之后变为一搏动性肿块。如患者吻合口出现血肿，立即报告医生处理。一旦明确，须行压迫治疗或手术切除。

2. 饮食指导

患者术后如无恶心等不适，可进食。应给予低盐、低脂肪、优质蛋白饮食，并控制蛋白质、钾、磷、水等的摄入量。多食蔬菜、水果，保持大便通畅。

3. 体位与活动

患者术后 12～24 小时适量卧床休息，术侧肢体取伸直位，并抬高 30°，促进静脉回流，减轻水肿及吻合口张力。卧床时加强患肢肌肉收缩、舒张锻炼，预防静脉血栓。术后 12 小时指导患者进行握拳及腕关节运动以减轻肢体水肿。术后 1 天如伤口无感染、无渗液，术侧肢体可做握球锻炼，每天 3～4 次，每次 3～5 分钟，促进血液循环，防止血栓。如内瘘血肿、变硬和手臂水肿禁做以上锻炼。加强术肢保暖，防止血流不畅。

4. 心理护理

予心理疏导，减轻患者焦虑、恐惧等不良情绪。

三、健康教育

（一）疾病知识指导

（1）动静脉内瘘的自我维护。

①保持皮肤清洁，每天用温水及肥皂水清洗皮肤，使用多磺酸粘多糖乳膏外敷按摩，促进渗血的吸收和瘢痕软化。冬季注意肢体保暖，预防血栓形成。

②教会患者自我检查内瘘的震颤、杂音情况，出现低血压、眩晕后，立即触摸内瘘震颤及搏动，异常时及时就诊。

③有动脉瘤的患者须佩戴护腕，预防瘤体增大或破裂出血。

④每天定时测量血压。血压不宜过低，应维持在 120 / 90 mmHg 以上。低血压是内瘘血栓形成的重要因素，脱水过多、严重腹泻都会使血压下降，导致内瘘血栓形成。

⑤瘘管穿刺后出现局部血肿时，应立即给予指压和冰敷，并以多磺酸粘多糖乳膏按摩。24 小时后再予热敷，促进皮下血肿消退，血肿处暂不要穿刺。

⑥定期监测，并做好血管、感染等方面的评估，及时报告医生。

（2）禁止在造瘘侧肢体输液、输血或抽血等。

（3）避免外来压力、提重物；避免穿紧身衣裤；术侧手臂袖口避免过紧，避免佩戴过紧的首饰等，以免造成内瘘闭塞。

（二）出院指导

（1）建议自体动静脉内瘘最好在手术 8～12 周以后开始穿刺使用，特殊情况于术后 1 个月内瘘成熟后开始穿刺；人工血管内瘘最好在手术 4～8 周开始穿刺使用。适当延长内瘘的首次穿刺时间，可延迟内瘘功能不良的发生。

（2）嘱患者合理饮食，严格禁烟酒。

（3）嘱患者适当活动，保证休息。

（4）嘱患者严格按医嘱服药。

（5）嘱患者术后 1～3 个月到门诊复查 B 超。如发现瘘管处疼痛、出血、震颤音减弱或消失和局部红肿伴发热，应及时就诊。

第七章 小儿外科疾病护理常规

第一节 小儿外科一般护理常规

一、护理评估

（一）术前评估

（1）评估患儿的一般情况、入院时主要病史。

（2）评估患儿的出生情况、发育情况、喂养情况。

（3）评估患儿既往史、预防接种、过敏史。

（4）评估患儿对住院的反应、性格特征、配合情况。

（5）评估患儿及其家属对疾病和手术的认知程度。

（6）患儿家庭的评估。

（二）术后评估

（1）了解患儿的麻醉方式、手术方式及术中情况。

（2）评估患儿的意识情况、生命体征、皮肤黏膜颜色、皮温、肌张力、伤口及引流情况。

（3）观察患儿有无疼痛、发热、恶心呕吐、腹胀和尿潴留等常见的术后不适，注意患儿病情变化，并遵医嘱给予处理。

（4）评估患儿自理能力和疼痛，以及坠床、跌倒、误吸、管道脱落、压疮和血栓风险等。

二、护理措施

（一）术前护理

（1）入院宣教及评估。介绍病房环境和规章制度，介绍分管床位医师和责任护士；评估患儿病情，收集患儿资料，完成住院患者首次护理评估单。

（2）入院后测量患儿的生命体征、身高和体重，7岁及7岁以上患儿测血压；1岁以下患儿使用电子婴儿秤测量体重，以后每周测体重1次。

（3）未能站立患儿卧位测量身高。

（4）协助患儿完善各项检查，并交代注意事项。

（5）休息与营养。嘱患儿注意休息和保暖，预防上呼吸道感染；根据病情及年龄段指导患儿饮食。

（6）遵医嘱进行治疗及护理，做好晨晚间护理。

（7）术前 1 天准备。

告知患儿家属术前及术后注意事项，取得家属及患儿的配合。指导患儿练习床上大小便、深呼吸等，预防术后并发症。

①皮肤准备。以切口为中心，剃除周围 15 cm 的毛发，备皮时应注意动作轻柔，防止刮伤皮肤。3 岁以下患儿通常不备皮。

②胃肠道准备。

胃肠减压：术前留置胃管，幽门梗阻患儿术前洗胃。

肠道准备：遵医嘱术前晚及术晨使用开塞露通便。行结直肠及肛门手术患儿，术前晚及术晨行清洁灌肠。

③饮食。婴幼儿术前禁水 2 小时、禁食母乳 4 小时、禁食婴儿配方奶粉 6 小时、禁固体食物 8 小时，肠道手术患儿术前 1～3 天进流质饮食。

④药物过敏试验及配血。遵医嘱进行药物过敏试验并记录，试验结果阳性者在病历上做好标识，报告医生，并告知患儿及其家属。遵医嘱抽取血标本进行交叉配血试验。

⑤病情观察。测体温、脉搏、呼吸 2 次（早晚各 1 次），并做好记录，如有发热、上呼吸道感染等情况，及时报告医生。

⑥完成住院患儿术前护理评估单。

（8）手术当天准备。

①测量生命体征并记录。

②备手术需要的病历、X 线平片、药品等。

③入手术室前嘱患儿排空大小便，更换手术服，婴幼儿更换纸尿裤。

④与手术室接诊人员核对患儿身份、病历、X 线平片和药品，并填写手术患者转交接记录单。

⑤根据患儿麻醉方式及手术等级，备麻醉床、监护仪、吸氧吸痰装置等。

⑥急诊手术询问患儿最后一次进食、进水的时间，并告知医生。

⑦遵医嘱术前用药。

（二）术后护理

1. 病情观察及护理

（1）做好交接班。交接患儿神志、皮肤、伤口、引流管及静脉通道，测量生命体征并记录。

（2）观察患儿面色口唇，如口唇发绀或闻及痰鸣音，立即予以拍背，必要时吸痰和吸氧。

（3）手术当天测量并记录脉搏 / 心率、呼吸、血压（7 岁及以上），每小时 1 次至平稳。大手术或生命征不平稳者，遵医嘱予心电及血氧监测，做好记录。发现异常，及时报告并协助医生处理。

（4）伤口护理。观察手术切口及敷料情况，及时更换尿不湿，防止粪、尿污染伤口；若有渗血、渗液或污染，应报告医生处理。

（5）根据患儿病情和体重，调整输液顺序及速度。

（6）注意保暖，防坠床。

（7）管道护理。

①了解引流管的位置及作用，做好标识、风险标识，并妥善固定，保持有效引流。

②观察和记录引流液的量、颜色及性质，发现异常，及时报告医生。

③告知患儿家属管道护理的重要性，不可自行拔出。

（8）皮肤护理。定时检查卧床患儿皮肤受压情况，协助患儿翻身，保持床单位整洁。

（9）疼痛护理。应用正确的疼痛评估工具；安抚患儿，协助采取舒适体位，转移患儿注意力，必要时予药物镇痛。

（10）发热护理。患儿体温超过 38.5 ℃时，指导家属减少衣服和盖被，遵医嘱予物理降温，必要时予药物降温。禁用酒精擦浴。

（11）腹胀护理。观察患儿有无呕吐，肛门有无排便、排气，有无烦躁、哭闹等；腹胀明显者予头高斜坡卧位，遵医嘱予开塞露通便或肛管排气，测量腹围，必要时予药物镇静。

（12）心理护理。根据个体心理发展阶段评估患儿的心理反应，有针对性地予鼓励语言。

2. 饮食与营养

非腹部、消化道手术患儿，麻醉完全清醒后，即可遵医嘱给予少量饮水，逐步过渡到正常饮食；腹部及消化道手术患儿，待肠道功能恢复后遵医嘱指导饮食。

3. 体位与活动

患儿麻醉完全清醒后，根据手术部位及疾病特点调整体位，如肥胖患儿肩部垫一薄软枕，使患儿头部适当后仰，保持呼吸道通畅。根据病情，指导患儿早期下床活动，促进康复。

三、健康教育

（1）指导并协助患儿及其家属做好住院期间的生活护理。

（2）加强安全宣教，防走失、跌倒、坠床、误吸、烫伤及管道滑脱等意外发生。

（3）做好疾病相关知识宣教。

（4）减少探视及陪护人员，预防交叉感染。

四、出院指导

（1）评估患儿的康复情况，给予饮食、休息、日常生活等相应指导。

（2）遵医嘱指导患儿用药及复诊，提供家庭护理指导，必要时随诊。

第二节　小儿外科微创手术的护理

　　小儿腹腔镜技术是一项高、精、尖技术，是治疗小儿外科疾病的重要而有效的方法，它所具有的微创性和精确性，让患儿以微小的损伤达到常规开放手术的最佳疗效。该技术已逐渐成为小儿外科的重要组成部分。目前开展小儿腹腔镜手术的疾病包括腹股沟疝、先天性巨结肠、先天性胆管扩张症、胆道闭锁、隐睾、肾盂输尿管连接处梗阻等。

　　机器人手术或机器人辅助手术是使用机器人系统完成的一种外科微创手术类型。机器人手术系统的出现突破了传统开放、腔镜微创手术的局限性，提高外科医生进行手术的能力。目前开展小儿机器人手术的疾病包括先天性巨结肠、先天性胆管扩张症、肾盂输尿管连接处梗阻等。

一、护理评估

（一）术前评估

（1）评估患儿家庭的经济条件。

（2）评估患儿家属对腹腔镜及机器人手术的认知度，心理和社会、家庭的支持情况。

（3）评估患儿手术部位皮肤情况。

（4）评估患儿有无压疮风险。

（二）术后评估

（1）评估患儿意识、精神状态、生命体征等情况。

（2）评估患儿伤口及引流情况。

（3）评估患儿皮肤情况，如皮肤黏膜颜色及皮肤温度等情况。

二、护理措施

（一）术前护理

（1）皮肤准备：术前备皮，清洁脐孔。

（2）肠道准备：术前晚及术晨使用开塞露通便；先天性巨结肠患儿术前晚及术晨清洁灌肠。

（3）有压疮风险患儿，评估受压部位，备水胶体敷料。

（4）心理护理：向患儿及其家属讲解微创手术的优点（创伤少、恢复快、住院时间短），以减轻患儿及其家属紧张、焦虑的情绪。

（5）患儿病情有异常变化，应及时报告医生。

（二）术后护理

1. 病情观察及护理

（1）观察患儿有无口唇颜面潮红、呼吸急促及烦躁不安，有异常应及时报告医生。

（2）观察患儿皮肤情况，检查受压部位有无压力性损伤。

（3）观察患儿有无皮下气肿及伤口处捻发音，皮下气肿一般无须处理，2～3天后会自行消失。应向患儿家属说明原因，消除其顾虑。

（4）四级手术重点监测患儿的呼吸和血氧饱和度，持续低流量吸氧，促使积聚的二氧化碳排出。

2. 饮食与营养

（1）非消化道手术患儿麻醉完全清醒后，可进食少量温水，逐步过渡到正常饮食。

（2）消化道手术患儿遵循 ERAS 理念，术后尽早拔除胃管，进清流质饮食，逐渐增加饮食量过渡到正常饮食。

（3）机器人手术术后腹腔积气影响肠蠕动，术后避免进食产气食物，保持大便通畅。

（4）患儿病情平稳后予半坐卧位，鼓励早期下床活动。

三、健康教育

（1）介绍微创手术相关知识。

（2）做好疾病相关知识宣教。

（3）减少探视及陪护人员，预防交叉感染。

四、出院指导

（1）评估患儿康复情况，给予饮食、休息、日常生活等相应指导。

（2）遵医嘱指导患儿用药及复诊，必要时随诊。

（3）观察患儿有无皮下气肿及伤口处捻发音，皮下气肿一般无须处理，2～3天后会自行消失。应向患儿家属说明原因，消除其顾虑。

第三节　胆道闭锁的护理

胆道闭锁是指以肝内和肝外胆管进行性炎症和纤维性梗阻为特征，从而导致胆汁淤积及进行性的肝纤维化和肝硬化。如果不治疗，会不可避免地发展为肝硬化、肝衰竭以致死亡。其发病率在成活新生儿中为 1/5000～1/12000，亚洲国家的发病率明显高于欧美国家的发病率。

一、护理评估

（一）术前评估

（1）评估患儿的黄染情况，如皮肤、巩膜、大小便颜色。

（2）评估患儿的腹部体征，如腹水、腹壁静脉。

（3）评估患儿的肝功能情况。

（二）术后评估

（1）评估患儿的胃肠功能恢复情况。

（2）评估患儿的黄染消退及肝功能恢复情况。

（3）评估患儿的精神状态。

二、护理措施

（一）术前护理

1. 病情观察及护理

（1）观察患儿黄疸情况及意识状态。

（2）观察患儿腹部体征，遵医嘱记尿量、测腹围。

（3）观察患儿有无皮下出血点及皮肤瘙痒，防止抓破皮肤。

（4）术前 3 天遵医嘱予注射维生素 K_1。

（5）遵医嘱予护肝及退黄治疗。

2. 饮食与营养

主张母乳喂养，纠正营养状况，如人工喂养者予低脂饮食，低蛋白血症者遵医嘱使用人血白蛋白。

（二）术后护理

1. 病情观察及护理

（1）心电监测至患儿生命体征平稳。

（2）严密观察患儿伤口有无出血、渗液，保持伤口敷料清洁干燥，注意有无出血倾向。

（3）观察患儿黄染有无消退，有无腹胀、腹痛；观察肠蠕动恢复情况。

（4）保持患儿呼吸道通畅，及时清理呼吸道分泌物，痰液黏稠者遵医嘱雾化吸入。

（5）激素治疗：术后遵医嘱使用甲泼尼龙，每三天减量 1 次。注意观察药物不良反应及用药效果，必要时镇静。

2. 饮食与营养

手术当天禁饮、禁食，遵医嘱术后 6 小时每两小时进糖水 10 ~ 15 mL；术后 2 天开始逐渐增加进食量至正常饮食。

3. 体位与活动

麻醉清醒后取斜坡卧位。

4. 并发症的观察及护理

（1）胆管炎：多于术后 1 周左右发生。观察患儿体温变化，有无无诱因的哭闹烦躁、精神萎靡，有无皮肤黄染加深、大便颜色变浅等表现。遵医嘱使用抗菌药物及降温处理。

（2）上消化道出血：注意观察患儿有无面色苍白、恶心和血压下降，观察胃液的颜色、量和性质。遵医嘱使用止血药物。

三、健康教育

（1）指导并协助患儿及其家属做好住院期间的生活护理。

（2）加强安全宣教，防走失、跌倒、坠床、误吸、烫伤及管道滑脱等意外发生。

（3）做好胆道闭锁相关知识宣教。

（4）减少探视及陪护人员，预防交叉感染。

四、出院指导

（1）评估患儿的康复情况，给予饮食、休息、日常生活等相应指导。

（2）按时服用激素、护肝、退黄等药物。

（3）术后1个月门诊复查，定期复查肝功能，如出现大便颜色变浅、发热、黄染加深等症状，应立即就诊。

第四节　胆管扩张症的护理

胆管扩张症是指胆总管的一部分呈囊状或梭状扩张，伴有或不伴有肝内胆管扩张的先天性畸形，是小儿常见的先天性胆道疾病。

一、护理评估

（一）术前评估

（1）评估患儿的黄染情况，如皮肤、巩膜、大小便颜色。

（2）评估患儿的腹部体征。

（3）评估患儿的腹痛程度。

（4）评估患儿的肝功能情况。

（二）术后评估

（1）评估患儿的胃肠功能恢复情况。

（2）评估患儿的黄染消退及肝功能恢复情况。

（3）评估引流管是否通畅，引流液的颜色、性质和量。

二、护理措施

（一）术前护理

1.病情观察及护理

（1）观察患儿腹痛的部位、性质、程度。疼痛剧烈时遵医嘱予镇痛和解痉药物。

（2）观察患儿黄染的情况，观察有无发热。

（3）观察患儿有无皮下出血点及皮肤瘙痒。保持皮肤清洁，防止抓破皮肤。

（4）术前 3 天遵医嘱予注射维生素 K_1。

（5）遵医嘱予抗炎、护肝、利胆及退黄治疗。

2. 饮食与营养

给予患儿低脂肪饮食，急性期或合并胰腺炎时应禁食，遵医嘱予静脉补液治疗。

3. 体位与活动

嘱患儿卧床休息，避免剧烈活动。

（二）术后护理

1. 病情观察及护理

（1）心电监测至生命体征平稳。

（2）严密观察患儿伤口有无出血、渗液，保持伤口敷料清洁干燥，注意有无出血倾向。

（3）观察患儿黄染有无消退，有无腹胀、腹痛；观察肠蠕动恢复情况。

（4）行外引流术者观察伤口有无胆汁外渗。

（5）管道护理：观察引流液的颜色、性质及量。妥善固定各引流管，防扭曲、受压，防脱落，保持通畅。做好标识和记录引流量。

2. 饮食与营养

（1）术后禁食、禁饮，给予胃肠减压及静脉补液。待肠功能恢复后，予流质饮食，逐步过渡到普食。

（2）给予低脂肪、易消化、营养丰富的饮食，忌油炸、油腻饮食。

3. 体位与活动

患儿病情平稳予半坐卧位，尽早下床活动。

4. 并发症的观察及护理

（1）胆瘘：观察引流管有无胆汁样液体引出，伤口有无黄色液渗出。遵医嘱予禁食、补液，胃肠减压，保持引流通畅。

（2）胆管炎：观察有无腹痛、发热、黄染、血象增高等表现。遵医嘱予禁食，以及补液、消炎利胆等治疗。

三、健康教育及出院指导

（1）忌暴饮暴食，宜进食低脂肪、易消化及营养丰富的食物，术后 2 ～ 3 个月宜少量多餐。

（2）术后 1 个月门诊复查。定期复查肝功能，如出现大便颜色变浅、发热、黄染加深等症状，应立即就诊。

第五节　先天性肥厚性幽门狭窄的护理

先天性肥厚性幽门狭窄指因肥厚的幽门导致胃内容物通过障碍，引起剧烈呕吐的疾病，多见于新生儿及婴幼儿。

一、护理评估

（一）术前评估

（1）评估患儿的呕吐时间、方式、频率及量，以及与进食的关系。

（2）评估患儿的腹部体征，如腹部外形、胃肠型及蠕动波等。

（3）评估患儿的全身状况，是否存在水、电解质紊乱。

（4）评估患儿家属对喂养知识的掌握程度。

（二）术后评估

（1）评估患儿的胃肠功能恢复情况。

（2）评估患儿进食有无呕吐。

二、护理措施

（一）术前护理

1. 病情观察及护理

（1）观察患儿呕吐的次数、性质、量及呕吐方式。床旁备吸痰装置。

（2）观察患儿有无脱水征象，纠正水、电解质紊乱。

（3）对梗阻严重者，术前3天予温盐水洗胃，以减轻胃壁水肿和炎症，术后吻合口愈合。

（4）新生儿注意保暖。

2. 饮食与营养

（1）少量多次喂养，每次喂奶后抱起患儿拍背。

（2）呕吐频繁者应禁食、禁饮，行胃肠减压，予静脉营养支持。

（3）对贫血或严重营养不良者，遵医嘱予多次少量输入成分血或人血白蛋白。

3. 体位与活动

取低斜坡侧卧位，保持呼吸道通畅，防止呕吐物误吸，引起吸入性肺炎。

（二）术后护理

1. 病情观察及护理

（1）心电监测至患儿生命体征平稳。

（2）观察患儿呕吐情况，一般术后2～3天内仍有呕吐现象，无须特殊处理；如呕吐频繁，应及时通知医生处理。

（3）术后持续胃肠减压 12 ～ 24 小时，有黏膜损伤者术后胃肠减压时间应延长。

2. 饮食与营养

一般患儿术后 1 天，每两小时喂糖水每次 10 ～ 20 mL，无呕吐后试喂少量母乳或牛奶，逐渐增加奶量，3 ～ 5 天后可加至正常日需量。

3. 体位与活动

患儿麻醉清醒后取低斜坡侧卧位。

4. 并发症的观察及护理

（1）吸入性肺炎：一旦出现呼吸急促、呼吸困难、口唇青紫、鼻翼翕动、三凹征等情况，应立即取头低足高位，轻拍背部，必要时吸痰及吸氧，同时通知医生。

（2）胃肠黏膜出血：观察呕吐物、胃管引流液的颜色、性质及量，若有血性液体应立即通知医生处理。

三、健康教育及出院指导

（1）指导家属喂奶后立位抱起，以驱除患儿胃内积聚的气体。

（2）指导家属在患儿呕吐时将患儿的头偏向一侧，及时清除口鼻分泌物，防止误吸；若呕吐频繁，应及时复诊。

（3）指导家属喂养方法，关注患儿体重增长情况。

第六节　先天性肠闭锁和狭窄的护理

先天性肠闭锁和狭窄是指从十二指肠到直肠间发生的肠道先天性闭塞和变窄，是新生儿外科中一种较常见的消化道畸形。

一、护理评估

（一）术前评估

（1）评估患儿全身状况，如意识状况、营养状况。

（2）评估患儿呕吐次数、时间，呕吐物的颜色、性质和量。

（3）评估患儿的皮肤弹性。

（4）评估患儿腹部体征、排便、排气情况。

（二）术后评估

（1）评估患儿术后胃肠功能恢复情况。

（2）评估患儿腹部体征、排便、排气情况。

二、护理措施

（一）术前护理

1. 病情观察及护理

（1）严密观察患儿生命体征、尿量。

（2）患儿置暖箱中保暖，预防硬肿症。

（3）观察呕吐物的颜色、性质及量，并记录；观察患儿的脱水程度，遵医嘱准确记录出入量。

（4）遵医嘱予胃肠减压、补液，维持水、电解质平衡。

2. 饮食与营养

入院后立即禁食、禁饮。

3. 体位与活动

取低斜坡侧卧位，防止误吸呕吐物而引起吸入性肺炎。

（二）术后护理

1. 病情观察及护理

（1）予心电监测至患儿生命体征平稳。

（2）保持患儿呼吸道通畅，定时翻身、拍背，及时清理呼吸道分泌物。

（3）观察患儿伤口有无渗血及肠蠕动恢复情况。

（4）胃管护理：观察引流液的颜色、性质及量。

2. 饮食与营养

严格禁食时间，拔胃管当天可喂少量糖水 10～15 mL，若无呕吐，每 2～4 小时喂养 1 次，每次增加喂养量 5 mL，增至 30 mL 后进食 1∶1 稀释的牛奶或母乳，术后 2 天进食母乳或牛奶。

3. 体位与活动

取低斜坡侧卧位，定时翻身，促进肠蠕动。

4. 并发症的观察及护理

（1）吸入性肺炎：患儿一旦出现呼吸急促、呼吸困难、青紫、鼻翼翕动、三凹征等情况，应立即取头低足高位，轻拍背部，必要时吸痰及吸氧，同时通知医生。

（2）吻合口瘘：患儿如有烦躁、高热、腹肌紧张及血象升高等表现，应立即报告医生，并遵医嘱予禁食、补液、胃肠减压，必要时完善再次手术术前准备。

（3）麻痹性肠梗阻：患儿如有术后腹胀，肛门未排气、排便，可协助翻身活动；腹胀明显者，遵医嘱予开塞露通便或肛管排气等处理。

三、健康教育及出院指导

（1）注意保暖，预防感冒。

（2）指导家属喂养方法，预防腹泻。

（3）定期复查，如患儿出现腹胀、呕吐等不适，应立即就诊。

第七节　先天性巨结肠的护理

先天性巨结肠又称为肠道无神经节细胞症，是肠道内源性神经系统发育障碍引发的综合征，其特点为肌间和黏膜下神经节细胞缺如。由于病变肠段的神经节细胞缺如，该段肠管失去正常的蠕动功能而产生梗阻，导致近端结肠被动性扩张肥厚。

一、护理评估

（一）术前评估

（1）评估患儿全身状况，如意识状况、营养状况及生命体征。

（2）评估患儿有无呕吐，如呕吐次数、时间，呕吐物的颜色、性质和量。

（3）评估患儿排便状况，如每天排便次数及量、粪便性状、排便是否费力及程度等。

（4）评估患儿腹部体征，如腹胀程度、腹壁静脉曲张及肠蠕动波等。

（二）术后评估

（1）评估患儿伤口、肛周皮肤情况。

（2）评估患儿胃肠功能恢复情况。

（3）评估患儿排便及控便能力。

（4）评估各引流管是否通畅，引流液的颜色、性质和量。

二、护理措施

（一）术前护理

1.病情观察及护理

（1）观察患儿全身营养状况，每周监测体重。

（2）观察患儿腹部体征、腹胀情况，遵医嘱监测腹围。

（3）观察患儿有无呕吐，注意有无急性肠梗阻的表现，必要时禁食及胃肠减压。

（4）观察患儿排出大便的性状，注意有无肠炎。

2.饮食与营养

根据不同年龄阶段提供适当饮食，原则上应给予高蛋白、高热量、富含维生素、易消化、少渣的食物。婴幼儿以母乳、牛奶为主。美国肠外肠内营养学会推荐，对有高营养风险的患儿，在术前至少1周介入营养支持。根据病情纠正低蛋白血症及贫血。

3.肠道准备

（1）术前3天予无渣饮食或母乳。

（2）术前须结肠灌洗，灌洗时间根据患儿年龄及肠道清洁程度而定，必要时遵医嘱使用药物保留灌肠，完全清除结肠内陈旧积粪，直至洗出液清亮无渣为止。

（3）合并小肠结肠炎者，可遵医嘱使用甲硝唑等药物保留灌肠。

（4）术前 1 天口服抗生素。

（5）术前晚及术晨行清洁灌肠。

（6）术晨留置胃管。

（二）术后护理

1. 病情观察及护理

（1）观察患儿的意识情况，持续予心电监测至生命体征平稳。

（2）伤口观察及护理。

①观察患儿大便情况，直肠黏膜活检术后注意有无便血。

②肛周护理：用 1∶1000 洗必泰清洗肛周皮肤，指导患儿家属及时去除粪便及分泌物；肛周潮红可用鞣酸软膏保护皮肤；肛周糜烂每天用 2% ~ 3% 温盐水坐浴 2 次，并涂抹造口护肤粉，必要时加用液体敷料；每次理疗 15 分钟，每天 2 次，促进伤口愈合。

③造口护理：行肠造口者，应注意造口黏膜血运及有无排气、排便，保持造口周围皮肤的清洁干燥，指导正确使用人工造口袋。

（3）观察患儿腹部体征的变化及肠功能恢复情况。

2. 饮食与营养

（1）患儿禁食期间遵医嘱予静脉高营养。

（2）患儿肠功能恢复、拔出胃管后可进流质食物，逐步半流质食物到普食。予高蛋白、富含维生素、高热量饮食。

3. 体位与活动

协助患儿床上翻身及半坐卧位，可根据情况增加活动，以促进肠功能恢复。

4. 管道护理

（1）妥善固定各引流管，保持胃管、尿管及肛管引流通畅，防止脱出。肛管要定期挤捏防止堵塞，观察并记录引流液的颜色、性质和量。

（2）肠道功能恢复后即可拔除胃管；术后留置肛管 3 ~ 7 天，防止吻合口狭窄、感染及保证排泄通畅；术中常规留置导尿管，在排除泌尿系统损伤的情况下，术后 1 天可拔除导尿管。

5. 并发症的观察及护理

（1）小肠结肠炎：术后出现发热、腹泻、腹胀、脱水、中毒等症状，遵医嘱予灌肠、抗炎、补液及肠道益生菌治疗，必要时行肠造瘘手术。

（2）吻合口瘘：监测体温、血常规、降钙素、C- 反应蛋白。一旦发现吻合口瘘，应尽早行吻合口近端肠管造瘘，部分患儿在造瘘后经过抗感染、营养支持治疗，吻合口瘘有可能自行愈合，无须手术补瘘或再行肠切除肠吻合术。

（3）吻合口狭窄：如出现排便困难、腹胀，可行扩肛或灌肠治疗，培养患儿排便习惯。

三、健康教育

（1）向家属讲解灌肠的目的和意义，未行手术治疗的患儿，应指导其家属灌肠的方法。

（2）有肠造口者，指导家属造口护理。

（3）指导饮食，预防小肠结肠炎。

四、出院指导

（1）术后 2～3 周开始扩肛治疗，并坚持 1～6 个月。

（2）有肠造口者，指导家属居家造口护理。

（3）注意观察患儿排便情况，协助其养成定时排便习惯。

（4）术后 1 个月、3 个月、6 个月、1 年、2 年定期复诊，如有不适，应及时就诊。

第八节　肠套叠的护理

肠套叠是指部分肠管及其肠系膜套入邻近肠腔内造成的一种绞窄性肠梗阻，是婴幼儿时期常见的急腹症之一。本病多见于 2 岁以下小儿，4～10 个月是发病的高峰期。

一、护理评估

（一）术前评估

（1）评估患儿有无阵发性哭闹或呕吐，观察呕吐物的颜色、性状及量。

（2）观察大便的颜色、性状及量。

（3）评估患儿腹部体征。

（二）术后评估

（1）评估患儿胃肠功能的恢复情况。

（2）评估各引流管是否通畅，引流液的颜色、性质和量。

二、护理措施

（一）非手术治疗（空气灌肠复位治疗）护理

（1）观察患儿阵发性哭闹是否停止。

（2）观察患儿腹部包块是否消失。

（3）小肠复位后予口服 0.5～1 g 活性炭，观察患儿排便时间、颜色及性状。正常为 6～8 小时后活性炭随大便排出。

（4）如患儿仍然烦躁不安，阵发性哭闹，扪及腹部包块，应怀疑重新套叠，立即通知医生做进一步处理。

（二）手术治疗护理

1. 术前护理

（1）病情观察及护理。

①密切观察患儿生命体征。

②观察呕吐物的颜色、性质及量，并记录。

③注意有无腹膜炎征象，完善急诊术前准备。

（2）饮食与营养：禁食、禁饮，必要时行胃肠减压，以缓解或解除梗阻所致的胃肠道症状，遵医嘱予静脉补液，纠正脱水及电解质紊乱。

2. 术后护理

（1）病情观察及护理。

①保持引流管通畅，观察引流液的颜色、性质及量，做好标识和记量。

②观察肠道功能恢复情况，如大便颜色和次数，注意有无腹痛、腹胀。

（2）饮食与营养：患儿禁食期间遵医嘱补液，待肠道功能恢复后拔出胃管，进食流质食物，逐步过渡到半流质食物、普食。

（3）体位和活动：鼓励患儿早期活动，以防肠粘连。轻症患儿当天可下床活动，重症患儿定时翻身，待病情平稳，鼓励其尽早下床活动。

（4）并发症的观察及护理。

①肠穿孔：患儿出现剧烈腹痛、腹胀、呕吐，X片检查有膈下游离气体时，遵医嘱予禁食、胃肠减压，完善术前准备。

②肠坏死：患儿一般情况差，有消化道出血倾向，B超检查显示腹腔积液，遵医嘱予禁食、胃肠减压，完善术前准备。

三、健康教育及出院指导

（1）告知家属口服活性炭的目的，指导观察患儿大便颜色。

（2）遵循婴幼儿辅食添加原则。

（3）注意饮食卫生，进食后不做剧烈运动。

（4）告知家属如患儿有阵发性哭闹、果酱样大便等肠套叠再次发生的症状，应及时就诊。

第九节　腹股沟疝的护理

腹股沟疝俗称"疝气"，是指疝内容物从腹壁下动脉外侧的腹股沟管内环突出，经过腹股沟管，再穿出腹股沟管外环，进入阴囊。根据疝环与腹壁下动脉的关系，腹股沟疝分为腹股沟斜疝和腹股沟直疝两种。

一、护理评估

（一）术前评估

（1）评估患儿有无恶心呕吐、是否停止排便排气。

（2）评估患儿疼痛的性质、发作情况及程度。

（3）评估患儿的精神状况、脱水情况及腹部体征等。

（4）评估是否存在腹压增高的因素，如哭闹、咳嗽、便秘等。

（二）术后评估

评估患儿伤口情况及肠功能恢复情况。

二、护理措施

（一）术前护理

1. 病情观察及护理

（1）对哭闹、慢性咳嗽、便秘、排尿困难的患儿，遵医嘱对症处理。

（2）观察患儿腹部体征、肿块局部情况，发现异常及时报告医生。

（3）手法复位时注意观察腹部体征。

（4）绞窄性疝和嵌顿性疝的患儿应予禁食、胃肠减压、补液，纠正水、电解质及酸碱平衡。

2. 饮食与营养

绞窄性疝和嵌顿性疝的患儿予禁食、补液。

3. 体位与活动

嵌顿时嘱患儿卧床休息，抬高患儿臀部，安抚患儿。

（二）术后护理

1. 病情观察及护理

（1）观察患儿伤口有无渗血、渗液，避免大小便污染伤口；腹腔镜手术后观察伤口周围有无皮下积气。

（2）观察患儿阴囊有无肿胀、青紫，必要时用丁字带抬高阴囊。

（3）合理镇静，安抚患儿，尽量避免引起腹压增高的因素。

2. 饮食与营养

术后 4 小时可口服温开水，术后 12 小时流质饮食，术后 24 小时恢复正常饮食；嵌顿疝患儿术后应禁食至肠功能恢复，胃管拔除后方可进食。

3. 体位与活动

术后 4 ～ 6 小时取半坐卧位，避免剧烈活动。

4. 术后并发症的观察及护理

（1）伤口感染：绞窄性疝行肠切除、肠吻合术伤口易被感染，一旦发现伤口感染，遵医嘱予抗感染治疗。

（2）阴囊血肿：因阴囊比较松弛，且位置较低，渗血易积聚于此，术后可托起患儿阴囊。

（3）疝复发：避免引起腹压增高的因素，及时治疗呼吸道感染及预防便秘等。

三、健康教育及出院指导

（1）观察患儿伤口有无红肿。

（2）注意休息，预防感冒，术后3个月内避免剧烈活动。

（3）进食易消化、含纤维的食物，保持大便通畅。

第十节 肾盂输尿管连接部梗阻的护理

肾盂输尿管连接部梗阻是指各种原因导致尿液从肾脏排出受阻，从而引起肾盂内压力升高，肾积水、肾盂、肾盏逐渐扩张，肾实质受压萎缩，肾分泌功能减退的疾病。

一、护理评估

（一）术前评估

（1）评估患儿的腹部体征。

（2）评估患儿的尿常规、肾功能。

（3）评估患儿的疼痛程度。

（二）术后评估

（1）评估患儿的胃肠功能恢复情况。

（2）评估患儿的伤口情况。

（3）评估患儿的引流管、造瘘管情况。

二、护理措施

（一）术前护理

1. 病情观察及护理

（1）有高血压的患儿，遵医嘱测量血压，指导患儿勿剧烈活动，并注意观察有无头晕、恶心等症状。

（2）有腹部包块和腰腹疼痛的患儿，应减少活动量，观察其疼痛情况和排尿状况。

（3）有尿路感染的患儿应积极控制感染症状，有血尿的患儿应观察其血尿的次数、颜色及量。

（4）肾功能异常的患儿应记录24小时尿量，正确留取尿标本。

2. 饮食与营养

（1）予患儿高热量、高蛋白、富含维生素的食物。

（2）高血压患儿宜低盐饮食。

（3）肾功能异常的患儿应进食低钾、少盐或无盐饮食。

（二）术后护理

1. 病情观察及护理

（1）予心电监测至患儿生命体征平稳，遵医嘱监测血压。

（2）保持呼吸道通畅，婴幼儿注意防呕吐导致误吸。

（3）观察患儿腹部体征。观察有无腹部压痛、反跳痛、肌紧张，如有，提示双 J 管移位，有尿外渗可能；观察肠蠕动恢复情况，术后 1 天可用开塞露通便，促进肠蠕动。

（4）保持伤口敷料清洁干燥。

2. 饮食与营养

患儿手术当天禁食，术后 1 天可进流质饮食，以后逐渐过渡到普食。

3. 体位与活动

（1）患儿术后早期卧床休息，第 2 天根据病情下床活动。

（2）高血压患儿根据医嘱决定卧床时间及活动量。

4. 管道的护理

（1）双 J 管护理。

①观察腹部体征、伤口渗出情况，如患儿出现腹膜刺激征、伤口敷料出现较多淡黄色渗液，提示双 J 管移位，有尿外渗可能。

②指导患儿勿剧烈活动。

③术后 4 周左右经膀胱镜取双 J 管。

（2）肾造瘘管、肾盂造瘘管护理。

①妥善固定，勿折叠，并记录 24 小时引流液的颜色、性质和量。

②引流管接抗反流引流袋，每周更换引流袋 1 次。

③不做常规冲洗，需要时协助医生缓慢冲洗，密切观察患儿反应。

④拔管时间一般为术后 10 ～ 14 天；拔管后取健侧卧位，3 ～ 4 天内每 2 ～ 4 小时排尿 1 次。

5. 并发症的观察及护理

观察是否出现尿外渗，观察患儿有无发热、肾区胀痛，肾周引流管是否引流出尿液，若出现上述现象及时报告医生。通过保守治疗常能治愈，长时间不愈者可考虑手术治疗。

三、健康教育

（1）鼓励患儿多饮水，保持尿管引流的尿液颜色清亮；饮食宜清淡，不宜过咸。

（2）做好患儿会阴部护理，防止泌尿系统逆行感染。

四、出院指导

（1）术后 1 个月内避免剧烈活动，防止双 J 管移位；满 1 个月回院行膀胱镜下双 J 管取出术。若出现尿路感染或腹痛等不适症状及时就诊。

（2）定期复查，了解肾功能恢复情况。

第十一节　肾母细胞瘤的护理

肾母细胞瘤又称肾胚胎瘤，是儿童最常见的肾脏恶性肿瘤，肾母细胞瘤在婴幼儿的发病率为 1/100 万～ 1/50 万。多见于 1 ～ 3 岁患儿，80% 病例见于 5 岁以前，平均年龄为 3 岁。

一、护理评估

（一）术前评估

（1）评估患儿的腹部体征。

（2）评估患儿的化疗反应。

（3）评估患儿的生命体征。

（二）术后评估

评估患儿的伤口情况，其余同术前评估。

二、护理措施

（一）术前护理

1. 病情观察与护理

（1）观察患儿有无腹部包块、腹痛。

（2）遵医嘱监测患儿血压。

（3）观察患儿有无血尿及血尿程度。

2. 饮食与营养

（1）少量多餐，宜进高蛋白、高热量、富含维生素、易消化的食物。

（2）对严重消瘦、重度营养不良、化疗无法进食的患儿，遵医嘱予静脉营养支持。

（3）高血压患儿应低盐饮食。

3. 体位与活动

（1）勿剧烈活动，防腰腹部被撞击，以免肿瘤破裂。

（2）尽量减少触摸腹部肿块，过度触摸可能会导致肿瘤破裂。

4. 心理护理

给予心理支持，鼓励患儿及其家属正视疾病，积极配合治疗。

（二）术后护理

1. 病情观察及护理

（1）予心电监测至患儿生命体征平稳，遵医嘱监测血压。

（2）观察患儿伤口有无渗血，保持伤口敷料干燥。

（3）观察患儿腹部体征，观察肠蠕动情况；腹胀者予开塞露通便。

（4）观察患儿有无排尿困难，观察尿液的颜色、性质及量。

2. 饮食与营养

胃肠功能恢复后进食易消化、高蛋白、富含维生素的食物。无肾功能异常者，鼓励其多饮水。

3. 体位与活动

嘱患儿卧床休息，取低斜坡卧位，术后 3 天视病情逐步下床活动。

4. 化疗的护理

（1）观察患儿胃肠道反应，观察止吐药的效果，记录患儿呕吐的次数、量及颜色，防止误吸。

（2）观察患儿有无口腔溃疡，化疗期间加强口腔护理。

（3）了解患儿骨髓抑制情况，化疗前后检查血象，有危急值应及时报告医生。

（4）加强输液巡视，防止化疗药物外渗致皮下组织坏死；若发生药物外渗，按化疗药外渗处理。

（5）合理保护血管，中心静脉置管（PICC、静脉输液港）者做好管路的维护及交接班。

5. 并发症的观察及护理

（1）肿瘤转移：按时返院化疗，定期复诊。

（2）骨髓抑制：监测血象、体温，遵医嘱使用药物，对白细胞计数低于 1.0×10^9/L 以下者应进行保护性隔离。

三、健康教育及出院指导

（1）加强营养，预防感冒。

（2）定期查血象，按时返院化疗和复诊。

第十二节　尿道下裂的护理

尿道下裂是因前尿道发育不全，尿道口达不到正常位置的阴茎畸形，即开口可出现在正常尿道口近侧至会阴部途径上，部分病例伴发阴茎下弯。

一、护理评估

（一）术前评估

（1）评估患儿心理情况。

（2）评估患儿的尿道开口部位及会阴部皮肤情况。

（3）评估患儿的排便情况。

（二）术后评估

（1）评估患儿的龟头血运及伤口情况。

（2）评估患儿的排尿出口和尿线粗细及射程。

（3）评估尿管和膀胱造瘘管是否妥善固定、引流通畅，引流液的颜色、性质和量。

（4）评估患儿拔尿管后，排尿出口和尿线粗细及射程。

二、护理措施

（一）术前护理

1. 病情观察及护理

（1）保护患儿隐私。

（2）保持患儿会阴部清洁，备皮，予1：5000高锰酸钾溶液坐浴，每天2次。

（3）年长儿童训练在床上排便。

2. 饮食与营养

予普食，多吃蔬菜、水果，预防便秘。会阴型尿道下裂术前1晚进流质饮食。

3. 肠道准备

术前1晚及术晨用开塞露通便1次。

（二）术后护理

1. 病情观察及护理

（1）观察患儿龟头血运，注意有无肿胀、发绀或坏死，保持阴茎上举位。

（2）严密观察患儿伤口有无出血，保持伤口敷料清洁干燥。

（3）使用床上支被架，避免尿道外口因与被单摩擦引起疼痛、出血及污染伤口。

（4）遵医嘱使用解痉镇痛药，防止膀胱痉挛。

（5）预防感染，促进伤口愈合。遵医嘱予抗生素抗感染；每天理疗15分钟，每天2次；拔除尿管后，遵医嘱予1：5000高锰酸钾溶液坐浴。

2. 饮食与营养

予普食，以易消化、高纤维的食物为主，保持大便通畅。

3. 体位与活动

（1）卧床休息；必要时予肢体约束，注意观察肢体循环情况。

（2）首次下床应先床上坐起 30 分钟后，再逐渐下床活动。

4. 尿管护理

（1）留置尿管，高举平台法固定并标识，保持通畅。

（2）根据术式及病情决定拔尿管时间，拔尿管后鼓励患儿站立排尿，观察排尿出口和尿线粗细及射程。

（3）鼓励患儿多饮水，每天饮水量应达到 1000 mL，以保持尿液清亮无渣，防尿管堵塞。

5. 并发症的观察及护理

（1）出血：观察伤口，若有新鲜血液渗出，报告医生予伤口换药，加压包扎，遵医嘱使用止血药。

（2）感染：观察伤口周围有无异味、尿道口是否有脓性分泌物，遵医嘱处理。

（3）尿道瘘：观察拔尿管后是否有尿液从新建尿道口以外位置流出，告知家属部分小瘘口可自愈，嘱家属注意患儿排尿情况，未愈者在 6 个月后行手术补瘘。

（4）尿道狭窄：指导家属注意观察患儿排尿情况，若有排尿困难、尿线细、排尿时间长等情况，及时就诊，遵医嘱行尿道扩张，必要时手术治疗。

三、健康教育及出院指导

（1）强调妥善固定尿管、多饮水、保持大便通畅的必要性。

（2）患儿术后 2 个月内避免剧烈活动。

（3）注意观察排尿情况，如有尿线变细、排尿困难等情况，应尽早回院处理。必要时行尿道扩张。

第十三节　隐睾的护理

隐睾指睾丸未能按照正常发育过程从腰部腹膜后下降至阴囊。隐睾主要包括睾丸下降不全和异位睾丸。

一、护理评估

（一）术前评估

（1）评估患儿阴囊是否空虚、睾丸有无滑动。

（2）评估患儿阴囊周围皮肤有无污渍、破损。

（二）术后评估

（1）评估患儿阴囊有无红肿及硬结。

（2）评估患儿伤口周围有无皮下积气。

二、护理措施

（一）术前护理

（1）保护患儿隐私。

（2）备皮，保持会阴部清洁。

（3）腹腔镜术前清洁脐孔。

（二）术后护理

（1）病情观察及护理：观察伤口有无渗血，保持伤口敷料清洁干燥，勿被大小便污染。注意阴囊有无红肿及硬结。

（2）饮食与营养：术后 6 小时进半流质，逐步过渡到普食。

（3）体位与活动：卧床休息，避免剧烈活动。

三、健康教育及出院指导

（1）嘱患儿及其家属保持伤口清洁干燥。

（2）嘱患儿及其家属术后 3 个月避免剧烈活动。

（3）嘱患儿及其家属定期复查 B 超，关注睾丸发育情况。

第十四节　脊髓栓系综合征的护理

脊髓栓系综合征是指由于各种先天原因和后天原因，正常的脊髓回缩被病理性改变束缚，导致圆锥低位，脊髓发生慢性进行性病理改变而引起一系列神经功能障碍和畸形的综合征。

一、护理评估

（一）术前评估

（1）评估患儿有无便秘、大小便失禁及尿潴留。

（2）评估患儿双下肢感觉和运动功能，有无畸形。

（3）评估患儿皮肤情况，如有无破溃、感染。

（4）评估患儿的自理能力。

（二）术后评估

（1）评估患儿的伤口敷料情况。

（2）评估患儿的前囟张力。

（3）评估患儿双下肢感觉和运动功能改善情况。

二、护理措施

（一）术前护理措施

1. 病情观察及护理

（1）下肢运动、感觉异常伴畸形的患儿，应予定时翻身和做好皮肤护理，防止发生压力性损伤。

（2）密切监测患儿的头围及前囟张力。

2. 饮食与营养

按年龄段指导患儿饮食。

3. 体位与活动

指导患儿俯卧位训练，年长儿童予练习床上大小便。

（二）术后护理

1. 病情观察及护理

（1）监测患儿生命体征至平稳。

（2）注意与术前对比，观察患儿有无大小便失禁，下肢运动感觉是否存在，前囟张力有无变化等。

（3）观察切口渗血及局部情况，保持敷料干燥。

（4）做好会阴部护理，防止大小便污染伤口。

（5）指导肢体伸屈训练。

2. 饮食与营养

患儿麻醉清醒后即可进流质饮食，年长儿童术后 1 天可进普食。

3. 体位与活动

（1）取侧卧位或俯卧位，保持头低臀高位，抬高床尾 15°～ 30°，以减少脑脊液流失。

（2）患儿头偏向一侧，定时翻身，必要时骨突处垫衬垫，预防压力性皮肤损伤。

4. 并发症的观察及护理

（1）脑脊液漏：观察患儿伤口是否有稀薄、色淡、量多的渗出液，如有，应通知医生更换敷料并加压包扎。保持头低臀高位，抬高床尾 15°～ 30°。

（2）颅内高压：检查患儿前囟张力，观察患儿有无恶心、呕吐，如有，应通知医生，遵医嘱使用 20% 的甘露醇静滴降低颅内压。

三、健康教育及出院指导

（1）对小便失禁者，指导家属尿管护理及间断清洁导尿、膀胱功能训练。

（2）指导患儿进行肢体康复训练。

（3）嘱患儿及其家属定期门诊复查。

第十五节　淋巴管瘤的护理

淋巴管瘤是先天性脉管发育异常而导致的疾病，具有畸形和肿瘤的双重特性，且具有浸润生长的特性，可侵入器官内部，包裹组织血管、神经，发生部位以颈部最为常见。

一、护理评估

（一）术前评估

（1）评估患儿有无颈部压迫症状。

（2）评估患儿的生命体征。

（二）术后评估

（1）评估患儿伤口敷料的情况。

（2）评估患儿的生命体征，口唇颜色、呼吸状况。

（3）评估患儿引流管的情况。

（4）评估患儿患侧肢体感觉和运动功能情况。

二、护理措施

（一）术前护理

1. 病情观察及护理

（1）因颈部瘤体巨大产生压迫症状的患儿，遵医嘱予吸氧，监测血氧饱和度，床旁备气管切开包、吸痰装置。

（2）对长在体表较局限且无并发症的淋巴管瘤患儿行注射疗法，注意观察瘤体是否缩小。

2. 饮食与营养

按患儿年龄段指导饮食。

3. 体位与活动

取自由体位，避免压迫患处。

（二）术后护理

1. 病情观察及护理

（1）监测患儿生命体征，密切观察患儿口唇颜色、呼吸状况。

（2）保持患儿呼吸道通畅，对颈部淋巴管瘤患儿予持续低流量吸氧，床旁备气管切开包、吸痰装置。

（3）观察切口渗血及局部情况，保持敷料干燥。

（4）保持引流管通畅，观察引流液的颜色、性质和量，并做好记录。

（5）观察患儿患侧肢体感觉、血运和运动功能情况。

2. 饮食与营养

患儿麻醉清醒后即可进流质饮食，术后1天可正常饮食。

3. 体位与活动

（1）颈部淋巴管瘤患儿麻醉清醒后，予半坐卧位。

（2）抬高患肢15°～30°，有利于血液回流，减少肢体的局部肿胀。

（3）指导患儿尽早进行主动运动和被动运动，以促进肢体功能恢复。

4. 并发症的观察及护理

（1）误伤神经、血管：观察患儿患侧肢体感觉、血运和运动功能情况，观察伤口有无渗血、肿胀。若大量渗血且肿胀明显，及时报告医生处理。

（2）淋巴液渗漏：患儿出现高热，伤口有较多无色渗液，报告医生安置引流条，加压包扎伤口。

（3）复发：可采取注射治疗。影响局部功能与外观者，可再次手术治疗。

三、健康教育及出院指导

（1）指导家属保持患儿伤口清洁干燥，若有伤口红肿及时就诊。

（2）肢体淋巴管瘤患儿术后应注意3个月内避免剧烈活动。

（3）嘱患儿术后1个月复诊，巨大淋巴管瘤患儿术后每6～12个月复诊1次。

第八章　骨科疾病护理常规

第一节　骨科疾病一般护理常规

一、骨科疾病围手术期的护理

（一）护理评估

1. 术前评估

（1）评估患者的病情、配合情况、心理状况及各项住院风险情况。

（2）评估患者的生命体征、饮食、营养、血糖、睡眠、排便、原发病治疗用药情况、既往史、有无合并症等。

（3）评估患者的受伤情况。如有骨折应先固定，检查皮肤受压情况，妥善安置患者。

（4）评估患者是否有活动性出血，积极协助医生止血，如有休克，先进行抗休克等抢救措施，再处理骨折。

（5）评估患者患肢远端血运、活动、感觉及肿胀情况。

2. 术后评估

（1）了解患者的麻醉、手术方式及术中情况，观察患者意识、生命体征、伤口及引流情况，进行各项术后风险评估。

（2）评估患者的患肢远端血运、活动、感觉及肿胀情况，观察有无并发症的迹象。

（3）评估各种管道是否通畅、固定稳妥、标识清楚，以及引流液的颜色、量和性质。

（4）评估患者是否按要求正确进行功能锻炼。

（二）护理措施

1. 术前护理

（1）做好入院宣教，完善相关检查和加强心理护理。

（2）指导患者进行适应性训练，如床上排便、呼吸功能训练、体位摆放及移动训练等。

（3）疼痛管理：提倡超前镇痛理念，指导患者准确评估疼痛，规范用药，观察用药效果及不良反应。

（4）血栓管理：入院后即进行血栓风险筛查，并根据风险等级采取相应的预防措施，如基本预防、物理预防、药物预防，并动态监测各项指标。

（5）营养管理：评估患者全身营养状况、血红蛋白、白蛋白等指标，必要时请营养科医生会诊，实施营养干预。

（6）专科观察：观察患肢远端血运、活动、感觉、温度、肿胀及动脉搏动等情况，截肢患者备长止血带、沙袋、棉垫等于床尾备用。

（7）其他：合并其他基础疾病者，遵医嘱请相关专科会诊干预。

2. 术后护理

（1）了解术中情况，密切监测患者的生命体征，进行各项术后风险评估。

（2）体位管理：根据不同疾病采取合适的体位和保持患肢功能位。四肢手术的患者予抬高患肢（高于心脏水平 20 cm），促进静脉回流，减轻肿胀；髋关节置换术患者予外展中立位；颈椎手术患者予固定头颈部；脊柱手术后患者注意轴线翻身。

（3）饮食指导：根据病情及医嘱指导患者合理饮食，加强营养，促进快速康复。

（4）疼痛管理：评估患者疼痛的部位、性质、强度及持续的时间，疼痛的诱发因素、伴随症状及患者的心理反应；指导患者减轻疼痛的方法（体位调整或冷疗处理），遵医嘱合理用药控制疼痛，增进舒适感。

（5）血栓管理：根据血栓风险等级采取相应的基本预防、物理预防、药物预防；关注患者肢体疼痛、肿胀程度和皮温变化情况，动态监测各项指标，如有血栓发生则按相应措施进行护理。

（6）严重创伤患者及大手术后患者，严密观察其生命体征及全身情况，防止发生休克，积极预防心肺功能及肾功能急性衰竭等严重并发症。

（7）麻醉消失后即可进行相关功能训练指导：呼吸功能训练（深呼吸、咳嗽、呼吸功能训练器）；胃肠道功能训练（腹部按摩、咀嚼口香糖）；肢体肌力、关节活动度、肢体感觉功能训练（双下肢踝关节背伸、跖屈、股四头肌舒缩运动、腘绳肌等长练习、臀肌训练、主动关节活动度练习和被动关节活动度练习、平衡能力）等。指导患者正确使用辅助用具（支具、拐杖、助行器）。在病情允许的情况下，指导患者循序渐进地进行下床活动，注意预防直立性低血压，防止跌倒、坠床。

（三）健康教育

（1）根据病情及医嘱指导患者饮食，嘱其加强营养、增加机体抵抗力。

（2）利用图片资料、宣传手册、多媒体资料或小讲课等多种形式帮助患者了解疾病、手术、麻醉相关知识。

（3）向患者说明手术的重要性，术前、术中、术后可能出现的情况及配合方法。

（4）指导患者深呼吸、有效咳痰、体位改变和功能锻炼。

（5）进行疼痛管理相关知识教育，教会患者疼痛评估及疼痛应对的方法。

（6）落实血栓防控、疼痛管理、预防跌倒坠床及压力性损伤的指导。

（四）出院指导

（1）评估患者疾病恢复情况，给予饮食、日常居家生活等相关护理指导。

（2）指导患者控制体重，避免过度负重；告知患者如果出现问题，应及时就医及寻求帮助。

（3）给予患者功能锻炼指导及发放相关病种康复指导单，出院后继续加强功能锻炼。

（4）遵医嘱指导患者正确用药：关节置换术后服用抗凝药至 35 天，定期复查凝血功能；疼痛者遵医嘱服用镇痛药；睡眠障碍者遵医嘱服用镇静催眠药。

（5）遵医嘱定期换药拆线。

（6）遵医嘱在出院后 1 个月、3 个月、半年、1 年定期复查，不适随诊。

二、止血带止血的护理

应用不同类型的止血带，通过加压压迫血管，阻断动脉和静脉的血流，从而达到止血的目的。绝大多数伤口出血可用加压包扎止血，四肢大血管出血可用止血带止血。

（一）护理评估

1. 操作前评估

（1）评估患者创面的大小、出血情况。

（2）评估出血点近心端的肢体情况，避免在关节处及骨折部位上止血带。

（3）评估止血带的性能，如弹性、长度、宽度，充气型止血带应评估装置是否有漏气。

2. 操作后评估

（1）评估止血效果，如止血带的松紧度以出血停止为宜。

（2）评估患肢远端血运、活动、感觉情况。

（3）评估加压处皮肤情况，有无创面、水疱、压力性损伤。

（二）护理措施

1. 操作前护理

（1）入院时伴有止血带止血者，询问出血部位及应用止血带的时间，观察肢端血运情况并做好记录。

（2）四肢严重创伤须应用止血带止血者，注意扎止血带的部位要避开主要的血管、神经，上肢一般为上臂上 1/3 处，下肢为股中、下 1/3 交界处，不宜在前臂和小腿处扎止血带。

（3）扎止血带前先将患者患肢抬高 3～5 cm，在肢体外加 2 层布垫以保护皮肤。

2. 操作后护理

（1）做好记录及交接班，如时间、部位等。持续扎止血带的时间一般每次不超过 1 小时，2 次之间松开止血带，恢复局部血流、组织略有新鲜渗血即可；松带前要做好加压包扎止血的准备，以防发生大出血。

（2）使用气囊止血带时，充气压力：成人上肢为 250～300 mmHg，下肢为 500～600 mmHg；儿童上肢为 150～200 mmHg，下肢为 200～250 mmHg。

（3）有开放性骨折的患者，应注意暴露的骨折断端是否有回缩；有回缩者应有记录并报告医生。

（4）密切观察止血效果。

三、石膏绷带固定术的护理

石膏绷带是常用的外固定材料之一，是由胶质黏合剂与石膏粉完全混合后牢固地黏附在支撑纱布上所制成，对肢体起有效的固定作用。常用的石膏类型可分为石膏托、石膏夹板、石膏管形、躯干石膏及特殊类型石膏等。

（一）护理评估

1. 术前评估

（1）评估患者患肢情况，如远端血运、活动、肿胀、感觉、疼痛情况及动脉搏动等情况。

（2）评估患者全身情况，是否为孕妇或心、脾、肺功能不全，有异常者及时报告医生。

（3）评估患者患肢皮肤的完整性。

（4）评估潜在风险，如有伤口，应全面评估伤口情况，对存在或可能发生厌氧菌感染的伤口，及时报告医生。

2. 术后评估

（1）评估患者患肢复位情况，如血运、活动、感觉、肿胀等，邻近关节活动是否良好。

（2）评估石膏的干燥度、松紧度。

（二）护理措施

1. 术前护理

（1）操作前向患者做好解释，取得患者的主动配合。

（2）护送患者拍 X 片，备术后对照用。

（3）肢体或躯干应清洁干净，有伤口者需要更换敷料。

2. 术后护理

（1）石膏未干燥前尽量不搬动患者，如需要搬动，应以手掌平托平放认定肢体，禁用手捏、抓，以免形成石膏凹陷，导致肢体产生局限性压疮。

（2）注意外露肢体保温，采用通风或烤灯等方法促进石膏干燥。

（3）石膏干燥后抬高患者患肢略高于心脏水平，观察患肢远端血运、感觉、肿胀及活动等情况，谨防发生石膏综合征。

（4）石膏部位有伤口者，注意观察有无渗血、渗液情况及有无异味，并做好记录。

（5）髋人字石膏固定者，观察患者有无腹胀、腹痛、恶心、呕吐、呼吸困难等不适，及时报告医生。

（6）石膏干燥后定时翻身，避免发生压力性损伤。

（7）评估患者患肢的疼痛及其性质，及时检查处理，在疼痛原因未明确前慎用镇痛剂，以免掩盖病情，影响观察判断。

（8）禁止使用硬物抓挠石膏内皮肤，以防皮肤损伤。

（9）做好床边交接班。

（10）做好生活护理及石膏的保洁。

（11）积极预防石膏并发症，指导患者正确进行功能锻炼，如肌肉等长收缩活动、关节活动、扩胸及抬臀运动等。

四、牵引术的护理

牵引术是利用适当的持续牵引力和对抗牵引力，以达到整复和维持复位的治疗方法。

（一）护理评估

1. 术前评估

（1）评估患者的病情、心理状况及配合程度。

（2）评估患者骨折情况，如血运、活动、感觉是否良好。

（3）评估牵引部位的皮肤、四肢活动感觉及肿胀程度。

（4）对骨牵引者评估有无麻醉药物过敏史。

（5）评估患者的体重，根据体重选择牵引重量，成人皮牵引重量不宜超过 5 kg，骨牵引重量为患者体重的 1/10 ～ 1/7。

（6）对颅骨牵引者评估其呼吸情况。

2. 术后评估

（1）评估患肢远端血运、活动、感觉及肿胀程度。

（2）评估皮肤牵引的松紧度以能容纳一指为宜。

（3）评估牵引的有效性，如头、颈、躯干患肢与牵引绳应在一条直线上。

（4）评估有无并发症，如神经麻痹症状、压力性损伤等。

（5）颅骨牵引者评估呼吸情况。

（二）护理措施

1. 术前护理

（1）操作前向患者做好解释，取得患者的主动配合。

（2）清洁局部皮肤，必要时剃除毛发，有伤口者更换伤口敷料。

（3）协助患者取功能位，配合牵引。

2. 术后护理

（1）对胶布牵引者，检查胶布有无掀脱、滑移、皮肤过敏等；对皮套牵引者，检查皮牵引的松紧度并及时调整。

（2）牵引重量根据病情需要来调节，不可随意增减牵引重量。

（3）保证有效的牵引。下肢牵引者抬高床尾 20 ～ 30 cm，颅骨牵引者抬高床头 15° 形成反牵引力，保持牵引锤悬空，滑车灵活，牵引绳和患肢平行，牵引绳上不能悬挂任何物品，以免影响牵引效果。

（4）观察皮肤情况，若有水疱，应消毒后抽出疱液，用无菌敷料包扎。

（5）观察患肢血运、活动、感觉等情况，有异常及时报告医生处理。

（6）股骨颈骨折和股骨粗隆间骨折牵引患者，应保持患肢外展中立位，避免患肢外旋；颅骨牵引者观察其有无吞咽困难、头面部有无异样感觉、呼吸是否平顺。

（7）骨牵引者遵医嘱用 75% 的酒精滴注针孔，每天 2 次，防止牵引针眼处感染。

（8）做好生活护理、心理护理及血栓管理、疼痛管理。

（9）预防坠积性肺炎、压力性损伤、足下垂、泌尿系统感染、便秘等并发症。

（10）鼓励并指导患者进行功能锻炼，如肌肉等长收缩活动、关节活动、扩胸及抬臀运动等。

五、外固定支架术的护理

根据应力刺激组织再生与重建理论，在微创原则下，应用体外固定调节装置，经皮骨穿针与骨构成的复合系统，以治疗骨折、矫治骨与关节畸形和肢体组织延长的技术，简称骨外固定。用于骨外固定技术的机械装置称为外固定器。

（一）护理评估

1. 术前评估

（1）评估患者的全身情况。

（2）评估患肢的疼痛情况。

（3）评估患侧肢体皮肤情况，如有无疖、痈、脚癣、静脉曲张等。

2. 术后评估

（1）评估患者伤口情况。

（2）评估患肢神经、血管损伤情况，如血运、活动、感觉、肿胀等。

（3）评估有无钉孔感染、钉道松动等情况。

（二）护理措施

1. 术前护理

（1）了解患者心理状况，做好心理护理。

（2）术前功能锻炼。

①指导患者进行股四头肌收缩活动、踝泵训练、直腿抬高等功能锻炼。

②指导患者正确的体位放置和翻身。

（3）皮肤护理：检查患者皮肤情况，做好皮肤清洁。

2. 术后护理

（1）体位管理：抬高患肢，以便静脉回流，预防和消除肢体肿胀。

（2）钉孔护理：每天用 75% 的酒精或消毒溶液消毒钉孔处 2 次，如有渗出或血痂及时更换处理。注意观察钉孔处分泌物的颜色及钉孔周围有无红、肿、热、痛等不适，如有，及时通知医生处理。密切观察体温变化，遵医嘱合理使用抗生素，以免进一步发展为软组织感染和骨髓炎。

（3）观察固定支架是否牢固：患者术后进行功能锻炼时，部分患者可能会引起外固定支架螺丝钉及固定针的松动，注意观察，发现有松动，应及时报告医生进行调整，以免影响治疗效果。

（4）严密观察患肢血运及神经功能，包括患肢远端皮肤颜色、温度、感觉、肿胀程度、毛细血管回流、活动情况等。

（5）做好心理护理。

（三）健康教育

（1）定期功能锻炼，并定期对外固定架进行调整。

（2）遵医嘱用 75% 的酒精滴注钉孔处，每天 2 次，预防钉孔处感染。

（3）定期门诊复查：1 个月、3 个月、6 个月回医院门诊复查。

六、伤口持续闭式冲洗引流术的护理

伤口持续闭式冲洗引流术是指在无菌操作下建立机体与外界的通道，通过正压冲洗作用，排出机体组织的有害物质，使创面炎性刺激得到有效缓解，抑制炎性反应，从而加快创面愈合。

（一）护理评估

1. 术前评估

（1）询问患者病史，了解起病原因和发病过程，有无发热、其他部位感染、外伤或手术史。

（2）评估伤口渗出液的颜色、性质和量，有无异味，局部有无红肿、热痛等。

（3）评估患者的全身营养状况，有无低蛋白血症、贫血、电解质失衡等。

2. 术后评估

（1）评估伤口有无渗液，引流管及冲洗管是否通畅，引流液是否清亮，疼痛红肿症状有无缓解。

（2）评估患者的体温情况。

（3）评估患者的全身营养状况，有无低蛋白血症、贫血、电解质失衡等。

（4）评估有无二重感染等并发症。

（二）护理措施

1. 术前护理

（1）进行术前相关风险评估并进行干预。

（2）增加营养摄入，给予高蛋白、富含维生素、易消化的食物。对低蛋白血症、贫血、电解质失衡的患者，应遵医嘱实施肠内营养支持及肠外营养支持。

（3）嘱患者卧床休息，局部制动，减轻疼痛。

（4）协助医生做好细菌培养和药物敏感试验，并遵医嘱早期用药抗炎、镇痛、降温等处理。

（5）协助患者取舒适体位，对体质虚弱及行动不便的患者要防止坠床、跌倒。

（6）做好心理护理。

2.术后护理

（1）观察伤口有无渗液、渗血，引流管及冲洗管是否通畅，引流液是否清亮，疼痛红肿症状有无缓解，冲洗出入量是否平衡。术后24小时内应加快滴速（100 mL/h），如有堵塞、漏液，应及时报告医生进行处理，引流液逐渐澄清后降低滴速。

（2）营养支持：给予高蛋白、富含维生素、易消化的食物。对低蛋白血症、贫血、电解质失衡的患者，应遵医嘱实施肠内及肠外营养支持，以促进创面愈合。

（3）体位管理：卧床休息，抬高患肢20°～30°；脊柱部位术后予低坡卧位。

（4）用药观察：关注患者体温和伤口的变化，要警惕二重感染的发生，发现异常及时报告医生。

（三）健康教育

（1）向患者讲解护理知识及配合要点，说明营养支持、维持伤口冲洗和引流通畅的重要性。

（2）对体温异常者，做好相关知识宣教及处理。

（四）出院指导

（1）同本章第一节骨科一般护理常规之骨科围手术期的护理的出院指导。

（2）嘱患者合理膳食，加强营养摄入，防止疾病反复。

（3）指导患者出院后自我观察，并定期复诊，有异常要及时就诊。

七、负压封闭引流术的护理

负压封闭引流术是指利用无毒、耐腐、无免疫活性的泡沫原料包裹多侧孔硅塑引流管覆盖皮肤创面，再利用半透膜封闭创面（这种半透膜具有防水、透氧和防止细菌入侵的作用，保证皮肤损伤创面与外界隔离），最后引流管连接负压引流装置，形成对创面渗出物的负压引流的方法。

（一）护理评估

1.术前评估

（1）评估患者的健康状况，了解起病原因和发病过程，有无发热、其他部位感染、外伤或手术史。

（2）评估伤口渗出液的颜色、性质和量，有无异味，局部有无红肿、热痛等情况。

（3）评估患者的全身营养状况，有无低蛋白血症、贫血、电解质失衡、出凝血时间等。

2.术后评估

（1）评估患者全身情况，是否有贫血、缺氧征象。

（2）评估负压吸引是否有效，负压值是否在有效范围内。

（3）评估伤口有无渗液，引流管及冲洗管是否通畅，引流液是否清亮，吸引瓶内容物的性质、量，敷料外观颜色及有无异味等。

（4）评估患肢远端血运、活动、感觉、肿胀情况。

（二）护理措施

1. 术前护理

（1）术前备皮，预防细菌滋生引发感染。

（2）根据麻醉情况指导患者禁食、禁饮时间。

（3）做好患者及其家属的宣教工作。

（4）指导患者进行患肢功能锻炼。

2. 术后护理

（1）正确连接负压引流装置，保持局部负压封闭状态，负压值为 $-0.06 \sim -0.02$ MPa。

（2）引流瓶妥善放置，为保持有效引流，引流瓶应低于伤口 $60 \sim 100$ cm，用软枕抬高患肢使创面处于悬空位，勿受压，引流管出口处于低位。

（3）做好病情观察：患者的生命体征、创面周围局部变化、伤口渗血、渗液情况，引流液的颜色、性质、量及肢端血运、活动、感觉情况，发现异常及时报告医生进行处理。

（4）及时更换引流瓶，引流液的量超过引流瓶容积的 2/3 时，应进行更换。严格无菌操作，在更换引流瓶时用血管钳夹住引流管，关闭负压源，防止引流管内的液体回流而引起逆行感染。

（5）负压引流管路避免折叠、扭曲、受压，协助患者翻身或搬动时，注意保护引流管，经常检查管路及各接头处有无漏气或脱落。

（6）有引流冲洗的患者，遵医嘱记录出入量。

（7）做好患者疼痛管理、血栓管理，加强基础护理及患者的心理护理，预防并发症。

（三）健康教育

1. 饮食指导

指导患者进食高蛋白、高热量、富含维生素和粗纤维的食物，预防便秘。

2. 功能锻炼

麻醉消失后尽早指导患者进行关节主动运动和被动运动，指导患者进行远端关节的屈伸、旋转练习及肌肉等长收缩运动。

3. 管道安全指导

告知患者维持管道通畅的重要性，勿擅自调节负压值，勿私自分离管道，若外出，须先由医护人员妥善分离管道。

八、静脉血栓栓塞症的护理

静脉血栓栓塞症是指血液在静脉内不正常地凝结，使血管完全或不完全阻塞，该病属静脉回流障碍性疾病，包括深静脉血栓形成和肺栓塞 2 种类型，即静脉血栓栓塞症在不同部位和不同阶段的 2 种临床表现。该病有血流缓慢、静脉壁损伤和血液高凝状态三大致病因素。

（一）护理评估

1.术前评估

（1）评估患者全身情况：有无高血压、糖尿病、充血性心力衰竭、肺水肿或下肢严重水肿等。

（2）评估患者的生活方式。

（3）正确评估血栓风险等级。

（4）评估患者的肢体活动、疼痛感觉、肿胀程度、足背动脉搏动情况。

（5）评估患者的生命体征，有无胸闷、心慌、气短、呼吸急促等肺栓塞症状。

（6）评估患者的心理状态及配合治疗的程度。

2.术后评估

（1）评估患者的全身情况及血栓风险等级。

（2）评估患者的肢体活动、疼痛感觉、肿胀程度、足背动脉搏动情况。

（3）评估患者的生命体征，有无胸闷、心慌、气短、呼吸急促等肺栓塞症状。

（4）评估患者实施预防措施的效果及配合治疗的程度。

（二）护理措施

1.深静脉血栓形成的预防护理

（1）建立患者静脉血栓预防措施指导单。

（2）规范使用止血带：预防静脉壁损伤，静脉抽血及输液尽量避免在下肢静脉进行；避免在大小隐静脉反复穿刺，缩短扎止血带时间。留置针期间注意观察局部情况，若出现红肿，应及时给予50%硫酸镁溶液湿敷、热敷。

（3）术后抬高患肢，防止深静脉回流障碍。

（4）常规进行静脉血栓知识宣教，鼓励患者勤翻身、早期功能锻炼、下床活动、做深呼吸及咳嗽动作。

（5）术后适度补液，多饮水，避免脱水。

（6）建议患者改善生活方式，如戒烟酒、控制血糖及血脂等。

（7）健康教育管理：做好饮食指导，基本预防指导、物理预防指导、机械预防指导，使用抗凝药物指导。

2.深静脉血栓形成急性期非手术疗法的护理

（1）体位要求：绝对卧床，患肢制动，抬高患肢，高于心脏水平面20°～30°，增加静脉回流。避免咳嗽、深呼吸、剧烈翻身及按摩挤压肿胀的肢体等。

（2）药物治疗观察：非手术疗法应用溶栓、抗凝、祛聚药物，要严密观察患者有无出血倾向，如注射点皮肤青紫、鼻衄、齿衄、尿血、黑便等。

（3）病情观察。

①观察并记录患者生命体征、神志及患肢皮温、皮肤颜色、动脉搏动情况。

②每天测量并记录患肢不同平面周径及颜色变化，如出现异常，及时通知医生。

③肺动脉栓塞的发现及处理：患者出现呼吸困难、胸痛、血压下降时，应高度警惕肺动脉栓塞的发生。出现上述症状，立即使患者平卧、避免活动（咳嗽、深呼吸、床上活动），予 4 ～ 6 L/min 吸氧，立即通知医生，配合抢救。

（4）健康指导。

①改变不良生活习惯，如禁烟酒，控制血糖、血脂等。

②进行深呼吸、咳嗽、踝泵运动等锻炼。

③病情允许时，每天饮水量不少于 2000 mL，分次饮用。

3. 深静脉血栓形成手术疗法的护理

（1）术前护理。

①做好心理护理。

②术前准备：皮试、备皮、禁食、禁饮。

（2）术后护理。

①滤器置入术后：遵医嘱制动 6 ～ 12 小时，监测患者的生命体征，观察穿刺部位创面敷料渗出的情况，远端血运、活动、感觉等。

②取消制动后，患肢抬高 30°，以便静脉回流。及早活动，如踝泵运动每天 300 ～ 500 次。术后 24 小时可下地，但应避免过久站立。

③药物治疗观察：术后继续应用抗凝药，观察要点同非手术疗法的护理中的药物治疗观察。

④病情观察：同非手术疗法的护理中的病情观察。

⑤恢复期：逐渐增加活动量，以促进深静脉再通及侧支循环建立。

⑥健康教育：同非手术疗法的护理中的健康教育。增加活动，对长期卧床患者，协助其定时翻身；术后指导和鼓励早期床上活动，若病情允许，鼓励患者尽早离床活动。避免在膝下垫硬枕、过度屈髋，以免影响静脉回流。

（三）出院指导

（1）坚持锻炼、适量运动，以防止静脉血栓复发。

（2）遵医嘱按时、按量正确服用抗凝药，定时复查。

（3）饮食指导，进食低脂肪、低胆固醇、富含纤维素的食物，绝对戒烟。

（4）教会患者识别出血的症状，如出现口鼻出血，皮下淤血、瘀斑，尿血，便血等症状，及时就诊。

九、疼痛的护理

疼痛是组织损伤或潜在组织损伤引起的不愉快感觉和情感体验。1995 年，美国疼痛学会提出将疼痛列为"第五大生命体征"。

（一）护理评估

（1）评估原则：相信患者的主诉，全面评估、动态评估。

（2）评估患者疼痛的部位、性质、程度、发生及持续的时间，疼痛的诱发因素、伴随症状、既往史及患者的心理反应。

（3）应用疼痛评分表评估疼痛的程度。

（4）评估患者生命体征的变化。

（二）护理措施

（1）根据疼痛部位协助患者采取舒适的卧位，并创建舒适的休养环境，减少不良刺激。

（2）通过问诊、触诊等方法评估疼痛发生的部位、性质、既往史及伴随症状，根据患者的情况运用简明疼痛评估量表，正确评估疼痛等级。

（3）轻度疼痛可给予冰敷、热敷及按摩等处理（出血性疼痛禁用按摩）；疼痛评分大于4分者，及时报告医生给予镇痛处理。

（4）根据疼痛分值按三阶梯、多模式镇痛原则，遵医嘱使用镇痛药物，观察用药不良反应，及时采取有效的护理措施。

（5）按时评估使用镇痛药后的效果，观察并做好记录。

（6）做好心理护理。

（三）健康教育

（1）指导患者正确掌握疼痛评估方法。

（2）告知患者及其家属疼痛的原因或诱因及减轻疼痛的方法，如听音乐、分散注意力等放松疗法。

（3）根据医嘱，告知患者正确的用药方法，提醒患者不宜自行调整镇痛药剂量和镇痛方案。

（4）使用外用镇痛贴时，选择躯体平坦、干燥、体毛少的部位，注意局部皮肤情况，定时更换贴剂，更换时重新选择部位，贴剂勿接触热源。

（5）告知患者药物不良反应，如有不适应及时就医。

第二节　颈椎病的护理

颈椎病是指因颈椎间盘退变及其继发性改变，包括韧带、骨质增生、椎间盘突出、后纵韧带钙化和继发性椎管狭窄等，刺激或压迫相邻组织，如脊髓、神经根、血管等，从而引起的相应症状或体征。

一、护理评估

（一）术前评估

（1）评估患者颈肩部、四肢的活动感觉及二便情况。

（2）评估患者的生命体征、疼痛程度、心理、自理能力及既往治疗情况。

（3）评估患者对颈椎病和手术的认知程度。

（二）术后评估

（1）了解患者的麻醉方式、手术方式及术中情况。

（2）评估患者呼吸及四肢的活动感觉情况，有无脊髓神经损伤、颈深部血肿、喉上神经或喉返神经损伤等并发症的征象。

（3）观察是否可按计划进行双手握力、关节屈伸、直腿抬高及行走功能训练。

二、护理措施

（一）术前护理

（1）按本章第一节骨科疾病一般护理常规之术前护理进行护理。

（2）告知患者及其家属手术治疗的目的和重要性，做好心理护理。

（3）指导前路手术患者进行气管食管推移训练，每天3次，每次30分钟，以适应术中牵拉。

（4）指导后路手术后应进行俯卧位练习（截瘫患者除外）。

（5）指导患者进行呼吸功能训练，如缩唇呼吸训练、腹式呼吸、使用呼吸训练器等。

（6）指导患者术后保护颈部的方法及四肢功能锻炼的方式、方法等。

（7）戒烟酒，备好盐袋、软薄枕、翻身枕及合适的颈托（颈托上缘接触下颌，下缘接触胸骨，以颈部不能进行低头动作为宜）。

（8）做好口腔清洁，术晨充分刷牙漱口。

（二）术后护理

（1）按本章第一节骨科疾病一般护理常规之术后护理进行护理。

（2）予抬高床头15°～30°，颈部两侧予盐袋制动，保持头部正中位，勿随意扭转。

（3）密切观察伤口有无渗血，引流管是否通畅，颈部有无肿胀，发音吞咽、面色、呼吸和血氧饱和度有无异常，发现异常立即报告医生并配合处理。

（4）观察四肢的活动感觉，并与术前比较有无改变。

（5）手术当天开始指导患者床上活动肢体，如握力训练、股四头肌等长收缩及关节伸屈活动；指导呼吸功能训练及有效而正确地咳痰；术后2天进行直腿抬高锻炼、关节活动、肌肉收缩锻炼等。

（6）无特殊情况，术后1～2天遵医嘱指导患者佩戴颈托坐起及下床活动。

三、健康教育

（一）疾病知识指导

向患者讲解颈椎病护理、治疗知识，告知术前准备、术后康复知识及配合要点。

（二）出院指导

（1）佩戴颈托 1～3 个月，避免颈部过度扭转和长时间低头工作。

（2）避免垫高枕，枕头厚度以 2～3 cm 为宜，推荐使用护颈枕。

（3）注意加强颈部肌肉及上下肢的功能锻炼，并保证锻炼的延续性。

（4）遵医嘱服用神经营养药物，定期复查，不适随诊。

第三节 腰椎间盘突出症椎间孔镜下
髓核摘除术的护理

腰椎间盘突出症是指腰椎间盘发生退行性改变以后，在外力的作用下，纤维环部分或完全破裂，单独或者连同髓核、软骨终板向外突出，刺激或压迫窦椎神经和神经根，从而引起的以腰腿痛为主要症状的一种病变，是引起腰腿痛最常见的原因。

一、护理评估

（一）术前评估

（1）评估患者腰腿部疼痛的程度，以及下肢的活动感觉、二便情况。

（2）评估患者的生命体征、既往史和治疗情况。

（3）评估患者心理及患者对椎间孔镜下手术的认知程度。

（二）术后评估

（1）评估患者下肢的活动感觉及肛门括约肌功能，有无麻木、疼痛症状加重或活动功能减退等情况。

（2）评估患者伤口有无渗血、渗液及周围软组织有无肿胀。

（3）观察患者是否按计划进行直腿抬高锻炼、腰背肌锻炼。

二、护理措施

（一）术前护理

（1）按本章第一节骨科疾病一般护理常规之术前护理。

（2）向患者介绍椎间孔镜手术优点及手术过程，以消除患者的紧张心理。

（3）术前 1 天指导患者进行俯卧位训练，以适应手术体位需要。

（4）告知患者术前术后相关注意事项，指导患者了解术后反复期（康复期或水肿期）。

（5）预先指导患者术后轴线翻身、直腿抬高和腰背肌锻炼的方式、方法。

（6）备好合适的腰围并予佩戴腰围指导（上至肋弓，下至髂嵴下，松紧适宜，以容纳一指为宜）。

（二）术后护理

（1）按本章第一节骨科疾病一般护理常规之术后护理进行护理。

（2）术后回到病房患者即可适量饮水或进食（无恶心、呕吐的情况下）。

（3）注意观察患者双下肢的活动感觉及肛门括约肌功能，有无麻、痛、症状加重。

（4）观察患者伤口有无渗血、渗液及周围软组织有无肿胀，以防出血或脑脊液漏在局部集聚。

（5）手术当天指导患者进行股四头肌收缩和直腿抬高训练，预防神经根粘连。

（6）无特殊情况下，术后 2 天协助患者佩戴腰围坐起及下床活动，活动时间以患者能耐受为限。

（7）术后 3 天开始指导患者进行腰背肌锻炼，每天 3 次，每次 15 ～ 20 分钟。

三、健康教育

（一）疾病知识指导

向患者及其家属讲解腰椎间盘突出症护理、治疗知识，告知术前准备及术后康复方面的知识和配合要点。

（二）出院指导

（1）告知患者从腰椎术后 3 天开始可能会出现术前症状重现或加重，多数可自行缓解（数天至 3 个月，甚至 6 个月不等）。

（2）卧床无法缓解或症状持续、进行性加重者，应到医院就诊。

（3）嘱患者避免长时间坐位工作、腰部受寒、经常弯腰及脊柱过度负重。

（4）嘱患者遵医嘱服药，佩戴腰围 1 个月，平卧时无须佩戴。

（5）嘱患者坚持腰背肌锻炼半年以上（如五点式、飞燕式等），以增强腰肌的协调性和脊柱的稳定性。

第四节　脊柱结核的护理

脊柱结核是一种因结核病菌感染及血液循环障碍，引起相应椎体病变的疾病，是常见的肺外结核之一。

一、护理评估

（一）术前评估

（1）评估患者病史，既往有无肺结核，有无咳嗽、咳痰、午后低热及夜间盗汗现象。

（2）观察了解患者肢体的活动感觉，脊柱有无后凸畸形和窦道形成，有无疼痛和活动受限。

（3）了解患者在门诊的抗结核情况，是否已规范治疗 2 ～ 4 周。

（4）评估患者营养、自理能力、心理及配合状况。

（二）术后评估

（1）动态评估患者生命体征、伤口情况及引流管引流液的颜色、性质和量。

（2）评估患者肢体的活动感觉功能，有无脊髓神经功能障碍等并发症。

（3）患者是否按计划进行功能锻炼。

二、护理措施

（一）术前护理

（1）按本章第一节骨科疾病一般护理常规之术前护理进行护理，合并截瘫者按截瘫患者护理常规护理。

（2）嘱患者卧床休息，局部制动，以减轻疼痛，防止病理性骨折或截瘫的发生和发展。

（3）指导患者进行呼吸功能训练（如腹式呼吸、使用呼吸训练器、吹气球等）。

（4）按医嘱继续抗结核治疗，以免术后结核菌扩散。

（5）鼓励患者进食高蛋白、高热量、富含维生素的食物，增加营养。

（6）注意疏导合并截瘫者的不良情绪，做好心理护理。

（7）预先告知患者术后轴线翻身、上下肢功能锻炼的方式和方法。

（二）术后护理

（1）按本章第一节骨科疾病一般护理常规之术后护理进行护理，合并截瘫者按截瘫患者护理常规护理。

（2）搬运患者过床时要保持躯干平直，避免屈曲及扭转，翻身时应轴线转动。

（3）胸椎结核留置有胸腔闭式引流管的患者，要妥善固定，要密切观察引流管是否通畅，有无胸闷、呼吸困难等不适；颈椎结核患者要注意颈部制动；腰椎结核患者勿扭转腰部。

（4）密切观察肢体活动感觉情况，截瘫患者观察截瘫平面有无改变；颈椎结核术后观察有无声嘶、饮水呛咳等不适；胸椎结核术后要关注有无胸闷、呼吸困难等异常情况。发现异常及时报告医生进行处理。

（5）开胸手术患者尤其要加强深呼吸、有效咳嗽训练。

（6）加强营养摄入。营养摄入不足的患者，应遵医嘱实施肠内营养支持或肠外营养支持。

（7）手术当天指导患者进行股四头肌等长收缩及踝泵运动，术后 2 天进行直腿抬高运动、关节伸屈练习、扩胸运动和上肢运动；截瘫患者应加强肢体的被动运动，病情允许时可使用气压治疗，预防深静脉血栓。

（8）患者何时下床应遵医嘱。视手术部位指导并协助患者佩戴颈托/支具坐起及下床活动。

三、健康教育

（一）疾病知识指导

向患者及其家属讲解脊柱结核护理、治疗知识，告知术前准备、术后康复知识及配合要点。

（二）出院指导

（1）为避免结核复发，嘱患者术后应坚持抗痨治疗1年至1年半，并告知用药方法、剂量、不良反应，以及出现异常时的应对措施。

（2）嘱患者适当休息，加强营养和功能锻炼，避免脊柱过度负重。

（3）嘱患者颈椎结核术后应佩戴颈托3个月，胸腰椎结核术后佩戴支具3～6个月。

（4）嘱患者按医生要求定期复查肝肾功能、血沉和X线，以了解病灶愈合情况。

第五节　脊柱侧凸的护理

脊柱侧凸是指脊柱的一个或数个节段向侧方弯曲，并伴有椎体旋转的三维脊柱畸形。正位X线平片显示脊柱有大于10°的侧方弯曲。

一、护理评估

（一）术前评估

（1）评估患者脊柱的畸形程度、心肺功能和下肢的活动感觉功能。

（2）评估患者是否按要求进行肺功能训练（如应用呼吸训练器、腹式呼吸、缩唇呼吸）及悬吊牵拉训练。

（3）评估患者对脊柱侧凸和手术的认知程度。

（二）术后评估

（1）动态评估患者的生命体征，尤其是呼吸情况，有无呼吸急促、胸闷、胸痛、体温升高等不适。

（2）评估患者双下肢的活动感觉功能，是否按要求进行功能锻炼。

（3）评估患者有无脊髓神经功能障碍、肠系膜上动脉综合征等并发症。

二、护理措施

（一）术前护理

（1）按本章第一节骨科疾病围手术期的护理之术前护理常规进行护理。

（2）脊柱侧弯患者大都合并有肺功能降低，为增加肺活量，改善肺功能，术前应指导患者应用呼吸训练器进行肺功能训练，反复进行，以不疲劳为度。

（3）指导患者进行正确有效的咳嗽，以适应术后的需要。

（4）指导患者进行悬吊牵拉训练，每天 2 ～ 3 次，每次 15 ～ 20 分钟，以增加脊柱的柔软度，有利于矫正畸形。

（5）了解患者双下肢的活动感觉有无异常，将术后观察病情变化作为对比的依据。

（6）指导患者术中配合唤醒试验。即在术中半清醒状态中听到医生唤自己的名字时，即做双足趾屈伸活动，以判断术中有无脊髓损伤。

（7）预先指导患者术后轴线翻身的方法，并告知练习的目的。

（二）术后护理

（1）按本章第一节骨科疾病围手术期的护理之术后护理常规进行护理。

（2）安置好患者的体位，搬运时须平托过床，翻身时应轴向转动。

（3）密切观察患者呼吸、双下肢的活动感觉及大小便功能。

（4）无禁忌的情况下，患者术后清醒即可饮水少许，饮水无呕吐后可进食少量流质食物。早期避免进食易产气食物，如牛奶、豆奶等，以免腹胀。

（5）注意观察患者有无胃肠道反应，如反复发作性上腹胀痛、呕吐等，警惕肠系膜上动脉综合征的发生，发现异常报告医生，并遵医嘱禁食、补液治疗，必要时做胃肠减压。

（6）鼓励患者进行深呼吸训练（或借助呼吸训练器）、有效咳痰，必要时进行雾化吸入。

（7）鼓励患者早期在床上翻身，进行直腿抬高及关节屈伸活动。

（8）复查照片无异常后，指导并协助患者佩戴支具下床活动。

三、健康教育

（一）疾病知识指导

向患者及其家属讲解脊柱侧凸护理、治疗知识，并告知术前准备、术后康复方面的知识及配合要点。

（二）出院指导

（1）嘱患者术后佩戴支具 3 ～ 6 个月，沐浴或躺卧时无须佩戴。

（2）嘱患者保持正确姿势，避免脊柱过屈过伸及旋转活动，禁止提拉重物及剧烈活动。

（3）嘱患者按要求定期复查，不适随诊。

第六节　骨盆骨折的护理

骨盆骨折是发生在包括骶骨、尾骨、髋骨、耻骨、坐骨等部位的骨折。

一、护理评估

（一）术前评估

（1）评估患者的受伤史，观察患者意识、生命体征，有无休克征象。

（2）评估患者尿液颜色，有无血尿、尿道口滴血、排尿困难、腹胀、腹痛、肛门流血等异常情况。

（3）评估患者有无下肢肌力减弱、感觉异常、足下垂等神经损伤表现。

（二）术后评估

（1）动态评估患者的生命体征、伤口情况及引流管引流液的颜色、性质和量。

（2）评估患者下肢的活动感觉功能，足背伸有无异常，有无下肢深静脉血栓形成，是否按计划进行功能锻炼。

（3）评估患者会阴部、腹部、肠鸣音和肛门排气情况。

二、护理措施

（一）术前护理

（1）按本章第一节骨科疾病护理常规之术前护理进行护理。

（2）绝对卧床，使用气垫床或臀下垫水垫。

（3）依据骨折类型选择卧位。髂前上下棘撕脱骨折可取髋、膝屈曲位（膝下垫软枕），坐骨结节撕脱骨折者应取大腿伸直、外旋位。

（4）定时协助翻身，采用平卧与健侧卧位交替，健侧卧位角度不超过30°。

（5）密切观察病情，注意有无休克征象，有无排尿困难、血尿、尿道口滴血、腹胀、腹痛、肛门流血及腹膜刺激征等异常情况。

（6）观察下肢肌力有无减弱、感觉异常、足下垂等神经损伤表现。

（7）出现排尿困难，应立即插尿管并留置，尿管插入困难时不要强行操作，及时报告医生请专科会诊，必要时行耻骨上膀胱造瘘术，并按本章第一节骨科疾病一般护理常规进行护理。

（8）合并有直肠或乙状结肠损伤的患者（或出现明显腹胀、腹痛等症状）应禁食，配合输液抗感染。

（9）行牵引的患者，按牵引常规护理。

（10）按医嘱常规检查D-二聚体、下肢静脉彩超等。

（11）必要时遵医嘱给予骨盆带固定。

（二）术后护理

（1）按本章第一节骨科疾病护理常规之术后护理进行护理。

（2）合并尿道撕裂或膀胱破裂、直肠或乙状结肠损伤患者应按相应术后护理常规进行护理。

（3）注意观察患者双下肢的颜色、皮肤温度、活动感觉情况，足背伸背屈有无异常。

（4）观察患者会阴部、腹部及肠鸣音和肛门排气情况，必要时禁食。腹胀者予口香糖咀嚼，顺时针按摩腹部，促进肠蠕动。

（5）患者卧床期间，取仰卧与健侧卧位交替，健侧卧位角度不超过 30° 为宜。

（6）手术当天进行双下肢气压治疗及股四头肌等长收缩、踝泵运动等活动。

（7）术后 2 天抬高床头 20° ～ 30° ，腘窝处垫一软枕或患侧下肢抬高 30° 。坐骨骨折患者不宜采用低半卧位（应采取平卧位或健侧卧位）。

（8）及时遵医嘱复查下肢静脉彩超，了解有无血栓形成。若患者突发下肢肿痛或胸痛、呼吸困难等不适要及时报告医生，警惕发生肺栓塞。

（9）避免过早负重，何时坐起及下地活动应遵医嘱。

三、健康教育

（一）疾病知识指导

向患者及其家属讲解骨盆骨折护理和治疗的知识，告知其术前准备及术后康复知识及配合要点。

（二）出院指导

（1）嘱患者下地活动应循序渐进，使用助行器或拐杖，以减轻骨盆负担。

（2）嘱患者半年内避免重体力劳动和剧烈运动。

（3）嘱患者定期复查，不适随诊。

第七节　经皮椎体成形术的护理

经皮椎体成形术是指在影像学技术引导下，通过一定途径将特定材料注入已破坏或有破坏危险的椎体，以提高脊柱稳定性、防止塌陷、缓解疼痛的方法。

一、护理评估

（一）术前评估

（1）了解患者的病史、既往饮食、活动及用药情况。

（2）评估患者病损部位和疼痛程度。

（3）评估患者下肢的活动感觉，有无神经症状。

（二）术后评估

（1）观察患者背部疼痛缓解程度及穿刺局部有无红肿或渗出。

（2）评估患者大小便及双下肢的活动感觉情况，有无骨水泥渗漏所致的脊髓及神经根损伤、肺栓塞等并发症。

（3）评估患者是否按计划进行功能锻炼。

二、护理措施

（一）术前护理

（1）按本章第一节骨科疾病一般护理常规之术前护理进行护理。

（2）嘱患者卧床休息，勿扭转脊柱。

（3）鼓励患者进食富含钙及蛋白质的食物，如牛奶、豆制品、鱼肉、蛋类等。

（4）骨质疏松患者，遵医嘱予抗骨质疏松治疗，疼痛明显者应予及时有效镇痛。

（5）向患者及其家属讲解手术的基本过程、手术优点，以消除其紧张心理。

（6）病情允许时指导患者进行俯卧位练习，每天 2 ～ 3 次，能耐受者每次 30 分钟左右，以适应手术体位需要。

（7）预先告知术前术后相关注意事项，告知患者轴线翻身及术后下肢功能锻炼的方法。

（二）术后护理

（1）按本章第一节骨科疾病一般护理常规之术后护理进行护理。

（2）术后可指导患者在床上自行翻身。

（3）注意观察患者背部疼痛缓解程度及穿刺局部有无渗血渗液。

（4）观察有无骨水泥渗漏现象。患者主诉胸痛、呼吸困难或大小便及双下肢活动感觉异常时要及时报告医生并配合处理。

（5）手术当天患者生命体征平稳后，指导其进行直腿抬高锻炼，以增强肌力及防止神经根粘连。

（6）术后 2 天指导患者佩戴腰围下地活动，禁忌弯腰。

（7）术后 3 天进行五点式腰背肌锻炼，幅度不宜过大，以免发生椎体骨折。

（8）骨质疏松患者，术后继续遵医嘱用药抗骨质疏松治疗，急性疼痛期可使用非甾体类抗炎药，注意观察用药后反应。

三、健康教育

（一）疾病知识指导

向患者及其家属讲解经皮椎体成形术护理、治疗知识，告知术前准备及术后康复方面的知识及配合要点。指导患者加强自我保护，避免再次损伤。

（二）出院指导

（1）嘱患者术后佩戴腰围1个月，并适当运动，但要避免搬抬重物等脊柱负重的活动。

（2）骨质疏松性骨折患者要坚持抗骨质疏松治疗，多进食富含钙和多种维生素的食物，日常补充钙剂和维生素D，适度日照。

（3）嘱患者遵照医嘱进行腰背肌锻炼，日常活动中防止跌倒。

（4）嘱患者定期复查，尤其是肿瘤患者；若有突发的胸腰背部剧烈疼痛，应立即就诊。

第八节　腰椎滑脱症/腰椎管狭窄症的护理

腰椎滑脱症是指上位椎体相对于下位椎体的滑移。腰椎管狭窄症是指腰椎管因某种因素产生骨性或纤维性结构异常，从而发生一处或多处管腔狭窄，致马尾神经或神经根受压所引起的一组综合征。

一、护理评估

（一）术前评估

（1）评估患者的生命体征、既往史和治疗情况。

（2）评估患者腰部、腰骶部及下肢疼痛的程度，有无间歇性跛行及马尾神经受压症状。

（3）评估患者对腰椎滑脱症/腰椎管狭窄症及手术的认知程度。

（二）术后评估

（1）动态评估患者的生命体征、伤口情况及引流管引流液的颜色、性质和量。

（2）评估患者双下肢的活动感觉功能与术前比较有无改善，是否按计划进行功能锻炼。

（3）评估患者有无神经损伤、脑脊液漏等并发症。

二、护理措施

（一）术前护理

（1）按本章第一节骨科疾病围手术期的护理之术前护理常规进行护理。

（2）嘱患者适当卧床休息。

（3）了解患者疼痛部位、疼痛程度及双下肢的活动感觉情况，必要时应用消炎镇痛及神经营养药。

（4）向患者介绍手术的基本知识，以消除其紧张心理。

（5）术前1天，告知患者术后轴线翻身、股四头肌等长收缩及直腿抬高锻炼的方法。

（二）术后护理

（1）按本章第一节骨科疾病围手术期的护理之术后护理常规进行护理。

（2）搬运患者过床时要保持其躯干平直，避免屈曲及扭转。

（3）注意观察患者伤口引流及渗血、渗液情况，出现脑脊液外漏应予头低脚高位并遵医嘱予补液治疗。

（4）注意观察患者双下肢的活动感觉有无改变，发现异常应及时报告医生。

（5）手术当天指导患者进行股四头肌等长收缩及足背伸背屈运动；术后 2 天进行直腿抬高训练，每天 3 次，每次 15 ～ 20 分钟。

（6）指导患者定时翻身，勿扭转腰部。

（7）若无特殊情况，术后 1 ～ 2 天，指导并协助患者佩戴支具 / 腰围下床活动，注意安全。

三、健康教育

（一）疾病知识指导

向患者及其家属讲解腰椎滑脱症 / 腰椎管狭窄症的护理、治疗知识，告知术前准备及术后康复知识及配合要点。

（二）出院指导

（1）嘱患者佩戴支具 / 腰围 3 个月，平卧时无须佩戴。

（2）嘱患者勿睡软床，避免脊柱过度负重或长时间弯腰劳作。

（3）嘱患者遵医嘱进行腰背肌锻炼，以增强腰背肌力，但幅度不宜过大。

（4）嘱患者按医嘱定时复查，不适随诊。

第九节　颈椎骨折脱位的护理

颈椎骨折脱位是指颈椎椎体骨折的同时，伴有椎节严重脱位，一般均有不同程度的瘫痪体征。

一、护理评估

（一）术前评估

（1）了解患者的受伤史，评估患者的意识和生命体征，有无高热、呼吸困难等不适。

（2）评估患者的四肢活动感觉及二便情况，感觉丧失的平面及程度，有无压力性损伤、下肢静脉血栓等并发症。

（3）评估患者的心理承受能力及社会、家庭支持状况。

（二）术后评估

（1）了解患者的麻醉方式、手术方式及术中情况。

（2）评估患者的呼吸及血氧情况，四肢的活动感觉有无改变，是否按计划进行主动运动和被动运动。

（3）评估患者有无呼吸道阻塞、感染、下肢静脉血栓/肺栓塞等并发症。

二、护理措施

（一）术前护理

（1）按本章第一节骨科疾病一般护理常规之术前护理进行护理，合并截瘫者按截瘫患者护理常规进行护理。

（2）根据患者病情采取合适的体位。颈椎屈曲型骨折应保持颈部过伸位，伸展型骨折保持中立位，颈部两侧予盐袋制动。

（3）视病情予吸氧及心电监护，密切观察患者生命体征、指脉氧的变化。上颈椎损伤的患者，应重点观察呼吸的频率、节律、深浅度，有无呼吸困难等不适。

（4）如患者出现持续高热，多为病情凶险征兆，应及时予物理降温。密切关注患者呼吸情况。

（5）保持患者呼吸道通畅，指导患者深呼吸、有效咳嗽，以防痰液阻塞或肺炎和肺不张。

（6）床边备好吸痰器、吸痰管，以应对突发的呼吸道阻塞。

（7）遵照医嘱及时静脉使用激素和脱水剂，以减轻脊髓水肿和继发性损害。

（8）做好心理护理、口腔护理、饮食指导。

（9）做好术前准备。常规检查 D- 二聚体、下肢静脉彩超；颈前路手术备皮时须剃净胡须，进行气管食管推移训练；颈后路手术须剃光头发。备好合适的颈托及垫枕（厚度 2～3 cm）。

（二）术后护理

（1）按本章第一节骨科疾病一般护理常规之术后护理进行护理，合并截瘫者按截瘫患者护理常规进行护理。

（2）予合适的垫枕，头颈部置于正中位，两侧予盐袋制动，抬高床头约 15°。

（3）注意轴线翻身，侧卧 30°～45° 为宜，应避免颈部过度前屈及扭转。

（4）密切观察病情，观察患者意识、生命体征、血氧饱和度、感觉平面及四肢的活动感觉情况的变化。当截瘫平面上升，肢体症状较术前加重时要立即报告医生，及时处理。

（5）颈前路手术者，观察其有无声音嘶哑、吞咽困难及饮水呛咳等现象；颈后路手术者，注意观察有无渗血及脑脊液外漏，发现异常应及时报告医生并协助处理。

（6）无特殊情况下，患者术后饮水无呕吐即可开始进食流食或半流食，避免窒息的发生。

（7）督促患者深呼吸、有效咳痰，必要时雾化吸入并腹部按压协助排痰，以防呼吸道阻塞。

（8）做好血栓预防及肢体的主动运动和被动运动，手术当天始予下肢气压治疗，指导关节屈伸、肢体按摩等训练。

三、健康教育

（一）疾病知识指导

向患者及其家属讲解颈椎骨折脱位的护理、治疗知识，告知术前准备及术后康复方面的知识及配合要点，如颈部制动、轴线翻身、早期功能锻炼，并持之以恒，注意预防并发症等。

（二）出院指导

（1）嘱患者佩戴颈托 3 个月。

（2）截瘫患者后期康复时间漫长，做好患者及其家属的心理干预。

（3）嘱患者注意预防血栓、坠积性肺炎、尿路感染、压力性损伤等常见并发症。

（4）嘱患者坚持功能锻炼，按医嘱定时复查。

第十节　胸腰椎骨折的护理

一、护理评估

（一）术前评估

（1）了解患者的受伤史，评估患者有无胸腰背痛及腹胀、腹痛等不适。

（2）评估患者损伤平面以下的活动感觉及二便情况，是否合并有脊髓、马尾神经损伤。

（3）对于胸椎骨折合并有肋骨骨折的患者，要注意观察其有无呼吸受限或呼吸音减弱等。

（二）术后评估

（1）动态评估患者生命体征、伤口及引流情况，有无腹胀。

（2）评估患者双下肢的活动感觉功能有无改变，是否按计划进行功能锻炼。

（3）观察患者有无脊髓和神经根损伤、脑脊液漏、感染、下肢深静脉血栓等并发症。

二、护理措施

（一）术前护理

（1）按本章第一节骨科疾病一般护理常规之术前护理进行护理，合并截瘫者按截瘫患者护理常规进行护理。

（2）予患者绝对卧床，2～4小时翻身1次，翻身及搬运时勿扭转脊柱，以免引起二次损伤。

（3）腰椎骨折应警惕发生腹膜后血肿，患者如有腹膜刺激征、腹胀、腹痛等情况及时报告医生处理。

（4）注意观察胸椎骨折患者的呼吸情况。

（5）有脊髓神经压迫症状的患者，要及时遵医嘱静脉使用脱水剂，并告知患者用药目的和注意事项。

（6）指导患者进行股四头肌等长收缩、关节屈伸、上肢外展、扩胸及直腿抬高等运动。

（7）经胸进行的脊柱前路手术应备好胸腔闭式引流装置。

（二）术后护理

（1）按本章第一节骨科疾病一般护理常规之术后护理进行护理，合并截瘫者按截瘫患者护理常规进行护理。

（2）患者术后回到病房，即检查其双下肢的活动感觉功能并做好记录，症状加重应及时报告医生处理。

（3）充分镇痛，注意观察引流管引流液，有无脑脊液漏或活动性出血。

（4）留置胸腔闭式引流管的患者，要重点关注呼吸情况，有无胸闷、呼吸困难等不适。

（5）指导患者手术当天始进行股四头肌收缩及膝、踝关节屈伸运动；术后2天进行扩胸运动，直腿抬高训练，从30°开始，循序渐进。每天3次，每次15～20分钟。

（6）术后1周，指导患者用五点支撑法锻炼腰背肌，有利于增加腰背肌肌力和增强脊柱稳定性。

（7）脊柱前路手术：有明显腹胀的情况下，应暂禁食，并遵医嘱予静脉补液，腹胀缓解后逐渐正常饮食。后路手术：术后饮水无恶心呕吐者，即可开始进食半流食直至普食。

（8）注意轴线翻身，鼓励患者深呼吸、咳嗽、咳痰。

（9）指导患者遵医嘱佩戴支具坐起及下床活动。

三、健康教育

（一）疾病知识指导

向患者及其家属讲解胸腰椎骨折的护理、治疗知识，告知术前准备及术后康复知识和配合要点。

（二）出院指导

（1）嘱患者要避免脊柱过度负重，忌做大幅度、高强度活动，以防止内固定松动或折断。

（2）嘱患者佩戴支具3个月，躺卧时无须佩戴。

（3）嘱患者出院如远途乘车返回，应取侧卧位，以缓冲脊柱手术部位受到的颠簸震荡。

（4）嘱患者加强功能锻炼，定时门诊复查，后期出现腰背部疼痛、无力、活动受限等表现，应及时就诊。

第十一节　截瘫／四肢瘫的护理

截瘫是指胸腰段脊髓损伤使下肢的感觉与运动功能产生障碍。四肢瘫是指颈段脊髓损伤后，四肢有神经功能障碍，简称"四瘫"。

一、护理评估

（1）评估患者的意识和生命体征，观察呼吸的形态、深浅，呼吸道是否通畅，有无呼吸困难。

（2）评估患者的活动、感觉、反射和肛门括约肌功能。

（3）评估患者的心理反应和对疾病的认知程度。

（4）评估患者有无压力性损伤、尿路感染、肺部感染、下肢深静脉血栓、失禁性皮炎等并发症。

二、护理措施

（一）防治压力性损伤护理

（1）评估患者的全身皮肤情况，做好记录。

（2）合理使用减压设施：骶尾部垫水垫，双下肢用软枕承托，有条件者卧气垫床或静态空气床垫。

（3）定时翻身，每2～3小时1次（应用气垫床减压的情况下可4小时1次），床头抬高角度应不大于30°。

（4）有压力性损伤者，应根据伤口情况选用适当的敷料。

（5）保持床铺平整、清洁、干燥。

（6）保持皮肤清洁，每天用温水擦身。对大小便失禁者，应做好会阴部及肛周皮肤护理。

（7）增加营养摄入：指导患者进食高蛋白、富含维生素、易消化的食物。

（二）呼吸道护理

（1）注意保暖，避免着凉而诱发呼吸道感染。

（2）做好口腔护理，每天2次。

（3）定时变换体位，指导并鼓励患者深呼吸、有效咳痰；对四肢瘫者，应协助按压其腹部，利用膈肌的反弹力量来帮助患者排痰。

（4）痰液黏稠不易咳出时，应遵医嘱予雾化吸入、多饮水，必要时行气管切开，并按气管切开常规护理。

（三）泌尿道护理

（1）插尿管时，严格无菌操作。

（2）保持尿道口清洁，每天清洗尿道口及会阴部2次。

（3）每天饮水2000 mL，有利于预防泌尿系统感染。

（4）导尿管和尿袋的更换依据产品说明书及临床指征进行更换，但尿管破损、无菌性和密闭性破坏、尿管结垢、引流不畅、泌尿系统感染时，应及时更换，更换尿管和尿袋的时间不应长于产品说明书要求的时限。

（5）如采用抗反流尿袋，可每周更换1次，若尿液混浊或呈血性尿液，必须每天更换尿袋1次。

（6）妥善固定好导尿管，采用高举平台法二次固定。

（7）尽量缩短尿管留置的时间（一般情况不宜超过2～4周），病情基本稳定后尽早采用间歇导尿法。

（四）便秘的护理

（1）指导患者进食富含膳食纤维的食物，如新鲜水果和蔬菜，多饮水。

（2）餐后30分钟做腹部顺时针按摩，以促进肠蠕动。对顽固性便秘者可遵医嘱予缓泻剂或灌肠。

（3）每天早餐后30分钟予患者肛门指力刺激，刺激肛门收缩，帮助患者建立排便规律。

（4）如患者有腹胀，应避免进食易产气的食物，遵医嘱用药、行肛管排气或胃肠减压等。

（五）体温失调的护理

（1）患者出现中枢性高热时，建议使用物理降温（如冰枕、冰敷），多饮水。

（2）患者体温不升时注意保暖。

（3）密切观察患者体温变化并做好记录。

（六）肢体的护理

（1）瘫痪肢体保持功能位，注意预防关节僵硬、足下垂、肩内收等畸形。

（2）将双下肢抬高15°～30°，以促进下肢的血液回流。

（3）指导并督促患者进行肢体的主动运动与被动运动，如按摩、关节屈伸活动等。

（4）常规进行下肢静脉彩超，了解有无血栓形成。

（5）物理预防血栓，如双下肢气压治疗、穿弹力袜等；并发下肢静脉血栓者，按第六章第一节深静脉血栓形成的护理进行常规护理。

三、健康教育

（一）疾病知识指导

向患者及其家属讲解各种并发症的发生、发展及治疗护理的知识和配合要点。

（二）出院指导

（1）嘱患者及时到相关科室进行康复训练，以促进功能的恢复。

（2）指导照护者坚持给患者进行被动运动。

（3）嘱患者按要求定期复查。若出现压力性损伤、发热、尿液颜色及性状（如尿液混浊、有沉淀物）等异常，及时到医院就诊。

第十二节　下肢截肢的护理

下肢截肢是截除无生机和功能的下肢肢体，以及局部病损严重、危及患者生命的下肢肢体。

一、护理评估

（一）术前评估

（1）了解患者截肢的原因、截肢的部位。

（2）评估患者的心理反应、营养状况，有无营养不良和异常的心理反应。

（二）术后评估

（1）评估患者的生命体征、疼痛程度、饮食、睡眠。

（2）评估患者肢端的血运是否正常，残端有无渗血、渗液、肿胀、感染等。

（3）评估患者对术后肢体的缺失能否承受，有无幻肢觉、幻肢痛及异常心理反应。

二、护理措施

（一）术前护理

（1）按本章第一节骨科疾病一般护理常规之术前护理进行护理。

（2）告知患者截肢的原因、截肢的部位，做好心理护理，以降低患者的负面情绪。

（3）进行营养风险评估，对食欲欠佳、体质消瘦或合并有糖尿病的患者，应请营养科医生会诊，实施营养干预。

（4）协助患者采取适当体位，卧床休息，避免局部热敷或用力按压。

（5）避免患肢负重，患者下床活动应借助双拐或助行器，预防坠床跌倒。

（6）做好术前准备工作。床边备止血带。若行髋关节离断及半骨盆切除术，床上备1.5 ～ 2.5 kg 盐袋。

（二）术后护理

（1）按本章第一节骨科疾病一般护理常规之术后护理进行护理。

（2）用软枕抬高患者患肢，以减轻残肢肿胀，2 天后放平，保持伸直位，预防关节的挛缩畸形。

（3）注意观察患者残端血运，有无渗血。若出现大出血，立即用止血带或盐袋压迫，配合医生处理。

（4）采取多模式镇痛，控制疼痛。患者出现幻肢觉、幻肢痛时，予心理护理并遵医嘱使用镇静剂。

（5）术后 2 天指导患者进行残肢主动和被动运动，以增强残存肌力，如肌肉收缩、伸屈关节、直腿抬高、髋外展和内收运动等。

（6）伤口拆线后，经常对残端进行均匀的压迫、按摩，指导残端进行蹬踩训练以适应日后安装假肢。

（7）无特殊情况下，术后 2 ～ 3 天指导患者使用双拐下地活动。

三、健康教育

（一）疾病知识指导

向患者及其家属讲解下肢截肢护理知识，告知术前准备、术后康复方面的知识及配合要点，尤其是术后出现幻肢觉、幻肢痛时的应对方法。

（二）出院指导

（1）指导患者保持平稳心态，坚持进行残肢训练（如 ADL 训练、行走训练、平衡训练、上下楼梯训练等）。

（2）嘱患者合理膳食，保持适当体重，防止肥胖影响假肢的穿戴。

（3）嘱患者伤口拆线后即可到假肢厂安装假肢。

（4）指导患者自我检查和监测，定期复查，发现异常，及时就诊。

第十三节　四肢肿瘤的护理

一、护理评估

（一）术前评估

（1）评估患者的全身营养状况。

（2）评估患者肿瘤局部的颜色、温度、肿胀、疼痛及有无压迫、转移症状，是否有局部活动因疼痛而受限或完全不能活动。

（3）评估患者的心理及社会、家庭支持状况，有无行为异常表现。

（二）术后评估

（1）了解患者的麻醉方式、手术方式及术中情况。

（2）评估患肢端的血运、活动感觉是否正常。

（3）评估患者对术后肢体外观改变和缺失的接受程度。

（4）评估患者有无神经损伤、深静脉血栓等并发症。

二、护理措施

（一）术前护理

（1）按本章第一节骨科疾病一般护理常规之术前护理进行护理。

（2）视骨质破坏情况指导患者卧床休息或下床活动。患肢不应负重，避免发生病理性骨折。

（3）对体质较弱、营养状态差的患者，应请营养科医生会诊，实施营养干预。

（4）关注患者的心理状态，做好心理护理和健康教育，降低患者的负面情绪。

（5）预先告知患者术后功能锻炼的方式、方法，如股四头肌收缩、足背伸跖屈、手握力训练等。

（6）视病变部位备好辅助用具，如助行器、拐杖、三角巾等，以备术后使用。

（二）术后护理

（1）按本章第一节骨科疾病一般护理常规之术后护理进行护理，截肢者按截肢护理常规进行护理。

（2）用软枕抬高患肢，保持肢体功能位。上肢肿瘤用三角巾固定；下肢假体置换采用弹力绷带加压包扎，包扎3～5天。

（3）注意观察患者患肢端的血运、活动感觉有无异常，发现异常要及时报告医生。

（4）手术当天指导患者进行功能锻炼。上肢（如手、腕、肘关节）主动运动和被动运动，下肢（如股四头肌）收缩及足背伸跖屈活动。具体方式应视手术部位决定。

（5）关注患者的心理变化，做好心理护理、饮食指导、疼痛管理。

（6）指导患者遵医嘱下地活动，患肢避免早期负重。

三、健康教育

（一）疾病知识指导

向患者及其家属讲解四肢肿瘤的护理、治疗知识，告知术前准备及术后康复知识和配合要点，并指导患者学会自我心理调节。

（二）出院指导

（1）嘱患者进食营养丰富的食物，如肉、鱼、蛋、蔬菜、水果等；肿瘤部位不能热敷和理疗。

（2）肱骨头假体置换：患肢三角巾悬吊固定 4～6 周。

（3）嘱患者避免患肢过度负重。上肢肿瘤患者不能提拉重物；下肢肿瘤患者要避免患肢过早负重，可借助助行器或拐杖行走。

（4）指导患者保持平稳心态，定期复查，出现复发征象及时就诊。

（5）化疗的患者，建议到相关科室治疗。

第十四节　脊柱肿瘤（颈胸腰椎肿瘤）的护理

脊柱肿瘤是指发生于脊柱的原发性及继发性肿瘤，主要指椎弓根肿瘤。

一、护理评估

（一）术前评估

（1）评估患者肿瘤的部位、疼痛程度、肢体的活动感觉功能及二便控制能力。

（2）评估患者的心理反应、营养状况，既往有无其他肿瘤史。

（二）术后评估

（1）了解患者的麻醉方式、手术方式及术中情况。

（2）评估患者的伤口及肢体的活动感觉情况，有无脊髓神经损伤及深静脉血栓等并发症的征象。

（3）评估患者对术后康复的认识，能否按计划进行功能锻炼。

二、护理措施

（一）术前护理

（1）按本章第一节骨科疾病一般护理常规之术前护理进行护理，截瘫者按截瘫患者护理常规进行护理。

（2）视病情指导患者卧床，以减少病理性骨折。颈椎肿瘤患者如起床活动应佩戴颈托，并减少颈部活动。

（3）评估患者进食、营养情况，必要时请营养师会诊，实施个体化营养干预。

（4）对入院即存在心理问题的患者，及时做好心理疏导工作。

（5）指导患者进行术后适应性训练，如轴线翻身、深呼吸、有效咳嗽、咳痰、肢体功能锻炼；颈椎前路手术者应进行气管食管推移训练等。

（6）备好翻身枕。颈椎肿瘤患者加备颈托、盐袋、2～3 cm 的垫枕。

（二）术后护理

（1）按本章第一节骨科疾病一般护理常规之术后护理进行护理，截瘫者按截瘫患者护理常规进行护理。

（2）密切观察病情。颈椎肿瘤观察患者颈部有无肿胀及四肢的活动感觉功能；胸椎或腰椎肿瘤观察患者双下肢的活动感觉情况，经胸入路尤其要观察患者呼吸有无异常，若出现胸闷、胸痛、气促、氧饱和度降低，及时通知医生处理。

（3）注意观察有无脑脊液外漏，颈椎肿瘤患者出现脑脊液漏应予头高脚低位；胸腰椎手术者出现脑脊液漏则予头低脚高位。

（4）鼓励患者有效咳嗽、咳痰、深呼吸，必要时予雾化吸入。

（5）手术当天始进行功能锻炼。颈椎肿瘤患者进行四肢的屈伸、直腿抬高及手的握力训练；胸腰椎肿瘤患者进行直腿抬高及关节屈伸活动，每天 3 次，每次 15～20 分钟；瘫痪者予肢体被动运动。

（6）注意轴线翻身，翻身角度 30°为宜，以免脊柱负重过大。颈椎肿瘤患者应避免垫高枕，勿扭转颈部。

（7）遵医嘱指导颈椎肿瘤患者佩戴颈托，胸腰椎肿瘤患者佩戴支具或腰围坐起及下地活动。

三、健康教育

（一）疾病知识指导

向患者讲解脊柱肿瘤的护理、治疗知识，告知其术前准备及术后康复知识和配合要点，着重强化营养支持、康复训练、自身心理调节。

（二）出院指导

（1）嘱患者颈椎肿瘤患者术后佩戴颈托 3 个月，严禁低头及突然转动头部；胸腰椎肿瘤患者佩戴支具或腰围固定 3 个月。

（2）嘱患者加强四肢肌力训练、行走训练，避免脊柱负重。

（3）嘱患者定期门诊复查，尽早发现复发或转移，如出现病情变化，及时到医院就诊。

第十五节　骶骨肿瘤的护理

骶骨肿瘤是指位于盆腔内外骶骨周围的，各种原发或继发于骶骨或盆腔、软组织的一组肿瘤。

一、护理评估

（一）术前评估

（1）评估患者的营养及心理状态，有无营养摄入不足。

（2）评估患者腰骶部疼痛的程度，有无鞍区、肛周麻木及排便、排尿功能障碍。

（3）评估患者双下肢的活动感觉功能，有无神经受压症状。

（二）术后评估

（1）了解患者的术中情况，如生命体征、出血、输血情况等。

（2）评估患者骶尾部、鞍区、双下肢的活动感觉及二便情况，与术前比较有无改变。

（3）评估患者是否按要求保证营养摄入，规范进行会阴、肛周收缩和下肢的功能训练。

（4）评估患者有无脑脊液漏、切口感染、大小便功能障碍、下肢静脉血栓形成等并发症。

二、护理措施

（一）术前护理

（1）按本章第一节骨科疾病一般护理常规之术前护理进行护理。

（2）遵医嘱备血，以应对术中及术后出现的致命性大出血。

（3）遵医嘱进行 D- 二聚体及双下肢静脉彩超检查。

（4）做好会阴部皮肤和肠道准备。术前晚 6 时左右口服复方聚乙二醇电解质（和爽）、磷酸钠盐口服溶液或甘露醇等药物，清洁肠道。

（5）指导患者反复进行会阴及肛门的收缩运动，以增强盆底肌肉力量及尿道筋膜张力，提高术后排便控制能力。

（6）术前 1 天预先指导患者股四头肌等长收缩、踝泵运动、直腿抬高及关节伸屈运动的方法。

（7）备好翻身枕、水垫或气垫床等，以备术后保护皮肤。

（二）术后护理

（1）按本章第一节骨科疾病一般护理常规之术后护理进行护理。

（2）密切观察患者的生命体征，出现血容量不足时，加快输液速度。

（3）观察患者鞍区和双下肢的活动感觉功能，有无会阴部感觉减退及二便控制能力下降，有无腹胀、腹痛等不适，发现异常应报告医生处理。

（4）观察伤口有无渗血渗液，引流管引流液的颜色、量及性质，出现脑脊液漏应予头低脚高位或俯卧位，并注意保持伤口敷料干燥，防止伤口感染。

（5）指导患者手术当天进行会阴部、肛周收缩及股四头肌等长收缩与踝泵运动；术后2天行直腿抬高及髋关节、膝关节伸屈运动，每天3～4次，每次15～20分钟。

（6）下肢用软枕抬高约30°，以侧卧位为主，尽量减少平卧位。

（7）手术当天始予下肢气压治疗，预防深静脉血栓形成。

（8）留置尿管1周左右，根据骶尾神经恢复情况，尽早拔除尿管以防尿路感染。

（9）术后排便功能障碍者，指导其每天早餐后30分钟定时进行排便功能训练（无论有无便意）。

（10）加强营养摄入，给予高蛋白、高热量、纤维素丰富、易消化的食物。

（11）遵医嘱指导患者下床活动。

三、健康教育

（一）疾病知识指导

（1）向患者及其家属讲解骶骨肿瘤的基本知识、治疗方法，治疗过程中可能存在的问题及应对措施。

（2）告知患者及其家属术前术后加强营养摄入的重要性和必要性，营养支持贯穿始终。

（二）出院指导

（1）嘱患者出院后继续加强括肛门括约肌及下肢的功能训练，遵医嘱继续神经营养治疗。

（2）嘱患者早期避免弯腰及负重活动，嘱其佩戴腰围。

（3）嘱患者定期到门诊复查，出现异常及时就诊。

第十六节　骨髓炎的护理

骨髓炎是由化脓细菌感染引起的病变，包括骨膜、骨密质、骨松质及骨髓组织的炎症。

一、护理评估

（一）术前评估

（1）评估患者的体温、伤口情况。

（2）评估患者皮肤创面情况。

（二）术后评估

评估患者伤口冲洗、负压封闭引流使用情况。

二、护理措施

（一）术前护理

（1）按本章第一节骨科围手术期的护理之术前护理常规进行护理。

（2）增加营养摄入，给予高蛋白、富含维生素、易消化食物。对低蛋白血症、贫血、电解质失衡的患者，应遵医嘱实施肠内及肠外营养支持，增强免疫力。

（3）协助医生做好细菌培养和药物敏感试验，根据药敏试验及细菌培养情况用药。

（4）注意有无菌群失调、二重感染。

（二）术后护理

（1）按本章第一节骨科围手术期的护理之术后护理常规进行护理。

（2）伤口灌注冲洗引流：按伤口持续闭式冲洗引流术的护理进行护理。

（3）负压封闭引流护理：按负压封闭引流术的护理进行护理。

（4）卧床休息：术后留置负压封闭引流吸引 7 ～ 10 天，可抬高床头 30° ～ 40°。

（5）功能锻炼指导。

肌力训练：预防肌肉的废用性萎缩，以及关节挛缩甚至畸形。改善局部血液循环，减少因静脉淤血渗出而造成的水肿和纤维蛋白沉积，以减轻肢体的肿胀。

关节屈伸锻炼：每次 15 ～ 30 分钟，以主动方式为主、被动方式为辅，循序渐进地进行，防止关节僵直和足下垂。

拔除引流管后指导患者使用拐杖和行步架下床活动。

三、健康教育

（一）术前健康教育

（1）按本章第一节骨科疾病围手术期的护理之术前健康教育进行。

（2）指导患者合理饮食：多进食高热量、高蛋白的食物，如牛奶、鸡蛋、动物肝脏、豆制品；多吃新鲜水果、蔬菜；良好的营养摄入可增加机体抵抗力，促进创面修复。

（3）向患者讲解骨髓炎的相关知识及手术治疗方案、负压封闭引流留置时间，使患者做好长期治疗的心理准备，消除患者及其家属的消极情绪，树立信心。

（二）术后健康教育

（1）按本章第一节骨科疾病围手术期的护理之术后健康教育进行。

（2）告知患者及其家属注意体温变化情况。

（3）指导患者负压封闭引流留置期间功能锻炼的要点及注意事项。

四、出院指导

（1）按本章骨科疾病护理常规的出院指导进行。

（2）嘱患者监测体温、复查炎性指标、及时给伤口换药、行功能康复训练。

（3）嘱患者定期复诊，不适随诊。

第十七节　创伤急救的护理

创伤是指人体受到外界各种创伤因素作用所引起的皮肤、肌内组织、骨骼、脏腑等组织结构的破坏，及其所带来的局部反应和全身反应。

一、护理评估

（一）术前评估

（1）按本章第一节骨科疾病围手术期的护理之术前评估进行。

（2）评估病史：受伤原因、部位、性质，伤后表现、有无危及生命的损伤（如休克等）、现场急救环境及转运途中所备物资的情况等。

（3）评估既往史：是否存在维生素 D 缺乏、甲状腺功能亢进、骨质疏松等易致病理性骨折的疾病，是否饮酒，是否合并高血压，心脏病、糖尿病等慢性疾病，是否有长期用药史、过敏史。

（4）评估受伤部位：检查有无伤口、出血，有无血肿、异物、青紫、肿胀、疼痛、畸形及功能障碍，有无合并伤及其他脏器损伤等。

（二）术后评估

（1）按本章第一节骨科疾病围手术期的护理之术后评估进行。

（2）评估患者有无伤口出血、感染、挤压综合征等并发症。

（3）评估患者的全身情况，如意识、生命体征、尿量等，有无休克及其他并发症。

（4）评估患者的活动情况、营养状况等。

二、护理措施

（一）急救护理

1. 抢救生命

在现场快速评估，找出危及生命的紧迫问题，如抢救环境安全应立即就地救治。必须优先抢救的急症主要包括心跳或呼吸骤停、窒息、大出血、开放性气胸或张力性气胸、休克等，措施如下。

（1）心肺复苏：一经确诊为心跳、呼吸骤停，应立即采取胸外心脏按压及人工呼吸。

（2）保持呼吸道通畅：立即解开患者衣领，清理口鼻腔，置通气导管、给氧等。

（3）止血：采用手指压迫、加压包扎、扎止血带等迅速控制伤口大出血。

（4）纠正呼吸紊乱：如封闭胸部开放性伤口、胸腔穿刺排气等。

（5）恢复循环血量：有条件时，现场开放静脉通路，快速补液。

（6）监测患者生命体征：现场救护中，应时刻注意患者生命体征、意识的变化。

2. 包扎止血

包扎止血的目的是保护伤口、减少污染、压迫止血、固定骨折和减轻疼痛。一般用无菌敷料或清洁布料包扎，如有腹腔内脏脱出，应先用干净器皿保护后再包扎，勿轻易还纳，以防污染。

3. 妥善固定

肢体骨折或脱位可使用夹板、就地取材或利用自身肢体、躯干进行固定，以减轻疼痛、防止再损伤，方便搬运。较重的软组织损伤也应局部固定制动。

4. 迅速运输

正确地搬运可减少患者痛苦，避免继发损伤。经过现场初步处理后，迅速、安全、平稳地转送患者，多用担架或徒手搬运。搬运脊柱损伤患者应用硬板或平车保持伤处稳定，勿弯曲或扭动，以免加重损伤；搬运昏迷患者应将头偏向一侧，或采取半卧位 / 侧卧位，以保持呼吸道通畅。

（二）维持有效循环血量

有效止血后，迅速建立 2 ～ 3 条输液通道，给予输液、输血或应用血管活性药物等，以尽快恢复患者有效循环血量并维持循环的稳定。髂静脉或下肢静脉损伤及腹膜后血肿者，禁止经下肢输液、输血，以免加重出血。

（三）病情观察

（1）密切监测患者的意识、呼吸、血压、脉搏、中心静脉压和尿量等，并认真做好记录。

（2）闭合性损伤患者，注意其生命体征是否平稳，血压有无波动；开放性损伤患者，注意观察伤口有无出血、渗出、感染征象，伤口引流是否通畅等。

（3）胸部损伤患者有呼吸急促时，应警惕是否发生气胸等；腹部损伤患者出现腹部胀痛时，应警惕是否发生腹内脏器破裂或出血；肢体损伤严重患者，定时测量肢体周径，注意末梢循环、肤色和温度。

（四）缓解疼痛

患者的肢体受伤时应用绷带、夹板、石膏、支具等维持有效固定和制动，避免因活动而加重疼痛。疼痛严重者遵医嘱使用镇静、镇痛药物。

（五）妥善护理创面

1. 开放性伤口

根据伤口情况选择不同的处理方法。

（1）清洁伤口：消毒后可以直接缝合。

（2）污染伤口：指有细菌污染而尚未构成感染的伤口。

开放性伤口早期为污染伤口，采用清创术清创时间越早越好，伤后 6～8 小时是最佳时间，此期清创可达到一期缝合。伤口污染较重或超过 8 小时，清创后伤口放置引流装置并行延期缝合。清创术后伤肢抬高制动，注意观察伤口有无出血感染征象、引流是否通畅、肢端循环情况。遵医嘱应用破伤风抗毒素及抗生素。

（3）感染伤口：开放性伤口污染严重或较长时间未得到处理，已发生感染。须先引流，再换药。消除伤口的分泌物、坏死组织等，保持引流通畅，控制感染；改善肉芽组织状态，减少瘢痕的形成。

2. 闭合性损伤

（1）软组织损伤，抬高或平放受伤肢体，加压包扎，48 小时内予以局部冷敷，以减少局部组织的出血和肿胀。

（2）伤后 48 小时改用热敷、理疗、药物外敷等，以促进血肿和炎症的吸收。

（3）注意观察皮下出血及血肿的变化情况。

（4）伤情稳定后鼓励患者早期活动，指导患者进行功能锻炼。

（六）并发症的护理

（1）观察受伤部位的出血、疼痛、伤口修复等情况，肢体损伤严重者，应定时测量肢体周径，注意末梢循环、肤色和温度。

（2）有闭合性内脏损伤：需要严密观察患者有无休克及创伤后各种并发症。

（3）伤口感染：若患者伤口出现红、肿、热、痛或已减轻的疼痛加重、体温升高、脉速、白细胞计数增高等，表明伤口已发生感染，遵医嘱使用抗生素，加强换药频率。

（4）挤压综合征：凡患者四肢或躯干肌肉丰富的部位受到重物长时间挤压致肌肉组织缺血性坏死，继而引起肌红蛋白血症、肌红蛋白尿、高血钾和急性肾衰竭为特点的全身性改变，称为挤压综合征。当局部压力解除后，出现肢体肿胀、压痛、肢体主动活动及被动牵拉活动引起疼痛、皮肤温度下降、感觉异常、弹性减弱，在 24 小时内出现茶褐色尿或血尿等改变时，提示可能发生挤压综合征，应及时报告医生处理。

①早期患肢禁止抬高、按摩及热敷。

②协助医生切开减压，清除坏死组织。

③遵医嘱应用碳酸氢钠及利尿药，防止肌红蛋白阻塞肾小管。

④对行腹膜透析或血液透析治疗的肾衰竭患者做好相应护理。

（七）心理护理

创伤往往为突发，不仅对患者造成身体上的伤害，同时也对其心理造成一定的创伤，尤其是严重创伤影响到患者的外观和功能时，患者会出现焦虑和恐惧心理。应及时为患者提供细致的生活照顾和社会支持，有助于减轻焦虑和恐惧，帮助患者树立信心。

三、健康教育

（1）按本章第一节骨科疾病围手术期的护理之健康教育进行。

（2）宣传安全知识，加强安全防护意识。

（3）患者受伤后，应及时到医院就诊；有开放性伤口时应尽早接受清创术并注射破伤风抗毒素。

四、出院指导

（1）按本章第一节骨科疾病围手术期的护理之出院护理常规进行。

（2）强调功能锻炼的重要性，督促患者积极进行全身各部位的功能锻炼，防止肌肉萎缩及关节僵硬等并发症。

第十八节　手外伤的护理

手外伤是指手部开放性损伤。

一、护理评估

（一）术前评估

（1）按骨科疾病围手术期护理术前评估进行。

（2）评估患肢伤口、皮肤完整性、感觉、血运、肿胀、畸形、动脉搏动等情况。

（3）评估患者全身健康状况，了解既往史，如有无高血压、糖尿病、冠心病及肺部疾病等。

（二）术后评估

（1）按本章第一节骨科疾病围手术期的护理之术后评估进行。

（2）定时评估患者的生命体征，患肢的皮肤颜色、温度、动脉搏动、伤口的愈合情况，患肢感觉和运动功能恢复程度，患者对肢体功能锻炼的认知和配合情况，等等。

二、护理措施

（一）术前护理

（1）按本章第一节骨科疾病围手术期的护理之术前护理进行。

（2）抬高患者患肢以减少出血，如有活动性出血，应及时采取有效的包扎止血措施，定时观察患肢情况并做好记录。

（3）遵医嘱超前使用镇痛药。

（4）预防感染，避免或防止污染；妥善固定患肢，防止创口进一步被污染，遵医嘱应用抗生素及破伤风抗毒素。

（5）了解受伤原因及持续时间，既往接受的治疗、护理情况、评估患者心理状况、社会家庭支持情况和对手术效果的期望，安抚患者，减轻其焦虑情绪。

（二）术后护理

（1）按本章第一节骨科疾病围手术期的护理之术后护理进行。

（2）观察各手指的血液循环情况，感觉、疼痛及活动的变化，遵医嘱超前使用相关镇痛药物。

（3）评估手部的肿胀情况，抬高患肢略高于心脏水平面，如肿胀明显，应放松绷带减压。

（4）有血管吻合者，按断指（肢）再植术后的常规护理。

（5）有神经吻合者，评估神经功能的恢复情况。

（6）有肌腱吻合者，术后2天开始做主动运动，但避免被动运动，以防肌腱吻合处断裂。

（7）做好心理护理，鼓励患者，为其树立通过锻炼恢复手功能的信心。

（8）加强生活护理。

三、健康教育

（1）按本章第一节骨科疾病围手术期的护理健康教育进行。

（2）嘱患者讲究卫生，及时修剪指甲，保持伤口周围皮肤清洁。

（3）康复训练，改善手部功能，避免再次损伤，如烫伤、刺伤、冻伤等。

（4）指导患者进食高纤维、高蛋白、高钙类食物，以便神经、血管的修复，促进创面愈合。

四、出院指导

（1）按本章第一节骨科一般疾病的护理之出院护理常规进行护理。

（2）克氏针拔除后，遵医嘱加强双上肢抓握功能训练。

（3）神经损伤患者术后3周时复查，以后每3个月复查1次；肌腱损伤患者术后3周时复查，以后可在1个半月、3个月、6个月复查。

第十九节 尺桡骨骨折的护理

尺桡骨骨折又称前臂双骨折，以青少年多见。因骨折后常导致复杂的移位，复位十分困难，易发生骨–筋膜室综合征。

一、护理评估

（一）术前评估
（1）按本章第一节骨科疾病围手术期的护理之术前评估进行。
（2）评估患肢的伤口、感觉、血运、肿胀、活动、有无畸形、皮肤完整性。
（3）评估患者的全身健康状况，了解既往史，有无高血压、糖尿病、冠心病及肺部疾病等。

（二）术后评估
（1）按本章第一节骨科疾病围手术期的护理之术后评估进行。
（2）评估患者石膏固定、夹板固定是否维持在有效状态。
（3）评估患肢功能恢复情况，如远端血运、活动、感觉、肿胀等。
（4）评估是否出现与手术相关或与骨折相关的并发症，如伤口感染、骨–筋膜室综合征。

二、护理措施

（一）术前护理
（1）按本章第一节骨科疾病围手术期的护理之术前护理进行。
（2）严密观察患者患肢的肿胀、水疱、疼痛、皮肤颜色、感觉、活动、动脉搏动等情况，警惕骨–筋膜室综合征的发生，如有异常，及时报告医生。
（3）患者伤后48小时内可予冷敷，遵医嘱超前使用相关镇痛药物，定时观察患肢情况并做好记录。
（4）如有石膏或夹板等临时固定，观察外露各指的颜色、温度、感觉、血运情况。
（5）了解受伤原因及持续时间，既往接受的治疗，评估患者心理状况及社会、家庭支持情况，以及对手术效果的期望，给予相应心理护理。

（二）术后护理
（1）按本章第一节骨科疾病围手术期的护理之术后护理进行。
（2）保护患者患肢在复位后的体位，防止腕关节旋前或旋后移动。
（3）抬高患者患肢，略高于心脏水平面，以利于静脉回流，减轻肿胀。
（4）根据医嘱给予患者抗炎、消肿、镇痛等药物治疗，注意观察是否存在药物不良反应。

（5）评估患者患肢远端感觉、活动及血运情况，若出现血运障碍等情况，及时报告医生进行处理。

（6）如有石膏或夹板等外固定，观察外露各指的颜色、温度、血运情况。

（7）根据手术方式、术中情况、麻醉情况，评估患者机体恢复情况，鼓励患者下床活动，遵医嘱予三角巾悬吊固定患肢，保持前屈功能位。

三、健康教育

（1）按本章第一节骨科疾病围手术期的护理之健康教育进行。

（2）复位固定后尽早开始手指屈伸活动，并进行上臂和前臂肌肉的主动舒缩运动，待局部肿胀消退，开始练习腕关节活动；4周以后开始练习肘关节和肩关节活动；8～10周后X线检查证实骨折已愈合，才可进行前臂旋转活动。

（3）指导患者进食高纤维、高蛋白、高钙类的食物，增强机体抵抗力。对合并其他基础病患者进行相应的饮食指导，促进骨折愈合。

四、出院指导

（1）按本章第一节骨科疾病一般护理常规的出院指导进行。

（2）嘱患者出院后继续加强双上肢抓握功能训练。

第二十节　胫腓骨干骨折的护理

胫腓骨干骨折是指胫骨平台以下至踝以上部分发生的骨折。胫腓骨干骨折是长骨骨折中最常见的一种，以青壮年和儿童居多。

一、护理评估

（一）术前评估

（1）按本章第一节骨科疾病围手术期的护理之术前评估进行。

（2）评估患者患肢伤口、皮温、感觉、血运、肿胀、出血、肢体活动情况。

（3）评估患者的健康状况、既往史，如有无高血压、糖尿病、冠心病及肺部疾病等。

（二）术后评估

（1）按本章第一节骨科疾病围手术期的护理之术后评估进行。

（2）评估患者石膏固定、夹板固定是否维持于有效状态。

（3）评估患者患肢功能恢复情况，如远端血运、活动、感觉、肿胀程度等。

（4）评估是否出现与手术或骨折相关的并发症，如伤口感染、骨-筋膜室综合征等。

二、护理措施

（一）术前护理

（1）按本章第一节骨科疾病围手术期的护理之术前护理进行。

（2）观察患肢活动、感觉、被动牵拉痛、皮温、血运及肿胀情况，警惕骨－筋膜室综合征和下肢深静脉血栓的发生。患者入院后常规抽血查 D-二聚体、双下肢静脉彩超，如有异常及时报告医生。

（3）遵医嘱超前使用相关镇痛药物，如无开放性伤口，伤后 48 小时内予冷敷，定时观察并做好记录。

（4）如有支具、石膏、牵引等临时固定，按相应的护理常规进行护理。

（5）指导患者进行股四头肌等长舒缩运动、踝泵训练。

（6）指导并协助患者的生活护理及适应性训练。

（7）了解患者受伤原因及持续时间，既往接受的治疗、护理情况，评估患者心理状况、社会家庭支持情况和对手术效果的期望，给予相应心理护理。

（8）安抚患者，减轻患者焦虑情绪。

（二）术后护理

（1）按本章第一节骨科疾病围手术期的护理之术后护理进行。

（2）抬高患者患肢，高于心脏水平面，以便静脉血液回流和减轻肿胀。

（3）如有石膏、外固定支架、支具等固定，按相应的护理常规进行护理。

（4）患者骨折未愈合前，离床活动应避免患肢过早负重，注意患者行动安全，防止跌倒。

（5）患者麻醉清醒后嘱其自主活动足趾关节，进行膝关节、髋关节的主动屈伸运动。指导患者进行股四头肌收缩、踝泵、抬臀训练，鼓励其进行主动运动、被动运动。术后遵医嘱复查下肢血管 B 超，如无下肢深静脉血栓形成，遵医嘱给予行气压泵治疗，预防血栓形成。

（6）观察患者皮肤的完整性，预防压力性损伤。

（7）指导患者进食高纤维、高蛋白、高钙类的食物，促进骨折愈合，每天饮水量超过 2000 mL，稀释血液黏稠度。

（8）心理护理：帮助患者树立恢复健康的信心。

三、健康教育

（1）按本章第一节骨科疾病围手术期的护理之健康教育进行。

（2）指导患者复位固定后尽早开始趾间和足部关节的屈伸活动，做股四头肌等长舒缩运动及髌骨的被动运动。但禁止在膝关节伸直情况下旋转大腿，以防发生骨不连。

（3）指导患者进行踝泵运动、直腿抬高等锻炼，有效的功能锻炼可以消肿、防止深静脉栓塞等并发症的发生，告知患者及其家属配合床上功能锻炼，预防压力性损伤。

（4）遵医嘱定期门诊复查，根据门诊复查情况，在医生指导下进行患肢负重训练，但要注意防止应力骨折，避免过早负重、剧烈运动。做好防护，避免跌倒发生再次骨折。

四、出院指导

（1）评估患者疾病恢复情况，给予饮食、日常居家生活等相关护理指导。

（2）给予患者功能锻炼指导及发放相关病种康复指导单，出院后继续加强功能锻炼。

（3）遵医嘱指导患者正确用药：术后服用抗凝药至35天，定期复查凝血功能；疼痛者遵医嘱服用镇痛药。

（4）遵医嘱定期换药拆线。

（5）复查时间：遵医嘱出院后1个月、3个月、半年、1年定期复查，不适随诊。

第二十一节　股骨颈（干）骨折的护理

股骨颈骨折多发生在中老年人，以女性多见，占成人骨折的3.6%；股骨干骨折指股骨转子以下、股骨髁以上部位的骨折。

一、护理评估

（一）术前评估

（1）按本章第一节骨科疾病围手术期的护理之术前评估进行。

（2）评估患者体重及全身情况，有无吸烟饮酒史，一般健康状况和其他疾病史。

（3）评估患肢疼痛情况、患肢皮肤情况，有无疖、痈、脚癣、静脉曲张等。

（4）评估各项检查指标，如血液生化、心电图、血气分析、肺功能检查、影像学检查、下肢动静脉血管超声检查。

（5）评估患者心理状况及社会、家庭支持情况，以及对手术效果的期望。

（6）评估牵引装置功能性及牵引效果（骨牵引、皮牵引）。

（二）术后评估

（1）按本章第一节骨科疾病围手术期的护理之术后评估进行。

（2）与麻醉师了解患者的麻醉方式，并了解手术方式及术中情况。

（3）评估患者的体位、伤口、管道、肢体活动感觉情况，有无出血、深静脉血栓等并发症征象。

（4）评估患者患肢功能恢复情况，如远端血运、活动、感觉。

（5）评估患者是否出现其他并发症，如肺炎、血栓、压力性损伤等。

（6）评估患者对康复的认知，指导其按计划进行功能锻炼。

二、护理措施

（一）术前护理

（1）生活护理：保持床单位干净整齐，加强翻身，及时更换水垫，预防压力性损伤。

（2）健康教育：指导患者进行股四头肌收缩、踝泵运动、抬臀等功能锻炼。

（3）呼吸道准备：进行深呼吸锻炼，有效咳嗽、咳痰，指导患者进行呼吸功能训练，增加肺活量。

（4）专科护理：有牵引者按牵引术护理常规进行护理。

（二）术后护理

（1）按本章第一节骨科疾病围手术期的护理之术后护理进行。

（2）病情观察：注意患者的生命体征，伤口渗血，引流液的颜色、性质和量，患肢远端血运、活动、感觉、肿胀等。

（3）体位管理：抬高患肢，保持外展中立位。有皮肤牵引者按牵引术护理常规进行护理。

（4）伤口管理：注意伤口敷料是否干燥清洁，患者皮肤有无红、肿、热、痛等伤口感染迹象，体温、血常规等是否正常。

（5）伤口引流管理：保持引流管的通畅，密切观察引流液的颜色、性质和量，若每小时大于 100 mL，及时报告医生处理。

（6）饮食指导：指导患者合理饮食，合并其他基础病患者指导其相应的治疗饮食。

（7）积极预防下肢深静脉血栓及肺栓塞：观察肢体肿胀程度，与健肢对比，每天记录；指导患者做踝泵运动及股四头肌收缩运动，遵医嘱使用抗凝药物。做好基础预防、物理预防、药物预防的指导。

三、健康教育

（1）按本章第一节骨科疾病围手术期的护理之健康教育进行。

（2）指导患者正确翻身及床上便器的使用。

（3）麻醉消失后即可指导患者做踝关节背伸、跖屈等活动。

（4）术后骨折稳定性增强者，术后 1 天遵医嘱协助其坐起；术后 2～3 天协助其用助行器下地练习站立，逐渐行走。

（5）行走和上下楼指导：正确使用拐杖，遵循健侧肢体先行在前或在上、患侧肢体在后行或在下的原则，以不引起剧烈疼痛为宜，循序渐进。

（6）做好安全防护等预防措施，避免跌倒。

四、出院指导

（1）按本章第一节骨科疾病围手术期的护理之出院指导进行。

（2）指导患者改变不良生活习惯，建立健康的生活方式，合理饮食，补充钙质，多食用豆类、牛奶等奶制品，补充维生素 D、多晒太阳，促进钙合成和吸收。

（3）指导患者进行功能锻炼。髋关节屈曲不超过 90°，不盘腿坐，不负重，不要提拉重物，不过早弃拐行走，扶拐行走 6 个月，避免剧烈活动。

（4）指导患者院外安全管理。做好防护，避免跌倒而发生再次骨折。

（5）嘱患者定期门诊复查。出院后 1 个月、3 个月、6 个月回门诊复查，不适随诊。

第二十二节　断指（肢）再植术的护理

断指（肢）再植术是指在显微镜的助视下，将完全或不完全离断的指（肢）体中离断的血管重新吻合，恢复血运循环，并彻底清创，完成骨骼、神经、肌腱和皮肤的整复，使之成活并恢复一定功能的高精细手术。

一、护理评估

（一）术前评估

（1）按本章第一节骨科疾病围手术期的护理之术前评估进行。

（2）评估患者健康史，如一般情况、外伤史、离断时间、离断指（肢）体保存情况，有无吸烟史。

（3）评估患者身体状况，如全身情况、断指（肢）局部情况、判断有无接受再植手术的条件。

（4）评估患者心理和社会、家庭支持状况，了解患者及其家属对手术的配合程度。

（二）术后评估

（1）按本章第一节骨科疾病围手术期的护理之术后评估进行。

（2）了解手术过程，评估再植指（肢）体局部颜色、温度、皮肤张力、毛细血管反应情况，有无血管危象和感染征象。

（3）评估患者患指（肢）感觉和运动功能恢复程度。

二、护理措施

（一）术前护理

（1）按本章第一节骨科疾病围手术期的护理之术前护理进行。

（2）离断指（肢）体管理：低温干燥保存。

（3）心理护理：安抚患者及其家属，减轻其焦虑、恐惧心理，树立信心。

（4）伤口管理：观察伤肢残端出血情况，对有活动性出血的患者，应首先考虑加压包扎止血，必要时使用止血带止血，慎用血管收缩药及止血药。

（5）病情观察：严密监测患者生命体征，对失血性休克的患者，遵医嘱及时补充血容量，并按休克常规护理进行。

（6）健康教育：做好主动禁烟及被动禁烟宣教。注意卧床休息，减少伤口出血。

（7）环境管理：病房保持安静舒适，温度控制在 20 ～ 25 ℃，同时准备烤灯、室温计、垫巾、垫手枕、固定带及小别针，以便增加血液循环；病房禁烟。

（二）术后护理

（1）按本章第一节骨科疾病围手术期的护理之术后护理进行。

（2）全身情况的监测：术后密切观察患者生命体征，警惕失血性休克的发生；断指（肢）再植者，注意其尿量的变化，警惕肾功能衰竭、脓毒症休克的发生。

（3）局部情况的监测。

①密切观察伤口渗血情况，有异常及时报告医生处理。

②密切观察再植指（肢）血运情况：皮肤温度、颜色、张力及毛细血管反应，并准确记录 5 ～ 7 天，直至病情平稳。

③血管危象的处理：出现动脉危象（再植指/肢体颜色变苍白、皮肤张力下降、毛细血管反应消失、皮温下降）及时报告医生，解除压迫因素，应用解痉药物，密切观察记录。静脉危象（再植指/肢体由红润变成暗紫色、皮肤张力高、毛细血管反应加快、皮温下降），解除压迫因素，应用解痉药物，指端侧切放血肝素化疗法，掌握每次放血的时间及切口闭合时间，严格按无菌技术操作进行护理，放血期间要警惕因放血过量而发生失血性休克。

④环境管理：尽量安排患者住监护室或单间，病房应安静舒适，室内温度维持在 20 ～ 25 ℃，湿度在 50% ～ 60%；绝对禁烟。

⑤注意保暖：局部可用 60 瓦的灯泡，距离 30 ～ 40 cm，持续照射，时间为 7 ～ 10 天。维持局部温度在 25 ～ 28 ℃，湿度在 50% ～ 60%，避免寒冷刺激，以防血管痉挛和血栓形成。

⑥体位管理：患者绝对卧床休息 7 ～ 10 天（断肢 14 天），患肢抬高略高于心脏水平面，以利于静脉血液回流，固定带制动患肢，禁止卧向患侧。

（4）疼痛管理：正确评估疼痛等级，遵医嘱按时足量应用镇痛药减轻疼痛，防止血管痉挛发生。

（5）用药管理：遵医嘱按时足量予"三抗"治疗，即抗感染、抗凝、抗痉挛药物治疗，密切观察药物不良反应，有异常及时报告医生。

（6）伤口管理：保持局部干燥清洁，敷料浸湿后及时更换，密切观察体温变化。

（7）生活护理：及时更换渗血的敷料及床单，给予患者饮食指导，加强营养。

（8）心理护理：安抚患者及其家属，减轻其焦虑、恐惧心理，树立信心。

三、健康教育

（1）按本章第一节骨科疾病围手术期的护理之健康教育进行。

（2）卧床期间：指导踝泵运动、床上脚踏车、抬臀练习等。

（3）术后2周内：对断指再植患者，根据病情指导其活动未固定的手指各关节，促进手部功能的恢复。

（4）术后3周：可用红外线理疗等方法促进淋巴回流，减轻肿胀，促进伤口愈合。对断肢再植患者，未固定的关节可做轻微的屈伸活动。

（5）术后4～6周：以主动活动为主，练习患指（肢）伸屈、握拳等动作；被动运动时动作轻柔，注意对再植部位进行保护。

（6）术后6～8周：加强受累关节的主动活动，患手做提、挂、抓的练习，促进肢体运动和感觉功能的恢复。

四、出院指导

（1）按本章第一节骨科疾病围手术期的护理之出院护理进行。

（2）嘱患者注意卧床休息，告知禁烟的重要性，避免到有烟的公共场所，以免被动吸烟而发生血管痉挛。

（3）告知患者患肢保暖的目的和重要性（特别是冬季）。

（4）嘱患者早期避免患肢负重，定时复查，遵医嘱1个月拔除内固定。

第二十三节　皮瓣修复术的护理

皮瓣是指由具有血液供应的皮肤及其附着的皮下脂肪组织所形成，并逐渐发展为带肌肉、肌腱、神经、骨骼等的复合组织皮瓣。

一、护理评估

（一）术前评估

（1）按本章第一节骨科疾病围手术期的护理之术前评估进行。

（2）评估患者皮肤缺损的范围、程度，渗出液的颜色、性质和量。

（3）评估患者患肢远端血运、感觉、活动情况。

（4）评估患者的全身情况。

（5）评估患者的心理和社会、家庭支持状况，了解患者及其家属术后的配合程度。

（二）术后评估

（1）按本章第一节骨科疾病围手术期的护理之术后评估进行。

（2）评估患者皮瓣的颜色、温度、皮肤张力、毛细血管反应情况。

（3）评估患者局部出血和水肿情况。

（4）评估患者的全身情况。

二、护理措施

（一）术前护理

（1）按本章第一节骨科疾病围手术期的护理之术前护理进行。

（2）对患者进行宣教相关知识，以利于加强对手术治疗的配合。

（3）伤口护理：皮肤缺损区给予敷料包扎，保持干燥清洁。

（4）供皮区皮肤准备：常规备皮，做好清洁，勿损伤皮肤。

（二）术后护理

（1）按本章第一节骨科疾病围手术期的护理之术后护理进行。

（2）专科护理。

①术后72小时内严密观察皮瓣的颜色、血运、渗出、张力、肿胀程度，如有异常，及时报告医生。

②抬高患者患肢略高于心脏水平面，以利于静脉血液回流，预防皮瓣肿胀。

③注意保暖：局部可用60瓦的灯泡，距离30～40 cm持续照射，时间为7～10天；维持局部温度在25～28 ℃，避免寒冷刺激，以防血管痉挛和血栓形成；注意预防烫伤。

④体位管理：患者注意卧床休息，避免过早下床活动，固定带制动患肢，同时禁止卧向患侧。

⑤主动禁烟和被动禁烟。

⑥如有石膏、外固定支架，按相应护理常规进行护理。

（3）用药：遵医嘱给予抗感染、扩血管药物，并观察药物不良反应；及时补液或根据情况输血，纠正血容量不足。

（4）疼痛管理：正确评估疼痛等级，遵医嘱按时足量应用镇痛药减轻疼痛，防止血管痉挛。

（5）生活护理：及时更换渗血的敷料及床单，协助指导患者生活护理，给予患者饮食指导，加强营养。

三、健康教育

（1）按本章第一节骨科疾病围手术期的护理之健康教育进行。

（2）卧床期间：指导患者进行踝泵运动、床上脚踏车、抬臀练习等。

（3）患肢活动：定期活动邻近关节，预防肌肉萎缩。

（4）告知禁烟的重要性，避免到有烟的公共场所，以免被动吸烟而发生血管痉挛。

（5）告知患者患肢保暖的目的和重要性（特别是冬季）。

（6）早期避免患肢负重，定时复查。

（7）营养管理：指导患者进食富含纤维、高蛋白的食物，预防便秘。

五、出院指导

（1）按本章第一节骨科疾病围手术期的护理之出院护理进行。

（2）嘱患者定期复查，腹股沟带蒂皮瓣患者按时预约断蒂手术，不适随诊。

第二十四节　周围神经损伤的护理

周围神经损伤是指由各种原因引起，受某神经支配的区域出现的感觉障碍、运动障碍和营养障碍。周围神经损伤是手外科的常见病，在手术治疗后的恢复期，多出现肌肉萎缩和关节挛缩，在不同程度上影响功能的恢复。

一、护理评估

（一）术前评估

（1）按本章第一节骨科疾病围手术期的护理之术前评估进行。

（2）评估患肢情况，如血运、活动、感觉、肌肉萎缩程度，伤口、皮肤有无损伤、压力性损伤、水疱、溃疡等。

（3）有腓总神经损伤者，评估患肢踝关节能否背伸、外翻、伸趾，小腿及足部的感觉。

（4）评估患肢是否置于正确位置。

（5）评估患者的心理及社会、家庭支持状况，判断患者及其家属对术后功能锻炼等知识的了解及配合程度。

（二）术后评估

（1）按本章第一节骨科疾病围手术期的护理之术后评估进行。

（2）与术前比较，评估患者患肢关节活动、血运、感觉、肌张力及肌肉萎缩情况。

（3）评估患者疼痛程度。

（4）评估包扎情况，避免敷料或绷带包扎过紧压迫神经，尤其是体形消瘦者。

二、护理措施

（一）术前护理

（1）按本章第一节骨科疾病围手术期的护理之术前护理进行。

（2）防治肌肉萎缩：指导患者进行患肢各关节的被动运动，有利于延缓肌肉萎缩的进展。

（3）防治关节囊挛缩：除被动运动，静止时应将患肢置于功能位，肩关节外展 30°、肘关节屈曲 90°、腕关节背伸 30°、掌指关节 90°、指间关节 45° 或 15°。

（4）皮肤护理，如勿接触高温、危险物体，禁止吸烟，防止意外伤。

（5）完善各项术前检查，如肌电图、肺功能、小腿腓肠神经的备用等。

（6）须做神经移位手术者，术前备水封瓶；须做膈神经移位手术者，术前行肺功能训练。

（7）正确指导患者服用神经营养药物，并观察药物不良反应。

（8）生活护理：根据患者自理能力，实施生活护理指导。

（9）心理护理：了解患者受伤的原因及持续时间，给予相应心理护理。

（二）术后护理

（1）按本章第一节骨科疾病围手术期的护理之术后护理进行。

（2）专科护理：使用三角巾、支架等外固定器材置患肢于正确体位，注意观察效果；如有石膏固定，按石膏绷带固定的护理常规进行护理。

（3）皮肤管理：有照灯保温肢体的患者，预防烫伤。定时抬臀练习，更换水垫，预防压力性损伤、擦伤。

（4）用药护理：遵医嘱给予神经营养药，并观察药物不良反应。

（5）物理治疗：超短波、红外线、神经电刺激等。

（6）心理护理：告知患者神经功能的恢复是一个漫长的过程，鼓励患者积极进行锻炼，预防关节僵硬、肌肉萎缩，树立信心。

（7）术后感觉功能训练：指导患者进行主动运动功能锻炼、被动运动功能锻炼；通过眼—脑—手的联合训练，促进肢体感觉功能恢复。

（8）职业功能训练：使患者逐步走向社会。

三、健康教育

（1）按本章第一节骨科疾病围手术期的护理之健康教育进行。

（2）指导患者注意保护患肢的皮肤，防止烫伤、冻伤、擦伤、压力性损伤的发生。

（3）指导患者继续加强肌肉、关节的锻炼。

四、出院指导

（1）按本章第一节骨科疾病围手术期的护理之出院护理进行。

（2）嘱患者出院后继续加强肢体功能训练和职业训练。

（3）指导患者继续服用神经营养药。

（4）嘱患者做好皮肤管理，防止意外伤害。

（5）嘱患者定期门诊复查，不适随诊。

第二十五节　儿童股骨头缺血性坏死的护理

儿童股骨头缺血性坏死与成人股骨头坏死最大的区别是其具有自愈性、自限性的特点，好发年龄是 2 ～ 10 岁，高峰期在 4 ～ 8 岁，以男孩发病居多，多为单侧发病，仅有约 10% 患儿累及双侧，是儿童常见的髋关节疾病。

一、护理评估

（一）术前评估

（1）按本章第一节骨科疾病围手术期的护理之术前评估进行。

（2）评估患儿及其家长的配合程度。

（3）评估患儿坠床跌倒的风险程度。

（二）术后评估

（1）按本章第一节骨科疾病围手术期的护理之术后评估进行。

（2）评估患儿术后引流管是否通畅、固定良好。

（3）评估石膏是否干燥、变形。

二、护理措施

（一）术前护理

（1）按本章第一节骨科疾病围手术期的护理之术前护理进行。

（2）有牵引的患儿，按牵引护理常规进行护理。

（3）做好安全管理，防止患儿坠床、跌倒。

（4）做好健康教育，避免患儿下地负重活动，并做好提醒标识。

（二）术后护理

（1）按本章第一节骨科疾病围手术期的护理之术后护理进行。

（2）按石膏固定术相应护理常规护理进行。

（3）注意观察患儿的生命体征、伤口渗血情况，肢端血运、活动、感觉情况，患肢足背动脉搏动情况，避免大小便污染伤口，有异常及时报告医生处理。

（4）观察伤口引流及引流液性质，保持引流管通畅，切忌折叠、脱落。

（5）进行疼痛知识宣教：评估疼痛性质、部位、频率，必要时遵医嘱给予镇痛药。

（6）给予患儿制动并保持患肢外展中立位。

（7）麻醉消失后尽早指导患儿进行踝关节背伸、跖屈、股四头肌收缩运动。

（8）进行饮食指导：麻醉消失后即可予患儿进食温开水，予高纤维、高蛋白、高钙饮食，促进骨折愈合。

（9）预防压力性损伤：每天清洁患儿皮肤，使用水胶体敷料覆盖骨突处皮肤；给予患儿臀下垫柔软的全棉毛巾，污染后及时更换。

（10）了解患儿及其家属的心理情况，鼓励患儿及其家属积极配合治疗。

三、健康教育

（1）按本章第一节骨科疾病围手术期的护理之健康教育进行。

（2）指导患儿及其家属协助患儿进行居家功能锻炼。

（3）指导家属做好安全防护，避免患儿因跌倒而发生再次骨折。

（4）指导患儿及其家属进行功能锻炼：练习髋关节和膝关节的主动活动，加强股四头肌锻炼。

（5）指导患儿家属进行生活护理。

四、出院指导

（1）按本章第一节骨科疾病围手术期的护理之出院护理进行。

（2）嘱患儿及其家属早期避免患肢负重。

（3）嘱患儿及其家属定期门诊复诊：术后 4 ～ 6 周回院复查，如有不适及时随诊。

第二十六节　发育性髋关节脱位的护理

发育性髋关节脱位是一种在出生时髋关节结构发育异常，并在出生后继续恶化的髋关节疾病，是小儿最常见的四肢畸形之一，主要分为髋关节全脱位、半脱位及髋臼发育不良等。

一、护理评估

（一）术前评估

（1）按本章第一节骨科疾病围手术期的护理之术前评估进行。

（2）评估患儿及其家属的合作程度。

（3）进行饮食指导，评估患儿的电解质、血红蛋白、白蛋白水平。

（二）术后评估

（1）按本章第一节骨科疾病围手术期的护理之术后评估进行。

（2）评估患儿术后引流管是否通畅、固定良好。

（3）评估石膏是否干燥、变形。

二、护理措施

（一）术前护理

（1）按本章第一节骨科疾病围手术期的护理之术前护理进行。

（2）有牵引的患儿，按牵引护理常规进行护理。

（3）做好防护及健康教育，防止患儿坠床、跌倒。

（4）必要时遵医嘱予灌肠。

（二）术后护理

（1）按本章第一节骨科疾病围手术期的护理之术后护理进行。

（2）按石膏、外固定支架相应护理常规进行护理。对行髋人字石膏固定的患儿，注意密切观察其有无石膏综合征，并观察呼吸形态。

（3）观察患儿伤口有无渗血、患肢肿胀，足背动脉搏动情况，避免大小便污染伤口。

（4）指导、协助家属对患儿进行生活护理。

（5）做好饮食指导：麻醉消失后即可给予患儿少量多餐，进食快康饮品，予高纤维、高蛋白、高钙饮食，促进骨折愈合。

（6）了解患儿心理，鼓励患儿积极配合治疗。

（7）指导患儿进行功能锻炼。

三、健康教育

（1）按本章第一节骨科疾病围手术期的护理之健康教育进行。

（2）指导家属协助患儿进行日常功能锻炼。

（3）指导家属做好石膏日常护理。

四、出院指导

（1）按本章第一节骨科疾病围手术期的护理之出院指导进行。

（2）嘱患儿及其家属早期避免患肢负重。

（3）嘱患儿及其家属定期门诊复诊：术后 4 ～ 6 周回院复查，不适随诊。

第二十七节　人工全髋关节置换术的护理

人工全髋关节置换术又称人工全髋关节成形术，是用生物相容性与机械性能良好的材料制作一种类似人体髋部骨关节，以取代人体因病变而丧失功能，并引发身体难以忍受的疼痛不适的全髋关节，从而达到缓解关节疼痛、矫正畸形、恢复关节功能的目的。

一、护理评估

（一）术前评估

（1）评估患者股骨头坏死的病因。

（2）评估患者有无烟酒史、体重及全身情况，以及患者的一般健康状况和其他疾病史。

（3）评估患者患肢疼痛情况、患侧肢体皮肤情况，有无疖、痈、脚癣、静脉曲张等。

（4）评估各项检查指标，如血液生化、心电图、血气分析、肺功能检查、影像学检查、下肢血管超声检查。

（5）评估患者心理状况及社会、家庭支持情况及对手术效果的期望。

（二）术后评估

（1）了解患者的麻醉方式，以及手术方式和术中情况。

（2）评估患者体位、伤口、管道、肢体活动感觉情况，有无出血、假体脱位、深静脉血栓等并发症征象。

（3）评估患者对术后体位和康复的认知，能否按计划进行功能锻炼。

二、护理措施

（一）术前护理

（1）按本章第一节骨科围手术期的护理之术前护理进行护理。

（2）评估实验室检查指标，如血常规、炎性指标等。

（3）观察有无潜在感染灶。

（二）术后护理

（1）按本章第一节骨科围手术期的护理之术后护理进行护理。

（2）观察患者患肢末梢血运、感觉、活动、颜色、足背动脉搏动及肿胀情况。

（3）体位管理。要求患肢处于外展中立位，双下肢之间放置梯形外展枕，避免患肢内收外旋，预防脱位。

（4）指导患者正确翻身技术及床上便盆的使用。

（5）遵医嘱正确使用抗凝药物，注意有无出血倾向。

（6）冷敷护理。伤口冷敷每天 2 次，每次 20 分钟，观察局部皮肤情况。

（7）功能锻炼指导。

①麻醉消失后患者即可进行双下肢踝关节背伸、跖屈、股四头肌舒缩、臀肌舒缩运动。可抬高床头 30°～40°，帮助患者练习坐位，每天 3 次，每次 30 分钟。

②术后 1 天，患者可在床上进行主动关节活动度训练和被动关节活动度训练，患肢屈髋活动角度小于 90°。

③髋关节肌力练习指导。

仰卧位髋关节练习：有意识地绷紧臀部肌肉或者髋关节外展练习，使患肢缓慢滑向外侧，再回至原位，注意髋关节保持中立位不要旋转。

站立位伸展髋关节练习：保持健侧髋膝处于半屈位，术肢向后伸做骨盆向前移的动作。

站立髋关节外展练习：左右摇摆骨盆，对双侧髋关节做内收、外展练习。

站立位屈髋练习：将患肢抬高放置于板凳或坡度椅上进行关节活动的锻炼，屈髋角度小于 90°，并保持上身向前倾。

体位转移训练：术后 X 线平片显示假体位置良好，病情允许下予从卧位到坐位、床上到下床的转移训练。

行走和上下楼练习：遵循循序渐进，好腿先上、坏腿先下，不引起剧烈疼痛的原则。

（8）并发症观察。有无出血、假体脱位、深静脉血栓等。

三、健康教育

（一）术前健康教育

（1）按本章第一节骨科围手术期的护理之术前健康教育进行。

（2）告知患者日常生活中避免加重股骨头坏死的相关措施。

（二）术后健康教育

（1）按本章第一节骨科围手术期的护理之术后健康教育。

（2）指导患者及其家属掌握功能锻炼、步行训练的注意事项，根据患者手术效果及体能恢复情况决定助行器或拐杖的使用。

（3）术后 6 周内不坐低软沙发或躺椅、不内收或外旋、不盘腿，避免屈髋超过 90°，预防脱位。

（4）定期监测体重，注意控制体重，避免造成人工关节负担过重，以延长关节使用寿命。

四、出院指导

（1）按本章第一节骨科护理常规的护理之出院指导进行。

（2）指导患者改变不良生活习惯，建立健康的生活方式，合理饮食，控制体重，避免造成人工关节负担过重，以延长关节使用寿命。

（3）嘱患者在家中选择牢固、直背、有扶手的椅子，有利于站起或坐下；马桶应适当垫高，以坐下时屈髋角度小于 90°，避免关节脱位。

（4）嘱患者避免跌倒、避免剧烈活动，半年内避免长途旅行，坐车时可放低副驾驶半坐或卧下。

（5）指导患者合理饮食，注意休息，补充钙质，多食用豆类、牛奶等奶制品，并多晒太阳，适当运动以增加骨密度。

（6）抗凝药使用：术后抗凝药物使用至 35 天，注意观察有无出血倾向。

第二十八节　人工膝关节置换术的护理

人工膝关节置换术又称为膝关节表面置换术，是通过手术切除已经磨损破坏的关节面，使用人工生物材料（膝关节假体）来置换病变的膝关节软骨，达到消除膝关节疼痛、矫正膝关节畸形、恢复下肢力线、重建膝关节功能的目的。

一、护理评估

（一）术前评估

（1）评估患者有无烟酒史、体重及全身情况，患者一般健康状况、关节功能及其他内科疾病的评估。

（2）患者各项风险评估，如疼痛、血栓、睡眠、营养、感染等。

（3）评估患者皮肤情况，如有无疖、痈、脚癣、静脉曲张等。

（4）评估患者各项检查指标，如血液生化、心电图、血气分析、肺功能检查、影像学检查、下肢血管超声检查。

（5）评估患者心理状况及社会、家庭支持情况，以及对手术效果的期望。

（二）术后评估

（1）了解患者的麻醉方式，以及手术方式和术中情况。

（2）评估患者体位、伤口、管道、肢体活动感觉情况，有无出血、深静脉血栓等并发症。

（3）评估患者对术后康复的认知，能否按计划进行功能锻炼。

二、护理措施

（一）术前护理

（1）按本章第一节骨科围手术期的护理之术前护理常规进行护理。

（2）评估患者实验室检查指标，如血常规、炎性指标等，有无阳性指标。

（3）观察患者有无潜在感染灶。

（4）观察患者疼痛、皮肤情况。

（二）术后护理

（1）按本章第一节骨科围手术期的护理之术后护理常规进行护理。

（2）观察患者患肢末梢血运、感觉、活动、颜色、足背动脉搏动及肿胀情况。

（3）体位管理：患肢足踝部垫软枕被动过伸，抬高 10 ～ 15 cm，膝关节后方应空出，并保持伸直外展中立位为宜。

（4）功能锻炼指导。

①麻醉消失后即可进行双下肢踝关节背伸、跖屈、股四头肌舒缩、臀肌舒缩运动。可摇高床头 30°～ 40°，帮助患者床上或床边坐起，每天 3 次，每次 30 分钟。

②术后 1 天，可在床上进行主动关节活动度训练和被动关节活动度训练。

③髌骨松动训练：拇指、示指、中指抠紧髌骨内外缘左右松动，以增加髌骨的活动范围，预防周围组织粘连，有利于膝关节屈曲训练。

④体位转移训练：病情允许下从卧位到坐位、床上到下床的转移训练。

⑤行走训练：术后尽早下床活动，病情允许手术当天即可下地行走，术后 2 天开始每次 10 ～ 15 分钟，每天 2 ～ 3 次。逐渐增加关节本体感觉、平衡、协调性练习，可借助辅助助行器或双拐站立及行走适应性练习。

⑥膝关节屈伸锻炼指导。

伸直练习：患者双足跟垫软枕，患者主动向下按压膝关节或膝关节处放置重量约为 3 kg 米袋，时间以患者耐受为宜。

屈曲练习：患者坐在床边依靠患肢远端重力使膝关节屈曲，或用健侧腿主动下压患腿，每次 10 ～ 15 分钟，每天 2 ～ 3 次。

（5）冰敷护理：伤口冰敷，每天 2 次，每次 20 分钟。如果运动次数增加，关节肿痛，可增加冰敷次数，观察局部皮肤情况。

（6）遵医嘱正确使用抗凝药物，注意有无出血倾向。

（7）并发症观察：出血、深静脉血栓等。

三、健康教育

（一）术前健康教育

（1）按本章第一节骨科围手术期的护理之术前健康教育进行。

（2）指导患者正确上下床、取物及使用习步架下床活动告知患者步行训练的注意要点，尽早脱离习步架或拐杖正常行走。

（二）术后健康教育

按本章第一节骨科围手术期的护理之术后健康教育进行。

四、出院指导

（1）按本章第一节骨科疾病一般护理常规之出院指导进行。

（2）做好康复指导，发放康复训练计划单，指导患者根据康复计划单进行功能锻炼。

（3）指导患者改变不良生活习惯，建立健康的生活方式，合理饮食，控制体重，避免造成人工关节负担过重，延长关节使用寿命。

（4）使用抗凝药。术后抗凝药物使用至 35 天，注意观察有无出血倾向。

（5）指导患者预防感染。如出现切口渗液，伤口红、肿、热、痛，以及感冒、发热，请立即就诊。遵医嘱使用消炎药，避免细菌随血液循环进入关节腔，引起假体感染。

（6）嘱患者定期门诊复查。出院后 1 个月、3 个月、6 个月回门诊复查，不适随诊。

第二十九节　关节镜下前交叉韧带重建术的护理

一、护理评估

（一）术前评估

（1）了解患者受伤史。

（2）评估支具准备情况。

（二）术后评估

（1）观察患肢局部是否肿胀，患肢远端血运、活动、感觉等情况。

（2）评估患者患肢弹力绷带松紧度是否适宜。

（3）评估患者支具佩戴及功能锻炼掌握情况。

二、护理措施

（一）术前护理

（1）按本章第一节骨科围手术期的护理之术前护理进行护理。

（2）嘱患者避免过度活动，加重损伤。

（3）指导患者定制支具并学会支具佩戴。

（二）术后护理

（1）按本章第一节骨科围手术期的护理之术后护理进行护理。

（2）体位管理。足跟后垫毛巾卷被动过伸，抬高患肢 10～15 cm，足尖向正上方，膝关节后方空出，保持患肢伸直外展中立位为宜，禁用枕头，仅垫腘窝处。

（3）弹力绷带加压包扎患肢 24～48 小时，弹力绷带松紧度适宜（以能放进两指为宜）。

（4）患肢佩戴支具注意事项。膝关节支具数字调节卡盘正对关节线，适时调整支具固定的松紧度，防止支具压迫局部发生疼痛、压力性损伤、腓总神经损伤。

（5）腓总神经损伤观察。患肢有无麻痹感觉、足背屈、外翻功能障碍，是否呈内翻下垂畸形。

（6）冰敷护理。伤口冰敷每天 2 次，每次 20 分钟。如果关节肿痛，可增加冰敷次数。观察局部皮肤情况。

（7）功能锻炼指导。

①麻醉清醒后患者主诉无恶心、头晕等不适即可抬高床头坐起，可指导其下地拄双拐免负重或部分负重行走；行走时佩戴定制的支具，数字调节卡盘固定在 0° 位；行走时间不宜过长，以防止关节肿胀。

②髌骨松动训练：患肢伸直、放松，拇指、示指、中指抠紧髌骨内外缘左右推动，以增加髌骨的活动范围。

③弯腿练习：去除支具，坐于床边，膝关节以下悬于床外，在保护下放松大腿肌肉，使小腿自然下垂，足跟紧贴床栏，达到训练角度后保持 10 分钟，1 周内屈曲角度不超过 90°。

④伸腿练习：足跟下垫枕头，患腿抬高放于枕头上，足尖向正上方，膝关节下方空出，每天练习时间超过 8 小时。

⑤术后 4～6 周根据韧带恢复情况，增加以下练习：关节活动角度练习屈曲角度至 120°；坐位伸膝练习，于膝关节上加重物 0.5 kg，保持 5 分钟；卧位勾腿练习，每组 20 次，每天 2 组。

⑥术后 7～12 周训练：术后 8 周内避免完全负重，可部分负重（从 25% 的负重逐渐递增）；8 周后可弃拐完全负重正常行走，蹲马步及后期本体感觉和肌肉协调能力等，肌力加负荷练习（负荷大小因人而异）。

三、健康教育

（一）术前健康教育

（1）按本章第一节骨科围手术期的护理之术前健康教育进行。

（2）告知患者预防膝关节韧带损伤的相关知识。

（二）术后健康教育

（1）按本章第一节骨科围手术期的护理之术后健康教育进行。

（2）告知患者禁止反复屈伸及左右摆动膝关节。

（3）弯腿练习：每天 2～3 次，每次 10 分钟，除弯腿练习外，其余时间均须佩戴支具至 3 个月。

四、出院指导

（1）按本章第一节骨科疾病一般护理常规的出院指导。

（2）告知患者预防膝关节韧带损伤的相关措施。

（3）继续按康复计划进行肌肉力量、关节活动角度、本体感觉、平衡能力等练习。

（4）术后 12 周可进行日常活动，如慢跑、跳绳和游泳（早期禁止蛙泳）。

（5）佩戴膝关节支具 3 个月。

（6）术后 6 个月，可由医生进行膝关节韧带功能检查，股四头肌肌力达到健肢的 85% 以上，运动员可正常训练，普通人可参加所有的剧烈运动。

（7）复诊：术后 1～2 周复诊。

第三十节　关节镜下后交叉韧带重建术的护理

一、护理评估

（一）术前评估

（1）了解患者受伤史。

（2）评估支具准备情况。

（二）术后评估

（1）观察患肢是否肿胀，患肢远端血运、活动、感觉等情况。

（2）评估患者患肢弹力绷带松紧度是否适宜。

（3）评估患者支具佩戴及功能锻炼掌握情况。

二、护理措施

（一）术前护理

（1）按本章第一节骨科围手术期的护理之术前护理进行护理。

（2）嘱患者避免过度活动，加重损伤。

（3）指导患者定制支具并学会支具佩戴。

（二）术后护理

（1）按本章第一节骨科围手术期的护理之术后护理进行护理。

（2）体位管理：术后使用膝关节支具将膝关节固定于伸膝位，小腿后方使用衬垫托起，保持膝关节屈曲角度在 15°～30°，防止出现胫骨后沉。

（3）患肢弹力绷带加压包扎 24～48 小时，弹力绷带松紧度以能放入两指为宜。

（4）患肢佩戴支具注意事项：膝关节支具数字调节卡盘正对关节线，适时调整支具固定的松紧度，防止支具压迫疼痛、压力性损伤或导致腓总神经损伤。

（5）腓总神经损伤观察：患肢有无麻痹感觉、足背屈、外翻功能障碍，是否呈内翻下垂畸形。

（6）冰敷护理：伤口冰敷每天 2 次，每次 20 分钟。如果关节肿痛可增加冰敷次数。观察局部皮肤情况。

（7）功能锻炼指导。

①麻醉清醒后，患者主诉无恶心、头晕等不适即可摇高床头，指导其下地拄双拐免负重或部分负重行走，行走时佩戴支具，并固定在 0°，行走时间不宜过长，以防止关节肿胀。

②髌骨松动训练：患腿伸直、放松，拇指、示指、中指抠紧髌骨内外缘左右推动，以增加髌骨的活动范围。

③弯腿练习：去除支具，坐于床边，膝关节以下悬于床外，在保护下放松大腿肌肉，托

住小腿后方使小腿自然下垂，达到角度后保持 10 分钟不动，1 周内屈曲角度不超过 90°。

④伸腿练习：膝关节固定于伸膝位，小腿后方使用衬垫托起，保持膝关节屈曲角度在 15°～30°；足尖向正上方，不能歪向一边，不要使之处于过度前后位移的状态。

⑤术后 2 周后继续以上练习，根据韧带恢复情况，逐步增加关节活动角度练习、卧位勾腿练习、负重练习、蹲马步及后期本体感觉和肌肉协调能力等。

⑥术后早期不能做直抬腿及腘绳肌练习，术后 6 周膝关节的活动角度应该在 10°～120°，此时的肌力训练应注意膝关节在 10°～60° 练习腘绳肌力量。可以在支具的保护下进行各个方向的直腿抬高训练，如平卧、侧卧、俯卧等。

⑦术后 8 周前避免完全负重，即使患者没有疼痛，也最好只负重 1/3 的体重；8 周后可弃拐完全负重正常行走。

⑧术后 12 周：将支具限制在 0°～120° 进行各种日常活动，进行腿部力量（包括大腿及小腿）训练，如弓箭步、蹲马步、踮脚站立，或患肢单腿负重训练，但暂不参加任何快跑、跳跃等体育活动。

三、健康教育

（一）术前健康教育

（1）按本章第一节骨科围手术期的护理之术前健康教育进行。

（2）告知患者预防膝关节韧带损伤的相关知识。

（二）术后健康教育

（1）按本章第一节骨科围手术期的护理之术后健康教育进行。

（2）告知患者禁止反复屈伸及左右摆动膝关节。

（3）弯腿练习：每天 2～3 次，每次 10 分钟，除弯腿练习外其余时间均须佩戴支具至 3 个月。

四、出院指导

（1）按本章骨科疾病护理常规的出院指导进行。

（2）告知患者预防膝关节韧带损伤的相关行为。

（3）嘱患者继续按康复计划单进行肌肉力量训练、关节活动角度练习等。

（4）嘱患者术后 12 周可进行日常活动，如慢跑、跳绳和游泳（早期禁止蛙泳）。

（5）嘱患者佩戴膝关节支具 3 个月。术后 6 个月左右，可由医生进行膝关节韧带功能检查，以决定是否可以参加体育活动。

（6）复诊：术后 1～2 周复诊。

第三十一节　关节镜下踝关节韧带重建术的护理

一、护理评估

（一）术前评估

（1）了解患者受伤史，评估有无合并伤（骨折、关节脱位、肌腱损伤）。

（2）评估患者的年龄、职业、运动和兴趣爱好。

（二）术后评估

（1）观察患者肢体是否肿胀，患肢远端血运、活动、感觉等情况。

（2）评估患者患肢弹力绷带松紧度是否适宜。

（3）对石膏固定者，评估其是否为有效固定。

二、护理措施

（一）术前护理

（1）按本章第一节骨科围手术期的护理之术前护理进行护理。

（2）嘱患者避免过度活动，加重损伤。

（3）冰敷护理：伤后 24 小时内进行冰敷治疗，注意观察患肢局部皮肤情况。

（二）术后护理

（1）按本章第一节骨科围手术期的护理之术后护理进行护理。

（2）石膏固定 / 支具：按石膏固定护理常规进行护理。对支具佩戴者，检查其支具佩戴有效性，观察患肢血运、活动、感觉、皮肤有无受压等情况。

（3）避免踝关节屈曲，保持踝关节休息位。

（4）功能锻炼。

①术后麻醉消失患者无头晕、恶心等不适，可抬高床头 30°～ 40°，自主活动足趾关节，进行膝关节、髋关节的主动屈伸运动。

②术后 24 小时内，待石膏干后可使用助行器免负重下地行走，但仅限于去卫生间等必要活动。

③术后 2 天，患者可使用助行器下床活动，但患肢不能负重；禁止做踝关节的内翻、外翻运动。术后 4 ～ 6 周佩戴踝关节矫形器部分负重练习行走。

④解除固定后加强肌肉锻炼；外侧副韧带损伤者鞋底外半侧垫高 0.5 cm 行走 3 个月，预防再次损伤。

⑤术后 6 周：佩戴矫形器可完全负重练习行走。

⑥平衡觉和本体感觉功能训练：单肢平衡、单腿站立、跑"8"字形等。

三、健康教育

（一）术前健康教育

（1）按本章第一节骨科围手术期的护理之术前健康教育进行。

（2）佩戴支具者：指导患者及其家属佩戴支具的方法、时间及辅助用物的使用。

（二）术后健康教育

（1）按本章第一节骨科围手术期的护理之术后健康教育进行。

（2）日常生活中踝关节损伤的预防：做好运动前准备活动，加强自我保护意识。

（3）石膏护理指导。

①石膏未干固前尽量避免搬动患者，如须搬动，应以手掌平托平放固定的肢体，禁用手捏，以免形成石膏凹陷，导致肢体产生局限性压疮。

②禁止使用硬物抓挠石膏内皮肤，以防皮肤损伤。

四、出院指导

（1）按本章骨科疾病护理常规的出院指导进行。

（2）发放康复训练指导单，指导患者继续根据康复计划进行康复训练，循序渐进增加活动量。

（3）指导患者做好防护。石膏或支具固定 4～6 周，注意保持石膏清洁、干燥；4 周内禁止剧烈运动，避免韧带再次损伤；4 周后可部分负重，6 周后完全负重。

（4）定期门诊复诊。出院 1 个月回院复诊，不适随诊。

第三十二节 关节镜下半月板损伤手术的护理

一、护理评估

（一）术前评估

（1）了解患者受伤史。

（2）评估患者对关节镜的了解程度。

（二）术后评估

（1）观察患者肢体是否肿胀，以及患肢远端血运、活动、感觉等。

（2）评估患者患肢弹力绷带松紧度是否适宜。

（3）评估患者是否正确佩戴护膝。

二、护理措施

（一）术前护理

（1）按本章第一节骨科围手术期的护理之术前护理常规进行护理。

（2）嘱患者避免过度活动，加重损伤。

（3）冰敷护理：伤后 24 小时内进行冰敷治疗，注意观察局部皮肤情况。

（二）术后护理

（1）按本章第一节骨科围手术期的护理之术后护理常规进行护理。

（2）患肢弹力绷带加压包扎 24 ～ 48 小时，弹力绷带松紧度以能放入两指为宜。

（3）膝部给予冰敷，每天 2 次，每次 20 分钟，以预防关节腔渗血、渗液及膝关节肿胀，注意局部皮肤情况。

（4）辅助用具：指导正确使用拐杖及佩戴护膝。

（5）功能锻炼指导。

①单纯半月板切除：拆除绷带后即可进行膝关节屈曲，角度大于 90°，麻醉清醒后即可在医护人员的指导下完全负重下地活动。

②半月板缝合者：半月板体部缝合者 6 周内屈曲角度小于 90°；6 周后复查决定活动角度，后角缝合者屈曲角度小于 120°；术后 6 周内扶拐，术肢免负重行走。

三、健康教育

（一）术前健康教育

（1）按本章第一节骨科围手术期的护理之术前健康教育进行。

（2）告知患者半月板损伤相关因素及预防措施。

（二）术后健康教育

（1）按本章第一节骨科围手术期的护理之术后健康教育进行。

（2）遵医嘱指导患者进行关节活动度训练。

四、出院指导

（1）按本章骨科疾病护理常规的出院指导进行。

（2）发放康复训练计划单，指导患者根据康复计划单进行功能锻炼。

（3）嘱患者遵医嘱定期门诊复查，根据门诊复查情况，在医生指导下进行患肢负重训练，不适随诊。

（4）嘱患者做好防护，避免跌倒发生再次损伤。

第三十三节 关节镜下臀肌挛缩松解术的护理

臀肌挛缩症是指臀肌及其筋膜纤维变性、挛缩，引起髋关节活动功能障碍的一种疾病。

一、护理评估

（一）术前评估

（1）评估患者步态、双下肢长度、髋关节运动范围检查（并膝下蹲实验、二郎腿实验）。

（2）了解患者及其家属心理状况及其对疾病和手术的认识度和期望。

（二）术后评估

（1）观察患者伤口出血、肿胀情况，以及血运、活动、感觉等。

（2）评估患者功能锻炼的掌握情况。

二、护理措施

（一）术前护理

（1）按本章第一节骨科围手术期的护理之术前护理进行护理。

（2）指导患者步态行走、髋关节运动等（并膝下蹲实验、二郎腿实验）。

（二）术后护理

（1）按本章第一节骨科围手术期的护理之术后护理进行护理。

（2）观察患者伤口渗血及淤血、肿胀情况，发现异常应及时处理。

（3）功能锻炼指导。指导患者双下肢并膝或左右交叉固定交替轮换平卧、屈曲髋关节，使臀肌处于张力状态，防止术后重新粘连。术后当天主诉无不适即可下床活动练习，指导患者进行一字步、跷二郎腿、并膝下蹲、直线上下楼梯等锻炼。

三、健康教育

（一）术前健康教育

（1）按本章第一节骨科围手术期的护理之术前健康教育进行。

（2）告知患者疾病相关因素。

（3）告知患者功能锻炼的重要性、注意事项，教会患者掌握功能锻炼的方法、要点。

（二）术后健康教育

按本章第一节骨科围手术期的护理之术后健康教育进行。

四、出院指导

（1）按本章骨科疾病护理常规的出院指导。

（2）嘱患者巩固功能锻炼，术后 1 个月可进行跑、跳运动。坚持训练半年至 1 年，以促进髋关节功能恢复（以下蹲、坐起自如为自理标准）。

（3）遵医嘱指导患者用药及复诊，必要时随诊。

第三十四节　游离腓骨移植术的护理

一、护理评估

（一）术前评估

（1）评估患者股骨头坏死的原因、程度及临床表现。

（2）评估患者患肢疼痛情况、患侧肢体皮肤情况，如有无疖、痈、脚癣、静脉曲张等。

（3）评估各项检查指标，如血液生化、心电图、血气分析、肺功能检查、影像学检查、下肢血管超声检查。

（4）评估患者的心理状况及社会、家庭支持情况及其对手术效果的期望。

（二）术后评估

（1）评估患者体位。

（2）观察患者患肢远端血运、活动、感觉等。

（3）评估患者对功能锻炼的掌握情况。

二、护理措施

（一）术前护理

（1）按本章第一节骨科围手术期的护理之术前护理进行护理。

（2）患者皮肤情况、实验室检查指标。

（二）术后护理

（1）按本章第一节骨科围手术期的护理之术后护理进行护理。

（2）注意观察患者的伤口及供骨区渗血情况。

（3）体位管理：软枕抬高患肢 10° ～ 15°，在患肢腘窝处垫一软垫，使髋关节、膝关节屈曲，防止股直肌压迫血管吻合处。

（4）腓总神经损伤观察：患肢有无麻痹感觉、足背屈、外翻功能障碍、呈内翻下垂畸形。

（5）冰敷护理：避免血管吻合处冷疗，防止因血管受冷刺激而引起血管痉挛。

（6）用药护理：遵医嘱予"三抗"治疗，即抗炎、抗凝、抗血管痉挛，观察药物不良反应。

（7）功能锻炼指导。术后2周，若吻合血管及手术切口、周围组织已愈合，可加强患肢外展、外旋和内收功能锻炼；术后3个月，根据患者病情，指导患者扶双拐免负重练习行走；术后6个月，根据患者病情，指导患者负重练习行走。

三、健康教育

（一）术前健康教育

（1）按本章第一节骨科围手术期的护理之术前健康教育进行。

（2）告知患者及其家属配合进行床上功能锻炼，预防压疮，强调禁烟。

（3）告知患者日常生活中避免加重股骨头坏死的相关行为。

（二）术后健康教育

（1）按本章第一节骨科围手术期的护理之术后健康教育进行。

（2）告知患者继续卧床、禁烟的要求及重要性。

（3）嘱患者注意患肢保暖，特别是冬季。

（4）嘱患者术后3个月内在不负重情况下扶双拐练习行走，术后6个月负重行走。

四、出院指导

（1）按本章骨科疾病护理常规的出院指导进行。

（2）嘱患者严格戒烟。让患者及其家属明确戒烟对治疗的重要意义，要求家属密切监督，强制患者戒烟，并避免到有烟的公共场所，以免被动吸烟而发生血管痉挛。

（3）嘱患者防止应力骨折。应避免过早下床、负重、剧烈运动。

（4）嘱患者定期门诊复查，不适随诊。

第三十五节　胫骨横向骨搬移术的护理

胫骨横向骨搬移是基于张力 – 应力法则缓慢持续的牵伸会使细胞的增殖和生物合成功能受到激发，组织新陈代谢变得活跃，从而实现受损组织微循环的自然重建。

一、护理评估

（一）术前评估

（1）评估患者全身营养状态、精神状态、心功能、肺功能、肾功能、肝功能等。

（2）评估患者血红蛋白、白蛋白、电解质、血糖、血脂、血液流变学等检查指标。

（3）评估患者皮肤创面情况。

（4）周围血管检查：评估患者双下肢血管畅通情况（B超、CT血管成像检查）。

（二）术后评估

（1）评估患者心理、血糖、伤口换药情况。

（2）评估患者下地部分负重掌握情况。

（3）评估患者外架调节掌握情况。

二、护理措施

（一）术前护理

（1）按本章第一节骨科围手术期的护理之术前护理进行护理。

（2）检查患者皮肤、伤口、实验室检查炎性指标，有无脓毒血症、败血症、感染性休克、电解质紊乱、心肝肾肺功能不全、低蛋白血症等。

（3）周围血管检查：遵医嘱进行双下肢血管功能检查。

（4）饮食指导：请营养学科会诊，指导摄入高蛋白饮食，控制血糖。

（二）术后护理

（1）按本章第一节骨科围手术期的护理之术后护理进行护理。

（2）严密观察肢端血运和神经功能。患肢血运、活动、感觉、颜色、温度、足背动脉搏动及肿胀情况。

（3）伤口观察。糖尿病足创面、手术切口的渗血、渗液情况。

（4）外固定架护理。检查外固定架装置有效性、针眼有无渗出，专人定时定量调节外固定架，避免外固定架损伤健侧皮肤，注意患肢保暖。

（5）监测血糖。

（6）用药护理。

①改善微循环药物：注意肢体血运、伤口渗血及血压情况。

②消肿利尿药：注意观察电解质有无紊乱。

③降血糖药：观察有无低血糖。

④抗感染药物：注意有无二重感染、菌群失调。

⑤抗凝药物：注意有无出血倾向。

（7）功能锻炼指导。

①肌力训练及关节活动。

②患肢部分负重 10 ～ 15 kg，使用助行器或扶双拐行走。

三、健康教育

（一）术前健康教育

（1）按本章第一节骨科围手术期的护理之术前健康教育进行。

（2）有针对性地进行心理疏导，增强患者康复信心，必要时请心理卫生科会诊。

（3）指导患者合理饮食，控制血糖。

（4）足部护理：洗脚水温低于 40 ℃，不要用热水袋或电热毯等热源给予足部保暖，不要赤足走路，修剪趾甲切勿过短。

（二）术后健康教育

（1）按本章第一节骨科围手术期的护理之术后健康教育进行。

（2）教会患者及其家属正确调节外固定架，做到定人、定时、定量调节。

（3）术后 3 天开始胫骨骨窗搬移，每天向外搬移 1 mm，分 3 次完成（早餐、中餐、晚餐时间）。前 14 天顺时针搬移，后 14 天逆时针搬移（胫骨骨窗搬移回原位），共 28 天。

四、出院指导

（1）按本章骨科疾病护理常规的出院指导进行。

（2）发放康复训练计划单、外固定架调节记录单，指导患者根据康复计划单进行功能锻炼并做好记录。

（3）按要求进行外固定架调节。嘱患者注意患肢保暖，注意衣着宽松，避免衣着和被褥刮碰外架。

（4）指导患者做好防护等安全预防措施，避免跌倒。使用拐杖，患肢行走时负重 10 ～ 15 kg。

（5）指导患者遵医嘱按时用药，糖尿病者监控血糖。

（6）足部护理：洗脚水温低于 40 ℃，不要用热水袋或电热毯等热源温暖足部，不要赤足走路，修剪趾甲切勿过短。

（7）出院后随诊、回院复查，按需换药（禁用双氧水清洗创面），按时拆除外固定架。

（8）每年专科检查脚部 1 次，包括感觉和血管搏动。

第九章　心脏外科疾病护理常规

第一节　心脏外科一般护理常规

一、护理评估

（一）术前评估

（1）评估患者的病情、配合情况、自理能力、心理状况及风险情况。

（2）评估患者的生命体征、饮食、营养、血糖、睡眠、排便、原发病治疗的用药情况、既往史、有无合并症等。

（3）评估患者的心功能级别，是否有心悸、气短、乏力、呼吸困难、发绀等表现。

（4）评估患者是否服用抗凝药物或其他药物，既往有无出血性疾病，凝血系统是否正常等。

（5）了解患者各项检查指标，患者对疾病和手术的认知程度，女性患者是否在月经期，评估有无影响手术的异常情况。

（二）术后评估

（1）了解麻醉和手术方式及术中情况。

（2）评估患者的循环、呼吸系统功能状态，观察患者的意识、生命体征、伤口及引流情况、皮肤受压情况，注意病情的变化。

（3）评估患者血气分析和其他实验室检查情况，观察有无疼痛、发热、恶心、呕吐、腹胀、呃逆，以及尿潴留等常见的术后不适，并遵医嘱给予处理。

（4）进行自理能力、疼痛、压力性损伤、跌倒坠床和血栓风险的评估。

二、护理措施

（一）术前护理

（1）入院宣教：介绍入院须知，介绍病区环境、设施及其使用方法，介绍主管医师、责任护士。

（2）完善检查：向患者及其家属说明术前检查的目的及注意事项，协助完成各项检查，测量身高、体重，做好记录，为体外循环和术后用药提供参考。

（3）心理护理：加强与患者的沟通，及时发现并正确引导和纠正不良的心理反应。

（4）饮食护理：指导患者进食高蛋白、易消化、低脂肪的食物，控制每餐食量，防止过饱引起心力衰竭。

（5）休息与活动：嘱患者避免剧烈活动，以防发生心力衰竭、缺氧、晕厥等。

（6）排泄：嘱患者保持大便通畅，勿用力排便，必要时遵医嘱使用缓泻剂，以防血栓脱落或发生心力衰竭。

（7）尿量监测：根据病情需要，监测患者的尿量情况。

（8）术前准备：做好患者个人卫生、手术部位皮肤准备、胃肠道准备；遵医嘱禁饮、禁食，进行配血及药物过敏试验等；进行呼吸功能、床上排泄、体位等训练指导。

（9）术前1天测量患者的生命体征（体温、脉搏、呼吸）2～3次，术晨测量生命体征（体温、脉搏、呼吸、血压）1次，并做好记录，发现异常及时报告医生。

（10）术前在病房协助患者取下活动的义齿、发夹、眼镜、手表、首饰和其他贵重物品等，交家属或代理妥善保管；擦去指甲油、唇膏、眼影等；嘱其排空大小便；遵医嘱术前给药等。

（11）做好患者身份识别标志，查看手术部位是否已标识；备好病历及手术需要的资料、物品和药品等；与手术室接诊人员核对患者情况，交接病历及需要带入手术室的物品和药品。

（12）床单位准备：根据麻醉方式及手术部位准备麻醉床及其他用物。

（二）术后护理

1. 迎接患者返回病房

备好吸氧装置、心电监护仪、微量泵、血压计、听诊器等用品，必要时备好吸痰装置，与监护室护士交接患者。做好床边交接班，了解术中情况；检查管道是否通畅，妥善放置并固定；检查患者的皮肤情况，注意受压部位皮肤有无损伤；遵医嘱给予氧气吸入；注意保暖，防止低体温。

2. 保持正确体位

根据麻醉方式及手术部位、病情等要求取相应体位。

3. 病情观察及护理

（1）监测患者的生命体征，术后3天内每天测量体温、脉搏、呼吸4次；生命体征不稳定者，应加强观察，发现异常，及时报告并协助医生处理，并做好记录。

（2）循环系统：监测患者的心率、心律、血压、中心静脉压，观察皮肤的颜色、温度、湿度等变化，发现异常及时报告医生并处理。

（3）呼吸系统：根据医嘱给予氧气吸入，观察呼吸音、呼吸频率、节律及血氧饱和度；指导患者进行深呼吸、有效咳嗽咳痰，预防呼吸道并发症。

（4）泌尿系统：监测肾功能、尿色及24小时尿量情况，视病情需要维持尿量1～3 mL/（kg·h）。

（5）神经系统：观察患者的意识、瞳孔、肢体活动等情况，有异常及时报告医生。

（6）电解质监测：观察患者有无电解质异常的表现，如乏力、腹胀、恶心、呕吐、心律失常等，一旦发现及时报告医生并协助处理，维持水、电解质、酸碱平衡。

4. 饮食护理

嘱患者进食低脂肪、高蛋白、富含维生素、易消化的食物，由流质饮食逐渐过渡到半流质饮食、普食，少量多餐，控制饮水速度及量，避免摄入量过多增加心脏负担。

5. 用药护理

（1）强心药：监测患者的心率、脉搏、心功能改善情况，服用地高辛出现黄绿视、恶心、心率低于 60 次 / 分者，及时报告医生并协助处理。

（2）利尿补钾药：监测患者的尿量、电解质，维持水、电解质平衡。低血钾时慎用洋地黄类药、碳酸氢钠、利尿药等；静脉补钾时遵医嘱严格掌握补钾的浓度、速度，及时复查血钾。高血钾时立即停止补钾，遵医嘱使用利尿剂排钾或使用 10% 葡萄糖酸钙拮抗高钾对心肌的毒性，高渗糖与胰岛素静脉滴注等。

（3）血管活性药：监测患者的血压、心率、心律变化，注意观察患者有无不适。

（4）抗凝药物：机械瓣置换术后须终身服用抗凝药物；生物瓣置换术后须服用抗凝药物抗凝 3 ～ 6 个月。监测各项血凝指标，注意有无出血、栓塞等并发症。

（5）抗心律失常药：监测患者的心率、心律变化。

6. 管道的护理

胸腔闭式引流管、心包引流管、纵隔引流管的护理如下。

（1）无菌。

①引流装置应保持无菌。

②保持引流口处敷料清洁干燥，一旦渗湿，及时更换。

③按规定时间更换引流装置，严格遵守无菌操作规程，防止感染。

（2）固定、通畅。

①随时检查引流管及引流装置是否妥善固定。若引流管连接处脱落或引流装置损坏，应立即用手捏紧脱落上方引流管，并更换引流装置；若引流管从引流管口滑脱，立即用手捏紧伤口处皮肤，报告并协助医生做进一步处理。

②患者取半坐卧位，将引流装置置于患者胸部水平下 60 ～ 100 cm；搬动患者时注意保持引流装置低于胸腔，以免引起逆行感染。

③定时挤压引流管，防止引流管阻塞、扭曲、受压。如疑为引流管被血块堵塞，须捏挤引流管或使用负压间断抽吸，促使其通畅，并立即通知医生处理。

④鼓励患者做咳嗽、深呼吸运动及变换体位，以利于渗血、渗液的排出。

（3）观察和记录。注意观察引流液的量、性质和颜色，并准确记录。

①向患者及其家属讲解留置引流管的目的和重要性。

②指导患者及其家属在活动或搬动患者时注意保护引流管，勿脱出、折叠；教会患者及家属管道滑脱的应急措施。

7. 并发症护理

（1）出血：密切监测患者的生命体征、尿量及中心静脉压变化情况。定时检查伤口敷料及引流情况，避免挤压引流管，保持引流通畅，防止心脏压塞。如引流液呈鲜红色，连续 2

小时超过 4 mL/（kg·h），血压下降、脉搏增快等低血容量表现，考虑有活动性出血，应及时报告医生并协助处理，做好开胸探查止血的准备。

（2）心律失常：持续心电监护，密切观察患者心率、心律的变化，若出现心律失常，应立即报告医生，遵医嘱使用抗心律失常药物，观察药物的疗效及不良反应。

（3）急性心力衰竭：若患者出现心力衰竭立即通知医生并协助处理，嘱患者绝对卧床休息并给氧，遵医嘱予强心、利尿、扩血管等药物，观察药物疗效及不良反应。

8. 临时起搏器的护理

（1）妥善固定起搏器及起搏导线。

（2）及时根据患者病情调整各参数，告知患者及其家属不可擅自调节起搏器。

（3）注意观察起搏器各接头是否紧密连接。

（4）每班检查起搏器性能是否良好，注意观察心律与心率的变化，以及心率是否与起搏器频率一致，如有异常，及时报告医生处理。

（5）备好电池，及时更换。

9. 患者安全管理

加强风险评估，落实风险防范；根据血栓风险评估情况，落实基础预防，遵医嘱予物理预防和药物预防；做好管道滑脱、跌倒坠床、压力性损伤风险评估及防范。

10. 疼痛管理

评估患者疼痛情况，进行疼痛管理相关指导，遵医嘱给药控制疼痛，提高患者的舒适感。

11. 心理护理

评估患者心理反应，针对性地给予心理疏导，增强其战胜疾病的信心。

三、健康教育

（一）术前健康教育

（1）根据病情及医嘱指导患者饮食，嘱其加强营养、增强机体抵抗力；预防上呼吸道感染，注意保暖，避免到公共场所，减少会客，避免情绪激动；预防感冒，以防诱发心力衰竭及手术延期。

（2）帮助患者了解疾病、手术、麻醉相关知识；讲解术前准备项目、术中配合及术后注意要点。

（3）指导患者使用胸带及有效咳嗽、咳痰。

①有效咳嗽、排痰训练：指导患者取坐位或立位，躯体略向前倾；先做 3～5 次深呼吸，再最大深吸一口气后关闭声门，憋气 1～3 秒，然后张口，打开声门的同时腹部收缩用力咳 2 次；第一次可将痰液从肺底部咳上大气管，第二次将痰液从气管咳出，咳嗽时可用手顶住腹部肌肉，帮助咳嗽。反复多次，直至将痰液排出体外，若无痰液也可促进肺复张。

②拍背法协助患者排痰：协助患者坐起，操作者站床边（患者非术侧），五指并拢，稍向

内合掌，手掌呈杯状，掌指关节屈曲呈 120°，有节奏地由外向内、由下向上叩击震动患者背部。每次拍打 3～5 分钟，使痰液从细支气管引流至大气管，以利于排出，同时鼓励患者咳嗽，排出痰液。

③刺激咳嗽的方法排痰：用 2 指放在喉结下，外加压力，刺激咳嗽，或用双手压迫患者下胸部和上腹部，嘱患者用力咳嗽，以加强膈肌反弹力量，有利于排痰。

（4）进行疼痛管理相关知识教育，教会患者疼痛评估及应对疼痛的方法。

（二）术后健康教育

（1）饮食指导：饮食结构应合理、均衡，嘱患者食用富含维生素的食物，少量多餐，控制饮水，避免过量进食加重心脏负担。

（2）指导患者培养规律排便的习惯，防止便秘。

（3）体位与活动：患者未拔出引流管前取半坐卧位；拔出引流管后视患者的病情取舒适体位。根据患者的病情，指导患者适当运动，进行深呼吸及有效咳嗽。

（4）协助患者翻身、床上活动，指导其早期下床活动，活动量循序渐进，以不引起疲劳、气促为宜。

（5）患者胸骨愈合约须 3 个月，在坐位或直立时，尽可能保持胸部挺起、两肩后展的姿势；患儿尽量取平卧位，避免形成鸡胸。

（6）落实血栓防控、疼痛管理、预防跌倒坠床及压力性损伤的指导。

（三）出院指导

（1）注意防寒保暖，避免到公共场所，防止呼吸道感染。

（2）休息与活动：根据心功能恢复情况，逐渐增加活动量，术后 6 个月内避免体力劳动、剧烈运动和外伤等。

（3）用药指导：指导患者正确服药及注意事项。

（4）定期复查，若出现气促、发绀、呼吸困难、胸痛、水肿、尿量减少、高热或持续低热等不适症状，及时就诊。

（5）女性患者孕前请咨询相关知识，以免影响康复及胎儿健康。

第二节　房间隔缺损的护理

房间隔缺损是由心房间隔先天性发育不全导致的左心房、右心房之间的通道异常，可分为原发孔型房间隔缺损和继发孔型房间隔缺损。

一、护理评估

（一）术前评估

评估患者的心功能级别，是否有心悸、气短、乏力、呼吸困难、发绀等表现。

（二）术后评估

评估患者循环、呼吸系统功能状态；观察患者的意识、生命体征、伤口及引流情况、皮肤受压情况，注意病情的变化；评估患者血气分析和其他实验室检查情况。

二、护理措施

（1）术前存在左心发育不良者，术后应防止左心衰竭，护理中应控制补液滴速。

（2）合并肺动脉高压者。

①予氧气吸入，避免出现缺氧状态。

②及时纠正酸中毒。

③充分镇痛、镇静，给予心理护理，避免患者躁动。

④适当应用扩张肺动脉的药物。

⑤严格控制液体入量。

（3）微创封堵术后。

①活动：避免剧烈活动，不建议拍背。

②抗凝治疗：口服阿司匹林或硫酸氢氯吡格雷片6个月。

③并发症的护理。

封堵器移位、脱落：突然出现胸闷、气短、呼吸困难或心律失常，心前区收缩期杂音。一旦发现脱落，立即报告医生并协助处理。

溶血反应：封堵器位置不当导致有较大残余分流时，易造成机械性溶血；观察患者的尿量及尿液颜色，注意有无酱油色尿液出现。

心律失常：注意心电图有无早搏、心率减慢及房室传导阻滞征象的出现。

三、健康教育

嘱患者加强营养，增强机体抵抗力，防止呼吸道感染。术后根据心功能恢复情况逐渐增加活动量，6个月内避免体力劳动、剧烈运动和外伤等。按时正确服药，定期复查，不适时随诊。

第三节　室间隔缺损的护理

室间隔缺损是胎儿期室间隔发育不全所致的心室间交通异常，可单独存在，也可合并其他复杂心血管畸形。根据缺损位置不同，分为膜部缺损、漏斗部缺损和肌部缺损三大类型。

一、护理评估

（一）术前评估

评估患者的心功能级别，是否有心悸、气短、乏力、呼吸困难、发绀等表现。

（二）术后评估

（1）评估患者的循环、呼吸系统功能状态。

（2）观察患者的意识、生命体征、伤口及引流情况、皮肤受压情况，注意病情的变化。

（3）评估患者的血气分析和其他实验室检查情况。

二、护理措施

（1）严密监测患者的心律变化，巨大室间隔缺损的患者，注意观察有无传导阻滞发生。

（2）合并肺动脉高压者。

①吸入氧气，避免出现缺氧状态。

②及时纠正酸中毒。

③充分镇痛、镇静，给予心理护理，避免患者躁动。

④适当应用扩张肺动脉的药物。

⑤严格控制液体入量。

（3）微创封堵术后的护理。

①活动：避免剧烈活动，不建议拍背。

②抗凝治疗：口服阿司匹林或硫酸氢氯吡格雷片6个月。

③并发症的护理。

封堵器移位、脱落：突然出现胸闷、气短、呼吸困难或心律失常，心前区收缩期杂音。一旦发现脱落，立即报告医生并协助处理。

溶血反应：封堵器位置不当致有较大残余分流时，易造成机械性溶血；观察患者的尿量及尿液颜色，注意有无酱油色尿液出现。

心律失常：注意心电图有无早搏、心率减慢及房室传导阻滞出现。

三、健康教育

嘱患者加强营养，增强机体抵抗力，防止呼吸道感染。术后根据心功能恢复情况逐渐增加活动量，6个月内避免体力劳动、剧烈运动和外伤等。按时正确服药，定期复查，不适时随诊。

第四节 动脉导管未闭的护理

动脉导管未闭指出生后由于肺主动脉阻力下降、前列腺素 E_1 及前列腺素 E_2 含量显著减少和血液氧分压增高，约 85% 的婴儿在出生后 2 个月内动脉导管闭合，成为动脉韧带，逾期不闭合者即为动脉导管未闭。根据未闭动脉导管的粗细、长短和形态可分为管型、漏斗型和窗型。

一、护理评估

（一）术前评估

评估患者的心功能级别，是否存在心悸、气短、乏力、呼吸困难、发绀等表现。

（二）术后评估

（1）评估患者循环系统功能和呼吸系统功能状态，观察患者意识、生命体征、伤口及引流情况、皮肤受压情况，注意病情的变化。

（2）评估患者血气分析和其他实验室检查情况。

（3）评估患者是否出现高血压、喉返神经损伤等并发症。

二、护理措施

（一）并发症的预防和护理

1. 导管再通

（1）监测血压：术后患者体循环血量明显增加、压力及容量感受器的反射、术后疼痛等均可使血压增高，而血压过高可使缝合的动脉导管发生破裂，也可能使直接结扎缝合的导管发生再通和形成假性动脉瘤，甚至因血压持续偏高而导致高血压危象，因此术后要监测血压变化。

（2）降压：遵医嘱给予扩血管药（如硝普钠、硝酸甘油等）。给药后，密切观察血压变化、药物的疗效及不良反应。

（3）必要时给予镇痛、镇静，适当排尿。

2. 乳糜胸

若术中损伤胸导管，患者术后可出现乳糜胸。应放置胸腔闭式引流管，做好引流管的护理，同时遵医嘱予禁食或低脂饮食，给予静脉营养治疗。如非手术治疗无效，应手术结扎胸导管。

3. 喉返神经损伤

患者声音嘶哑、饮水呛咳等，应注意观察，早期发现。

（二）微创封堵术后

1. 活动

避免剧烈活动，不建议拍背。

2. 抗凝治疗

口服阿司匹林或硫酸氢氯吡格雷片 6 个月。

3. 封堵术后并发症的护理

（1）封堵器移位、脱落：突然出现胸闷、气短、呼吸困难或心律失常，心前区收缩期杂音。一旦发现脱落，立即报告医生并协助处理。

（2）溶血反应：封堵器位置不当导致有较大残余分流时，易造成机械性溶血；观察患者的尿量及尿液颜色，注意有无酱油色尿液出现。

（3）心律失常：注意心电图有无早搏、心率减慢及房室传导阻滞的出现。

三、健康教育

嘱患者加强营养、增强机体抵抗力，防止呼吸道感染。术后根据心功能恢复情况逐渐增加活动量，6 个月内避免体力劳动、剧烈运动和外伤等。按时正确服药，定期复查，不适时随诊。

第五节　法洛四联症的护理

法洛四联症是右心室漏斗部或圆锥发育不良所致的一种具有特征性肺动脉口狭窄和室间隔缺损的心脏畸形，主要包括 4 种解剖畸形，即肺动脉狭窄、室间隔缺损、主动脉骑跨和右心室肥厚。

一、护理评估

（一）术前评估

（1）评估患者有无心悸、气短、乏力、呼吸困难、发绀等表现，询问其是否有过晕厥和抽搐史。

（2）评估患者的各项实验室检查，特别是红细胞计数、血红蛋白和血细胞比容升高的情况。

（二）术后评估

（1）评估患者的循环系统功能状态、呼吸系统功能状态，观察患者的意识、生命体征、伤口及引流情况、皮肤受压情况，注意病情的变化。

（2）评估患者的血气分析和其他实验室检查情况。

（3）评估患者是否发生灌注肺等并发症。

二、护理措施

（一）术前护理

（1）适当增加饮水量，必要时遵医嘱予补液稀释血液；预防感染，防治脱水和并发症。

（2）缺氧发作的处理：发作轻者使其取胸膝位即可缓解；重者给予氧气吸入，遵医嘱使用药物。平时应去除引起缺氧发作的诱因，如贫血、感染，尽量保持患者安静。经上述处理后仍不能有效控制发作者，应考虑急诊手术治疗。

（二）术后护理

（1）正确评估血容量：中心静脉压维持在 12 ～ 15 cm H_2O。

（2）外周循环的监测：观察患者周围末梢循环情况，如皮肤、口唇颜色、温度及湿度等。

（3）呼吸系统观察：密切观察患者的呼吸情况，协助其排痰，及时发现肺部呼吸异常情况。

（4）并发症的预防：观察患者有无低心排血量综合征，如低血压、心率快、少尿、多汗、末梢循环差、四肢湿冷等。

三、健康教育

嘱患者加强营养，增强机体抵抗力，防止呼吸道感染。术后根据心功能恢复情况逐渐增加活动量，6 个月内避免体力劳动、剧烈运动和外伤等。按时正确服药，定期复查，不适时随诊。

第六节　主动脉缩窄的护理

主动脉缩窄是胸主动脉的一种先天性重度狭窄，通常发生于主动脉（峡部），相当于左锁骨下动脉或动脉导管韧带远侧，是一种可做外科治疗的高血压症。

一、护理评估

（一）术前评估

（1）评估患者的四肢血压情况，有无头痛、头晕、鼻出血、高血压、下肢乏力、酸痛麻木、间歇性跛行等表现。

（2）评估患者的四肢动脉搏动情况，有无上肢脉搏洪大、下肢脉搏细弱或摸不到，有无差异性紫癜现象。

（二）术后评估

（1）评估患者的血压情况，是否有因术后腹部供血增加导致肠系膜动脉痉挛所致的腹痛现象。

（2）评估患者术后双下肢活动情况。

二、护理措施

（一）术前护理

（1）测量患者四肢血压并做好记录。

（2）如有高血压，按医嘱正确使用血管扩张剂降血压，观察用药的效果，防止降压过度。

（3）减少刺激，避免耗氧量增加引起缺氧和心力衰竭。

（二）术后护理

（1）应用血管扩张剂，用微泵注入，保证药量准确，从小剂量开始，逐渐增加到合适的剂量；更换药液应提前准备，动作迅速，保持药液匀速推入。

（2）不宜过早活动，应平卧休息，因平卧位时血压较低，可减轻血流对主动脉的冲击，避免出血。

（3）后期重点观察患者有无胸内压迫症状，及时发现假性动脉瘤的形成。

（4）监测患者尿量及肾功能。

（5）若循环稳定，肠鸣音正常，遵医嘱指导患者进食；无肠鸣音者不可进食。

（6）并发症的护理。

①术后高血压：合理应用硝酸甘油、硝普钠等降压药物，必要时应用 β - 阻滞剂。

②脊髓缺血性损伤：多发生在侧支循环不足或主动脉阻断时间过长的手术。术前对侧支循环状况充分评估，术中尽量少破坏侧支循环血管，尽可能缩短主动脉阻断时间。

③喉返神经损伤：术后出现声音嘶哑和呛咳。如有进食呛咳，指导患者少饮水，多进糊状食物或固体食物。

④假性动脉瘤：与吻合口愈合不佳，局部血肿或感染有关。注意 X 线平片连续观察纵隔影像及其宽度的动态变化，一旦确诊应创造条件再次手术。

⑤乳糜胸：若发生，应给予无脂肪、高蛋白饮食，并防止感染。

三、健康教育

嘱患者加强营养，增强机体抵抗力，防止呼吸道感染。术后根据心功能恢复情况逐渐增加活动量，6 个月内避免体力劳动、剧烈运动和外伤等。按时正确服药，定期复查，不适时随诊。

第七节　三尖瓣下移畸形的护理

三尖瓣下移畸形是一种并不多见的累及三尖瓣及右心室的先天性心脏病，其病理特征主要是三尖瓣隔瓣或后瓣向右室心尖下移。

一、护理评估

（一）术前评估

评估患者有无呼吸困难、发绀等症状。

（二）术后评估

（1）评估患者是否出现传导阻滞等心律失常。

（2）评估患者有无肝大、颈静脉怒张等右心功能不全的表现。

二、护理措施

（1）注意患者有无发生房室传导阻滞。

（2）密切监测患者心功能。

①密切监测患者血压、中心静脉压。

②术后治疗以维护右心功能为主，使用正性肌力药，慎重补液，减少右心室后负荷。

③根据病情调整血管活性药物的用量。

（3）并发症的护理。残余三尖瓣反流：使用正性肌力药物支持心功能，谨慎补充血容量，控制晶体液的入量，保持出量略多于入量，减轻心脏前负荷，有助于减轻三尖瓣反流。

三、健康教育

嘱患者加强营养，增强机体抵抗力，防止呼吸道感染。术后根据心功能恢复情况逐渐增加活动量，6个月内避免体力劳动、剧烈运动和外伤等。按时正确服药，定期复查，不适时随诊。

第八节　三房心的护理

三房心是由于胚胎发育障碍，左心房或右心房被纤维或纤维肌性隔膜分隔成两个心房，左心房被分隔则为左型，右心房被分隔则为右型。典型三房心是指左型，左心房被分隔后，形成近侧和远侧2个心房。远侧心房（真性左心房）含有左心耳和二尖瓣；近侧心房（副房）与肺静脉相连，与远侧心房通过隔膜上的开孔相交通。

一、护理评估

（一）术前评估

评估患者是否存在肺动脉高压，有无发绀及劳力性呼吸困难、咳嗽、端坐呼吸等肺淤血和肺水肿的症状。

（二）术后评估

评估患者术后有无肺高压危象。

二、护理措施

（1）持续心电监护，严密观察患者血压、心率、呼吸变化，及时发现有无肺高压危象的发生。

（2）密切观察使用正性肌力药物提高心肺功能，应用血管活性药物，改善心功能，增加心肌收缩力。

三、健康教育

嘱患者加强营养，增强机体抵抗力，防止呼吸道感染。术后根据心功能恢复情况逐渐增加活动量，6个月内避免体力劳动、剧烈运动和外伤等。按时正确服药，定期复查，不适随诊。

第九节　大动脉转位的护理

大动脉转位指主动脉起源于形态右心室，肺动脉起源于形态左心室。主动脉在肺动脉的右前方者称大动脉右转位，主动脉在肺动脉的左前方者称大动脉左转位。

一、护理评估

（一）术前评估

评估患儿的发绀程度。

（二）术后评估

（1）评估患儿是否出现传导阻滞或交界性逸搏性心动过速等心律失常现象。

（2）评估患儿有无冠状动脉供血不足、左室功能不全表现。

（3）评估患儿呼吸功能的情况。

二、护理措施

（1）持续心电监护，严密观察血压、心率、呼吸变化，监测心律失常，尤其是完全性房室传导阻滞或交界性逸搏性心动过速。

（2）密切观察并及早发现冠状动脉供血不足及心律失常。

（3）严密监测并及时发现左室功能不全，应特别注意避免容量负荷过重，输液速度应缓慢，并注意加强利尿以减轻心脏后负荷。

（4）严格掌握 Switch 术后腹腔透析的适应证：排尿少、对利尿剂反应差、血钾超过 5 mmol/L。

三、健康教育

（1）一旦发现患儿为大动脉转位患儿，应尽早手术。

（2）尽量不使患儿哭闹，减少不必要的刺激，以免加重发绀。

第十节　单心室的护理

单心室指一个共同心室腔同时接受左右心房的血液，可能有两组房室瓣，也可能只有一个共同的房室瓣，两大动脉均起自一个有泵血功能的单心室。

一、护理评估

（一）术前评估

（1）评估患儿生长发育情况，有无呼吸困难、发绀、杵状指等现象。

（2）评估患儿是否有呼吸道反复感染、心力衰竭等表现。

（3）严重发绀者，评估有无并发症，如红细胞增多、卒中、咯血等。

（二）术后评估

（1）评估患儿是否出现传导阻滞等心律失常现象。

（2）评估患儿有无发生低心排血量综合征。

（3）评估患儿有无出现上肢及头面部的淤血、水肿等上腔静脉压升高的症状。

二、护理措施

（一）术前护理

（1）监测患儿的心率、血压、呼吸及血氧饱和度。

（2）嘱患儿注意休息及保暖，避免劳累及呼吸道感染，保证睡眠。

（3）按病情需要给予氧疗。

（二）术后护理

（1）持续心电监护，严密监测患儿的血压、心率、心律、呼吸变化，全腔肺动脉吻合术后最初 24～72 小时易出现高血压和心动过缓。高血压可能由于疼痛、儿茶酚胺分泌或颅内高压引起，心动过缓可能与单心室的容量负荷突然降低、颅内高压或窦房结损伤有关。因此在补足容量的情况下，一定要谨慎地使用血管扩张剂（硝普钠等），极力避免骤然降压。心动过缓时及时应用阿托品、异丙肾上腺素等药物或启动起搏器进行治疗。

（2）注意观察并及早发现患儿术后是否出现上肢及头面部的淤血、水肿等上腔静脉压升高的症状，置患儿上半身抬高 45°，中心静脉压维持 15～18 cmH$_2$O，如中心静脉压过高，注意观察患儿的腹部体征，判断有无腹水。

三、健康教育

尽量不使患儿哭闹，减少不必要的刺激，以免加重发绀。

第十一节　永存动脉干的护理

永存动脉干是原始动脉干在分隔发育过程中早期停顿，以致保存了胚胎从心底部发出的单一大动脉直接供应体循环、肺循环和冠状循环血流的一种非常少见的先天性心脏畸形。

一、护理评估

（一）术前评估

评估患儿有无呼吸急促、多汗、心跳加快、喂养困难、生长发育迟缓、反复呼吸道感染及不同程度发绀等症状。

（二）术后评估

（1）评估患儿有无肺高压危象的表现。

（2）评估患儿有无高血压及心瓣关闭不全。

二、护理措施

（1）持续心电监护，严密观察患儿的血压、心率、呼吸变化，及时发现有无肺高压危象的发生。

（2）密切观察正性肌力药物提高心肺功能，降低右室后负荷及应用血管活性药物，改善心功能，增加心肌收缩力。

（3）病情观察：注意观察有无心脏杂音、持续高血压及残存室间隔缺损。术后高血压及心瓣关闭不全，是手术死亡率的两大杀手。

三、健康教育

（1）安排合理的生活方式，既要增强锻炼、提高机体的抵抗力，又要适当休息，避免劳累过度。在患儿病情允许的情况下，尽量和正常儿童一起生活和学习，但应防止剧烈活动。

（2）有持续青紫的患儿，应避免室内温度过高，以免患儿出汗、脱水。

（3）避免患儿情绪激动，尽量不使患儿哭闹，减少不必要的刺激，以免加重心脏负担。

第十二节　心室双出口的护理

心室双出口分为右心室双出口和左心室双出口。右心室双出口指两大动脉完全起源于右心室或一大动脉完全起源于右心室，另一大动脉大部分起源于右心室。左心室双出口指两大动脉完全起源于左心室或一大动脉完全起源于左心室，另一大动脉大部分起源于左心室。

一、护理评估

（一）术前评估

（1）评估患儿的生长发育情况，有无呼吸困难、发绀、杵状指等现象。

（2）评估患儿是否有呼吸道反复感染、心力衰竭等表现。

（3）评估各项实验室检查，特别是红细胞计数、血红蛋白和血细胞比容升高的情况。

（二）术后评估

（1）评估患儿的循环、呼吸系统功能的状态，观察患儿的意识、生命体征、伤口及引流情况、皮肤受压情况，注意病情的变化。

（2）评估患儿的血气分析和其他实验室检查情况。

（3）评估患儿的呼吸功能恢复情况。

二、护理措施

（一）术前护理

（1）适当增加患儿的饮水量，必要时遵医嘱予补液稀释血液；预防感染，防止脱水和并发症。

（2）缺氧发作的处理：发作轻者使其取胸膝位即可缓解；重者给予氧气吸入，遵医嘱使用药物。平时应去除引起缺氧发作的诱因，如贫血、感染，尽量使患儿保持安静。经上述处理后仍不能有效控制发作者，应考虑急诊手术治疗。

（二）术后护理

（1）严密监测患儿的心律变化，注意观察有无传导阻滞发生。

（2）合并肺动脉高压者。

①氧气吸入，避免出现缺氧状态。

②及时纠正酸中毒。

③充分镇痛、镇静，给予心理护理，避免患儿躁动。

④适当应用扩张肺动脉的药物。

⑤严格控制液体入量。

（3）注意观察患儿的呼吸功能维护情况。

（4）外周循环的监测。观察患儿周围末梢循环情况，如皮肤、口唇的颜色、温度及湿度等。

（5）并发症的预防。观察患儿有无低心排血量综合征，如低血压、心率快、少尿、多汗、末梢循环差、四肢湿冷等。

三、健康教育

（1）应尽早手术。

（2）嘱患儿家属尽量不使患儿哭闹，减少不必要的刺激，以免加重发绀。

第十三节　肺静脉异位引流的护理

肺静脉异位引流指全部或部分肺静脉不与左心房直接相连，而与右心房或体静脉系统连接，因此分为完全型肺静脉异位引流和部分型肺静脉异位引流两类。

完全型肺静脉异位引流指所有肺静脉均不与左心房相连接，而是直接或间接通过异常血管回路异位连接于右心房，引起氧合血直接或间接回流到右心房，同时必须合并有持续的体循环和肺循环的分流，通常为心房水平右向左持续分流以维持存活。

部分型肺静脉异位引流指正常连接于左心房的 4 支肺静脉中有部分而非全部直接或间接经体循环静脉系统回流至右心房。

一、护理评估

（一）术前评估

（1）评估患儿有无缺氧、呼吸困难、青紫及充血性右心衰竭等症状。

（2）评估患儿是否存在严重肺动脉高压。

（二）术后评估

（1）评估患儿是否出现心律失常现象。

（2）评估患儿有无肺高压危象的表现。

二、护理措施

（一）术前护理

有肺静脉回流梗阻者或已发生肺炎及心力衰竭者，术前严密观察发绀及呼吸困难程度、心力衰竭情况，积极使用抗生素治疗控制肺部感染。

（二）术后护理

（1）持续心电监护，严密观察患儿的血压、心率、呼吸变化，维护好左心功能，防止发生肺水肿。重视肺部听诊，注意肺底部有无啰音，观察痰液的性质，有无泡沫血痰。

（2）注意预防并及时发现肺高压危象。

三、健康教育

（1）安排合理的生活方式，既要增强锻炼、提高机体的抵抗力，又要适当休息、避免劳累过度。在病情允许的情况下，尽量和正常儿童一起生活和学习，但应防止剧烈活动。

（2）有持续青紫的患儿，应避免室内温度过高，以免患儿出汗、脱水。

（3）避免患儿情绪激动，尽量不使患儿哭闹，减少不必要的刺激，以免加重其心脏负担。

第十四节　房室隔缺损的护理

房室隔缺损是一组形态变化极大的先天性心脏畸形，其特征为房室瓣平面的上方和下方间隔组织缺少或缺如，房室瓣也有不同程度的畸形。根据有一组或两组房室瓣环，将此畸形分为部分性房室隔缺损或完全性房室隔缺损。

一、护理评估

（一）术前评估

评估患者有无呼吸困难、咳嗽、头晕、心悸等心力衰竭的表现。

（二）术后评估

评估患者是否出现传导阻滞等心律失常及肺动脉高压危象。

二、护理措施

（1）持续心电监护，严密观察患者的血压、心率、呼吸变化，及时发现心律失常，传导系统局部组织创伤水肿或机械性损伤等有可能影响传导功能而发生传导阻滞。

（2）密切监测患者的病情，注意观察有无肺动脉高压危象出现。

（3）并发症的护理。

完全性房室传导阻滞：多见于传导系统局部组织创伤水肿或机械性损伤，术后早期可使用异丙肾上腺素，同时给予激素、极化液、心肌营养药，必要时使用临时起搏器。

二尖瓣关闭不全：加强强心、利尿、扩血管治疗，维持左心功能。

肺动脉高压：早期使用镇静药，选择有效的血管扩张剂，包括硝普钠、硝酸甘油、前列腺素等。

三、健康教育

嘱患者加强营养，增强机体抵抗力，防止呼吸道感染。术后根据心功能恢复情况逐渐增加活动量，6个月内避免体力劳动、剧烈运动和外伤等。按时正确服药，定期复查，不适时随诊。

第十五节　主动脉窦瘤破裂的护理

主动脉窦瘤破裂是由于先天发育缺陷，在主动脉压力的作用下，主动脉窦壁变薄呈瘤样扩张，瘤体薄弱处破裂血流至邻近心腔。

一、护理评估

（一）术前评估

评估患者的血压情况，有无心悸、头晕、乏力、呼吸困难、咳嗽、端坐呼吸等心力衰竭的表现。

（二）术后评估

评估患者的血压情况，有无高血压、心杂音及心功能、尿量等的异常变化。

二、护理措施

（一）术前护理

（1）术前测量患者的血压并做好记录，如有高血压，应遵医嘱正确使用血管扩张剂降血压，注意观察用药的效果。

（2）减少刺激，避免引起或加重心力衰竭。

（二）术后护理

（1）维持有效血容量，防止低心排血量综合征。积极寻找低心排血量综合征产生的原因，严格按医嘱用药及时补血、补液，效果不佳时，应考虑心肌本身收缩无力、心脏压塞、严重的机体内环境紊乱，并积极采取相应的治疗措施。

（2）控制血压。术后血压应控制在收缩压小于 140 mmHg，舒张压小于 90 mmHg，或按低于术前血压 20 ～ 40 mmHg 的标准在补充血容量的基础上将血压控制在低水平，防止渗血过多。

三、健康教育

嘱患者加强营养，增强机体抵抗力，防止呼吸道感染。术后根据心功能恢复情况逐渐增加活动量，6 个月内避免体力劳动、剧烈运动和外伤等。按时正确服药，定期复查，不适时随诊。

第十六节　二尖瓣病变的护理

二尖瓣狭窄指二尖瓣瓣膜受损、瓣膜结构和功能异常所导致的瓣口狭窄，导致左心房血流受阻。

二尖瓣关闭不全可由风湿性病变、退行性病变、细菌性心内膜炎、缺血性心脏病等病因导致，风湿性二尖瓣关闭不全多数合并狭窄，主要病理改变是瓣叶和腱索增厚，挛缩、瓣膜面积缩小、瓣叶活动度受限制及二尖瓣瓣环扩大等。

一、护理评估

（一）术前评估

（1）评估患者的心功能级别，是否有心悸、气短、乏力、呼吸困难或其他严重心功能不全的表现。

（2）评估患者是否服用抗凝药物或其他药物，既往有无出血性疾病和凝血系统是否正常等。

（二）术后评估

（1）评估患者的循环、呼吸系统功能状态，观察患者的意识、生命体征、伤口及引流情况、皮肤受压情况，注意病情的变化。

（2）注意患者有无发生使用抗凝药的常见并发症。

二、护理措施

（一）术前护理

（1）患者若有明显的心悸、头晕、乏力、咳嗽、端坐呼吸困难和夜间阵发性呼吸困难等左心功能不全及颈静脉怒张、肝大、腹水和双下肢水肿等右心功能不全的表现，嘱患者卧床休息，给予氧气吸入，避免劳累，同时遵医嘱予加强强心、利尿及维持电解质平衡。

（2）术前有房颤的患者，部分有脑栓塞或肢体动脉栓塞史，注意询问是否在服用抗凝药，必要时遵医嘱皮下注射抗凝药物；有血栓的患者遵医嘱用药，嘱患者尽量卧床休息，减少活动，避免血栓脱落引起并发症。

（二）术后护理

（1）术后每天监测患者电解质与凝血功能，建议维持血钾在 4.0 ～ 5.0 mmol/L，国际标准化比值维持在 1.8 ～ 2.5。

（2）术后护理特别注意患者左心功能的维护，有肺动脉高压患者予氧气吸入以缓解缺氧，必要时遵医嘱予降肺动脉压药物治疗。

（3）部分有脑栓塞或肢体动脉栓塞史，术后注意患侧肢体活动和功能锻炼。

（4）并发症的护理。

①血栓与栓塞。

突然出现双眼发黑、晕倒、视力改变和偏瘫等，或无外伤情况下，突然出现一侧肢体疼痛、发凉、苍白、活动受限、脉搏消失，可能出现血栓或栓塞，应立即前往医院就诊。

②出血。

较轻出血：如牙龈出血、皮肤淤点，可根据化验结果减少华法林的用量。

明显出血：如鼻血、血尿，可停服华法林 1 ～ 2 天。

严重出血：如咯血、呕血、颅内出血，应立即停用抗凝药，到医院观察治疗。

在月经期间的多数女性患者月经量不多，抗凝药用量不变；若月经量变多或时间延长，应在医生的指导下调整抗凝药的用量。

三、健康教育

指导患者学习理解抗凝宣教手册内容。根据心功能恢复情况逐渐增加活动量，术后 6 个月避免体力劳动、剧烈运动和外伤等。按时正确服药，定期复查，不适时随诊。

第十七节　主动脉瓣病变的护理

主动脉瓣狭窄是指先天性瓣叶发育畸形或风湿性病变侵害主动脉瓣，导致瓣叶增厚粘连，瓣口狭窄。

主动脉瓣关闭不全是主动脉瓣叶结构异常，导致瓣叶不能严密对合。病因包括风湿性心脏病、老年退行性病变、细菌性心内膜炎、马方综合征、先天性主动脉瓣畸形、主动脉夹层动脉瘤等。

一、护理评估

（一）术前评估

评估患者有无乏力、眩晕、心绞痛、劳累后气促、运动时昏厥、端坐呼吸困难、阵发性呼吸困难或急性肺水肿等表现。

（二）术后评估

（1）评估患者循环系统功能、呼吸系统功能状态，观察患者的意识、生命体征、伤口及引流情况、皮肤受压情况，注意病情的变化。

（2）注意有无发生使用抗凝药常见的并发症。

二、护理措施

（一）术前护理

（1）若患者有明显的心悸、头晕、乏力、咳嗽、端坐呼吸困难和夜间阵发性呼吸困难等左心功能不全及颈静脉怒张、肝大、腹水和双下肢水肿等右心功能不全的表现，嘱患者卧床休息，予氧气吸入，避免劳累，同时遵医嘱予加强强心、利尿及维持电解质平衡。

（2）主动脉瓣重度狭窄患者术前禁用洋地黄类药物，以免诱发心力衰竭；同时注意卧床休息，避免用力排便及剧烈活动，预防晕厥及猝死。

（二）术后护理

（1）术后每天监测电解质与凝血功能，建议维持血钾在 4 ~ 5 mmol/L，国际标准化比值维持在 1.8 ~ 2.5。

（2）术后护理应特别注意左心功能维护，有肺动脉高压患者予氧气吸入以缓解缺氧，必要时遵医嘱予降肺动脉压药物治疗。

（3）部分有脑栓塞或肢体动脉栓塞史，术后注意患侧肢体活动和功能锻炼。

（4）并发症的护理。

①血栓与栓塞。

突然出现两眼发黑、晕倒、视力改变和偏瘫等，或无外伤情况下，突然出现一侧肢体疼痛、发凉、苍白、活动受限、脉搏消失，可能出现血栓或栓塞，应立即前往医院就诊。

②出血。

较轻出血：如牙龈出血、皮肤淤点，可根据化验结果减少华法林的用量。

明显出血：如鼻血、血尿，可停服华法林 1 ~ 2 天。

严重出血：如咯血、呕血、颅内出血，应立即停用抗凝药，到医院观察治疗。

在月经期间的多数女性患者若月经量不多，抗凝药用量不变；若月经量变多或时间延长，应在医生指导下调整抗凝药的用量。

三、健康教育

指导患者学习理解抗凝宣教手册内容。根据心功能恢复情况逐渐增加活动量，6个月内避免体力劳动、剧烈运动和外伤等。按时正确服药，定期复查，不适时随诊。

第十八节　冠状动脉粥样硬化性心脏病的护理

冠状动脉粥样硬化性心脏病简称冠心病，是冠状动脉内膜脂质沉着、局部结缔组织增生、纤维化或钙化，形成粥样硬化斑块，造成管壁增厚、管腔狭窄或阻塞的疾病。

一、护理评估

（一）术前评估

评估患者有无出现心绞痛及心肌梗死的表现。

（二）术后评估

（1）注意患者有无发生使用抗凝药的常见并发症。

（2）评估患者取血管侧肢体的循环、温度、颜色等情况。

二、护理措施

（一）术前护理

（1）病情观察：心绞痛疼痛发作诱因、部位、持续时间，遵医嘱予氧气吸入，密切监测患者血压、心率变化。

（2）移植血管的保护：避免移植血管的损伤。

（3）了解患者是否停止服用阿司匹林及硫酸氢氯吡格雷片等口服抗凝类药物；同时有无皮下注射低分子肝素钙等抗凝药物的治疗。

（4）避免心绞痛及心肌梗死的诱因，如剧烈活动、情绪不稳定、暴饮暴食、用力排便等。

（二）术后护理

（1）早期指导患者间断被动活动或主动活动患肢，防止血栓形成，取下肢血管患者3天后可床边活动。

（2）患肢抬高15°～30°，观察其血液循环、温度、颜色、动脉搏动情况。

（3）术后24小时松解弹力绷带。

（4）并发症的护理。

心肌梗死及心绞痛发作、心律失常：密切观察患者的病情及心电图情况，若术后再次出现心肌梗死及心绞痛，而心电图显示异常，则考虑手术搭桥发生梗阻及堵塞，应及时报告医生进行处理。

下肢水肿或静脉栓塞：与患者手术取大隐静脉，影响血液回流有关，早期应积极鼓励、指导患者间断被动活动或主动活动患肢。

三、健康教育

（1）嘱患者低脂肪、低胆固醇饮食，维持合适的体重。合并糖尿病患者应按糖尿病饮食，避免含咖啡因的食物和饮料，避免刺激性食物。

（2）指导患者应继续积极治疗高血压、糖尿病等疾病。

第十九节　胸主动脉瘤与主动脉夹层的护理

胸主动脉瘤指各种病因所致局部主动脉壁扩张或膨出，达到正常管径 1.5 倍以上的疾病。

主动脉夹层指主动脉内膜和中层弹力膜发生撕裂，血液进入主动脉壁中层，顺行和（或）逆行剥离形成壁间假腔，并通过一个或数个破口与主动脉真腔相交通。

一、护理评估

（一）术前评估

（1）评估患者有无疼痛及疼痛的部位、性质等。

（2）评估患者是否存在头晕、意识障碍、急性左心衰竭、心绞痛、心肌梗死、急性肾功能不全、急腹症、肢体功能障碍等各重要器官由于主动脉瘤压迫和侵蚀或者夹层撕裂，而导致供血障碍的症状。

（3）评估患者心率、四肢血压的情况。

（二）术后评估

根据不同的手术方式评估患者循环和呼吸功能，以及外周血管循环状况。

二、护理措施

（一）术前护理

（1）限制活动、绝对卧床休息：为患者提供安静、舒适的环境，减少不良刺激。

（2）控制血压：根据患者血压的情况调整用药，保证血压的稳定。

（3）控制心率：使患者的心率维持在 60 ～ 80 次 / 分，以减少每分钟对主动脉壁的冲击次数。

（4）镇痛：对有疼痛的患者给予镇痛，注意观察评估应用镇痛剂的效果。

（5）病情观察：密切监测患者的生命体征、心电图、血氧饱和度、双下肢足背动脉搏动情况、双下肢皮肤颜色及温度，注意是否有血栓形成，定期监测肝功能、肾功能。

（6）避开可能的诱发因素，预防主动脉破裂。

（二）术后护理

1. 主动脉根部 / 升主动脉手术

（1）术前由于主动脉瓣反流引起左心室增大造成的心功能下降者，术后须注意心功能的维护。

（2）合并主动脉瓣置换的患者护理同瓣膜置换术后的护理。

（3）主动脉根部手术常须移植冠状动脉，术后监测患者的心律，发现心电图有异常时及时报告医生，及早发现冠状动脉的异常情况。

2. 主动脉弓部手术

（1）术后须特别观察患者双侧上肢的血供情况。

（2）术后要监测患者的意识、肌力及运动情况，以及时发现有无脑水肿及脑缺氧的症状。

（3）注意观察患者的尿量及肾功能情况。

（4）观察患者有无声音嘶哑、饮水呛咳情况。

3. 主动脉夹层腔内带膜支架植入术

（1）严格控制患者的血压，血压过高可导致主动脉破裂、血肿逆行撕裂、带膜支架移位等。

（2）观察患者左侧肢体的血液供应，注意末梢皮肤的颜色和温度，预防血栓形成。

（3）注意患者的穿刺部位及手术切口有无渗血、血肿。

（4）术后早期避免剧烈活动。

4. 主动脉杂交术

（1）严格监测患者的意识状态。

（2）监测患者的双侧颈动脉搏动。

（3）观察患者的四肢动脉搏动、肢体活动及末梢血供情况，判断有无偏瘫及骨 – 筋膜室综合征。

（4）监测并控制患者的血压，在确保器官灌注的同时收缩压控制在 $100 \sim 120\,mmHg$，以减少渗血，避免原病变的反复。

（5）行颈动脉 – 升主动脉旁路移植的患者，应注意颈部伤口的张力，有无血肿，注意伤口的渗血情况。

（6）术后注意观察患者有无声音嘶哑、饮水呛咳等喉返神经损伤的表现。

三、健康教育

（1）高血脂患者以低脂肪饮食为主；高血压患者以低盐饮食为主。

（2）嘱患者保持大便通畅，必要时可服用缓泻药。

第二十节　慢性缩窄性心包炎的护理

慢性缩窄性心包炎是由于心包的慢性炎症性病变所致的心包增厚、粘连，甚至钙化，使心脏的舒张和收缩受限，心功能逐渐减退，造成全身血液循环障碍的疾病。

一、护理评估

（一）术前评估

（1）评估患者有无胸痛、发热、呼吸困难、劳累、气促等表现，测量中心静脉压或外周静脉压情况。

（2）评估患者的下肢水肿、腹水情况，放腹水者（每次放腹水量少于 2000 mL），注意观察有无不适，如头晕、心悸、冷汗等。

（3）评估患者有无结核病史及服药情况。

（二）术后评估

（1）评估患者的循环、呼吸系统功能状态，观察患者的意识、生命体征、伤口及引流情况、皮肤受压情况，注意病情的变化。

（2）评估患者水肿的消退情况。

二、护理措施

（一）术前护理

（1）注意观察患者呼吸困难的程度及有无心脏压塞的表现，严格控制液体入量和速度；防止短时间内输入过量液体，以免增加心脏负担。

（2）遵医嘱使用利尿药、抗结核药等，注意观察肝功能、肾功能及水、电解质变化。

（二）术后护理

（1）严格控制液体入量和速度，防止短时间内输入过量液体，使患者处于负平衡状态，增加心脏负担。

（2）术后患者常规使用洋地黄制剂及适量利尿剂，以控制心力衰竭，提高心功能。

（3）遵医嘱使用正性肌力药物，如多巴胺、多巴酚丁胺。

（4）并发症的护理。易出现低心排血量综合征和心力衰竭，应严密监测患者的血压、中心静脉压、末梢循环、心搏出量、心脏排血指数、心率、心律、呼吸、尿量、血气和电解质变化，及时采取相应的强心、利尿措施。

三、健康教育

（一）休息与活动

急性心包炎患者出现胸痛、发热、心包摩擦音时，应卧床休息，待症状消失后逐渐增加活动量；避免剧烈活动和重体力活，保证充足的休息和睡眠。

（二）饮食护理

（1）嘱患者进食高热量、高蛋白、富含维生素、易消化的食物。

（2）嘱患者有水肿时限制钠盐。

（3）呼吸困难者应少食易产气的食物，防止肠内产气过多引起膈肌上抬。

（4）遵医嘱用药指导，按时服药。术后根据病理结果，确诊结核者，继续抗结核治疗3～6个月，定期复查肝功能、肾功能。

第二十一节　黏液瘤的护理

黏液瘤是心脏原发良性肿瘤，可发生于心脏各房、室腔，最常见于左心房，约占黏液瘤总数的 75%。

一、护理评估

（一）术前评估

评估患者有无瘤栓栓塞症状，如神志、瞳孔、四肢活动异常等。

（二）术后评估

评估患者的循环、呼吸系统功能状态，观察患者的意识、生命体征、伤口及引流情况、皮肤受压情况，注意其病情的变化。

二、护理措施

（一）术前护理

告知患者卧床休息，避免突然改变体位，若患者出现气短、呼吸困难、咯血、突然晕倒或猝死，考虑瘤体堵塞瓣膜口，应立即帮助患者改变体位，缓解堵塞症状，及时报告医生并协助处理；若患者突然出现头痛、偏瘫、失语、急腹症等，应考虑瘤体脱落导致动脉栓塞的发生，立即报告医生处理，做到早发现、早治疗。

（二）术后护理

（1）严格控制液体入量及速度，防止心脏肿瘤摘除后回心血量大而增加心脏负担。

（2）若同时行瓣膜置换手术，同心脏瓣膜病护理。

（3）并发症的护理。患者突然出现头痛、偏瘫、失语、急腹症等症状，应考虑术后有瘤体脱落导致动脉栓塞的发生，立即报告医生处理，做到早发现、早治疗。

三、健康教育

予患者疾病知识指导，介绍黏液瘤的有关知识，解除患者疑虑。

第十章 胸外科疾病护理常规

第一节 胸外科围手术期一般护理常规

一、护理评估

（一）术前评估

（1）评估患者是否戒烟天数满 14 天，有无疼痛、咳嗽、咳痰、咯血、发绀等症状，呼吸的频率、节律是否正常，了解有无哮喘史。

（2）评估患者的生命体征、饮食、睡眠、排便、既往史、有无合并症、目前治疗用药情况等。

（3）评估患者是否在月经期、心肺功能及其他脏器功能情况，排除手术禁忌证。

（4）评估患者全身营养状况。

（5）评估患者的自理能力、心理状况，了解患者对疾病和手术的认知程度。

（6）外伤患者评估其神志、生命体征及症状，受伤的经过、暴力大小、受伤部位与时间等。

（二）术后评估

（1）了解患者的麻醉方式、手术方式及术中情况。

（2）观察患者的意识、生命体征、伤口及引流情况。

（3）观察患者有无疼痛、发热、恶心呕吐及尿潴留等常见的术后反应，并遵医嘱给予处理。

（4）评估患者的呼吸、循环和消化等机体各系统功能状态。

（5）评估患者的呼吸功能训练、术后早期活动、康复训练等情况。

（6）评估患者的心理状况。

二、护理措施

（一）术前护理

（1）呼吸道准备。

①指导患者术前须戒烟 14 天以上，保持口腔卫生，预防上呼吸道感染。

②保持呼吸道通畅，注意观察患者的痰液量、颜色、黏稠度及气味；遵医嘱给予支气管扩张剂、祛痰剂等药物，以改善呼吸状况。

③指导患者进行呼吸功能训练，如腹式深呼吸，缩唇呼吸，有效咳嗽、咳痰，使用呼吸功能训练器等。

④大量咯血者绝对卧床休息，床边备吸痰器、气管切开包等抢救用品，保持呼吸道通畅。

（2）饮食与活动。嘱患者注意休息和营养，根据病情及年龄指导患者饮食，一般进食高蛋白、富含纤维、易消化的食物，营养不良时遵医嘱给予营养药物，纠正患者贫血、低蛋白血症，改善患者营养状况，提高患者对手术的耐受性，减少术后并发症；嘱患者避免剧烈活动，规律作息，保障充足睡眠，增强机体抵抗力。

（3）完善术前检查，做好术前准备。做好个人卫生、备皮、胃肠道准备、配血及药敏试验。术前1天测体温、脉搏、呼吸2～3次，术晨测量体温、脉搏、呼吸、血压1次，若出现发热、上呼吸道感染症状及女性患者月经来潮等情况，应及时与医生联系。

（4）心理护理。如患者有消极悲观情绪，应向其耐心解释手术的必要性、可治性，用实例说明手术的效果，以解除患者顾虑，消除其悲观情绪，帮助患者树立战胜疾病的信心，使其积极配合治疗和护理。

（5）做好安全护理。对风险高危患者做好保护措施及警示标识。

（6）根据自理能力及需要协助患者生活护理。

（二）术后护理

1. 一般护理

（1）与监护室护士进行交接班，做好床旁交接工作。

（2）加强基础护理，根据患者的自理能力和需要提供生活护理。

（3）遵医嘱执行各项治疗及护理工作。

2. 病情观察

（1）监测患者的生命体征，术后给予鼻导管吸氧2～4 L/min，密切观察患者的呼吸频率、幅度及节律，听诊双肺呼吸音，监测血氧饱和度，观察患者有无胸闷气促、呼吸困难、发绀等缺氧症状。

（2）观察手术切口敷料情况，若有渗血、渗液或敷料被浸湿、污染，应及时报告医生更换，避免感染。

（3）观察引流液的颜色、性质与量，引流瓶是否有气体逸出。

（4）若发现异常，及时报告并协助医生处理。

3. 饮食护理

进食低脂肪、高蛋白、富含维生素、易消化的食物，少量多餐（食管疾病、糖尿病患者另行指导）。

4. 休息与活动

（1）体位管理：患者术后未拔除引流管前取半坐卧位；拔管后根据患者的病情取舒适体位。

（2）鼓励患者术后早期活动：麻醉清醒后即可鼓励患者在床上运动，患侧肢体行外展、外旋、握拳、触摸对侧耳朵、扩胸运动等，下肢可做抬起、伸屈等床上活动；可下床活动后，进行有目标的爬墙运动，同时协助患者勤翻身。

5. 呼吸道管理

协助患者拍背咳痰，指导患者有效咳嗽、咳痰，进行腹式深呼吸、缩唇呼吸，使用呼吸功能训练器，进行有效的呼吸功能锻炼，避免肺炎和肺不张。

（1）深呼吸训练：患者取坐位或仰卧位，屈膝以放松腹部肌肉，双手放于腹部外侧，经鼻吸气使上腹部向外膨胀，用口呼气并收缩腹肌将气体排出。

（2）腹式深呼吸：患者取立位、半卧位或平卧位，一手置于胸前，另一手置于上腹部，经鼻吸气，吸气时胸部不动，腹部鼓起，吸气后屏气 1 ～ 2 秒，然后缓慢呼气，深而慢，腹部内陷，尽量将气呼出。

（3）缩唇式呼吸：患者取坐位或半卧位，闭嘴用鼻子深吸气后憋气 2 秒，然后缩唇呈鱼嘴状或口哨状缓慢呼气，呼气时间是吸气时间的 2 倍。

（4）呼吸训练器的应用：进行深呼吸锻炼，每次 5 ～ 10 分钟，每天 3 ～ 5 次。患者保持正常呼吸，嘴含吸气口，保持一个低的吸气流，让第 1 个球升起（600 cc），尽可能长的保持该球上升所处的位置，第 2、第 3 个球处于初始位置；加吸气流，使第 1、第 2 个球升到最高位置（900 cc），第 3 个球处于初始位置；最后尽力达到最大吸气流，使 3 个球全部升起到最高位置（1200 cc），移去呼吸器，缓慢呼气。

（5）有效咳嗽、排痰训练：指导患者取坐位，头、颈和躯干稍弯曲，躯体略向前倾，双手放于腹部，做腹式深呼吸 3 ～ 5 次后最大程度地深吸一口气，憋气 1 ～ 2 秒，手顶住腹部肌肉，然后张口，腹部用力咳嗽将痰咳出。

（6）拍背法协助患者排痰：协助患者坐起，操作者五指并拢，稍向内合掌，手掌呈杯状，掌指关节屈曲呈 120°，有节奏地由外向内、由下向上叩击震动患者非手术侧背部，使痰液松动易于排出。

（7）刺激患者咳嗽排痰：用 2 指放在患者喉结下，外加压力，刺激咳嗽，或用双手压迫患者下胸部和上腹部，嘱患者用力咳嗽，以加强膈肌反弹力量，有利于排痰。

6. 用药护理

（1）护胃制酸药：监测患者的消化道应激情况。

（2）血管活性药：监测患者的血压情况。

（3）祛痰、扩支气管药：监测患者的两肺呼吸音、咳痰、呼吸情况。

（4）拟胆碱药和抗胆碱药：监测患者的呼吸、肌力变化等情况。

（5）抗结核药：监测患者的肝功能变化，规律用药。

（6）抗真菌药：监测患者的肝功能、肾功能变化，规律用药。

7. 症状护理

（1）疼痛：妥善固定患者胸部，咳嗽、咳痰时，协助或指导其用双手按压患侧胸壁，减轻疼痛；正确评估疼痛分值，遵医嘱使用镇痛药物，采取多模式镇痛和预防性镇痛模式规范用药，观察用药效果及不良反应。

（2）胸闷：予患者半卧位休息，观察其呼吸状况，监测血氧饱和度及血气分析指标，根据血氧状态给氧；有痰液者给予雾化吸入、拍背、协助咳痰等。

（3）心悸：嘱患者卧床休息，监测其心率、心律并进行电解质分析，按医嘱使用抗心律失常药；严重心律失常者，准备好抢救仪器和药品，配合医生抢救。

（4）恶心、呕吐：观察患者呕吐物的颜色及量，评估其腹胀、电解质情况。电解质紊乱者，及时给予纠正；药物引起者，遵医嘱予对症治疗。

（5）水肿：监测患者的白蛋白变化，嘱其加强营养，进食高蛋白食物，必要时遵医嘱使用人血白蛋白等药物，密切观察患者的水肿情况。

8. 管道护理

（1）胸腔闭式引流管的护理。保持无菌、密闭、通畅。

（2）深静脉置管的护理。保持穿刺部位敷料干燥，保持管道通畅，翻身活动时防止受压、折叠、扭曲、脱出，防止药物外渗，使用完毕时用肝素稀释液正压封管。

（3）胃管的护理。

①每班交接并记录患者胃管的置入深度，术后 3～4 天持续胃肠减压，妥善固定胃管，防止脱出，待肛门排气、胃肠减压引流量减少后，拔除胃管。

②严密观察引流液的量、性状及颜色并准确记录。术后 6～12 小时可抽吸出少量血性液或咖啡色引流液，若引出大量鲜血或血性液，且患者出现烦躁、血压下降、脉搏增快、尿量减少等情况，应考虑吻合口出血，立即通知医生配合处理。

③胃管脱出后应嘱患者取半坐卧位，禁饮禁食并严密观察患者病情，不应盲目插入，以免戳穿吻合口，造成吻合口瘘。

④保持患者口腔清洁。

（4）鼻肠管护理。

①告知患者留置鼻肠管的目的及重要性。

②每班交接并记录患者鼻肠管的置入深度或外露长度，注意妥善固定鼻肠管，防止牵拉、脱位。

③输注营养液前后要用足量温开水冲洗管道，保持管道通畅。

④调整好营养液"三度"，即速度、浓度、温度。浓度由小到大，速度由慢到快，温度不可过冷、过热。

⑤倾听患者主诉，注意有无腹泻、腹胀、恶心、呕吐等胃肠道不耐受症状。密切观察患者是否出现误吸现象，出现时积极配合医生处理。

9. 并发症的预防及护理

（1）出血：密切观察患者的生命体征、尿量及中心静脉压变化，定时检查伤口敷料及引流液情况，如引流液呈鲜红色、有血凝块，持续 3 小时引流液量不少于 100 mL/h，则考虑有活动性出血，应及时报告医生，遵医嘱协助处理。

（2）肺炎和肺不张：严格呼吸道管理，遵医嘱合理使用抗生素，鼓励患者有效咳嗽、排痰，痰液过于黏稠者予雾化吸入，必要时行导管吸痰。如痰液较深，导管吸痰效果不好时可采用纤维支气管镜吸痰。

（3）心律失常：发现患者心律失常，遵医嘱使用抗心律失常药物，观察药物的疗效及不良反应。

（4）支气管胸膜瘘：置患者于患侧卧位，以防漏液流向健侧；使用抗生素以预防感染；继续行胸腔闭式引流，必要时再次开胸手术修补。

（5）肺水肿：严密观察患者，根据需要调节输液速度。一旦发生肺水肿，立即减慢输液速度，控制液体入量；吸氧，保持呼吸道通畅；予心电监护及强心、利尿、镇静和激素治疗，安抚患者紧张情绪。

（6）肺栓塞：术后指导患者尽早活动，使用药物抗凝预防肺栓塞。一旦确诊，应绝对卧床休息，高浓度吸氧；根据情况予患者监测中心静脉压，控制输液入量及速度，予镇静、镇痛、抗休克治疗和护理，遵医嘱予抗凝或溶栓治疗，注意监测其凝血功能，观察其皮肤黏膜是否有出血征象。

（7）心肌梗死：嘱患者严格卧床休息，予吸氧，心电监护及心理护理，遵医嘱予镇痛、溶栓、抗心律失常、抗休克、使用血管活性药等处理。

10. 患者安全管理

加强风险评估，根据需要给予保护措施及警示标识。

11. 心理护理

多与患者交谈，针对性地给予心理支持，消除其顾虑和恐惧，增强其战胜疾病的信心。

三、健康教育

（一）术前健康教育

（1）入院宣教：介绍入院须知，介绍病区环境、设施及其使用方法，介绍主管医生、主管护士。

（2）疾病知识指导：指导患者及其家属了解疾病的相关知识和治疗要点，识别疾病加重的临床表现，增强自我监测的能力，积极配合治疗。

（3）注意天气变化，做好保暖，避免到公共场所，预防上呼吸道感染，以防手术延期。

（4）讲解术前准备项目、术中配合及术后注意要点。

（5）指导患者进行有效的呼吸功能锻炼。

（二）术后健康教育

（1）饮食指导。饮食结构应合理，进食低脂肪、高蛋白、富含维生素、易消化的食物，嘱患者少量多餐。

（2）体位与活动。

①患者未拔除胸腔闭式引流管前取半坐卧位；拔除引流管后根据病情取舒适体位。

②协助患者翻身、床上活动，鼓励患者早期下床活动，活动量循序渐进，以不引起疲

劳、气促等不适为宜。

（3）讲解使用氧气管、中心静脉导管、胸腔闭式引流管、尿管等管道的注意事项。

（4）指导患者使用胸带及有效咳嗽、咳痰。

（三）出院指导

（1）患者胸部伤口术后 10 ～ 12 天可拆除缝线。

（2）建立患者健康生活方式，合理饮食、稳定情绪、有氧运动；注意防寒保暖，避免到公共场所，防止呼吸道感染。

（3）休息与活动：指导患者出院后数周内坚持进行腹式深呼吸和有效咳嗽，以促进肺膨胀；指导患者进行抬肩、抬臂、手搭对侧肩部、举手过头或拉床带活动，以防术侧肩关节僵直。术后 6 个月内避免重体力劳动、剧烈运动等。

（4）用药指导：指导患者正确服药及交代服药的注意事项。

（5）复诊指导：定期复查，若出现胸闷气促、胸痛、呼吸困难、发绀等不适，应及时就诊。

第二节　支气管肺癌的护理

肺癌是最常见的肺原发性恶性肿瘤，多数起源于支气管黏膜上皮，也称支气管肺癌。

一、护理评估

（一）术前评估

（1）评估患者是否戒烟天数满 14 天，有无咳嗽、咯血、胸痛、胸闷、发热等症状及程度。

（2）评估患者是否出现癌肿压迫、侵犯邻近器官组织或发生向远处转移时的征象。

（3）评估患者的生命体征、饮食、睡眠、排便、既往史、有无合并症、目前治疗用药情况等。

（4）评估患者是否处于月经期、心肺功能及其他脏器功能情况，排除手术禁忌证。

（5）评估患者的全身营养状况。

（6）评估患者的自理能力、心理状况，了解患者对疾病和手术的认知程度。

（二）术后评估

（1）了解麻醉方式、手术方式及术中情况。

（2）观察患者的意识、生命体征、伤口及各管道引流情况。

（3）观察患者有无疼痛、发热、恶心呕吐等症状，并遵医嘱给予处理。

（4）评估患者术后呼吸、循环和消化等机体各系统功能状态。

（5）评估患者的饮食、呼吸功能训练、术后早期活动、康复训练等情况。

（6）评估患者的心理状况。

二、护理措施

（一）术前护理

（1）呼吸道准备。指导患者术前戒烟满 14 天，保持口腔卫生，预防上呼吸道感染。保持呼吸道通畅，注意观察患者痰液的量、颜色、黏稠度及气味。指导患者进行呼吸功能训练，如腹式深呼吸、缩唇呼吸、有效咳嗽和咳痰，使用呼吸功能训练器等。大量咯血者予绝对卧床休息，床边备吸痰器、气管切开包等抢救用品，以保证呼吸道通畅。

（2）饮食与活动。患者注意休息和营养，根据病情及年龄指导患者饮食，一般进食高蛋白、高纤维、易消化的食物，改善患者的营养状况；避免剧烈活动，规律作息，保障充足睡眠，增强机体抵抗力。

（3）完善术前检查，做好术前准备，若患者出现发热、上呼吸道感染等症状，以及女性患者月经来潮等情况，应及时与医生联系。

（4）用药护理。遵医嘱给予营养药物，纠正患者贫血、低蛋白血症，改善患者的营养状况，提高患者对手术的耐受性，减少术后并发症；遵医嘱给予支气管扩张剂、祛痰剂等药物，以改善呼吸状况，严密观察用药的疗效及不良反应，出现不良反应及时报告医生并协助处理。

（5）心理护理。如患者有消极悲观情绪，应向患者耐心解释手术的必要性、可治性，用实例说明手术的效果，以解除患者顾虑，消除其悲观情绪，树立战胜疾病的信心，使患者积极配合治疗和护理。

（二）术后护理

1. 一般护理

（1）与监护室护士进行交接班，做好床旁交接工作。

（2）加强基础护理，根据患者自理能力和需要提供生活护理。

（3）遵医嘱执行各项治疗及护理工作。

2. 病情观察

密切观察患者的意识、生命体征，出现疼痛、恶心、呕吐等症状，及时报告并协助医生处理。观察手术切口敷料情况，若有渗血、渗液，应及时报告医生更换，避免感染。观察引流液的颜色、性质与量，引流瓶是否有气体逸出，若发现活动性出血，及时报告并协助医师处理。监测患者的呼吸频率、幅度及节律，观察患者有无胸闷气促、呼吸困难、发绀等缺氧症状。

3. 饮食护理

嘱患者进食低脂肪、高蛋白、富含维生素、易消化的食物，少量多餐。

4. 休息与活动

（1）体位管理：患者术后未拔除引流管前取半坐卧位；拔管后根据患者的病情，取舒适体位。

（2）鼓励患者术后早期活动：患者麻醉清醒后即可鼓励其在床上运动，患侧上肢行外展、外旋、握拳、触摸对侧耳朵、扩胸运动等，下肢可做抬起、伸屈等床上活动；可下床活动后，进行有目标的爬墙运动，同时协助患者勤翻身。

5. 呼吸道管理

遵医嘱予使用祛痰剂、支气管扩张剂等药物进行雾化吸入，合理使用抗生素。协助患者拍背咳痰，指导其有效咳嗽、咳痰，进行腹式深呼吸、缩唇呼吸，学会使用呼吸功能训练器，进行有效的呼吸功能锻炼，避免肺炎和肺不张。对咳痰无力、呼吸道分泌物滞留者予以吸痰。

6. 管道护理

（1）胸腔闭式引流管的护理：保持无菌、密闭、通畅。

（2）深静脉置管的护理：保持穿刺部位敷料干燥，保持管道通畅，翻身活动时防止受压、折叠、扭曲、脱出，防止药物外渗，使用完毕时用肝素稀释液正压封管。

7. 并发症的预防及护理

（1）出血：密切观察患者的生命体征、尿量及中心静脉压变化，定时检查伤口敷料及引流液情况，如引流液呈鲜红色、有血凝块，持续 3 小时引流液量不少于 100 mL/h，则考虑有活动性出血，应及时报告医生，遵医嘱协助处理。

（2）肺炎和肺不张：严格呼吸道管理，遵医嘱合理使用抗生素，鼓励患者有效咳嗽、排痰，痰液过于黏稠者予雾化吸入，必要时行导管吸痰。如痰液较深，导管吸痰效果不好时可采用纤维支气管镜吸痰。

（3）心律失常：发现患者心律失常，遵医嘱使用抗心律失常药物，观察药物的疗效及不良反应。

（4）支气管胸膜瘘：置患者于患侧卧位，以防漏液流向健侧；使用抗生素以预防感染，继续行胸腔闭式引流；必要时再次开胸手术修补。

（5）肺水肿：严密观察患者，根据需要调节输液速度。一旦发生肺水肿立即减慢输液速度、控制液体入量；予吸氧，保持呼吸道通畅；予心电监护及强心、利尿、镇静和激素治疗，安抚患者紧张情绪。

（6）肺栓塞：术后指导患者尽早活动，使用药物抗凝预防肺栓塞。一旦确诊，应绝对卧床休息，高浓度吸氧；根据情况予患者监测中心静脉压，控制输液入量及速度，予镇静、镇痛、抗休克治疗和护理，遵医嘱予抗凝或溶栓治疗，注意监测其凝血功能，观察其皮肤黏膜是否有出血征象。

（7）心肌梗死：嘱患者严格卧床休息，予吸氧、心电监护及心理护理，遵医嘱予镇痛、溶栓、抗心律失常、抗休克、使用血管活性药等处理。

8. 疼痛护理

妥善固定患者胸部，遵医嘱使用镇痛药物，采取多模式镇痛和预防性镇痛模式，咳嗽、咳痰时协助或指导其用双手按压患侧胸壁，以减轻疼痛。

9. 患者安全管理

加强风险评估，根据需要给予保护措施及警示标识。

10. 心理护理

多与患者交谈，针对性地给予心理支持，消除其顾虑和恐惧，增强其战胜疾病的信心。

11. 全肺切除患者的护理

（1）胸腔闭式引流管的护理。胸腔引流管予夹闭，维持双侧胸腔内压力平衡，防止纵隔过度摆动。夹闭时，根据气管位置调整引流管开放的时间及次数。如气管明显向健侧移位，在排除肺不张后酌情放出适量的引流液。每次放液量不宜超过 100 mL，速度宜慢，以免快速大量放液引起双侧胸腔内压力差发生改变，导致纵隔扑动。

（2）控制输液量和速度，防止心脏前负荷过重导致急性肺水肿。全肺切除术后应控制钠盐摄入量，24 小时补液量控制在 2000 mL 内，速度宜慢，以 20 ～ 30 滴 / 分为宜。

（3）体位与活动。禁止完全侧卧位，取半坐卧位或 1/4 侧卧位休息。

（4）术后 1 ～ 2 天以卧床休息为主，术后 3 天视病情逐渐下床活动，循序渐进，避免引起气促、缺氧等现象。活动期间应妥善固定患者的引流管，严密观察患者的病情变化，出现头晕、气促，心动过速、心悸和出汗时，立即停止活动。

三、健康教育

（一）健康指导

（1）疾病知识指导：指导患者及其家属了解疾病的相关知识和治疗要点，识别疾病加重的临床表现，增强自我监测的能力，积极配合治疗。

（2）饮食与活动指导：嘱患者进食低脂肪、高蛋白、富含维生素、易消化的食物，少量多餐，保持良好的营养状况，鼓励患者早期下床活动，活动量循序渐进，以不引起疲劳、气促等不适为宜。

（3）指导患者进行有效咳嗽、咳痰、呼吸功能锻炼，避免肺部感染。

（4）向患者讲解术前、术中及术后配合要点。

（二）出院指导

（1）术后 10 ～ 12 天可拆除胸部伤口缝线。

（2）嘱患者建立健康的生活方式，合理饮食、稳定情绪、适当做有氧运动；注意防寒保暖，避免到公共场所，防止呼吸道感染。

（3）休息与活动：指导患者出院后数周内坚持进行腹式深呼吸和有效咳嗽，以促进肺膨胀；指导患者进行抬肩、抬臂、手搭对侧肩部、举手过头或拉床带活动，以防术侧肩关节僵直。术后 6 个月内避免重体力劳动、剧烈运动等。

（4）用药指导：指导患者正确服药及交代服药的注意事项。

（5）复诊指导：定期复查，若患者出现气促、发绀、呼吸困难、胸痛等不适，应及时就诊。

第三节　肺结核外科治疗的护理

肺结核是由结核分枝杆菌引起的、有较强传染性的慢性肺部疾病。20 世纪中期广泛应用有效的抗结核药物（如链霉素、异烟肼等）后，大多数肺结核患者经内科治疗可痊愈，仅少数经内科治疗无效者再行外科手术治疗。

一、护理评估

（一）术前评估

（1）评估患者是否有午后或傍晚低热、盗汗、疲倦乏力、食欲减退、体重下降等情况。

（2）评估患者有无咳嗽、咳痰、胸痛、呼吸困难、咯血等情况。

（3）评估患者有无并发自发性气胸、脓气胸、肺源性心脏病、支气管扩张等疾病，或继发肺外结核。

（4）评估患者的营养状况及服药情况。

（二）术后评估

（1）了解麻醉方式、手术方式及术中情况。

（2）观察患者的意识、生命体征、伤口疼痛及各管道引流情况。

（3）评估患者术后呼吸、循环和消化等机体各系统功能的状态。

（4）评估患者的饮食、呼吸功能训练、术后早期活动、康复训练等情况。

（5）评估患者的营养状况、服药情况及心理状况。

二、护理措施

（一）术前护理

1. 观察要点

密切观察患者的呼吸情况，咳痰的颜色、量及性质，严格呼吸道管理，勤拍背，多鼓励患者咳痰，注意呼吸道隔离。

2. 饮食护理

（1）营养治疗的重点是注意能量和蛋白质的补充，改善氮平衡状况。

（2）指导患者进食高热量、高蛋白、富含维生素的食物。

（3）予患者合理营养支持，提高其机体免疫功能。

3. 休息与活动

指导患者充分休息，保持良好睡眠，避免过累及大量运动，进行适量的运动，增强体质，提高免疫力。

4. 用药护理

遵医嘱给予抗结核、护肝药物治疗。

5. 症状护理

（1）咯血的护理：患者出现痰中带血时，要注意观察咯血量的变化；咯血量较大时，注意监测患者的生命体征，取患侧卧位，嘱患者尽量将血咳出，避免窒息。床边应备吸痰器、气管切开包等抢救用品，建立静脉通路，做好抢救的准备。安抚患者，减轻患者紧张、恐惧、不安等情绪。如患者出现心率加快、血压下降、面色苍白等休克症状，应立即开放静脉通路，遵医嘱用药，积极抢救。

（2）发热的护理：体温超过 38.5 ℃者，采用物理降温或遵医嘱给予降温药物；低热或盗汗者，予温水擦浴，嘱其勤更衣，适量多饮水，保持舒适。

（二）术后护理

1. 一般护理

（1）与监护室护士进行交接班，做好床旁交接工作。

（2）加强基础护理，遵医嘱执行各项治疗及护理工作。

2. 病情观察

密切观察患者的意识、生命体征，出现疼痛、恶心、呕吐等症状，及时报告医生并处理；观察手术切口敷料情况，若有渗血、渗液，应及时报告医生更换，避免感染；观察引流液的颜色、性质及量，引流瓶是否有气体逸出，若发现活动性出血，及时报告并协助医生处理；监测患者的呼吸频率、幅度及节律，观察患者有无胸闷气促、呼吸困难、发绀等缺氧症状。

3. 饮食护理

嘱患者进食低脂肪、高蛋白、高能量、富含纤维、易消化的食物。

4. 休息与活动

（1）体位管理：患者术后未拔除引流管前取半坐卧位；拔管后根据患者的病情取舒适体位。

（2）鼓励患者术后早期下床活动。

5. 呼吸道管理

做好呼吸道隔离；遵医嘱予患者雾化吸入，合理使用抗结核药物；协助患者拍背咳痰，指导患者有效咳嗽、咳痰，进行腹式深呼吸、缩唇呼吸，学会使用呼吸功能训练器，进行有效的呼吸功能锻炼，避免肺炎和肺不张。对咳痰无力、呼吸道分泌物滞留者，予以吸痰。

6. 管道护理

（1）胸腔闭式引流管的护理，应保持无菌、密闭、通畅。

（2）深静脉置管的护理，应保持穿刺部位敷料干燥、管道通畅，翻身活动时防止管道受压、折叠、扭曲、脱出，防止药物外渗，使用完毕后用肝素稀释液正压封管。

7. 并发症的预防及护理

（1）出血：密切观察患者的生命体征、尿量及中心静脉压变化，定时检查伤口敷料及引流液情况，如引流液呈鲜红色、有血凝块，持续 3 小时引流液量不少于 100 mL/h，则考虑有活动性出血，应及时报告医生，遵医嘱协助处理。

（2）肺炎和肺不张：严格呼吸道管理，遵医嘱合理使用抗生素，鼓励患者有效咳嗽、排痰，痰液过于黏稠者予雾化吸入，必要时行导管吸痰。如痰液较深，导管吸痰效果不好时可采用纤维支气管镜吸痰。

（3）肺栓塞：术后指导患者尽早活动，使用药物抗凝预防肺栓塞。一旦确诊，应绝对卧床休息，高浓度吸氧；根据情况予患者监测中心静脉压，控制输液入量及速度，予镇静、镇痛、抗休克治疗和护理，遵医嘱予抗凝或溶栓治疗，注意监测其凝血功能，观察皮肤黏膜是否有出血征象。

8. 用药护理

遵医嘱联合、规律、适量、全程应用抗结核药物。

9. 疼痛护理

妥善固定患者胸部，遵医嘱使用镇痛药物，采取多模式镇痛和预防镇痛模式，咳嗽、咳痰时协助或指导其用双手按压患侧胸壁，以减轻疼痛。

10. 患者安全管理

加强风险评估，根据需要给予保护措施及警示标识。

11. 心理护理

多与患者交谈，针对性地给予心理支持，消除其顾虑和恐惧，增强其战胜疾病的信心。

三、健康教育

（一）健康指导

（1）肺结核患者住院治疗时须进行呼吸道隔离。患者咳嗽或打喷嚏时应用双层纸巾遮掩，不随地吐痰，痰液吐入带盖的容器内，经消毒灭菌处理后弃去；接触痰液后用流动水洗手。

（2）嘱患者合理安排休息，恢复期逐渐增加活动，提高机体免疫力，避免劳累，保证营养摄入，戒烟酒。避免情绪波动及呼吸道感染，指导患者及其家属保持居室通风、干燥，按要求对痰液及污染物进行消毒处理。

（二）出院指导

（1）指导患者服药的相关知识及方法，做到遵医嘱、联合、规律、适量、全程用药，同时指导患者观察药物不良反应，出现异常征象及时返院复查。

（2）避免再接触外来结核菌，使病情复发。

（3）嘱患者规律生活，劳逸结合，营养均衡以增强机体抵抗力，定期返院复查。

第四节 支气管扩张外科治疗的护理

支气管扩张也称支气管扩张症，指由于支气管壁及其周围肺组织的炎症性破坏所造成的一根或多根支气管异常性、永久性扩张的慢性呼吸道疾病。支气管扩张多发生在第3、第4级支气管分支，双肺下叶、舌叶和中叶多见，分为柱状扩张、囊状扩张和混合型扩张3种，管壁破坏程度为柱状扩张管壁破坏程度轻，囊状扩张管壁破坏程度重。

一、护理评估

（一）术前评估

（1）评估患者是否有慢性咳嗽、发热，反复发作的呼吸道和肺部感染情况。

（2）评估患者是否有呼吸困难、咳嗽、咳痰、咯血的情况，以及咳痰或咯血的量和性质。

（3）评估患者是否有贫血、营养不良或杵状指（趾）等。

（二）术后评估

（1）了解麻醉方式、手术方式及术中情况。

（2）观察患者的意识、生命体征、咯血、伤口疼痛及各管道引流情况。

（3）评估患者术后呼吸、循环和消化等机体各系统功能状态。

（4）评估患者的饮食、呼吸功能训练、术后早期活动、康复训练等情况。

（5）评估患者的营养状况、服药情况及心理状况。

二、护理措施

（一）术前护理

1. 观察要点

（1）观察患者的生命体征、咯血症状及程度，或有无气促、呼吸困难、发绀、面色苍白、出冷汗、烦躁不安等表现。

（2）观察患者痰液的量、颜色、性质、气味及与体位的关系，痰液静置后是否有分层现象，记录24小时痰量。

2. 饮食指导

（1）予患者高热量、高蛋白、富含维生素的食物，避免冰冷或过热食物诱发或加重咳嗽、咯血；鼓励患者多饮水，每天 1500 mL 以上，提供机体充足水分，稀释痰液以便排出；合理营养支持，提高机体免疫功能。保持大便通畅，避免排便用力腹压增加引起咯血。

（2）大量咯血者应禁食；小量咯血者宜进温凉、流质食物。

3. 休息与活动

小量咯血者以休息为主；大量咯血者应绝对卧床休息，取患侧卧位，尽量避免搬动患者。

4. 用药观察

按医嘱使用抗生素、祛痰剂和支气管舒张剂，指导患者掌握药物的疗效、剂量、用法和不良反应；垂体后叶激素静脉滴注时速度勿过快，以免引起恶心、腹痛、腹泻、面色苍白等不良反应。

5. 咯血的预防及护理

（1）患者出现痰中带血时，要注意观察咯血量的变化；患者咯血量较大时，注意监测其生命体征，取患侧卧位，嘱患者尽量将血咳出，避免窒息。

（2）床边应备吸痰器、气管切开包等抢救用品，建立静脉通路，做好抢救的准备。

（3）安抚患者，减轻患者紧张、恐惧、不安等情绪。

（4）如患者出现心率加快、血压下降、面色苍白等休克症状，应立即开放静脉通路，遵医嘱用药，积极抢救。

6. 并发症的护理

（1）窒息。床边备吸痰器、气管切开包等抢救用品，做好抢救的准备。嘱患者保持身心安静，充分休息，避免因咯血紧张而加重出血，必要时使用镇静剂，剧烈咳嗽者适当止咳，忌用吗啡。加强呼吸道管理，密切观察患者的呼吸情况，保持呼吸道通畅。患者咯血导致窒息时，立即将头偏向一侧，清除血块，保持呼吸道通畅，安抚患者，减轻其恐惧、不安等情绪。保持静脉输液管路通畅，及时配血、输血，遵医嘱使用止血药，随时做好抢救的准备。

（2）肺部及胸腔感染。严格呼吸道管理，遵医嘱合理使用抗生素，指导患者有效咳嗽、排痰。

（二）术后护理

1. 一般护理

（1）与监护室护士进行交接班，做好床旁交接工作。

（2）加强基础护理，遵医嘱执行各项治疗及护理工作。

2. 病情观察

密切观察患者的意识、生命体征，出现疼痛、恶心、呕吐等症状，及时报告并协助医生处理。观察手术切口敷料情况，若有渗血、渗液，应及时报告医生更换，避免感染。观察引流液的颜色、性质和量，引流瓶是否有气体逸出，若发现活动性出血，及时报告并协助医生处理。监测患者的呼吸频率、幅度及节律，观察患者有无胸闷气促、呼吸困难、发绀等缺氧症状。

3. 饮食护理

予进食低脂肪、高蛋白、高能量、易消化的食物，少量多餐。

4. 休息与活动

（1）体位管理：患者术后未拔除引流管前取半坐卧位；拔管后根据患者的病情取舒适体位。

（2）鼓励患者术后早期下床活动。

5. 呼吸道管理

遵医嘱予患者雾化吸入，合理使用抗感染药物。协助患者拍背咳痰，指导患者有效咳嗽、咳痰，进行腹式深呼吸、缩唇呼吸，学会使用呼吸功能训练器，进行有效的呼吸功能锻炼，避免肺炎和肺不张。对咳痰无力、呼吸道分泌物滞留者，予以吸痰。

6. 管道护理

（1）胸腔闭式引流管的护理，应保持无菌、密闭、通畅。

（2）深静脉置管的护理应保持穿刺部位敷料干燥，保持管道通畅，翻身活动时防止受压、折叠、扭曲、脱出，防止药物外渗，使用完毕后用肝素稀释液正压封管。

7. 并发症的预防及护理

（1）出血：密切观察患者的生命体征、尿量及中心静脉压变化，定时检查伤口敷料及引流液情况，如引流液呈鲜红色、有血凝块，持续 3 小时引流液量不少于 100 mL/h，则考虑有活动性出血，应及时报告医生，遵医嘱协助处理。

（2）肺炎和肺不张：严格呼吸道管理，遵医嘱合理使用抗生素，鼓励患者有效咳嗽、排痰，痰液过于黏稠者予雾化吸入，必要时行导管吸痰。如痰液较深，导管吸痰效果不好可采用纤维支气管镜吸痰。

（3）肺栓塞：术后指导患者尽早活动，使用药物抗凝预防肺栓塞。一旦确诊，应绝对卧床休息，高浓度吸氧；根据情况予患者监测中心静脉压，控制输液入量及速度，予镇静、镇痛、抗休克治疗和护理，遵医嘱予抗凝或溶栓治疗，注意监测凝血功能，观察皮肤黏膜是否有出血征象。

8. 疼痛护理

妥善固定患者胸部，遵医嘱使用镇痛药物，采取多模式镇痛和预防性镇痛模式，咳嗽、咳痰时协助或指导其用双手按压患侧胸壁，以减轻疼痛。

9. 患者安全管理

加强风险评估，根据需要给予保护措施及警示标识。

10. 心理护理

多与患者交谈，针对性地给予心理支持，消除其顾虑和恐惧，增强其战胜疾病的信心。

三、健康教育

（一）健康指导

（1）告知本病的病因、常见临床表现。加强疾病知识指导，让患者及其家属了解相关疾病的症状和体征，识别疾病加重的临床表现，增强自我监测的能力。

（2）饮食与活动指导。嘱患者进食低脂肪、高蛋白、富含维生素、易消化的食物，少量多餐，保持良好的营养状况，鼓励患者早期下床活动，活动量循序渐进，以不引起疲劳、气促等不适为宜。

（3）指导患者进行有效的咳嗽、咳痰、呼吸功能锻炼，避免上呼吸道感染。

（4）向患者讲解术前、术中、术后配合的要点。

（二）出院指导

（1）术后 10 ～ 12 天可拆除胸部伤口缝线。

（2）建立健康的生活方式，稳定情绪，合理饮食，忌烟酒及辛辣食物，避免烟雾、灰尘及不良情绪的刺激；劳逸结合，加强体育锻炼，以增强机体抵抗力，术后 6 个月内避免重体力劳动、剧烈运动等；注意防寒保暖，避免到公共场所，防止呼吸道感染。

（3）坚持进行有效的深呼吸功能训练，预防呼吸道感染，防止支气管扩张复发。

（4）用药指导。指导患者正确服药及交代服药的注意事项。

（5）复诊指导。定期复查，若出现胸闷气促、呼吸困难、胸痛等不适，应及时就诊。

第五节　肺曲霉球病外科治疗的护理

肺曲霉球病又叫肺曲霉菌病，是由曲霉菌感染引起的较少见的肺部感染疾病。肺曲霉球病易发生于免疫功能低下的患者中，近年在临床中较为常见。霉菌球一旦形成，抗真菌药物就难以发挥作用，往往需要手术治疗。

一、护理评估

（一）术前评估

（1）评估患者咳嗽、咳痰是否合并咯血。

（2）评估患者是否有体重减轻、全身乏力、盗汗和食欲下降的情况。

（二）术后评估

（1）了解麻醉方式、手术方式及术中情况。

（2）观察患者的意识、生命体征、伤口疼痛及各管道引流情况。

（3）评估患者术后呼吸、循环和消化等机体各系统功能的状态。

（4）评估患者的饮食、呼吸功能训练、术后早期活动、康复训练等情况。

（5）评估患者的营养状况、服药情况及心理状况。

二、护理措施

（一）术前护理

1. 观察要点

密切观察患者的呼吸情况，咳痰的颜色、性质和量，严格呼吸道管理，勤拍背，多鼓励患者咳痰，注意呼吸道隔离。

2. 饮食护理

（1）营养治疗的重点是注意能量和蛋白质的补充，改善氮平衡状况。

（2）指导患者进食高热量、高蛋白、富含维生素的食物。

（3）予合理营养支持，提高患者机体免疫功能。

3. 休息与活动

指导患者充分休息，保持良好睡眠，避免过累及大量运动，进行适量的运动，增强体质，提高免疫力。

4. 用药护理

遵医嘱给予患者抗真菌、护肝药物治疗。

（二）术后护理

1. 一般护理

（1）与监护室护士进行交接班，做好床旁交接工作。

（2）加强基础护理，遵医嘱执行各项治疗及护理工作。

2. 病情观察

密切观察患者的意识、生命体征，有无疼痛、恶心、呕吐等症状，及时报告并协助医生处理。观察手术切口敷料情况，若有渗血、渗液，应及时报告医生更换，避免感染。观察引流液的颜色、性质和量，引流瓶是否有气体逸出，若发现活动性出血，应及时报告并协助医生处理。监测患者呼吸频率、幅度及节律，观察患者有无胸闷气促、呼吸困难、发绀等缺氧症状。

3. 饮食护理

嘱患者进食低脂肪、高蛋白、高能量、易消化的食物。

4. 休息与活动

（1）体位管理：患者术后未拔除引流管前取半坐卧位；拔管后根据患者的病情取舒适体位。

（2）鼓励患者术后早期下床活动。

5. 呼吸道管理

遵医嘱予患者雾化吸入，协助患者拍背咳痰，指导患者有效咳嗽、咳痰，进行腹式深呼吸、缩唇呼吸，学会使用呼吸功能训练器，进行有效的呼吸功能锻炼，避免肺炎和肺不张。对咳痰无力、呼吸道分泌物滞留者予以吸痰。

6. 管道护理

（1）胸腔闭式引流管的护理，应保持无菌、密闭、通畅。

（2）深静脉置管的护理，应保持穿刺部位敷料干燥，保持管道通畅，翻身活动时防止受压、折叠、扭曲、脱出，防止药物外渗，使用完毕后用肝素稀释液正压封管。

7. 并发症的预防及护理

（1）出血：密切观察患者的生命体征、尿量及中心静脉压变化，定时检查伤口敷料及引流液情况，如引流液呈鲜红色、有血凝块，持续 3 小时引流液量不少于 100 mL/h，则考虑有活动性出血，应及时报告医生，遵医嘱协助处理。

（2）肺炎和肺不张：严格呼吸道管理，遵医嘱合理使用抗生素，鼓励患者有效咳嗽、排痰，痰液过于黏稠者予雾化吸入，必要时行导管吸痰。如痰液较深，导管吸痰效果不好时可采用纤维支气管镜吸痰。

（3）肺栓塞：术后指导患者尽早活动，使用药物抗凝预防肺栓塞。一旦确诊，应绝对卧床休息，高浓度吸氧；根据情况予患者监测中心静脉压，控制输液入量及速度，予镇静、镇痛、抗休克治疗和护理，遵医嘱予抗凝或溶栓治疗，注意监测其凝血功能，观察皮肤黏膜是否有出血征象。

8. 疼痛护理

妥善固定患者胸部，遵医嘱使用镇痛药物，采取多模式镇痛和预防性镇痛模式，咳嗽、咳痰时协助或指导其用双手按压患侧胸壁，以减轻疼痛。

9. 患者安全管理

加强风险评估，根据需要给予保护措施及警示标识。

10. 心理护理

多与患者交谈，针对性地给予心理支持，消除其顾虑和恐惧，增强其战胜疾病的信心。

三、健康教育

（一）健康指导

嘱患者保持良好的营养状况，每天保持充分的休息与活动。指导患者服用真菌药的相关知识与方法，做到遵医嘱服药，告知患者要维持足够的用药剂量和时间，同时指导患者观察药物的不良反应，定期到呼吸内科诊治。

（二）出院指导

嘱患者出院后数周内，坚持呼吸功能和患侧肢体锻炼，遵医嘱联合抗真菌药治疗 6 ～ 12 周。

第六节　食管癌的护理

食管癌指发生于食管黏膜上皮的一类恶性肿瘤，是一种常见的上消化道恶性肿瘤，主要由食管鳞状上皮或腺上皮的异常增生所形成，临床表现为进行性吞咽困难、胸骨后疼痛、胸闷不适，晚期出现恶病质。

一、护理评估

（一）术前评估

（1）评估患者的吞咽及进食情况，是否出现不同程度消瘦、贫血和低蛋白血症等情况。

（2）评估患者胸骨后闷胀不适或疼痛的程度。

（3）评估患者有无呕血、便血、食管穿孔等并发症。

（二）术后评估

（1）了解麻醉方式、手术方式及术中情况。

（2）观察患者的意识、生命体征、伤口疼痛及各管道引流情况。

（3）评估患者术后呼吸、循环和消化等机体各系统功能的状态。

（4）评估患者的营养、呼吸功能训练、术后早期活动、康复训练等情况。

（5）评估患者的心理状况。

（6）观察患者有无乳糜胸、吻合口瘘等并发症。

二、护理措施

（一）术前护理

（1）营养支持和维持水、电解质平衡：术前应保证营养素的摄入，纠正贫血、低蛋白血症等，提高患者对手术的耐受力，促进术后快速康复。

（2）胃肠道准备：术前予患者流质或半流质食物，餐后饮用温开水冲洗食管，以减轻食管黏膜的炎症和水肿。术前 1 天给予患者开塞露纳肛或缓泻剂，术前 12 小时禁食、术前 8～10 小时禁饮，或遵医嘱术前留置胃管。

（3）休息与活动：指导患者充分休息，保持良好睡眠，适量运动，增强体质，提高免疫力，避免过度劳累。

（二）术后护理

1. 一般护理

（1）与监护室护士进行交接班，做好床旁交接工作。

（2）加强基础护理，遵医嘱执行各项治疗及护理工作。

2. 病情观察

密切观察患者的意识、生命体征、切口敷料，引流液的颜色、性质和量。

3. 体位护理

术后麻醉清醒后取半坐卧位，鼓励患者术后早期下床活动；可进食后，进食后 2 小时内避免平卧，晚上睡觉时将枕头垫高或抬高床头，以免胃液反流。

4. 饮食护理

（1）禁饮、禁食 3～4 天，患者拔除胃管前避免将口水或痰液咽下，以减少食管吻合口感染造成吻合口瘘等并发症。

（2）禁食期间持续胃肠减压，遵医嘱予患者肠外营养支持和肠内营养支持。

（3）患者停止胃肠减压 24 小时后，若无呼吸困难、胸部剧痛、患侧呼吸音减弱及高热等吻合口瘘的症状，方可开始进食；先试饮少量水，术后 5～6 天可进流质食物，术后 6～7 天进半流质食物，术后 3 周若无特殊不适可进普食。为避免吻合口狭窄，患者应进食馒头、干饭等；进食应少量多餐、细嚼慢咽，不宜过多，速度不宜过快。

（4）避免进食生、冷、硬的食物，以防后期吻合口瘘。

（5）如术后患者出现胸闷，进食后呼吸困难，应建议其少量多餐，1～2 个月后，症状多可缓解。

5. 用药护理

（1）抗酸药物能有效预防和治疗胃溃疡，避免胃出血，观察患者有无胃酸过多、胃溃疡或胃肠道出血症状。

（2）抗生素能有效预防和治疗感染，观察患者有无体温过高、感染性休克症状等。

（3）肠外营养能有效提供营养支持和保持水、电解质平衡，观察患者体重有无减轻、电解质和白蛋白等生化指标情况，避免营养不良和水、电解质紊乱。

（4）镇痛药物能有效镇痛，有利于患者咳嗽、咳痰及下床活动，观察患者有无头晕、恶心、呕吐等症状。

6. 呼吸道管理

遵医嘱予患者雾化吸入，合理使用抗感染药物。协助患者拍背、咳痰，指导患者有效咳嗽、咳痰，进行腹式深呼吸、缩唇呼吸，学会使用呼吸功能训练器，进行有效的呼吸功能锻炼，避免肺炎和肺不张。对咳痰无力、呼吸道分泌物滞留者，予以吸痰。

7. 管道护理

（1）胃管护理：每班交接并记录患者胃管置入的深度，术后 3～4 天持续胃肠减压，妥善固定胃管，防止脱出，待肛门排气、胃肠减压引流量减少后，拔除胃管。严密观察引流液的量、性状和颜色并准确记录。术后 6～12 小时可抽吸出少量血性或咖啡色引流液，若引出大量鲜血或血性液，且患者出现烦躁、血压下降、脉搏增快、尿量减少等情况，应考虑吻合口出血，立即通知医生并配合处理。胃管脱出后应嘱患者取半坐卧位，禁饮、禁食，严密观察其病情，不应盲目插入，以免戳穿吻合口，造成吻合口瘘。保持口腔清洁。

（2）鼻肠管护理：告知患者留置鼻肠管的目的及重要性。每班交接并记录患者鼻肠管的置入深度或外露长度，注意妥善固定鼻肠管，防止牵拉、脱位。输注营养液前后要用足量的温开水冲洗管道，保持管道通畅。调整好营养液"三度"，即速度、浓度、温度，浓度由小到大，速度由慢到快，温度不可过冷过热。倾听患者主诉，注意有无腹泻、腹胀、恶心、呕吐等胃肠道不耐受的症状。密切观察患者是否出现误吸现象，出现时积极配合医生处理。

（3）胸腔引流管的护理，应保持无菌、密闭、通畅。

（4）深静脉置管的护理，应保持穿刺部位敷料干燥，保持管道通畅，患者翻身活动时防止受压、折叠、扭曲、脱出，防止药物外渗，使用完毕后用肝素稀释液正压封管。

8. 并发症护理

（1）出血：观察并记录引流液的性状、颜色和量。若持续 2 小时引流液的量超过 4 mL/(kg·h)，伴血压下降、脉搏增快、躁动、出冷汗等低血容量表现，应考虑活动性出血，及时报告医生，并做好再次开胸的准备。

（2）吻合口瘘：多发生在术后 5～10 天内。应积极预防患者感染、营养不良、贫血、低蛋白血症等，保持胃肠减压管通畅，避免吻合口张力太大。术后密切观察有无吻合口瘘的临床表现，如呼吸困难、胸痛、胸腔积液和全身中毒症状（如高热、寒战甚至休克等）。若出现吻合口瘘，应立即通知医生并配合处理，包括嘱患者立即禁食。遵医嘱予患者抗感染治疗及营养支持。严密观察患者的生命体征，若出现休克症状，应积极抗休克治疗。须再次手术者，积极配合医生完善术前准备。

（3）乳糜胸：多发生在术后 2～10 天内。遵医嘱予患者适宜的饮食护理，加强营养供给。协助医生放置胸腔闭式引流管，必要时行低负压持续吸引，以及时引流胸腔内乳糜液，促使肺膨胀。须行胸导管结扎术者，应积极配合医生完善术前准备。

（4）肺炎和肺不张：严格呼吸道管理，遵医嘱合理使用抗生素，鼓励患者有效咳嗽、排痰，痰液过于黏稠者予雾化吸入，必要时行导管吸痰。如痰液较深，导管吸痰效果不好时可采用纤维支气管镜吸痰。

（5）肺栓塞：术后指导患者尽早活动，使用药物抗凝预防肺栓塞。一旦确诊，应绝对卧床休息，高浓度吸氧；根据情况予患者监测中心静脉压，控制输液入量及速度，予镇静、镇痛、抗休克治疗和护理，遵医嘱予抗凝或溶栓治疗，注意监测其凝血功能，观察皮肤黏膜是否有出血征象。

9. 患者安全管理

加强风险评估，根据需要给予保护措施及警示标识。

10. 心理护理

多与患者交谈，针对性地给予心理支持，消除其顾虑和恐惧，增强其战胜疾病的信心。

三、健康教育

（一）健康指导

1. 预防

嘱患者避免引起癌变的因素，积极治疗食管上皮增生，避免过烫、过硬的饮食等。

2. 饮食指导

（1）术前：嘱患者少量多餐，以流质或半流质、易消化的饮食为主，有吞咽困难者，勿强行吞咽食物，以防造成水肿，以静脉补充营养为宜。

（2）术后：指导患者合理饮食，严禁暴饮暴食或进食生、冷、硬及易胀气的食物，以免造成吻合口损伤及梗阻。进食后 2 小时内不宜平卧，睡眠时将枕头垫高。

（3）告知患者预防并发症的注意事项。

（二）出院指导

（1）术后 10 ～ 12 天可拆除伤口缝线。

（2）饮食：嘱患者少量多餐，细嚼慢咽，避免进食刺激性食物和碳酸饮料，避免进食过快、过量及带刺或生、冷、硬质的食物，以免导致吻合口瘘；进食后呕吐严重者，应禁食并就诊；术后 3 ～ 4 周出现吞咽困难者，应及时就诊并行造影排除吻合口狭窄。

（3）活动与锻炼：嘱患者保证充足睡眠，劳逸结合，逐渐增加活动量，坚持功能锻炼，防止手术部位肌肉粘连。

（4）复诊指导：嘱患者定期复查，若出现反酸呃逆、发热等不适，应及时就诊。

第七节　食管平滑肌瘤的护理

食管平滑肌瘤起源于食管平滑肌的肿瘤，是最常见的食管良性肿瘤。

一、护理评估

（一）术前评估

（1）评估患者是否出现吞咽困难及程度。

（2）评估患者疼痛或不适的程度及部位。

（3）评估患者有无食欲不振、反胃、嗳气、恶心及呕吐、便血等不适。

（二）术后评估

（1）了解麻醉方式、手术方式及术中情况。

（2）观察患者的意识、生命体征、伤口疼痛及各管道引流情况。

（3）评估患者术后呼吸、循环和消化等机体各系统功能状态。

（4）评估患者的营养、呼吸功能训练、术后早期活动、康复训练等情况。

（5）评估患者的心理状况。

（6）观察患者有无乳糜胸、吻合口瘘等并发症。

二、护理措施

（一）术前护理

（1）营养支持和维持水、电解质平衡：术前应保证营养素的摄入，纠正贫血、低蛋白血症等，提高患者对手术的耐受力，促进术后快速康复。

（2）胃肠道准备：术前予患者流质或半流质食物，餐后饮用温开水冲洗食管，以减轻食管黏膜的炎症和水肿。术前1天给予患者开塞露纳肛或缓泻剂，术前6小时禁食、2～4小时禁饮。或遵医嘱术前留置胃管。

（3）休息与活动：指导患者充分休息，保持良好睡眠，适量运动，增强体质，提高免疫力，避免过度劳累。

（二）术后护理

1. 一般护理

（1）与监护室护士进行交接班，做好床旁交接工作。

（2）加强基础护理，遵医嘱执行各项治疗及护理工作。

2. 病情观察

密切观察患者的意识、生命体征、切口敷料，引流液的颜色、性质和量。

3. 体位护理

术后麻醉清醒后取半坐卧位，鼓励患者术后早期下床活动；可进食后，进食后2小时内避免平卧，晚上睡觉时将枕头垫高或抬高床头，以免胃液反流。

4. 饮食护理

（1）禁饮、禁食3～4天，拔除胃管前避免将口水或痰液咽下，以减少食管吻合口感染，造成吻合口瘘等并发症。

（2）禁食期间持续胃肠减压，遵医嘱予患者肠外营养支持和肠内营养支持。

（3）停止胃肠减压24小时后，若无呼吸困难、胸部剧痛、患侧呼吸音减弱及高热等吻合口瘘的症状，方可开始进食；先试饮少量水，术后5～6天可进流质食物，术后6～7天进半流质食物，术后3周患者若无特殊不适可进普食。为避免吻合口狭窄，应进食馒头、干饭等；进食应少量多餐、细嚼慢咽，不宜过多，速度不宜过快。

（4）避免进食生、冷、硬的食物，以防后期吻合口瘘。

（5）如术后患者出现胸闷，进食后呼吸困难应建议其少量多餐，1～2个月后，症状多可缓解。

5. 用药护理

（1）抗酸药物能有效预防和治疗胃溃疡、避免胃出血，观察患者有无胃酸过多、胃溃疡或胃肠道出血症状。

（2）肠外营养能有效提供营养支持和保持水、电解质平衡，观察患者体重有无减轻、电解质和白蛋白等生化指标情况，避免营养不良和水、电解质紊乱。

（3）镇痛药物能有效镇痛，有利于患者咳嗽、咳痰及下床活动，观察患者有无头晕、恶心呕吐等症状。

（4）抗生素能有效预防和治疗感染，观察患者有无体温过高的情况。

6. 呼吸道管理

遵医嘱予患者雾化吸入，合理使用抗感染药物。协助患者拍背咳痰，指导患者有效咳嗽、咳痰，进行腹式深呼吸、缩唇呼吸，学会使用呼吸功能训练器，进行有效的呼吸功能锻炼，避免肺炎和肺不张。

7. 管道护理

（1）胃管护理：每班交接并记录患者胃管的置入深度，术后 3～4 天持续胃肠减压，妥善固定胃管，防止脱出，待肛门排气、胃肠减压引流量减少后，拔除胃管。严密观察引流液的量、性状及颜色，并准确记录。术后 6～12 小时可抽吸出少量血性液或咖啡色引流液，若引出大量鲜血或血性液，且患者出现烦躁、血压下降、脉搏增快、尿量减少等情况，应考虑吻合口出血，立即通知医生配合处理。胃管脱出后应嘱患者取半坐卧位，禁饮、禁食，严密观察病情，不应盲目插入，以免戳穿吻合口，造成吻合口瘘。保持口腔清洁。

（2）胸腔引流管的护理应保持无菌、密闭、通畅。

（3）深静脉置管的护理应保持穿刺部位敷料干燥，保持管道通畅，翻身活动时防止受压、折叠、扭曲、脱出，防止药物外渗，使用完毕后用肝素稀释液正压封管。

8. 并发症护理

（1）出血：观察并记录引流液的性状、颜色和量。若持续 2 小时引流液量超过 $4 \text{mL}/(\text{kg} \cdot \text{h})$，伴血压下降、脉搏增快、躁动、出冷汗等低血容量表现，应考虑活动性出血，及时报告医生，并做好再次开胸的准备。

（2）吻合口瘘：多发生在术后 5～10 天内。应积极预防感染、营养不良、贫血、低蛋白血症等，保持胃肠减压管通畅，避免吻合口张力太大。术后密切观察有无吻合口瘘的临床表现，如呼吸困难、胸痛、胸腔积液和全身中毒症状（如高热、寒战，甚至休克等）。若出现吻合口瘘，应立即通知医生配合处理，包括嘱患者立即禁食。遵医嘱予抗感染治疗及营养支持。严密观察患者生命体征，若出现休克症状，应积极抗休克治疗。须再次手术者，积极配合医生完善术前准备。

（3）乳糜胸：多发生在术后 2～10 天内。遵医嘱予患者适宜的饮食护理，加强营养供给。协助医生放置胸腔闭式引流管，必要时行低负压持续吸引，以及时引流胸腔内乳糜液，促使肺膨胀。须行胸导管结扎术者，应积极配合医生完善术前准备。

（4）肺炎和肺不张：严格呼吸道管理，遵医嘱合理使用抗生素，鼓励患者有效咳嗽、排痰，痰液过于黏稠者予雾化吸入，必要时行导管吸痰。如痰液较深，导管吸痰效果不好时可采用纤维支气管镜吸痰。

（5）肺栓塞：术后指导患者尽早活动，使用药物抗凝预防肺栓塞。一旦确诊，应绝对卧床休息，高浓度吸氧；根据情况予患者监测中心静脉压，控制输液入量及速度，予镇静、镇痛、抗休克治疗和护理，遵医嘱予抗凝或溶栓治疗，注意监测其凝血功能，观察皮肤黏膜是否有出血征象。

9. 患者安全管理

加强风险评估，根据需要给予保护措施及警示标识。

10. 心理护理

多与患者交谈，针对性地给予心理支持，消除其顾虑和恐惧，增强其战胜疾病的信心。

11. 食管黏膜未破损者

术后 2 天拔除胃管，胃肠功能恢复后宜流质饮食，少量多餐。术后 3 天过渡到半流质饮食。术后以易消化、少纤维的软食为宜，细嚼慢咽，避免进食过冷、过热、过刺激的食物，术后 1 个月方可进普食。

三、健康教育

（一）健康指导

指导患者及其家属了解食管平滑肌瘤的诱发因素，了解并识别食管术后并发症的临床表现。

（二）出院指导

（1）术后 10 ～ 12 天可拆除伤口缝线。

（2）饮食：嘱患者少量多餐，细嚼慢咽，避免进食刺激性食物和碳酸饮料，避免进食过快、过量，以及带刺或生、冷、硬质的食物，以免导致吻合口瘘；进食后呕吐严重者，应禁食并就诊；术后 3 ～ 4 周出现吞咽困难者，应及时就诊并行造影排除吻合口狭窄。

（3）活动与锻炼：嘱患者保证充足睡眠，劳逸结合，逐渐增加活动量，坚持功能锻炼，防止手术部位肌肉粘连。

（4）复诊指导：嘱患者定期复查，若出现反酸呃逆、发热等不适，应及时就诊。

第八节　食管异物的护理

食管异物是指不慎误咽异物，如鱼刺、骨片或脱落的假牙等，异物暂时停留或嵌顿于食管。

一、护理评估

（一）术前评估

（1）评估患者食管异物感、吞咽困难、胸骨后疼痛的程度。

（2）评估患者是否出现呼吸困难、咳嗽、食管瘘、纵隔脓肿、气胸、大出血等情况。

（3）评估患者的营养状况。

（二）术后评估

（1）了解麻醉方式、手术方式及术中情况。

（2）观察患者的意识、生命体征、伤口疼痛及各管道引流情况。

（3）评估患者术后呼吸、循环和消化等机体各系统功能状态。

（4）评估患者的营养、呼吸功能训练及活动等情况。

（5）评估患者的心理状况。

（6）观察患者有无乳糜胸、吻合口瘘等并发症。

二、护理措施

（一）术前护理

（1）营养支持和维持水、电解质平衡：术前应保证营养素的摄入。

（2）胃肠道准备：术前禁食、禁饮。

（3）遵医嘱抗感染治疗。

（二）术后护理

1. 一般护理

与监护室护士进行交接班，做好床旁交接工作；加强基础护理；遵医嘱执行各项治疗及护理。

2. 病情观察

密切观察患者意识、生命体征、切口敷料，引流液的颜色、性质和量。

3. 体位护理

术后麻醉清醒后取半坐卧位，鼓励患者术后早期下床活动。

4. 饮食护理

（1）禁饮、禁食 3～4 天，拔除胃管前避免将口水或痰液咽下，以减少食管吻合口感染造成吻合口瘘等并发症。

（2）禁食期间持续胃肠减压，遵医嘱予患者肠外营养支持和肠内营养支持。

（3）停止胃肠减压 24 小时后，若无呼吸困难、胸部剧痛、患侧呼吸音减弱及高热等吻合口瘘的症状，方可开始进食，先试饮少量水，循序渐进至流质饮食、半流质饮食、普食。

（4）避免进食生、冷、硬的食物，以防后期吻合口瘘。

5. 用药护理

（1）抗酸药物能有效预防和治疗胃溃疡、避免胃出血，观察患者有无胃酸过多、胃溃疡或胃肠道出血症状。

（2）抗生素能有效预防和治疗感染，观察患者有无体温过高的情况。

（3）肠外营养能有效提供营养支持和保持水、电解质平衡，观察患者体重有无减轻、电解质和白蛋白等生化指标情况，避免营养不良和水、电解质紊乱。

（4）镇痛药物能有效镇痛，有利于患者咳嗽、咳痰及下床活动，观察患者有无头晕、恶心、呕吐等症状。

6. 呼吸道管理

遵医嘱予患者雾化吸入，合理使用抗感染药物。协助患者拍背咳痰，指导患者有效咳嗽、咳痰，进行腹式深呼吸、缩唇呼吸，学会使用呼吸功能训练器，进行有效的呼吸功能锻炼，避免肺炎和肺不张。对咳痰无力、呼吸道分泌物滞留者，予以吸痰。

7. 管道护理

（1）胃管护理：每班交接并记录患者胃管的置入深度，术后 3 ～ 4 天持续胃肠减压，妥善固定胃管，防止脱出，待肛门排气、胃肠减压引流量减少后，拔除胃管。严密观察引流液的量、性状和颜色，并准确记录。术后 6 ～ 12 小时可抽吸出少量血性液或咖啡色引流液，若引出大量鲜血或血性液，且患者出现烦躁、血压下降、脉搏增快、尿量减少等情况，应考虑吻合口出血，立即通知医生配合处理。胃管脱出后应嘱患者取半坐卧位，禁饮、禁食，严密观察病情，不应盲目插入，以免造成吻合口瘘。保持口腔清洁。

（2）胸腔引流管的护理应保持无菌、密闭、通畅。

（3）深静脉置管的护理应保持穿刺部位敷料干燥，保持管道通畅，翻身活动时防止受压、折叠、扭曲、脱出，防止药物外渗，使用完毕后用肝素稀释液正压封管。

8. 并发症护理

（1）出血。观察并记录引流液的性状、量。若持续 2 小时引流液量超过 4 mL/（kg·h），伴血压下降、脉搏增快、躁动、出冷汗等低血容量表现，应考虑活动性出血，及时报告医生，并做好再次开胸的准备。

（2）吻合口瘘。多发生在术后 5 ～ 10 天。应积极预防感染，保持胃肠减压管通畅。术后密切观察有无吻合口瘘的临床表现：呼吸困难、胸痛、胸腔积液和全身中毒症状（如高热、寒战甚至休克等）。若出现吻合口瘘时，应立即通知医生配合处理，包括嘱患者立即禁食。遵医嘱予患者抗感染治疗及营养支持。严密观察患者的生命体征，若出现休克症状，应积极抗休克治疗。须再次手术者，积极配合医生完善术前准备。

（3）肺炎和肺不张。严格呼吸道管理，遵医嘱合理使用抗生素，鼓励患者有效咳嗽、咳痰、呼吸功能锻炼，痰液过于黏稠者予雾化吸入，必要时行导管吸痰。

9. 患者安全管理

加强风险评估，根据需要给予保护措施及警示标识。

10. 心理护理

多与患者交谈，针对性地给予心理支持，消除其顾虑和恐惧，增强其战胜疾病的信心。

三、健康指导

（一）健康指导

（1）告知患者术后饮食的重要性。

（2）告知误吞异物后，切记勿强行吞咽食物，如吞咽饭菜、馒头等，以免加重损伤，出现并发症，也增加了手术难度。

（3）嘱患者进食时细嚼慢咽，注意力集中，特别是在进食骨刺类食物（如鱼、鸡、鸭等）时，避免与饭菜混吃，以防误咽。

（4）佩戴假牙或牙托时，进食应注意不宜进食黏性强的食物，全身麻醉或昏迷有假牙的患者应及时取下假牙。

（5）教育儿童改正口含物品玩耍的不良习惯。

（二）出院指导

（1）术后 10 ～ 12 天可拆除伤口缝线。

（2）饮食：嘱患者少量多餐，细嚼慢咽，避免进食过快、过量，以及带刺或生、冷、硬质的食物。

（3）活动与锻炼：嘱患者保证充足睡眠，劳逸结合。

（4）复诊指导：嘱患者定期复查，不适时随诊。

第九节　贲门失弛缓症的护理

贲门失弛缓症是指吞咽时食管体部无蠕动，食管下括约肌松弛不良的症状，临床表现为间断性吞咽困难。

一、护理评估

（一）术前评估

（1）评估患者的吞咽及进食情况，是否出现食物反流、体重减轻等情况。

（2）评估患者胸骨后疼痛的程度。

（二）术后评估

（1）了解麻醉方式、手术方式及术中情况。

（2）观察患者的意识、生命体征、伤口疼痛及各管道引流情况。

（3）评估患者术后呼吸、循环和消化等机体各系统功能状态。

（4）评估患者的营养、呼吸功能训练及活动等情况。

（5）评估患者的心理状况。

（6）观察患者有无乳糜胸、吻合口瘘等并发症。

二、护理措施

（一）术前护理

（1）营养支持和维持水、电解质平衡：术前应保证营养素的摄入，纠正贫血、低蛋白血症等，提高患者对手术的耐受力，促进术后快速康复。

（2）胃肠道准备：术前予患者流质食物或半流质食物，或遵医嘱术前留置胃管。

（3）休息与活动：指导患者充分休息，保持良好睡眠，适量运动，增强体质，提高免疫力，避免过度劳累。

（二）术后护理

1.一般护理

与监护室护士进行交接班，做好床旁交接工作。加强基础护理。遵医嘱执行各项治疗及护理。

2.病情观察

密切观察患者的意识、生命体征、切口敷料，引流液的颜色、性质和量。

3.体位护理

术后麻醉清醒后取半坐卧位，鼓励患者术后早期下床活动；可进食后避免平卧，晚上睡觉时将枕头垫高或抬高床头，以免胃液反流。

4.饮食护理

（1）食管黏膜破损者禁饮、禁食3～4天，拔除胃管前避免将口水或痰液咽下，以减少食管吻合口感染造成吻合口瘘等并发症。禁食期间持续胃肠减压，遵医嘱予患者肠外和肠内营养支持。停止胃肠减压24小时后，若无呼吸困难、胸部剧痛、患侧呼吸音减弱及高热等吻合口瘘的症状，方可开始进食，先试饮少量水，循序渐进至流质饮食、半流质饮食、普食。避免进食生、冷、硬的食物，以防后期吻合口瘘。

（2）食管黏膜未破损者术后2天拔除胃管，胃肠功能恢复后进流质饮食，少量多餐。术后3天过渡到半流质饮食。术后以易消化、少纤维的软食为宜，细嚼慢咽，避免进食过冷或者过于刺激的食物，术后1月方可进普食。

5.用药护理

（1）抗酸药物能有效预防和治疗胃溃疡、避免胃出血，观察患者有无胃酸过多、胃溃疡或胃肠道出血症状。

（2）肠外营养能有效提供营养支持和保持水、电解质平衡，观察患者体重有无减轻、电解质和白蛋白等生化指标情况，避免营养不良和水、电解质紊乱。

（3）镇痛药物能有效镇痛，有利于患者咳嗽、咳痰及下床活动，观察患者有无头晕、恶心、呕吐等症状。

（4）抗生素能有效预防和治疗感染，观察患者有无体温过高的情况。

6. 呼吸道管理

遵医嘱予患者雾化吸入，合理使用抗感染药物。协助患者拍背咳痰，指导患者有效咳嗽、咳痰，进行腹式深呼吸、缩唇呼吸，学会使用呼吸功能训练器，进行有效的呼吸功能锻炼，避免肺炎和肺不张。

7. 管道护理

（1）胃管护理：每班交接并记录患者胃管的置入深度，术后 3 ～ 4 天持续胃肠减压，妥善固定胃管，防止脱出，待肛门排气、胃肠减压引流量减少后，拔除胃管。严密观察引流液的量、性状和颜色并准确记录。术后 6 ～ 12 小时可抽吸出少量血性或咖啡色引流液，若引出大量鲜血或血性液，且患者出现烦躁、血压下降、脉搏增快、尿量减少等情况，应考虑吻合口出血，立即通知医生配合处理。胃管脱出后应嘱患者取半坐卧位，禁饮、禁食，严密观察病情，不应盲目插入，以免戳穿吻合口，造成吻合口瘘。保持口腔清洁。

（2）胸腔引流管的护理应保持无菌、密闭、通畅。

（3）深静脉置管的护理应保持穿刺部位敷料干燥，保持管道通畅，翻身活动时防止受压、折叠、扭曲、脱出，防止药物外渗，使用完毕后用肝素稀释液正压封管。

8. 并发症护理

（1）出血：观察并记录引流液的性状、颜色和量。若持续 2 小时引流液量超过 4 mL/（kg·h），伴血压下降、脉搏增快、躁动、出冷汗等低血容量表现，应考虑活动性出血，及时报告医生，并做好再次开胸的准备。

（2）吻合口瘘：多发生在术后 5 ～ 10 天内。应积极预防感染、营养不良、贫血、低蛋白血症等，保持胃肠减压管通畅，避免吻合口张力太大。术后密切观察有无吻合口瘘的临床表现，如呼吸困难、胸痛、胸腔积液和全身中毒症状（如高热、寒战，甚至休克等）。若出现吻合口瘘时，应立即通知医生配合处理，嘱患者立即禁食。遵医嘱予患者抗感染治疗及营养支持。严密观察患者的生命体征，若出现休克症状，应积极抗休克治疗。须再次手术者，积极配合医生完善术前准备。

（3）乳糜胸：多发生在术后 2 ～ 10 天内。护理包括遵医嘱予患者适宜的饮食护理，加强营养供给。协助医生放置胸腔闭式引流管，行必要时低负压持续吸引，以及时引流胸腔内乳糜液，促使肺膨胀。须行胸导管结扎术者，应积极配合医师完善术前准备。

（4）肺炎和肺不张：严格呼吸道管理，遵医嘱合理使用抗生素，鼓励患者有效咳嗽、排痰，痰液过于黏稠者予雾化吸入，必要时行导管吸痰。如痰液较深，导管吸痰效果不好时，可采用纤维支气管镜吸痰。

9. 患者安全管理

加强风险评估，根据需要给予保护措施及警示标识。

10. 心理护理

多与患者交谈，针对性地给予心理支持，消除其顾虑和恐惧，增强其战胜疾病的信心。

三、健康教育

（一）健康指导

指导患者及其家属了解食物瘀滞的情况，有效预防误吸及吸入性肺炎发生。

（二）出院指导

（1）饮食：嘱患者避免进食过冷、过热或刺激性食物，少量多餐，细嚼慢咽。

（2）复诊须知：嘱患者定期门诊随访。若出现发热、胸痛、咽下困难等不适，应及时就诊。

第十节　气胸、血胸的护理

气胸指胸膜腔内积气，可分为开放性气胸、张力性气胸、闭合性气胸。血胸指胸膜腔积血。血胸与气胸并存，称为血气胸。

一、护理评估

（一）术前评估

（1）询问患者受伤的时间、部位、经过，了解胸壁有无开放性伤口，有无昏迷史。

（2）评估患者的生命体征及意识情况，有无休克现象；有无胸闷、胸痛、气促，甚至呼吸困难、发绀等征象；呼吸音是否减弱或消失；有无皮下气肿发生；气管有无向健侧移位；伤侧胸腔是否抽出气体、血液。

（3）评估患者有无其他脏器合并伤。

（二）术后评估

（1）了解麻醉方式、手术方式及术中情况。

（2）观察患者伤口，胸腔闭式引流液体、气体的引流情况，有无皮下气肿。

（3）评估患者术后呼吸、循环和消化等机体各系统功能的状态。

（4）评估患者的生命体征、疼痛、饮食、呼吸功能训练、术后早期活动等情况。

二、护理措施

（一）术前护理

（1）现场急救：患者出现危及生命的征象时，护士应协助医生施以急救。

①开放性气胸：立即用敷料封闭胸壁伤口，阻止气体继续进入胸腔。

②闭合性或张力性气胸：积气量多者，立即协助医生行胸腔穿刺抽气或胸腔闭式引流。

③血胸：如有胸腔内器官、血管损伤出血或呼吸困难未能缓解者，应遵医嘱及时输血、补液并记录液体出入量，做好手术准备。

（2）保持呼吸道通畅。

①吸氧：呼吸困难和发绀者，应及时给予吸氧。

②有效咳嗽、排痰：保持呼吸道通畅，预防窒息，痰液黏稠者予祛痰药物、雾化吸入，稀释痰液以利于排出，必要时给予吸痰。

③体位：病情稳定者取半坐卧位。

（3）有效镇痛。

（4）病情观察：动态观察患者的生命体征和意识等变化。重点观察患者呼吸的频率、节律和幅度；有无气促、呼吸困难、发绀等缺氧症状；有无气管移位或皮下气肿的情况；是否发生低血容量性休克等。

（5）预防感染：有开放性伤口者，遵医嘱使用破伤风抗毒素及抗生素。

（6）做好术前准备。

（二）术后护理

1. 观察要点

严密观察患者的生命体征，注意神志变化。观察患者有无胸闷、胸痛、气促，甚至呼吸困难、发绀、休克的征象。观察患者有无气管移位、皮下气肿、气管向健侧移位等。观察引流液的量和性质，引流液的颜色是否鲜红，每小时引出量大于 100 mL，并持续 3 小时以上者，应考虑活动性出血。

2. 心理护理

稳定患者情绪，消除患者紧张、恐惧的心理。

3. 维护呼吸功能

（1）遵医嘱给氧，氧流量 2 ～ 4 L/min。

（2）密切观察患者的呼吸形态、频率，呼吸音变化及血氧饱和度变化。

4. 休息与活动

（1）体位管理：术后未拔除引流管的患者取半坐卧位；拔管后根据患者的病情取舒适体位。

（2）鼓励患者术后早期下床活动。

5. 呼吸道管理

遵医嘱予患者雾化吸入，协助患者拍背咳痰，指导患者有效咳嗽、咳痰，进行腹式深呼吸、缩唇呼吸，学会使用呼吸功能训练器，进行有效的呼吸功能锻炼，避免肺炎和肺不张。

6. 管道护理

（1）胸腔闭式引流管的护理：保持无菌、密闭、通畅。

（2）深静脉置管的护理：保持穿刺部位敷料干燥，保持管道通畅，患者翻身活动时防止受压、折叠、扭曲、脱出，防止药物外渗，使用完毕后用肝素稀释液正压封管。

7. 并发症的预防及护理

（1）出血：密切观察患者的生命体征、尿量及中心静脉压变化，定时检查伤口敷料及引流液情况，如引流液呈鲜红色、有血凝块，持续 3 小时引流液量不少于 100 mL/h，考虑有活动性出血，应及时报告医生，遵医嘱协助处理。

（2）肺炎和肺不张：严格呼吸道管理，遵医嘱合理使用抗生素，鼓励患者有效咳嗽、排痰，痰液过于黏稠者予雾化吸入，必要时行导管吸痰。如痰液较深，导管吸痰效果不好时可采用纤维支气管镜吸痰。

8. 疼痛护理

妥善固定患者胸部，遵医嘱使用镇痛药物，采取多模式镇痛和预防性镇痛模式，咳嗽、咳痰时协助或指导其用双手按压患侧胸壁，以减轻疼痛。

9. 患者安全管理

加强风险评估，根据需要给予保护措施及警示标识。

10. 心理护理

多与患者交谈，针对性地给予心理支持，消除其顾虑和恐惧，增强其战胜疾病的信心。

三、健康教育

（一）健康指导

气胸患者应避免举重物、剧烈咳嗽、屏气及用力排便等，避免便秘，劳逸结合。气胸痊愈后 1 个月内，不要进行剧烈运动，如打球、跑步等。保持心情愉快，避免情绪波动。劝导吸烟者戒烟。

（二）出院指导

嘱患者出院后 1～3 个月内注意休息，定期到医院复查胸片。告知患者一旦突发胸痛、气急，可能为气胸复发，应及时就诊。

第十一节　肋骨骨折的护理

肋骨骨折是最常见的胸部损伤，指暴力直接或间接作用于肋骨，使肋骨的完整性和连续性中断，第 4 至第 7 肋骨长而薄，最易折断。

一、护理评估

（一）术前评估

（1）了解患者的外伤史，评估患者疼痛的部位及程度，是否出现咯血、发绀或休克等情况。

（2）评估患者的生命体征、神志、胸部活动等情况，及时发现有无呼吸困难或反常呼吸情况。观察患者皮下气肿及纵隔气肿的演变，记录气肿延伸范围。

（3）评估患者是否合并血气胸、脑及腹部等部位的复合伤。

（二）术后评估

（1）了解麻醉方式、手术方式及术中情况。

（2）观察患者的伤口情况，以及胸腔闭式引流液的颜色、性质和量。

（3）评估患者的术后呼吸、循环和消化等机体各系统功能状态。

（4）评估患者的生命体征、疼痛、饮食、呼吸功能训练、术后早期活动等情况。

二、护理措施

（一）术前护理

1. 维持有效气体交换

（1）急救：对于严重肋骨骨折，尤其是胸壁软化范围大、出现反常呼吸且危及生命的连枷胸患者，应协助医生采取急救措施。

（2）保持呼吸道通畅：及时清理呼吸道分泌物，有效咳出痰液，加强呼吸道管理。

（3）疼痛护理：妥善固定患者胸部，遵医嘱使用镇痛药物，咳嗽、咳痰时，协助或指导其用双手按压患侧胸壁，以减轻疼痛。

2. 病情观察

密切观察患者的生命体征、神志、胸腹部活动度等情况，若有异常，及时报告医生并协助处理。观察患者有无皮下气肿，标记范围，若气肿蔓延迅速，应及时报告医生。

（二）术后护理

（1）观察要点：密切观察患者的生命体征、神志、胸部活动等情况，及时发现有无呼吸困难或反常呼吸情况。观察患者有无皮下气肿，记录气肿延伸范围。

（2）休息与活动。

①体位管理：患者术后未拔除引流管前取半坐卧位；拔管后根据患者的病情取舒适体位。

②鼓励患者术后早期下床活动。

（3）对合并肺挫伤患者，输液速度不宜过快，以每分钟 20 ～ 30 滴为宜，防止发生肺水肿及心力衰竭。

（4）维持有效气体交换。

①疼痛护理：妥善固定患者胸部，遵医嘱使用镇痛药物，采取多模式镇痛和预防性镇痛模式，咳嗽、咳痰时协助或指导其用双手按压患侧胸壁，减轻疼痛。

②保持呼吸道通畅：解除患者紧束胸部的衣物，遵医嘱予患者雾化吸入，鼓励患者咳嗽、排痰，及时清理呼吸道分泌物，加强呼吸道管理。

（5）如气肿蔓延迅速，应立即告知医生，查找气肿来源，采取措施予以控制。对于气肿张力极大、痛苦难忍者，在胸骨柄切迹上 2 cm 做一横行小切口至深筋膜排气减压。

（6）防治感染：密切监测患者的体温变化，若体温超过 38.5 ℃ 且持续不退，应通知医生及时处理；鼓励并协助患者深呼吸、咳嗽、排痰，以减少呼吸系统并发症；及时更换创面敷料，保持创面清洁、干燥；保持引流通畅。

（7）管道护理。

①胸腔闭式引流管的护理应保持无菌、密闭、通畅。

②深静脉置管的护理应保持穿刺部位敷料干燥，保持管道通畅，翻身活动时防止受压、折叠、扭曲、脱出，防止药物外渗，使用完毕后用肝素稀释液正压封管。

（8）并发症的预防及护理。

①出血：密切观察患者的生命体征、尿量及中心静脉压变化，定时检查伤口敷料及引流液情况，如引流液呈鲜红色、有血凝块，持续 3 小时引流液的量不少于 100 mL/h，考虑有活动性出血，应及时报告医生，遵医嘱协助处理。

②肺炎和肺不张：严格呼吸道管理，遵医嘱合理使用抗生素，鼓励患者有效咳嗽、排痰，痰液过于黏稠者予雾化吸入，必要时行导管吸痰。如痰液较深，导管吸痰效果不好时，可采用纤维支气管镜吸痰。

（9）患者安全管理：加强风险评估，根据需要给予保护措施及警示标识。

（10）心理护理：向患者讲解损伤部位、病情发展、转归、愈合情况，以及如何配合治疗，消除其紧张心理。向患者介绍各项诊疗、操作的安全性和必要性，嘱患者加强营养，注意休息、保暖。

三、健康教育

（一）健康指导

指导患者腹式深呼吸及有效咳嗽，进行有效腹式呼吸可以缓解疼痛，减轻呼吸困难；有效咳嗽、排痰，可保持呼吸道通畅，预防呼吸道感染，防止肺部并发症。

（二）出院指导

（1）嘱患者继续加强呼吸功能锻炼，可采用吹气球、深呼吸，以增强肺的呼吸功能。

（2）告知患者突然发生咳嗽、咯血、呼吸困难时，应立即就近到医院治疗。

（3）嘱患者 3 个月后复查胸片，以了解其骨折愈合情况。

第十二节　脓胸外科治疗的护理

脓胸是脓性诊出液积聚于胸膜腔内的化脓性感染。

一、护理评估

（一）术前评估

（1）评估患者的体温情况。

（2）评估患者是否有胸痛、胸闷、咳嗽、咳痰等症状。

（3）评估患者的食欲及营养情况。

（二）术后评估

（1）了解麻醉方式、手术方式及术中情况。

（2）观察患者的意识、生命体征、伤口疼痛及各管道引流情况。

（3）评估患者术后呼吸、循环和消化等机体各系统功能状态。

（4）评估患者的饮食、呼吸功能训练、术后早期活动、康复训练等情况。

（5）评估患者的营养及心理状况。

二、护理措施

（一）术前护理

（1）加强营养：嘱患者多进食高蛋白、高热量和富含维生素的食物。对于贫血和低蛋白血症者，可少量多次输入新鲜血浆或人血白蛋白。

（2）降低体温：高热患者予降温处理，鼓励患者多饮水，必要时遵医嘱用药。

（3）减轻疼痛：评估患者疼痛情况，必要时遵医嘱予镇静、镇痛处理。

（4）改善呼吸：取半坐卧位，根据患者呼吸情况给氧，痰液较多者予祛痰、雾化吸入，合理抗生素治疗，保持呼吸道通畅。根据患者个性化特点协助医生进行治疗。

（5）胸腔闭式引流护理应无菌、密闭、通畅。

（二）术后护理

1. 观察要点

（1）严密监测患者的生命体征及神志情况，有无呼吸困难、发绀等征象，发现异常及时通知医生处理。

（2）密切监测患者的体温，高热时给予物理降温，如冰敷等，鼓励患者多饮水，注意口腔、皮肤的卫生，及时更换衣服。

（3）观察患者有无胸痛、胸闷、咳嗽、咳痰的情况。

（4）观察患者伤口、引流情况，及时更换创面敷料，保持清洁干燥和引流通畅。

2. 维持有效呼吸

规范呼吸功能训练，鼓励患者有效咳嗽、咳痰，减少呼吸系统并发症。

3. 保持引流管通畅

胸膜纤维板剥脱术患者术后易发生大量渗血，严密观察患者的生命体征及引流液的性状和量。若患者血压下降、脉搏增快、尿量减少、烦躁不安且呈贫血貌，或胸腔闭式引流术后连续 3 小时引流液大于 100 mL/h 且呈鲜红色，应立即报告医生，遵医嘱予止血，输注新鲜血液，必要时做好再次开胸止血的准备。

4. 饮食护理

给予患者高热量、高蛋白、丰富维生素、易消化的饮食。

5. 休息与活动

嘱患者适度活动，劳逸结合，减少消耗。自术后 1 天即开始做上肢运动，如上肢屈伸、抬高上举、旋转等。

6. 疼痛护理

妥善固定患者胸部，遵医嘱使用镇痛药物，采取多模式镇痛和预防性镇痛模式，咳嗽、咳痰时协助或指导其用双手按压患侧胸壁，减轻疼痛。

7. 管道护理

（1）胸腔闭式引流管的护理应保持无菌、密闭、通畅。

（2）深静脉置管的护理应保持穿刺部位敷料干燥，保持管道通畅，翻身活动时防止受压、折叠、扭曲、脱出，防止药物外渗，使用完毕后用肝素稀释液正压封管。

8. 并发症的预防及护理

（1）出血：密切观察患者的生命体征、尿量及中心静脉压变化，定时检查伤口敷料及引流液情况，如引流液呈鲜红色、有血凝块，持续 3 小时引流液不少于 100 mL/h，考虑有活动性出血，应及时报告医生，遵医嘱协助处理。

（2）感染：密切监测患者的体温变化，鼓励并协助患者深呼吸、咳嗽、排痰，以减少呼吸系统并发症；及时更换创面敷料，保持创面清洁、干燥；保持引流通畅。

（3）肺不张：严格呼吸道管理，遵医嘱合理使用抗生素，鼓励患者有效咳嗽、排痰，痰液过于黏稠者予雾化吸入，必要时行导管吸痰。如痰液较深，导管吸痰效果不好时可采用纤维支气管镜吸痰。

9. 患者安全管理

加强风险评估，根据需要给予保护措施及警示标识。

10. 心理护理

向患者介绍各项诊疗、操作的安全性和必要性，病情发展、转归、愈合情况，以及如何配合治疗，消除其紧张心理。

三、健康教育

（一）健康指导

（1）休息：急性脓胸休息 2～3 个月，慢性脓胸休息 6 个月以上。

（2）饮食：进食高蛋白、高热量、丰富维生素、易消化的食物。

（3）体位：带有胸腔闭式引流管者取半坐卧位，支气管胸膜瘘者取患侧卧位，胸廓成形术患者取术侧向下卧位。

（二）出院指导

（1）如出院患者带有胸腔闭式引流管或胸带包扎，须指导患者及其家属掌握胸腔闭式引流管和胸带包扎的方法。

（2）如有不适，应随诊并定期复查。

（3）如为结核性脓胸应继续抗结核治疗 3 ～ 6 个月，并定期到门诊复查肝功能、肾功能和胸片。

第十三节　漏斗胸的护理

漏斗胸是前胸壁胸骨中下部与其两侧肋骨异常向后弯曲凹陷，呈舟状或漏斗状的胸壁畸形，胸骨体、剑突交界处凹陷最深，胸骨柄及两侧的第 1、第 2 肋软骨正常，而以下的肋软骨与胸骨体及剑突均向后凹陷。

一、护理评估

（一）术前评估

（1）评估患者是否出现活动受限、上呼吸道感染，活动后心悸气促，心肺功能受影响的情况。

（2）评估患者的营养及心理状况。

（3）评估患者对疾病的认知程度，心理状况及社会、家庭支持情况。

（二）术后评估

（1）了解麻醉方式、手术方式及术中情况。

（2）观察患者的意识、生命体征、胸廓变化、伤口疼痛情况。

（3）评估患者术后呼吸、循环和消化等机体各系统功能状态。

（4）评估患者的活动情况及钢板位置情况。

（5）评估患者的心理状况。

二、护理措施

（一）术前护理

（1）心理护理：由于体型改变影响美观，患者常有自卑心理，对手术和麻醉充满恐惧，担心手术效果及对学习、生活产生影响。应及时向患者及其家属讲述术后的预期效果，展示手术矫治后胸廓形状的图片，消除患者及其家属的恐惧心理，树立信心，主动配合治疗。

（2）术前准备：有效呼吸功能训练，协助医生准确测量两侧腋中线距离，选择合适长度的矫形钢板。

（二）术后护理

（1）观察要点。密切观察患者的生命体征、手术部位情况。

（2）饮食护理。麻醉清醒 6 小时后，无腹胀、恶心、呕吐症状即可进食，一般先进食流质食物、半流质食物，再逐渐过渡到正常饮食。

（3）术后活动。患者术后 1 天即可下床活动，扶患者坐起时，应平托患者的双肩和背部，保持胸背部挺直，避免牵拉上肢。

（4）体位护理。漏斗胸矫形术后患者必须保持平卧于硬板床。大龄儿童可枕一薄枕，盖被轻薄，避免胸部负重。严禁翻身侧卧，以防胸廓受压变形；避免叩背，防止支架移位损伤肺脏引起气胸。

（5）疼痛的护理。术后患者有不同程度的疼痛，使用镇痛泵或药物镇痛，使疼痛控制在轻度范围内。此外，创造安静的休息环境，用患者喜爱的书籍或音乐、游戏等分散其注意力。

（6）维持有效呼吸。鼓励患者有效咳嗽、咳痰，坚持呼吸功能训练，减少呼吸系统并发症。

（7）并发症的护理。

①气胸：气胸为术后主要的并发症。密切观察患者的呼吸形态、频率和节律，定时听诊双肺呼吸音的变化，有无缺氧症状等，有异常及时报告医生予处理。

②感染：密切观察患者体温及血常规变化，如发现肺部或伤口感染，给予及时处理。

三、健康教育

（1）嘱患者术后睡硬板床 1 年，保持仰卧位，避免侧卧位。

（2）耐心细致地告知患者及其家属加强安全意识，防止发生外伤。

（3）嘱患者术后 1 个月内不做弯腰、扭腰、翻滚等动作，尽量做到背部挺直；术后 2 个月内不搬重物，盖被轻薄，避免胸部负重受压；术后 3 个月内不做对抗性运动；术后 1 年内避免剧烈运动及体力活动（如打篮球、踢足球等）。

（4）嘱患者 Nuss 术后矫形板取出前不可进行胸部和上腹部的 MRI 检查。

（5）定期复查胸片，了解矫形板位置，如患者出现呼吸困难、胸闷或胸痛情况，应立即就诊。术后 2 年复查，在患者胸壁足以支撑胸骨时去除矫形板。

第十四节　鸡胸的护理

鸡胸是一种表现为胸骨前凸的畸形，常伴有两侧肋软骨和肋鸡胸骨凹陷，是仅次于漏斗胸的第二种常见胸壁畸形。

一、护理评估

（一）术前评估

（1）评估患者的一般情况。

（2）评估患者的营养状况。

（3）评估患者对疾病的认知程度，心理状况及社会、家庭支持情况。

（二）术后评估

（1）了解麻醉方式、手术方式及术中情况。

（2）观察患者的意识、生命体征、胸廓变化、伤口疼痛情况。

（3）评估患者术后呼吸、循环和消化等机体各系统功能状态。

（4）评估患者的活动情况及钢板位置情况。

（5）评估患者的心理状况。

二、护理措施

（一）术前护理

协助医生标记胸骨凸起的最高点，以此为中心向两侧延伸至双侧腋中线位置，即为放置矫形钢板的平面，测量该平面双侧腋中线之间的弧形距离，选取大小适合的矫形钢板。

（二）术后护理

1. 观察要点

密切观察患者的生命体征、手术部位情况。

2. 饮食护理

患者麻醉清醒后无腹胀、恶心、呕吐症状即可进食，一般先进食流质饮食、半流质饮食，再逐渐过渡到正常饮食。

3. 体位护理

鸡胸矫形术后患者必须保持平卧于硬板床。年长儿童可枕一薄枕，盖被轻薄，避免胸部负重。严禁翻身侧卧，以防胸廓受压变形；避免叩背，防止支架移位损伤肺脏引起气胸。

4. 术后活动

患者术后1天即可下床活动，扶患者坐起时，应平托患者的双肩和背部，保持胸背部挺直，避免牵拉上肢。

5. 疼痛的护理

术后患者有不同程度的疼痛，使用镇痛泵或药物镇痛使疼痛控制在轻度范围内。此外，创造安静的休息环境，用患者喜爱的书籍或音乐、游戏等分散其注意力。

6. 维持有效呼吸

鼓励患者有效咳嗽、咳痰，坚持呼吸功能训练，减少呼吸系统并发症。

7. 并发症的护理

（1）气胸：气胸为术后主要的并发症。密切观察患者的呼吸形态、频率和节律，定时听诊双肺呼吸音的变化，有无缺氧症状等，有异常及时报告医生予处理。

（2）感染：密切观察患者体温及血常规的变化，如发现肺部或伤口感染，应及时处理。

三、健康教育

（1）术后 1 年内使用硬板床，睡觉时保持仰卧位，避免侧卧位。

（2）耐心细致地告知患者及其家属加强安全意识，防止发生外伤。

（3）3 个月内避免进行剧烈运动，每隔 6 个月门诊复查，观察胸廓发育情况，评估胸壁的矫形效果，矫形钢板在体内保留 2 年后拆除。

（4）如患者出现呼吸困难、胸闷或胸痛情况，应立即就诊。

第十五节　胸壁肿瘤的护理

胸壁肿瘤是指胸廓深部软组织、肌肉、骨骼的肿瘤。

一、护理评估

（一）术前评估

（1）评估患者胸壁肿块是否局部疼痛和压痛，是否随肿块增大疼痛加剧，是否出现肢体麻木或霍纳综合征。

（2）评估患者是否有咳嗽、呼吸困难、呼吸音减弱表现。

（3）评估患者的营养情况，是否有体重下降、贫血、恶病质等表现。

（二）术后评估

（1）了解麻醉方式、手术方式及术中情况。

（2）观察患者的意识、生命体征、伤口及疼痛情况。

二、护理措施

（一）术前护理

（1）并发慢性支气管炎者，术前应遵医嘱予足量抗生素控制肺部感染；做好术前放疗或化疗的对症护理；做好胸壁重建的术前准备。

（2）如患者胸壁肿块疼痛剧烈，应遵医嘱予镇痛药，并嘱咐患者及其家属对胸壁肿块勿用力挤压，不能给予热敷或贴药膏，以免刺激加快肿瘤生长。

（二）术后护理

严密观察患者的生命体征的变化及伤口情况，注意伤口有无渗血、渗液，观察胸壁重建术后有无胸壁浮动、反常呼吸的发生。术后应加压包扎，既能防止反常呼吸出现，又能防止创面渗出而造成的创面积液或感染。注意加压包扎松紧应适度，创面引流应充分，如伤口敷料渗湿应及时更换。

三、健康教育

（一）健康指导

嘱患者胸壁重建术后避免负重，进食高蛋白、富含维生素、易消化的食物。保持大小便通畅。

（二）出院指导

良性肿瘤患者出院后随诊 1 年；恶性肿瘤患者定期检查，并进行化疗、放疗等综合治疗。嘱患者保持心情舒畅，适当增加锻炼，以增强身体免疫力。

第十六节　膈疝的护理

膈疝指腹内脏器经由膈肌的薄弱孔隙、缺损或创伤裂口进入胸腔所致。临床分为创伤性膈疝和非创伤性膈疝 2 种，非创伤性膈疝又可分为先天性膈疝和后天性膈疝。其中，以食管裂孔疝最为常见，其次是创伤性膈疝，其他膈疝少见。

一、护理评估

（一）术前评估

（1）评估患者有无呼吸困难及其程度。

（2）评估患者胃肠道有无梗阻或破裂。

（3）评估患者腹痛、腹胀的情况。

（二）术后评估

（1）了解麻醉方式、手术方式及术中情况。

（2）观察患者的意识、生命体征、伤口疼痛情况。

（3）评估患者术后呼吸、循环和消化等机体各系统功能状态，有无呕吐、腹痛腹胀、呼吸困难表现。

（4）评估患者的活动情况及心理状况。

二、护理措施

（一）术前护理

饮食指导：非创伤性膈疝患者应给予高蛋白、富含维生素、易消化的饮食，少量多餐，细嚼慢咽，不暴饮暴食，避免刺激性食物。术前给予流质饮食，术前 1 天给予患者开塞露纳肛或缓泻剂，术前 6 小时禁食，2～4 小时禁饮或遵医嘱。术前留置胃管。创伤性膈疝患者禁饮、禁食，留置胃管进行持续胃肠减压。

（二）术后护理

1. 观察要点

严密观察患者的生命体征，注意其神志变化；观察患者有无胸闷、呼吸困难、腹胀、腹痛等症状。

2. 饮食指导

患者胃肠功能恢复后宜流质饮食，少量多餐，逐渐过渡到半流质饮食。术后 7 天可进普食，以易消化、少纤维的软食为宜，细嚼慢咽。避免进食过冷、过刺激的食物。

3. 维持呼吸功能

（1）遵医嘱给氧，氧流量 2～4 L/min。

（2）密切观察患者的呼吸形态、频率及呼吸音变化，观察血氧饱和度的变化。

4. 休息与活动

（1）体位管理：患者术后取半坐卧位，抬高床头 30°～45°，以免胃液反流误吸入呼吸道。胃肠功能恢复后根据病情取舒适体位。

（2）鼓励患者术后早期下床活动。

5. 呼吸道管理

遵医嘱予患者雾化吸入，协助患者拍背咳痰，指导患者有效咳嗽、咳痰，进行腹式深呼吸、缩唇呼吸，进行有效的呼吸功能锻炼，避免肺炎和肺不张。

6. 管道护理

（1）胃管的护理：每班交接并记录患者胃管的置入深度，持续胃肠减压，妥善固定胃管，防止脱出，待肛门排气、胃肠减压引流量减少后，拔除胃管。严密观察引流液的量、性状及颜色，并准确记录。

（2）胸腔闭式引流管的护理，应保持无菌、密闭、通畅。

（3）深静脉置管的护理，应保持穿刺部位敷料干燥，保持管道通畅，翻身活动时防止受压、折叠、扭曲、脱出，防止药物外渗，使用完毕后用肝素稀释液正压封管。

7. 疼痛护理

妥善固定患者胸部，遵医嘱使用镇痛药物，采取多模式镇痛和预防性镇痛模式，咳嗽、咳痰时协助或指导其用双手按压患侧胸壁，减轻疼痛。

8. 患者安全管理

加强风险评估，根据需要给予保护措施及警示标识。

9. 心理护理

稳定患者情绪，消除其紧张、恐惧的心理。

三、健康教育

（一）健康指导

指导患者及其家属了解膈疝的诱发因素，了解及识别膈疝的临床表现，积极控制各种膈疝的诱发因素。

（二）出院指导

（1）避免增加腹压：术后避免过度弯腰、抬举重物，系宽松腰带；避免剧烈咳嗽和呕吐；避免便秘，必要时给予开塞露或缓泻剂。

（2）饮食：嘱患者避免进食过冷、过热或刺激性食物，少量多餐，细嚼慢咽。

（3）用药护理：术后遵医嘱服用抗酸类药物。

（4）复诊须知：定期门诊随访。若出现发热、胸痛、下咽困难等表现，应及时门诊复诊。

第十七节　手汗症的护理

手汗症指在交感神经功能亢奋情况下，如兴奋、紧张甚至高温时，出现的手掌排汗异常增多，可分为原发性手汗症和继发性手汗症 2 种。

一、护理评估

（一）术前评估

（1）评估患者手掌湿润的程度。

（2）评估患者对疾病的认知程度，心理状况及社会、家庭支持情况。

（二）术后评估

（1）观察患者的意识、生命体征、伤口疼痛情况。

（2）评估患者术后呼吸、循环和消化等机体各系统功能的状态。

（3）评估患者的活动情况及心理状况。

二、护理措施

（一）术前护理

手汗症患者因手多汗而影响工作、学习与社交，常有不同程度的心理问题，术前应给予患者心理干预和疏导，向患者及其家属介绍手术的过程及效果，讲解手术的优越性和先进性，使患者对手术建立信心，并以最佳的心态接受手术，提高治疗效果。

（二）术后护理

1. 症状护理

（1）严密观察患者的生命体征，注意患者切断交感神经后是否出现短时间的低血压、代偿性心率增快的情况，在排除术后出血的可能性后，给予患者耐心的解释，稳定其情绪。

（2）观察患者皮肤的颜色及温度，比较双侧手掌手术前后颜色、湿度和温度的变化。

（3）正确评估患者的疼痛，遵医嘱适当使用镇痛药物，观察疗效与不良反应。

2. 术后并发症的观察和护理

（1）霍纳综合征：是术后最严重的并发症，表现为典型的三联征，即眼裂变小、瞳孔缩小及同侧面部少汗，为星状神经节损伤引起。

（2）气胸及皮下气肿：术后严密观察患者双肺呼吸音，胸壁切口及周围有无肿胀及捻发感，疑有肺不张或气胸可能。及时复查胸片，小量气胸予观察或胸腔穿刺排气，中到大量气胸可置胸腔闭式引流。

（3）代偿性出汗：术后最常见的并发症，表现为手掌、脸部流汗在术后好转，但背部、大腿、臀部等部位流汗比以前明显增加，大部分患者术后 1～3 天可逐渐缓解，无须特殊处理。鼓励患者参与出汗的观察，给患者解释，消除患者的顾虑，积极配合治疗，出汗时注意及时更换潮湿的床单被套及衣物，防止受凉，鼓励患者饮水，防止短期出汗太多引起低血容量性休克。

三、健康教育

1. 健康指导

嘱患者术后尽早活动，密切观察患者出汗情况。个别患者术后双手手掌温度上升 2～5 ℃，可出现一过性双侧手掌再度出汗，时间一般不会超过 14 天，告知患者此症状可自行消失，打消其疑虑。极少数患者可出现手、足过于干燥的情况，告知患者通过温水洗手、泡足或者涂护肤霜或甘油，以减少手指干裂或出血。

2. 出院指导

嘱患者保持伤口清洁干燥，防寒保暖，防止呼吸道感染，半个月内避免上臂过度上抬运动，术后 1 个月内尽量减少重体力劳动，但可进行深呼吸和有效咳嗽的锻炼。

第十八节　纵隔肿瘤的护理

纵隔肿瘤是纵隔区里各种肿瘤的统称，包括胸腺瘤、畸胎瘤、神经源性肿瘤等。

一、护理评估

（一）术前评估

（1）评估患者有无胸痛、胸闷、气促、咳嗽等症状。

（2）观察患者是否有某些肿瘤的特异性症状，如有肌无力症状时提示胸腺瘤；咳出皮脂样物或毛发时提示畸胎瘤等。

（3）评估患者是否出现压迫邻近组织器官的症状，如压迫交感神经干时，出现霍纳综合征；压迫喉返神经时出现声音嘶哑；压迫气管可引起咳嗽、呼吸困难甚至发绀；压迫上腔静脉可出现上腔静脉综合征；压迫食管时引起食管梗阻。

（二）术后评估

（1）了解麻醉方式、手术方式及术中情况。

（2）观察患者的意识、生命体征、伤口及各管道引流情况。

（3）观察患者有无疼痛、肌无力等症状，并遵医嘱给予处理。

（4）评估患者术后呼吸、循环和消化等机体各系统功能状态。

（5）评估患者的饮食、呼吸功能训练、术后早期活动、康复训练等情况。

（6）评估患者的心理状况。

二、护理措施

（一）术前护理

（1）呼吸道准备：指导患者进行呼吸功能训练，如腹式深呼吸、缩唇呼吸、有效咳嗽咳痰、使用呼吸功能训练器等，保持呼吸道通畅。

（2）饮食与活动：嘱患者注意休息和营养，根据病情及年龄指导患者饮食，一般应进食高蛋白、富含纤维、易消化的食物，改善患者的营养状况；避免剧烈活动，规律作息，保障充足睡眠，增强机体抵抗力。

（3）完善术前检查，做好术前准备，若出现发热、上呼吸道感染症状，女性患者月经来潮等情况，及时与医生联系。

（4）心理护理：向患者耐心解释手术的必要性、可治性，用实例说明手术的效果，以解除患者顾虑，消除其悲观情绪，使患者树立战胜疾病的信心，积极配合治疗和护理。

（二）术后护理

1. 病情观察要点

术后密切监测患者的生命体征变化，特别是呼吸、血氧饱和度的变化。胸腺瘤合并重症肌无力者，须观察呼吸情况，并督促患者按时服用溴吡斯的明，注意观察有无药物不足或过量的症状，防止重症肌无力危象。

2. 特殊护理

（1）正中切口者，保持引流通畅，注意有无血肿压迫引起的呼吸困难和颈静脉怒张及伤口出血情况，病情平稳后取半卧位。

（2）如有上腔静脉压迫症状者，不宜在上肢作静脉输液。

（3）重症肌无力者，遵医嘱备甲硫酸新斯的明注射液，以备肌无力危象发生时急救。

3. 饮食指导

嘱患者进食低脂肪、高蛋白、富含维生素、易消化的食物，少量多餐。

4. 休息与活动

（1）体位管理：患者术后取半坐卧位，抬高床头 30°～45°，以免胃液反流误吸入呼吸道。胃肠功能恢复后根据患者病情取舒适体位。

（2）鼓励患者术后早期下床活动。

5. 呼吸道管理

遵医嘱给氧，氧流量 2～4 L/min；密切观察患者的呼吸形态、频率及呼吸音变化，观察血氧饱和度变化；遵医嘱予患者雾化吸入，协助患者拍背咳痰，指导患者有效咳嗽、咳痰，进行腹式深呼吸、缩唇呼吸，进行有效的呼吸功能锻炼，避免肺炎和肺不张。

6. 管道护理

（1）肌无力患者，做好胃管的护理。每班交接并记录患者胃管的置入深度，持续胃肠减压，妥善固定胃管，防止脱出。严密观察引流液的量、性状及颜色并准确记录。

（2）胸腔闭式引流管的护理应保持无菌、密闭、通畅。

（3）深静脉置管的护理应保持穿刺部位敷料干燥，保持管道通畅，翻身活动时防止受压、折叠、扭曲、脱出，防止药物外渗，使用完毕后用肝素稀释液正压封管。

7. 疼痛护理

妥善固定患者胸部，遵医嘱使用镇痛药物，采取多模式镇痛和预防性镇痛模式，咳嗽、咳痰时协助或指导其用双手按压患侧胸壁，减轻疼痛。

8. 患者安全管理

加强风险评估，根据需要给予保护措施及警示标识。

9. 心理护理

稳定患者情绪，消除其紧张、恐惧心理。

三、健康教育

1. 健康指导

告知患者及其家属纵隔肿瘤的症状和体征，了解相关知识及治疗要点。

2. 出院指导

（1）患者出院后继续进行上肢功能锻炼，范围逐渐扩大，以恢复正常的活动功能。

（2）嘱患者建立健康的生活方式，合理饮食，维护良好的进食环境及口腔清洁。

（3）嘱患者有效咳嗽、排痰，适当进行呼吸训练，预防上呼吸道感染。

（4）告知患者术后定期门诊随访，若出现发热、血痰、胸痛等症状，应及时与医生联系。

第十九节　纵隔脓肿的护理

纵隔脓肿指由金黄色葡萄球菌侵入纵隔的组织或血管内，使组织坏死、液化，形成脓液积聚的急性结缔组织化脓性感染。纵隔脓肿病死率高，通常发生于食管穿孔及胸腔手术之后，也可继发于牙源性或咽部的化脓性感染。

一、护理评估

（一）术前评估

（1）同本章第一节胸外科围手术期患者一般护理常规。

（2）评估患者有无发热、咳嗽、呼吸困难、胸闷等症状及程度。

（3）评估患者的营养状况及体重下降情况。

（二）术后评估

（1）了解麻醉方式、手术方式及术中情况。

（2）观察患者意识、生命体征、伤口疼痛及各管道引流情况。

（3）评估患者术后呼吸、循环和消化等机体各系统功能状态。

（4）评估患者的饮食、呼吸功能训练、术后早期活动、康复训练等情况。

（5）评估患者的心理状况。

二、护理措施

（一）术前护理

1.观察要点

密切观察患者的发热反应，胸闷、胸痛的部位及程度；观察患者有无咳嗽、声音嘶哑或感觉异常等症状；观察有无出现气急或下咽梗阻等症状，是否咳出皮脂物及毛发。

2.饮食护理

指导患者进食高热量、高蛋白、富含维生素的食物；予合理营养支持，提高机体免疫功能。

3.休息与活动

指导患者充分休息，保持良好睡眠，避免过累及大量运动，进行适量的运动，增强体质，提高免疫力。

4. 用药护理

遵医嘱合理使用抗生素治疗。

5. 发热的护理

体温超过 38.5 ℃者，采用物理降温或遵医嘱给予降温药物；低热或盗汗者，予温水擦浴，勤更衣，适量多饮水，保持舒适。

（二）术后护理

1. 发热的护理

应用敏感抗生素者，予对症治疗和护理，及时更换患者汗液浸湿的衣服和被褥，同时要监测患者的呼吸循环功能，指导患者进食高热量、高蛋白、富含维生素的食物。

2. 体位护理

术后患者清醒后予半坐卧位，鼓励患者经常变换体位，有利于积液的排出。

3. 呼吸道管理

密切观察患者的呼吸形态、频率，呼吸音变化及血氧饱和度变化；术后加强雾化吸入，嘱患者多饮水，保持室内适宜温度和湿度，防止气道干燥；协助患者拍背咳痰，指导患者有效咳嗽、咳痰，进行腹式深呼吸、缩唇呼吸，进行有效的呼吸功能锻炼，避免肺炎和肺不张。咳痰困难者，必要时可在纤维支气管镜下吸痰，遵医嘱合理使用抗生素。

4. 管道护理

（1）胸腔闭式引流管的护理应保持无菌、密闭、通畅；及早、充分引流是控制感染、治疗脓肿最安全、有效的方法。定时挤压引流管，保持引流管的通畅，避免引流管的折叠、扭曲及受压。纵隔严重感染的患者，须行适当的负压引流。

（2）深静脉置管的护理应保持穿刺部位敷料干燥，保持管道通畅，翻身活动时防止受压、折叠、扭曲、脱出，防止药物外渗，使用完毕后用肝素稀释液正压封管。

5. 并发症的预防及护理

（1）出血：密切观察患者的生命体征、尿量及中心静脉压变化，定时检查伤口敷料及引流液情况，如引流液呈鲜红色、有血凝块，持续 3 小时引流液量不少于 100 mL/h，考虑有活动性出血，应及时报告医生，遵医嘱协助处理。

（2）肺炎和肺不张：严格呼吸道管理，遵医嘱合理使用抗生素，鼓励患者有效咳嗽、排痰，痰液过于黏稠者予雾化吸入，必要时行导管吸痰。如痰液较深，导管吸痰效果不好时可采用纤维支气管镜吸痰。

6. 疼痛护理

妥善固定患者胸部，遵医嘱使用镇痛药物，采取多模式镇痛和预防性镇痛模式，咳嗽、咳痰时协助或指导其用双手按压患侧胸壁，减轻疼痛。

7. 患者安全管理

加强风险评估，根据需要给予保护措施及警示标识。

8. 心理护理

稳定患者情绪，消除患者紧张、恐惧的心理。

三、健康教育

1. 健康指导

教会患者及其家属了解纵隔脓肿的症状和体征，以及相关知识及治疗要点。

2. 出院指导

（1）嘱患者出院后继续进行上肢功能锻炼，范围应逐渐扩大，以恢复正常的活动功能。

（2）嘱患者训练建立健康的生活方式，合理饮食。

（3）有效的咳嗽、咳痰方法，多做深呼吸以扩大肺活量。

（4）告知患者术后定期门诊随访，若出现不适，应及时与医生联系。

第二十节　胸腺瘤的护理

胸腺瘤是最常见的前上纵隔原发性肿瘤，起源于胸腺上皮，但不包括起源于生殖细胞、淋巴细胞、神经内分泌细胞及脂肪细胞的肿瘤，占成人所有纵隔肿瘤的 20% ～ 40%。常合并副瘤综合征，以重症肌无力最为常见。

一、护理评估

（一）术前评估

（1）评估患者是否出现眼睑下垂、复视、咀嚼无力、吞咽困难、易疲劳、饮水呛咳等症状。

（2）评估患者呼吸道分泌物情况及自主清理能力，有无出现咳嗽无力、呼吸困难等肌无力危象。

（3）评估患者是否出现咳嗽、胸痛、胸闷、声音嘶哑、霍纳综合征等肿瘤侵犯、压迫邻近器官的症状。

（4）评估患者发病的诱因，如感染、精神创伤、过度疲劳、妊娠、分娩史等。

（5）评估患者用药情况及遵医行为。

（6）评估患者的安全风险及潜在并发症，如有无跌倒、坠床、误吸等安全风险。

（二）术后评估

（1）了解麻醉方式、手术方式及术中情况。

（2）观察患者的意识、生命体征、伤口疼痛及各管道引流情况。

（3）评估患者有无咳嗽无力、呼吸困难等肌无力危象症状。

（4）评估患者术后呼吸、循环和消化等机体各系统功能状态。

（5）评估患者的饮食、呼吸功能训练、术后早期活动、康复训练等情况。

（6）评估患者的心理状况。

二、护理措施

（一）术前护理

1. 观察要点

（1）观察患者肌无力类型和分布特点。

（2）观察患者有无肌无力加重表现，以及吞咽、视觉障碍程度。

（3）观察患者呼吸频率、节律与深度的改变，观察有无呼吸困难加重、发绀、咳嗽无力、腹痛、瞳孔变化、出汗、唾液或喉头分泌物增多等重症肌无力危象。

（4）观察患者有无感染、过度劳累、精神创伤、手术、妊娠和分娩的诱因。

2. 饮食护理

（1）指导患者进食高蛋白、富含维生素、高热量的半流质食物或软食。

（2）选择易于吞咽的食物，避免进食粗糙、易引起呛咳的食物。

（3）患者出现进食呛咳、难以吞咽时，可遵医嘱留置胃管行鼻饲流质饮食，并做好口腔护理，预防口腔感染，必要时遵医嘱给予静脉补充足够的营养。

（4）了解、关心患者每天进食情况，评估其营养摄入情况，必要时遵医嘱予静脉补充营养。

（二）术后护理

1. 休息与活动

指导患者术后早期下床活动，充分休息，保持良好睡眠，活动可选择清晨、休息后或肌无力症状较轻时，根据自身情况调节活动量，以不感到疲劳为原则。

2. 饮食指导

嘱患者进食低脂肪、高蛋白、富含维生素、易消化的食物，少量多餐。

3. 呼吸道管理

遵医嘱给氧，氧流量 $2 \sim 4$ L/min；密切观察患者的呼吸形态、频率及呼吸音变化，观察血氧饱和度变化；遵医嘱予患者雾化吸入，协助患者拍背咳痰，指导患者有效咳嗽、咳痰，进行腹式深呼吸、缩唇呼吸，进行有效的呼吸功能锻炼，避免肺炎和肺不张。

4. 管道护理

（1）胸腔闭式引流管的护理应保持无菌、密闭、通畅。

（2）深静脉置管的护理应保持穿刺部位敷料干燥，保持管道通畅，翻身活动时防止受压、折叠、扭曲、脱出，防止药物外渗，使用完毕后用肝素稀释液正压封管。

5. 用药观察

（1）患者服用抗胆碱酯酶药物时，应遵医嘱从小剂量开始，按时服用，剂量不足可缓慢增加，避免出现胆碱能危象。遵医嘱按时予溴吡斯的明治疗，若发生毒蕈碱样反应，如呕吐、腹痛等，可用阿托品 0.5 mg 拮抗。氯化钾、麻黄碱等辅助药物可加强抗胆碱酯酶药物的作用。

（2）患者使用糖皮质激素药物期间，大部分患者在用药早期会出现病情加重，甚至发生危象，要严密观察呼吸变化；长期服用者，注意观察其有无消化道出血、骨质疏松、股骨头坏死等并发症。

（3）患者使用免疫抑制剂时，应定期检查其血象和肝功能、肾功能的变化。

（4）对神经 - 肌肉传递有阻滞的药物，如氨基糖苷类抗生素、普萘洛尔、地西泮、吗啡、利多卡因等应禁用，以免加重病情，使肌无力加剧。

6. 安全护理

（1）有眼睑下垂或视觉障碍患者要专人陪护，预防跌倒、坠床。

（2）患者吞咽困难、饮水障碍时，不可强行进食和服药，以免窒息或吸入性肺炎，避免摄入干硬、粗糙的食物，进餐时尽量取坐位；无法进食的患者给予留置胃管。

（3）有呼吸困难的患者遵医嘱予吸氧，及时清除鼻腔及口腔分泌物，保持呼吸道通畅。

（4）肌无力危象急症处理原则：快速有效维护及保证患者呼吸功能。

7. 危象处理

有呼吸肌麻痹者，配合医生及时处理，并做好气管插管、气管切开的准备工作，应用人工呼吸器辅助呼吸，并依危象的不同类型采取相应处理方法。肌无力危象时，立即遵医嘱予肌内注射甲硫酸新斯的明注射液 1 mg，必要时可重复；胆碱能危象和反拗危象者应暂停抗胆碱酯酶药物的应用并对症治疗。同时，应保持呼吸道通畅，积极控制感染，并应用糖皮质激素。

8. 心理护理

稳定患者情绪，消除其紧张、恐惧的心理。

三、健康教育

（一）健康指导

帮助患者认识疾病，指导其建立健康的生活方式，嘱其规律生活，保证充分休息，避免发病诱因，育龄女性应避孕。

（二）出院指导

（1）嘱患者保持情绪稳定，避免劳累、外伤。

（2）向患者及其家属介绍用药的名称、剂量、常见不良反应，教会其观察病情和护理的方法。出院后遵医嘱定时、定量服药，避免漏服、自行停药和更改药量，如有不适随时就诊。忌用影响神经 - 肌肉接头的药物，如庆大霉素、链霉素、卡那霉素等氨基甙类抗生素及氯丙嗪等肌肉松弛药。

（3）嘱患者定期复查，不适随诊。

第二十一节　气管肿瘤的护理

气管肿瘤是发生于气管环状软骨以下、气管隆嵴以上的肿瘤，气管肿瘤早期症状隐匿，当患者出现明显呼吸困难时，肿瘤阻塞气管腔已达 2/3 以上。

一、护理评估

（一）术前评估

（1）同本章第一节胸外科围手术期患者一般护理常规。

（2）评估患者有无咳嗽、呼吸困难、胸痛、胸闷、发热等症状及程度。

（3）评估患者是否出现气道梗阻、肿瘤压迫、侵犯邻近器官组织或发生向远处转移时的征象。

（4）评估患者的营养状况及体重下降情况。

（二）术后评估

（1）了解麻醉方式、手术方式及术中情况。

（2）观察患者的意识、生命体征、伤口及各管道引流情况。

（3）观察患者有无疼痛、发热、恶心呕吐等症状，并遵医嘱给予处理。

（4）评估患者术后呼吸、循环和消化等机体各系统功能的状态。

（5）评估患者的饮食、呼吸功能训练、术后早期活动、康复训练等情况。

（6）评估患者的心理状况。

二、护理措施

（一）术前护理

（1）病情观察：严密监测患者的呼吸情况，床边备气管切开包，以备气管痉挛致窒息抢救使用。

（2）呼吸道准备：术前禁烟至少 14 天，重视痰液细菌培养和药物敏感试验。遵医嘱予雾化吸入，必要时应用抗生素。根据患者具体情况制订呼吸功能训练方案。

（3）体位训练：术前训练患者头颈屈曲位，即颈部处于前屈 15° ～ 30°，并保持在该体位下进行有效深呼吸、咳嗽、咳痰、饮水、进食等。

（4）营养支持：注意口腔清洁，加强患者营养，增强机体抵抗力。

（二）术后护理

1. 体位与活动

患者术后取半坐卧位，抬高床头 $30° \sim 45°$；鼓励患者术后早期下床活动；术后用粗线将下颌皮肤和胸骨前皮肤缝吊，使颈部处于前屈 $15° \sim 30°$（Pearson 头部固定法），维持 $10 \sim 14$ 天，以后逐渐增加伸展程度，但应避免仰头，3 个月后头部可自如活动。

2. 饮食护理

气管插管拔除 4 小时后，若无吞咽困难，可饮水，无特殊不适，可进食流质食物。进食或饮水时应取坐位，头稍前倾，进食流质食物时尽量使用吸管，进食速度宜慢，防止呛咳、误吸。术后 2 天给予半流质食物；术后 3 天过渡至软食，宜少食多餐，忌辛辣、坚硬的食物，多进食高蛋白、高热量、富含维生素和纤维素的食物。

3. 呼吸道管理

密切观察患者的呼吸形态、频率及呼吸音变化，观察血氧饱和度变化；术后加强雾化吸入，嘱患者多饮水，保持室内适宜的温度和湿度，防止气道干燥，协助患者拍背咳痰，指导患者有效咳嗽、咳痰，进行腹式深呼吸、缩唇呼吸，进行有效的呼吸功能锻炼，避免肺炎和肺不张。如咳痰困难者，必要时可在纤维支气管镜下吸痰。

4. 用药护理

术后遵医嘱使用短期中剂量激素治疗，地塞米松 $5 \sim 10$ mg，每天 2 次，$5 \sim 7$ 天后逐渐减量，3 周内停药。

5. 管道护理

（1）胸腔闭式引流管的护理应保持无菌、密闭、通畅。

（2）深静脉置管的护理应保持穿刺部位敷料干燥，保持管道通畅，翻身活动时防止受压、折叠、扭曲、脱出，防止药物外渗，使用完毕后用肝素稀释液正压封管。

6. 并发症的预防及护理

（1）出血：密切观察患者的生命体征、尿量及中心静脉压变化，定时检查伤口敷料及引流液情况，如引流液呈鲜红色、有血凝块，持续 3 小时引流液量不少于 100 mL/h，考虑有活动性出血，应及时报告医生，遵医嘱协助处理。

（2）肺炎和肺不张：严格呼吸道管理，遵医嘱合理使用抗生素，鼓励患者有效咳嗽、排痰，痰液过于黏稠者予雾化吸入，必要时行导管吸痰。如痰液较深，导管吸痰效果不好时可采用纤维支气管镜吸痰。

7. 疼痛护理

妥善固定患者胸部，遵医嘱使用镇痛药物，采取多模式镇痛和预防性镇痛模式，咳嗽、咳痰时协助或指导其用双手按压患侧胸壁，减轻疼痛。

8. 患者安全管理

加强风险评估，根据需要给予保护措施及警示标识。

9. 心理护理

稳定患者情绪，消除其紧张、恐惧的心理。

三、健康教育

1. 健康指导

指导患者出院后坚持进行呼吸功能锻炼，头部活动循序渐进。

2. 出院指导

嘱患者定期返院复查；术后远期如出现反复刺激性咳嗽，伴咯血，应考虑吻合口线头刺激或肉芽出血，应及时到医院处置。

第十一章　心胸外科重症监护常规

第一节　普胸疾病术后重症监护常规

一、护理评估

（1）了解手术名称、麻醉方式、手术时间、术中情况等。

（2）术后评估患者的一般情况、意识状态、生命体征、皮肤等。

（3）术后评估患者管道的留置情况。

（4）了解患者各项检查指标的情况。

二、护理措施

（一）观察要点

（1）观察监测患者的生命体征、中心静脉压及判断液体容量。

（2）观察患者呼吸频率、胸廓起伏、呼吸音等，判断患者呼吸功能情况，监测血气分析，判断氧合情况。

（3）观察患者的神志意识、瞳孔、肢体活动及肢体肌张力的变化等。

（4）观察引流液的性质和量，引流是否通畅，局部有无皮下气肿等，注意观察尿量和尿色的情况。

（5）留置胃管的患者观察置管深度，胃液的颜色和量，以及有无腹胀情况。

（6）观察仪器设备的参数及运转情况。

（7）观察患者的伤口有无渗血、渗液。

（8）观察患者有无肺部感染、肺不张等并发症。

（二）管道护理

（1）保持各种管道妥善固定及通畅，标识明确。

（2）严格执行无菌操作技术，各管道按要求更换及护理。

（3）严密观察各种管道的情况并做好交接班记录。

（4）胸腔闭式引流管的护理措施同第二章外科常见引流管护理常规。

（三）预防呼吸机相关性肺炎的措施

（1）应每天评估留置气管插管的必要性。

（2）将患者床头抬高30°～45°（禁忌证除外）；每两小时改变1次患者体位，实施有效拍背及震动排痰。

（3）按需无菌吸痰，吸痰前后听诊患者双肺有无痰鸣音，必要时翻身、拍背及震动排痰。

（4）口腔护理，每6～8小时1次（建议冲洗式）。

（5）在进行与气道相关的操作时，应严格遵守无菌技术操作规程。

（6）应保持气管切开部位的清洁、干燥。

（7）声门下分泌物吸引，宜使用气囊上方带侧腔的气管插管，及时清除声门下分泌物。

（8）气囊放气或拔出气管插管前，应确认气囊上方的分泌物已经被清除。

（9）气管导管气囊压力建议保持在25～30 cmH₂O，每8小时监测1次气囊压力并记录，气囊测压表专人专用。

（10）减少设备污染：一次性使用呼吸机管路1周更换1次（或按说明书更换）；每周更换加热湿化器，及时清除呼吸机管道冷凝水，积水杯冷凝水少于容积的1/3，积水杯位置处于管路的最低位置并保持直立。

（11）呼吸机外壳及面板应每天清洁消毒1～2次。

（12）实施最小化镇静策略：每天早晨暂停使用镇静药物，观察患者是否可耐受唤醒试验。患者可耐受唤醒试验，配合医生行自主呼吸试验。自主呼吸试验过程中，密切观察患者的意识状态、呼吸频率、心律、血压、血氧饱和度和血气分析变化；如耐受，可协助医生试行脱机，脱机成功，配合拔管；脱机困难且没有禁忌证的患者，可进行抗阻力呼吸肌（膈肌、肋间肌）训练。

（13）预防微量误吸。预计插管时间超过72小时的患者，建议使用具备声门下分泌物引流装置的气管导管或气管切开套管。根据患者情况，选择间断或持续声门吸引方式，负压为100～150 mmHg。吸痰时，先吸口腔，再吸气囊上方，最后吸气道；管饲患者采用输液泵喂饲，持续管饲患者每4小时监测1次胃残留，胃残留量超过200 mL时，遵医嘱增加监测频次及调整喂养速度。

（14）撤机拔管后48小时内，做好序贯护理。

（15）严格有效落实手卫生。

（四）饮食护理

（1）拔除气管插管后4～6小时，在病情允许的情况下患者可先饮水，无不适后可进食。

（2）早期进食应循序渐进，由稀到稠，逐渐过渡到普食，应选择高蛋白、富含维生素、易消化的食物，避免进食辛辣、刺激及易产气的食物。

（3）无法进食的患者，应遵医嘱留置胃管或鼻肠管，予鼻饲、静脉营养。

（4）根据患者病情进行口腔护理，保持患者口腔卫生。

（五）休息与活动

（1）患者术后应以半卧位为主，床头抬高30°～45°（禁忌证除外）。拔出引流管后根据患者的病情取舒适体位。

（2）鼓励、协助患者早期活动，预防血栓及其他并发症。

（3）根据患者的病情制订翻身计划，预防压力性损伤，协助功能锻炼。

（六）用药护理

（1）护胃抑酸药：监测患者消化道应激情况。

（2）血管活性药：监测患者血压情况。

（3）祛痰、扩支气管药：监测患者两肺呼吸音、咳痰、呼吸情况。

（4）拟胆碱药和抗胆碱药：监测患者呼吸、肌力变化等情况。

（5）抗结核药：监测患者肝功能变化，规律用药。

（6）抗真菌药：监测患者肝功能、肾功能变化，规律用药。

（7）镇痛药：正确评估患者的疼痛程度，选择合适的镇痛方法，规范用药，观察用药效果及不良反应。

（七）并发症的护理

（1）出血：密切观察患者的生命体征、尿量及中心静脉压变化，定时检查伤口敷料及引流液情况，如引流液呈鲜红色，连续 3 小时引流量不少于 100 mL/h，应考虑有活动性出血，报告医生，遵医嘱协助处理。

（2）肺不张：鼓励患者有效咳嗽、排痰，痰液过于黏稠者予雾化吸入，必要时予吸痰。如痰液较深，吸痰效果不好时可采用纤维支气管镜吸痰。

（3）心律失常：遵医嘱使用抗心律失常药物，观察药物的疗效及不良反应。

（4）支气管胸膜瘘：置患者于患侧卧位，以防漏液流向健侧，预防感染，继续行胸腔闭式引流；必要时再次开胸手术修补。

（5）肺水肿：立即减慢输液速度，控制液体入量；予吸氧，保持呼吸道通畅；予强心、利尿、镇静和激素治疗等，安抚患者的紧张情绪。

（6）肺栓塞：应绝对卧床休息，高浓度吸氧；根据情况予监测中心静脉压，控制输液入量及输液速度，予镇静、镇痛、抗休克治疗和护理，遵医嘱予患者抗凝治疗或溶栓治疗，注意监测患者的凝血功能，观察患者皮肤黏膜是否有出血征象。

（八）伤口护理

密切观察患者的伤口敷料有无渗液、渗血，发现异常及时通知医生处理。

（九）安全护理

根据患者病情给予保护性约束，进行各种风险评估，并按评估结果落实安全防范措施。

（十）心理护理

对清醒的患者进行心理护理，消除其紧张、恐惧的情绪，避免 ICU 综合征的发生。

三、健康教育

（1）术前访视指导。

（2）向患者介绍心胸外科重症监护室的位置、设施环境及相关规章制度。

（3）向患者介绍进入监护室后的配合事项及物品准备。

（4）告知患者术后可能留置的各种管道的情况。

（5）予患者术后的饮食指导。

（6）嘱患者术后尽早活动，并进行早期功能锻炼的指导。

（7）予患者呼吸功能锻炼的指导。

第二节　肺部疾病术后监护

一、护理评估

（1）了解手术名称、麻醉方式、手术时间、术中情况等。

（2）术后评估患者的一般情况、意识状态、生命体征、皮肤等。

（3）术后评估患者管道的留置情况。

（4）了解患者各项检查指标的情况。

（5）评估患者两肺呼吸音情况，对全肺切除患者应判断气管的位置。

二、护理措施

（一）全肺切除患者的护理

（1）胸腔闭式引流管的护理：胸腔引流管予夹闭，维持双侧胸腔内压力平衡，防止纵隔过度摆动。夹闭时，根据气管位置调整引流管开放的时间及次数。如气管明显向健侧移位，在排除肺不张后酌情放出适量的引流液。每次放液量不宜超过 100 mL，速度宜慢，以免快速大量放液引起双侧胸腔内压力差发生改变，导致纵隔扑动。

（2）维持体液平衡和补充营养：控制输液量和速度，防止急性肺水肿。术后应控制钠盐摄入量，24 小时补液量控制在 2000 mL 内，速度宜慢，以 20 ～ 30 滴 / 分为宜。

（3）体位与活动：禁止完全侧卧位，取半坐卧位或 1/4 患侧卧位休息。

（二）肺结核患者术后护理

（1）注意呼吸道隔离。

（2）饮食护理：注意能量和蛋白质的补充，改善氮平衡状况。嘱患者进食高热量、高蛋白、富含维生素的食物，提高机体免疫功能。

（3）发热的护理：体温超过 38.5 ℃者，采用物理降温或遵医嘱给予药物；低热或盗汗者，予温水擦浴，勤更衣，适量多饮水，保持舒适。注意预防水、电解质紊乱。

（4）用药护理：观察抗结核药物的不良反应，出现不良反应时，及时做出处理。

（三）并发症

（1）出血：密切观察患者的生命体征、尿量及中心静脉压变化，定时检查伤口敷料及引流液情况，如引流液呈鲜红色，连续 3 小时引流量不少于 100 mL/h，应考虑有活动性出血，报告医生，遵医嘱协助处理。

（2）肺不张：鼓励患者有效咳嗽、排痰，痰液过于黏稠者予雾化吸入，必要时予吸痰。如痰液较深，吸痰效果不好时可采用纤维支气管镜吸痰。

（3）心律失常：遵医嘱使用抗心律失常药物，观察药物的疗效及不良反应。

（4）支气管胸膜瘘：置患者于患侧卧位，以防漏液流向健侧；预防感染，继续行胸腔闭式引流；必要时再次开胸手术修补。

（5）肺水肿：立即减慢输液速度，控制液体入量；采取半坐卧位，予吸氧，保持呼吸道通畅；予强心、利尿、镇静和激素治疗等，安抚患者紧张情绪。

三、健康教育

（1）告知患者术后可能留置的各种管道的情况。

（2）予患者术后的饮食指导。

（3）嘱患者术后尽早活动，并进行早期功能锻炼的指导。

（4）予患者呼吸功能锻炼的指导。

第三节　气管疾病术后监护

一、护理评估

（1）了解手术名称、麻醉方式、手术时间、术中情况等。

（2）术后评估患者的一般情况、意识状态、生命体征、皮肤等。

（3）术后评估患者管道的留置情况。

（4）了解患者气管肿瘤的大小，气管狭窄的程度，有无侵犯其他器官。

二、护理措施

（一）呼吸道管理

（1）应严格掌握拔除气管插管指征，防止出现拔管后因气管塌陷或梗阻而导致二次插管。

（2）吸痰时动作应轻柔，避免因吸痰管刺激造成吻合口瘘。

（3）拔除气管插管后，加强雾化吸入，嘱患者多饮水，保持室内适宜温度和湿度，防止气道干燥。如咳痰困难者，必要时可在纤维支气管镜下吸痰。

（二）体位与活动

术后用粗线将下颌皮肤和胸骨前皮肤缝吊的患者，使颈部处于前屈 15° ～ 30°（Pearson 头部固定法），避免仰头牵拉气管。一般维持 10 ～ 14 天，以后逐渐增加伸展程度。

（三）管道护理

术后于腋中线第 7 肋间留置一根经皮引流管，接负压引流袋引流；防止引流管牵拉、脱管、移位；采用高举平抬法贴于腋中线皮肤处，定时观察引流液的颜色、性状和量，保证负压适中。

（四）并发症

（1）气道梗阻：呼吸短促、费力、喘鸣等，可伴有发音困难、吞咽困难、阵发性剧烈咳嗽。

（2）气管食管瘘：饮水或进食剧烈呛咳，可伴有咳嗽、痰多或发热等。

三、健康教育

（1）术前访视指导。

（2）向患者介绍心胸外科重症监护室的位置、设施环境及相关规章制度。

（3）向患者介绍进入监护室后的配合事项及物品准备。

（4）告知患者术后可能留置的各种管道的情况。

（5）予患者术后的饮食指导。

（6）嘱患者术后尽早活动，并进行早期功能锻炼的指导。

（7）予患者呼吸功能锻炼的指导。

第四节　脓胸术后监护

一、护理评估

（1）了解手术名称、麻醉方式、手术时间、术中情况等。

（2）术后评估患者的一般情况、意识状态、生命体征、皮肤等。

（3）术后评估患者管道的留置情况。

二、护理措施

（一）发热的护理

（1）体温超过 38.5 ℃者，采用物理降温或遵医嘱予药物。

（2）低热者，予温水擦浴，勤更衣，适量多饮水，保持舒适体位。

（3）注意预防水、电解质紊乱。

（4）术后给予患者高热量、高蛋白、低脂肪、富含维生素、易消化的流质食物或半流质食物。

（二）并发症

（1）出血：若患者血压下降、脉搏增快、尿量减少、烦躁不安且呈贫血，引流液呈鲜红色，连续3小时引流量不少于100 mL/h，应考虑有活动性出血，报告医生，遵医嘱协助处理。

（2）肺不张：鼓励患者有效咳嗽、排痰，痰液过于黏稠者予雾化吸入，必要时予吸痰；如痰液较深，吸痰效果不好时可采用纤维支气管镜吸痰。

（3）支气管胸膜瘘：置患者于患侧卧位，以防漏液流向健侧；避免感染，给予行胸腔闭式引流。

三、健康教育

（1）告知患者术后可能留置的各种管道的情况。

（2）予患者术后的饮食指导。

（3）嘱患者术后尽早活动，并进行早期功能锻炼的指导。

（4）予患者呼吸功能锻炼的指导。

第五节　食管疾病术后监护

一、护理评估

（1）了解手术名称、麻醉方式、手术时间、术中情况等。

（2）了解患者食管梗阻、食管异物位置的情况。

（3）术后评估患者胃管、鼻肠管置入的长度，负压引流是否有效。

（4）术后评估患者有无腹痛、腹胀、腹泻等情况。

二、护理措施

（一）管道护理

1. 胃管护理

（1）妥善固定胃管，防止脱出，术后3～4天持续胃肠减压，每班交接胃管的情况，待肛门排气、胃肠减压引流量减少后，遵医嘱予拔除胃管。

（2）严密观察引流液的量、性状及颜色并准确记录。术后若引出大量鲜血或血性液，且患者出现烦躁、血压下降、脉搏增快、尿量减少等，应考虑吻合口出血，立即通知医生并配合处理。

（3）保持有效引流，避免管腔堵塞情况。

（4）胃管脱出后，立即予半坐卧位，严密观察患者的病情，不应盲目插入，以免造成吻合口瘘。

（5）保持口腔清洁。

2. 鼻肠管护理

（1）妥善固定鼻肠管，防止牵拉、脱位，每班交接鼻肠管的情况。

（2）输注营养液前后要用足量温开水冲洗管道，保持管道通畅。

（3）调整好营养液"三度"，即速度、浓度、温度，浓度由小到大、速度由慢到快，温度不可过冷或过热。

（4）倾听患者主诉，注意有无腹泻、腹胀、恶心、呕吐等胃肠道不耐受症状。密切观察患者是否出现误吸现象，出现时积极配合医生处理。

（二）饮食护理

（1）术后遵医嘱禁食，予持续胃肠减压，嘱患者尽量不将口水或痰液咽下，以减少食管吻合口感染的发生；以静脉营养为主。

（2）嘱患者饮食可由流质饮食、半流质饮食、软食过渡，少量多餐，细嚼慢咽，由稀到干，逐渐加量，避免进食刺激性食物和碳酸饮料，避免进食过快、过量，以及带刺或生冷、过热、硬质的食物。

（3）嘱患者进食后 2 小时内避免平卧。

（4）嘱患者保持口腔清洁。

（三）用药护理

（1）观察患者有无胃酸过多、胃溃疡或胃肠道出血症状，抗酸药物能有效预防和治疗胃溃疡、避免胃出血。

（2）观察患者有无体温过高、感染性休克症状等，抗生素能有效预防和治疗感染。

（3）观察患者体重有无减轻、电解质和白蛋白等生化指标情况，避免营养不良和水、电解质紊乱，肠外营养能有效提供营养支持和保持水、电解质平衡。

（四）并发症

（1）出血：若患者血压下降、脉搏增快、尿量减少、烦躁不安，且贫血，引流液呈鲜红色，连续 3 小时引流量不少于 100 mL/h，应考虑有活动性出血，立即报告医生并协助处理。

（2）吻合口瘘：严密观察患者有无吻合口瘘症状，如腹痛、发热、气促、胸腔引流管有食物或残渣等。

（3）乳糜胸：注意观察引流液的颜色和量，必要时行胸导管结扎术，协助医师完善术前准备。

（4）吻合口狭窄：出现进食后吞咽困难等情况。

（5）食管气管瘘：进食、进水后刺激性呛咳、腹痛、发热等。

三、健康教育

（1）告知患者术后可能留置的各种管道的情况及管道的重要性。

（2）予患者术后的相关饮食指导。

（3）嘱患者术后尽早活动，并进行早期功能锻炼及呼吸功能锻炼的指导。

第六节　胸壁疾病术后监护

一、护理评估

（1）了解手术名称、麻醉方式、手术时间、术中情况等。

（2）了解患者胸壁肿瘤的大小，有无侵犯其他器官。

二、护理措施

（1）观察患者胸壁重建术后有无胸壁浮动，术后应加压包扎，既能防止反常呼吸发生，又能防止创面渗出而造成的创面积液或感染。注意加压包扎松紧应适度，创面引流应充分，如伤口辅料渗湿，应及时更换。

（2）并发症护理措施。

①出血：若患者血压下降、脉搏增快、尿量减少、烦躁不安，且贫血，引流液呈鲜红色，连续 3 小时引流量不少于 100 mL/h，应考虑有活动性出血，立即报告医生，并协助处理。

②肺不张：鼓励患者有效咳嗽、排痰，痰液过于黏稠者予雾化吸入，必要时予吸痰。如痰液较深，吸痰效果不佳时可采用纤维支气管镜吸痰。

三、健康教育

（1）予患者术后的饮食指导。

（2）嘱患者术后尽早活动，并进行早期功能锻炼的指导。

（3）予患者呼吸功能锻炼的指导。

第七节　纵隔疾病术后监护

一、护理评估

（1）了解手术名称、麻醉方式、手术时间、术中情况等。

（2）评估胸腺瘤患者有无肌无力的症状及程度。

二、护理措施

1. 呼吸管理

（1）应严格掌握拔除气管插管指征，防止出现拔管后因肌无力而导致二次插管。

（2）拔除气管插管后观察患者的呼吸频率，观察有无呼吸困难加重、发绀、咳嗽无力、腹痛、瞳孔变化、出汗、唾液或喉头分泌物增多等重症肌无力危象表现。

2. 用药护理

（1）须定时遵医嘱给予抗胆碱酯酶药。遵医嘱从小剂量开始，按时服用，剂量不足可缓慢增加，避免出现胆碱能危象。若发生毒蕈碱样反应，如呕吐、腹痛等，可用硫酸阿托品注射液 0.5 mg 静脉注射以拮抗。氯化钾、麻黄碱等辅助药物可加强抗胆碱酯酶药物的作用。

（2）使用糖皮质激素药物期间，注意观察患者有无消化道出血、骨质疏松、股骨头坏死等并发症。

（3）使用免疫抑制剂时，应定期检查血常规和肝功能、肾功能的变化。

（4）对神经–肌肉传递有阻滞的药物，如氨基糖苷类抗生素、普萘洛尔、地西泮、吗啡、利多卡因等，应禁用，以免加重病情，使肌无力加剧。

3. 并发症

出现肌无力危象时，应保持患者的呼吸道通畅，立即给予面罩吸氧，必要时使用无创呼吸机；严重者须气管插管或气管切开，接呼吸机辅助呼吸；遵医嘱予药物治疗。

三、健康教育

（1）告知患者术后可能留置各种管道的情况。

（2）告知患者术后用药的严谨性。

（3）嘱患者术后尽早活动，并进行早期功能锻炼的指导。

（4）予患者呼吸功能锻炼的指导。

第八节　胸部外伤围手术期监护

一、护理评估

（1）评估患者的病情。如有无活动性出血，评估患者外伤的程度、皮肤情况及有无其他脏器、肢体的合并伤。

（2）评估患者的生命体征及意识情况，有无休克现象。

（3）评估患者的呼吸情况，有无反常呼吸，有无皮下气肿发生，气管有无向健侧移位，伤侧胸腔是否抽出气体、血液等。

二、护理措施

（一）术前护理

（1）开放性气胸：立即用敷料封闭伤口，阻止气体继续进入胸腔，让开放性气胸转为闭合性气胸；协助医生行胸腔闭式引流术。

（2）闭合性气胸或张力性气胸：积气量多者，立即协助医生行胸腔穿刺抽气或胸腔闭式引流术。

（3）血胸：若有胸腔内器官、血管损伤出血或呼吸困难加重者，应遵医嘱及时输血、补液并记录液体出入量。

（4）闭合性单根肋骨骨折：予以镇痛、固定胸廓，防止并发症。

（5）闭合性多根、多处骨折：予以镇痛、局部固定或加压包扎；建立人工气道，防止反常呼吸；出现连枷胸的患者，应协助医生采取急救措施。

（6）咯血：注意观察咯血量的变化，咯血量较大时，注意监测患者的生命体征，嘱患者头偏一侧，尽量将血咳出，避免窒息。安抚患者，减轻患者紧张、恐惧、焦虑不安等情绪。如患者出现心率加快、血压下降、面色苍白等休克症状时，遵医嘱用药，积极抢救。

（7）维持有效气体交换：保持呼吸道通畅，及时清理呼吸道分泌物，预防窒息；加强呼吸道管理，痰液黏稠者予祛痰药物、雾化吸入，稀释痰液以利于排出，必要时予吸痰。

（8）病情观察：密切观察患者的生命体征、神志、胸腹部活动度等情况，若有异常，及时报告医生并协助处理。观察患者有无皮下气肿，标记范围，若气肿蔓延迅速，应及时处理。

（9）缓解疼痛：遵医嘱使用镇痛药物，注意观察药物的作用及不良反应。

（10）预防感染：有开放性伤口者，遵医嘱使用破伤风抗毒素及抗生素。

（11）根据病情做好术前准备。

（二）术后护理

1.观察要点

（1）观察监测患者的生命体征、中心静脉压及判断液体容量。

（2）观察患者呼吸频率、胸廓起伏、呼吸音等，判断患者呼吸功能情况，监测血气分析，判断氧合情况。

（3）观察引流液的性质和量，引流是否通畅，局部有无皮下气肿等，注意观察尿量和尿色的情况。

（4）观察患者有无肺部感染、肺不张等并发症。

2. 管道护理

（1）保持各种管道妥善固定及通畅，标识明确。

（2）严格执行无菌操作技术，各管道按要求更换及护理。

（3）严密观察各种管道的情况，并做好交接班记录。

（4）胸腔闭式引流管的护理措施同第二章外科常见引流管护理常规。

3. 饮食护理

（1）拔除气管插管后4～6小时，在病情允许的情况下患者可先饮水，无不适后可进食。

（2）早期进食应循序渐进，由稀到稠，逐渐过渡到普食，选择高蛋白、富含维生素、营养易消化的食物，避免辛辣、刺激及易产气的食物。

4. 休息与活动

（1）术后以半卧位为主，床头抬高 30°～45°（禁忌证除外），拔出引流管后根据病情取舒适体位。

（2）鼓励、协助患者早期活动，预防血栓及其他并发症。

（3）根据患者的病情制订翻身计划，预防压力性损伤，协助功能锻炼。

三、健康教育

（1）告知患者术后可能留置的各种管道的情况。

（2）予患者术后的饮食指导。

（3）嘱患者术后尽早活动，并进行早期功能锻炼的指导。

（4）予患者呼吸功能锻炼的指导。

第九节　心脏疾病术后重症监护常规

一、护理评估

（1）了解手术名称、体外循环时间、中心静脉压、血容量、术中用药及术中特殊情况等。

（2）了解患者的心功能情况及其他合并症、心理状况、合作程度等。

（3）术后评估患者的一般情况、意识状态、生命体征、皮肤等。

（4）术后评估患者管道的留置情况。

（5）评估患者的水、电解质及 24 小时出入量情况。

（6）了解患者的各项检查指标情况。

二、护理措施

（一）观察要点

（1）观察患者的生命体征，中心静脉压，判断液体容量、血容量，外周血液循环及末梢血液循环。

（2）观察患者的呼吸频率、胸廓起伏、呼吸音等；监测血气分析，判断患者氧合情况。

（3）观察患者的神志意识、瞳孔、肢体活动及肢体肌力、肌张力的变化。

（4）观察患者术后有无心律失常情况，是否安装临时起搏器。

（5）观察患者的术后使用血管活性药物的情况。

（6）观察尿量的颜色、性质，成人尿量为 $1 \sim 2\,mL/(kg \cdot h)$，小儿不少于 $2\,mL/(kg \cdot h)$，每小时记录 1 次尿量。

（7）观察液体出入量，控制液体速度；心脏疾病术后容量不足时，补充液体首先考虑胶体；术后的患者应根据病情保持出入量负平衡。

（8）留置胃管的患者观察置管深度，胃液颜色、性状和量及有无腹胀情况。

（9）观察仪器设备的参数及运转情况。

（二）管道护理

1. 一般管道护理

（1）保持各种管道妥善固定及通畅，标识明确。

（2）严格执行无菌操作技术，各管道按要求更换及护理。

（3）每班记录各管道的情况。

2. 引流管的护理

（1）心包、纵隔引流管：同心脏外科心包、纵隔引流管的护理。

（2）胸腔引流管：同第二章外科常见引流管护理常规。

（3）注意观察引流液的性状、颜色和量；若成人连续 2 小时血性引流液量大于 $4\,mL/(kg \cdot h)$，应警惕有活动性出血的可能，协助医生进行处理。

3. 预防呼吸机相关性肺炎的措施

（1）每天评估留置气管插管的必要性：拔管、更换导管、继续留置。

（2）将患者床头抬高 30° ～ 45°（禁忌证除外）；每两小时改变患者体位，实施有效拍背及震动排痰。

（3）按需无菌吸痰（拍背及震动排痰。），吸痰前后听诊双肺有无痰鸣音，必要时翻。

（4）口腔护理，每 6 ～ 8 小时 1 次（建议冲洗式）。

（5）在进行与气道相关的操作时，应严格遵守无菌技术操作规程。

（6）应保持气管切开部位的清洁、干燥。

（7）声门下分泌物吸引，宜使用气囊上方带侧腔的气管插管，及时清除声门下分泌物。

（8）气囊放气或拔出气管插管前，应确认气囊上方的分泌物已清除。

（9）气管导管气囊压力建议保持在 $25 \sim 30$ cmH$_2$O，每 8 小时监测 1 次气囊压力并记录，气囊测压表专人专用。

（10）减少设备污染。一次性使用呼吸机管路 7 天更换 1 次（或按说明书）；每周更换加热湿化器，及时清除呼吸机管道冷凝水，积水杯冷凝水少于容积的 1/3，积水杯位置处于管路的最低位置并保持直立。

（11）呼吸机外壳及面板应每天清洁消毒 $1 \sim 2$ 次。

（12）实施最小化镇静策略。每天早晨暂停使用镇静药物，观察患者是否可耐受唤醒试验。患者可耐受唤醒试验，配合医生行自主呼吸试验。自主呼吸试验过程中，密切观察患者的意识状态、呼吸频率、心律、血压、血氧饱和度和血气分析变化，如耐受，可协助医生试行脱机，如脱机成功，配合拔管；脱机困难且没有禁忌证的患者，可进行抗阻力呼吸肌（膈肌、肋间肌）训练。

（13）预防微量误吸。预计插管时间超过 72 小时的患者，建议使用具备声门下分泌物引流装置的气管导管或气管切开套管。根据患者情况，选择间断或持续声门吸引方式，负压为 $100 \sim 150$ mmHg。吸痰时，先吸口腔，再吸气囊上方，最后吸气道。管饲患者采用输液泵喂饲，持续管饲患者每 4 小时监测 1 次胃残留，胃残留量超过 200 mL 时，遵医嘱增加监测频次及调整喂养速度。

（14）撤机拔管后 48 小时内，做好序贯护理。

（15）严格有效落实手卫生。

（三）饮食护理

（1）拔除气管插管后 $4 \sim 6$ 小时，在病情允许的情况下患者可先饮水，无不适后可进食。

（2）患者早期进食应循序渐进，由稀到稠，逐渐过渡到普食，选择高蛋白、富含维生素、易消化的食物，避免进食辛辣、刺激及易产气的食物。

（3）无法进食的患者，应遵医嘱留置胃管或鼻肠管，予鼻饲、静脉营养。

（四）休息与活动

（1）患者术后应以半卧位为主，床头抬高 $30° \sim 45°$（禁忌证除外），拔出引流管后，根据病情取舒适体位。

（2）鼓励、协助患者尽早活动，预防血栓及其他并发症。

（3）根据患者的病情制订翻身计划，预防压力性损伤，协助功能锻炼。

（五）用药护理

（1）强心药：监测患者的心率、脉搏，了解心功能改善情况。服用地高辛出现黄绿视、恶心、心率低于 60 次/分（洋地黄中毒）者，及时报告医生并协助处理。

（2）利尿、补钾药：监测患者的尿量、电解质，了解肾功能情况。患者低血钾时慎用洋地黄类药、碳酸氢钠、利尿药等，静脉补钾时遵医嘱严格掌握补钾的浓度、速度，及时复查血钾；高血钾时立即停止使用含钾药物，遵医嘱予降低血钾处理。

（3）血管活性药：监测患者的血压、心率、心律，注意患者有无不适。

（4）抗凝血药：监测患者的凝血各项指标，注意有无出血、栓塞等并发症。

（5）抗心律失常药：监测患者的心率、心律变化。

（6）护胃抑酸药：监测患者的消化道应激情况。

（7）祛痰、扩支气管药：监测患者的两肺呼吸音、咳痰、呼吸情况。

（8）抗真菌药：监测患者的肝功能、肾功能变化，规范用药。

（9）镇痛药：正确评估患者的疼痛程度，选择合适的镇痛方法，规范用药，观察用药效果及不良反应。

（六）安全护理

护士进行各种风险评估，并按评估结果进行安全防范。

（七）心理护理

对清醒患者进行心理护理，消除紧张、恐惧情绪，避免 ICU 综合征的发生。

（八）伤口护理

密切观察患者的伤口敷料有无渗液、渗血，发现异常及时通知医生处理。

（九）并发症护理

（1）出血：密切观察患者的生命体征、尿量及中心静脉压的变化，定时检查伤口敷料及引流情况，挤压引流管，保持引流通畅，防止心脏压塞，如引流液呈鲜红色，且连续 2 小时引流液的量超过 4 mL/（kg·h），出现血压下降、脉搏增快等低血容量表现，应考虑有活动性出血，及时报告医生并协助处理。

（2）心律失常：连续心电监护，密切观察患者的心率、心律的变化，若出现心律失常，遵医嘱使用抗心律失常药物，观察药物的疗效及不良反应。

（3）低心排血量综合征：表现为心动过速、低血压、少尿、代谢性酸中毒、低氧血症、灌注不足等，应及时进行处理。

（4）急性心力衰竭：若出现大汗淋漓、烦躁不安、呼吸困难、端坐呼吸、心率快、两肺湿啰音等表现，应嘱患者绝对卧床休息，给氧，遵医嘱予患者强心、利尿、扩血管等药物，观察药物的疗效及不良反应。

（5）肺动脉高压危象：患者肺动脉压力急剧升高，心排量、血氧饱和度明显下降，主要表现为右心衰竭和低心排血量综合征。应立即予充分镇静、肌松、过度通气、充分给氧、纠正酸中毒，尽量减少对患者的刺激。

（6）肺不张：鼓励患者有效咳嗽、排痰，痰液过于黏稠者予雾化吸入，必要时予吸痰。如痰液较深，吸痰效果不佳时可采用纤维支气管镜吸痰。

（7）肺栓塞：嘱患者绝对卧床休息，高浓度吸氧；根据情况予监测中心静脉压，控制输液入量及输液速度，镇静、镇痛、抗休克治疗和护理，遵医嘱予抗凝治疗或溶栓治疗，注意监测患者的凝血功能，观察患者皮肤黏膜是否有出血征象。

（8）心搏骤停：立即行心肺复苏术，配合医生进行抢救。

（十）临时起搏器的护理

（1）妥善固定起搏器及起搏导线，观察起搏器各接头连接是否紧密连接。

（2）根据患者病情调整各参数。

（3）密切观察起搏器效果、心肌敏感性和自主心律。

（4）备好电池，及时更换。

三、健康教育

（1）术前访视指导。

（2）向患者介绍心胸外科重症监护室的位置、设施环境及相关规章制度。

（3）向患者介绍进入监护室后的配合事项及物品准备。

（4）告知患者术后可能留置的各种管道的情况。

（5）予患者手术当天、术后的饮食指导。

（6）予患者早期康复及呼吸功能锻炼的指导。

第十节　动脉导管未闭术后监护

一、护理评估

（1）了解手术名称、体外循环时间、中心静脉压、血容量、术中用药及术中特殊情况等。

（2）评估患者的水、电解质，24 小时出入量情况。

（3）评估患者术后有无喉返神经的损伤。

（4）评估患者术后足背动脉、下肢血压情况。

二、护理措施

（一）术后高血压

（1）注意监测患者血压，适当控制液体入量。

（2）患者术后早期出现短暂高血压，发现并报告医生，预防高血压脑病（烦躁不安、头痛、呕吐，有时伴腹痛）。

（3）患者血压偏高时，可遵医嘱使用扩张血管活性药物。

（4）必要时给予患者镇静药、镇痛药、利尿药。

（5）重度肺动脉高压的术后患儿，可延长机械辅助通气时间，充分保持镇静，防止患儿出现肺动脉高压危象。

（二）并发症

（1）出血：如患者术后引流进行性增多，伴血块、血流动力学不稳定，应协助医生进行处理。

（2）喉返神经损伤：拔除气管插管后嘱患者发声，若有声音嘶哑、饮水呛咳等症状，可遵医嘱给予激素治疗，同时应用营养神经的药物。

（3）乳糜胸：患者术中损伤胸导管，术后可出现乳糜胸，应放置胸腔引流管，禁食或低脂肪饮食，补充葡萄糖液，引流减少后可逐渐进食。

（4）肺部并发症：包括肺不张、胸腔积液和气胸，与术中肺部受压和胸膜损伤有关。

（5）导管误扎：有误扎降主动脉或左肺动脉的可能，术后观察足背动脉、下肢动脉血压和血氧饱和度。

三、健康教育

（1）术前访视指导，向患者介绍进入监护室后的配合事项物品准备、环境及注意事项。

（2）予患者配合治疗指导，告知患者术后可能留置的各种管道及约束的情况。

（3）予患者手术当天、术后的饮食指导。

（4）予患者早期康复及呼吸功能锻炼的指导。

（5）予患者休息与体位的指导。

第十一节　房间隔缺损术后监护

一、护理评估

（1）了解手术名称、中心静脉压、血容量、术中用药及术中特殊情况等。

（2）评估患者的水、电解质及 24 小时出入量情况。

（3）了解患者的各项检查指标。

二、护理措施

（一）房间隔缺损修补术

1. 心功能的维护

（1）依据病情适量使用正性肌力药物和血管扩张药物。

（2）术后护理强调维护左心功能，防止发生恶性心律失常，控制输液量和速度，预防发生肺水肿、左心衰竭。

（3）根据监护监测的数据，配合医生予强心、利尿、补钾等药物治疗。

2. 补充及调整血容量

术后24小时出入量一般以保持患者能够维持循环的最小容量为准，应呈基本负平衡。

3. 并发症

心律失常者，应密切观察心率（律）的变化，及时报告医生。应避免导致心律失常的诱因，如酸碱电解质紊乱、低氧、容量过度及人为操作等因素。

（二）微创房间隔缺损封堵术

1. 抗凝治疗

予口服阿司匹林6个月。

2. 活动

嘱患者避免剧烈活动，不建议拍背。

3. 并发症观察

（1）封堵器移位、脱落：突然出现胸闷、气短、呼吸困难或心律失常，心前区收缩期杂音。一旦发现脱落，立即报告医生并协助处理。

（2）溶血反应：封堵器位置不当，出现有较大残余分流时，易造成机械性溶血；观察患儿尿量及尿液颜色，注意有无酱油色尿液出现。

（3）心律失常：术后可出现房室传导阻滞可能，应密切观察患儿的心律变化。

三、健康教育

（1）术前访视指导，向患者介绍进入监护室后的配合、物品准备、环境及注意事项。

（2）予患者配合治疗指导，告知患者术后可能留置的各种管道及约束的情况。

（3）予患者手术当天、术后的饮食指导。

（4）予患者早期康复及呼吸功能锻炼的指导。

（5）予患者休息与活动的指导。

（6）予患者用药指导。

第十二节　室间隔缺损术后监护

一、护理评估

（1）了解手术名称、中心静脉压、血容量、术中用药及术中特殊情况等。

（2）评估室间隔缺损的情况，了解术后左心功能情况。

二、护理措施

（一）室间隔缺损修补术

1.心功能的维护

（1）依据病情适量使用正性肌力药物和血管扩张药物。

（2）术后护理强调维护左心功能，防止发生恶性心律失常，控制输液量和速度，预防发生肺水肿和左心衰竭。

（3）根据监护监测的数据配合医生给予强心、利尿、补钾等药物治疗。

2.补充及调整血容量

术后 24 小时出入量一般以保持患者能够维持循环的最小容量为准，应基本呈负平衡。

3.并发症

心律失常者，应密切观察心率（律）的变化，及时报告医生。应避免导致心律失常的诱因，如酸碱电解质紊乱、低氧、容量过度及人为操作等因素。

（二）重度肺动脉高压的患者

延长机械辅助通气时间，予充分镇静、肌松、过度通气、充分给氧、纠正酸中毒，尽量减少对患者的刺激。密切观察患者有无肺动脉高压的表现，如心排量、血氧饱和度明显下降等。

（三）并发症：肺动脉高压危象

（1）保持绝对镇静和充分镇痛，可适当使用肌肉松弛药。

（2）快速予呼吸囊纯氧通气，提高血氧饱和度。

（3）过度通气，维持二氧化碳分压为 28 ～ 30 mmHg。

（4）选用选择性肺血管扩张剂。

（5）适当减少儿茶酚胺类药物的剂量。

（6）维持适宜的血细胞比容，避免大于 45%。

（7）心律失常：常见房室传导阻滞，使用心律失常药物时，注意药物疗效；使用临时起搏器的患者，注意起搏器效果、心肌敏感性和自主心律等。

（四）微创室间隔缺损封堵术

1. 抗凝治疗

予口服阿司匹林 6 个月。

2. 活动

嘱患者避免剧烈活动，不建议拍背。

3. 并发症观察

（1）封堵器移位、脱落：突然出现胸闷、气短、呼吸困难或心律失常，心前区收缩期杂音。一旦发现脱落，立即报告医生并协助处理。

（2）溶血反应：封堵器位置不当致有较大残余分流时，易造成机械性溶血；观察患儿尿量及尿液颜色，注意有无酱油色尿液出现。

（3）心律失常：术后可出现房室传导阻滞可能，应密切观察患儿心律变化。

三、健康教育

（1）术前访视指导，向患者介绍进入监护室后的配合、物品准备、环境及注意事项。

（2）予患者配合治疗指导，告知患者术后可能留置的各种管道及约束的情况。

（3）予患者手术当天、术后的饮食指导。

（4）予患者早期康复及呼吸功能锻炼的指导。

（5）予患者休息与活动的指导。

（6）予患者用药指导。

第十三节　房室隔缺损术后监护

一、护理评估

（1）了解手术名称、体外循环时间、中心静脉压、血容量、术中用药及术中特殊情况等。

（2）评估患者的水、电解质及 24 小时出入量情况。

（3）评估患者术后有无残余漏。

二、护理措施

（一）心功能维护

（1）术后心排出量主要靠应用正性肌力药物维持，应用多巴胺、硝普钠等血管活性药物调整心脏功能。

（2）术后早期应注意控制液体入量及速度，小儿液体入量少于2 mL/（kg·h），成人液体入量少于50～60 mL/（kg·h）(胸液丢失另计)，防止单位时间内输入过多液体。

（二）并发症

（1）心律失常：出现心律不齐、心率减慢，或出现Ⅲ度房室传导阻滞时，应及时报告医生，必要时使用临时起搏器。

（2）肺动脉高压危象：应用辅助通气时间相对延长，常规使用降肺动脉高压药物。注意观察患者有无肺动脉高压危象。

（3）残余二尖瓣关闭不全：早期应保持镇静，避免快速扩容后，瓣环扩张加重房室瓣的反流，控制血压在正常年龄的低限，宜使用降低左心室后负荷的扩血管药物。

三、健康教育

（1）术前访视指导，向患者介绍进入监护室后的配合、物品准备、环境及注意事项。

（2）予患者配合治疗指导，告知患者术后可能留置的各种管道及约束的情况。

（3）予患者手术当天、术后的饮食指导。

（4）予患者早期康复及呼吸功能锻炼的指导。

（5）予患者休息、体位与活动的指导。

第十四节　法洛四联症术后监护

一、护理评估

（1）了解手术名称、体外循环时间、中心静脉压、血容量、术中用药及术中特殊情况等。

（2）了解患者心功能情况及其他合并症、心理状况、合作程度等。

（3）术后评估患者管道的留置情况。

（4）评估患者的水、电解质，24小时出入量情况。

（5）了解患者的各项检查指标情况。

（6）进行心脏疾病术后一般监护护理常规的护理评估。

二、护理措施

1. 严格限制入量

根据血浆胶体渗透压的变化，遵医嘱补充血浆及人血白蛋白；术后适当补充晶体，以降低血液黏稠度。

2. 循环功能的维护

术后使用正性肌力药物维护心功能，使患者的动脉压、中心静脉压维持在一个最佳状态，中心静脉压 12 ～ 15 mmHg，尿量不少于 2 mL/（kg·h）。

3. 并发症

（1）灌注肺：是法洛四联症根治术后的一种严重的并发症，处理要点为呼气末正压从 4 cmH$_2$O 开始，切忌瞬间加大呼气末正压通气，以免出现气胸。密切观察呼吸机各个参数，特别注意气道压的变化。保持呼吸道通畅，吸痰次数不宜过频，应使患者充分镇静，防止躁动。

（2）低心排血量综合征：应尽量避开诱因，使用正性肌力药物增加心肌收缩，控制入量及适当使用扩血管药，以降低前后负荷。

（3）心律失常：常见的有房室传导阻滞、室上速、室性早搏等，应密切观察患者的心率变化，及时报告医生。

三、健康教育

（1）术前访视指导，向患者介绍进入监护室后的配合、物品准备、环境及注意事项。

（2）予患者配合治疗指导，告知患者术后可能留置的各种管道及约束的情况。

（3）予患者手术当天、术后的饮食指导。

（4）予患者早期康复及呼吸功能锻炼的指导。

（5）予患者休息与活动的指导。

第十五节　主动脉弓中断、主动脉缩窄术后监护

一、护理评估

（1）了解患者有无左支气管的压迫。

（2）了解患者术后有无残余梗阻，有无反应性肺动脉高压。

（3）术后评估患者腹部特征，是否有发生因术后腹部供血增加，肠系膜动脉痉挛所致的腹痛现象。

二、护理措施

（1）密切注意患者血压的变化，维持血压的平稳，防止高血压，一般可用硝普钠、硝酸甘油控制血压。术后早期易出现吻合口近端高血压、远端低血压，应注意监测四肢血压。

（2）主动脉弓中断者注意观察有无左喉返神经及膈神经损伤的表现。

（3）定期监测患者足背动脉搏动及肢体活动的情况。

（4）并发症。

①出血：术后维持适宜的血压，镇静、镇痛，防止因疼痛、激惹、躁动引起血压升高，导致吻合口出血。

②残余梗阻：监测患者的四肢血压，有异常应及时报告医生并协助处理。

③高血压：患者术后可出现反射性高血压，应密切观察，预防脑血管意外。

三、健康教育

（1）术前访视指导，向患者介绍进入监护室后的配合及物品准备、环境及注意事项。

（2）予患者配合治疗指导，告知患者术后可能留置的各种管道及约束的情况。

（3）予患者手术当天、术后的饮食指导。

（4）予患者早期康复及呼吸功能锻炼的指导。

（5）予患者休息、体位及活动的指导。

第十六节　心室双出口术后监护

一、护理评估

（1）了解手术名称、体外循环时间、中心静脉压、血容量、术中用药及术中特殊情况等。

（2）评估患者有无反应性肺动脉高压。

（3）术后评估患者管道的留置情况。

（4）评估患者的水、电解质及出入量情况。

（5）了解患者的各项检查指标情况。

（6）进行心脏疾病术后一般监护常规的护理评估。

二、护理措施

（一）呼吸管理

（1）术后根据血气分析情况调整呼吸机参数，维持 pH 值在 7.5 ～ 7.55，$PaCO_2$ 在 30 ～ 35 mmHg 之间，PaO_2 在 100 mmHg 左右，呼气末正压通气常规设定为 4 cmH_2O，可增加肺泡容量，防止肺不张。

（2）严密观察患者有无肺动脉压力升高的表现，防止肺动脉高压危象。

（3）根据患儿情况按需吸痰，吸痰时动作应轻柔，时间少于 10 秒。

（4）NO 的吸入，可以扩张肺血管，降低肺动脉压力。

（二）左心功能的维护

（1）有效维护左心功能，限制单位时间液体入量，加强利尿，控制血压。

（2）术后早期常规应用多巴胺、多巴酚丁胺、米力农，以增强和维持右室功能，减轻心脏后负荷，降低肺动脉压力。

（3）心律失常的监测与护理：密切观察患者心律、心率的变化，有无房室传导阻滞等。

（4）有效镇静：术后早期给予有效镇静，可以降低患儿的应激性，避免因刺激引起躁动，使耗氧量增加，导致肺动脉压力升高。

（5）尽早喂养：早期进食可以恢复胃肠功能，对预防和减少感染，改善治疗效果有着重要的作用。

（6）并发症。

①左心室流出道梗阻：维持动脉血压，适宜的容量，降低左心后负荷。

②右心室流出道梗阻：术后给予稍充足的容量，中心静脉压维持 12 ～ 15 mmHg。

③房室传导阻滞：密切观察患者的心律变化，及时应用药物治疗，效果不佳时，使用临时起搏器治疗。

三、健康教育

（1）术前访视指导，向患者介绍进入监护室后的配合、物品准备、环境及注意事项。

（2）予患者配合治疗指导，告知患者术后可能留置的各种管道及约束的情况。

（3）予患者手术当天、术后的饮食指导。

（4）予患者早期康复及呼吸功能锻炼的指导。

（5）予患者休息与活动的指导。

第十七节　肺静脉异位引流术后监护

一、护理评估

（1）了解手术名称、体外循环时间、中心静脉压、血容量、术中用药及术中特殊情况等。

（2）了解患儿左心室、右心室功能状态，以及肺循环阻力和压力。

（3）术后评估患儿的一般情况、意识状态、生命体征、皮肤等情况，了解患儿其他合并症、心理状况、合作程度等。

（4）术后评估患儿管道的留置情况。

（5）评估患儿水、电解质及 24 小时出入量情况。

（6）了解患儿各项检查指标情况及心脏疾病术后一般监护护理常规的护理评估。

二、护理措施

（一）呼吸管理

（1）术后根据患儿的血气分析情况调整呼吸机参数，常规设定呼气末正压通气小于4 cmH$_2$O，小潮气量和较快呼吸频率。

（2）严密观察患儿有无肺动脉压力升高的表现，防止肺动脉高压危象。

（3）根据患儿情况按需吸痰，吸痰时动作应轻柔，时间少于10秒。

（4）NO的吸入，可以扩张肺血管，降低肺动脉压力。

（二）维护左心功能

防止肺水肿，术后严格控制液体入量，避免单位时间内输入大量液体。对于术前左心房小的患者，应匀速补充容量，切忌短时间内快速扩容。

（三）合理补充血容量

应用强心剂、血管扩张剂和利尿剂，随时监测患儿的中心静脉压。

（四）梗阻型肺静脉异位引流患者

梗阻型肺静脉异位引流患者术后48小时予积极镇痛、镇静、肌肉松弛。

（五）选用降低肺血管阻力的药物

选用降低肺血管阻力的药物，如米力农、西地那非、前列腺素等药物。

（六）并发症的防治

（1）心律失常：术中可能损伤壁内房室结，密切观察患儿的心律变化。

（2）膈肌麻痹：术中可能损伤膈神经，密切观察患儿的呼吸情况。

三、健康教育

（1）术前访视指导，患儿介绍进入监护室后的配合、物品准备、环境及注意事项。

（2）予患者配合治疗指导，告知患儿术后可能留置的各种管道及约束的情况。

（3）予患者手术当天、术后的饮食指导。

（4）予患者早期康复及呼吸功能锻炼的指导。

（5）予患者休息与活动的指导。

第十八节　大动脉转位术后监护

一、护理评估

（1）了解手术名称、体外循环时间、中心静脉压、血容量、术中用药及术中特殊情况等。

（2）术后评估患者有无冠状动脉缺血、损伤情况。

（3）评估患者术后是否出现低心排血量综合征。

（4）术后评估患者的一般情况、意识状态、生命体征、皮肤及管道的留置情况等。

（5）评估患者的水、电解质及 24 小时出入量情况。

（6）了解患者的各项检查指标情况及心脏疾病术后重症监护常规的护理评估。

二、护理措施

（一）呼吸管理

术后用呼吸机辅助通气，采用高频率低潮气量的通气方式，禁用呼气末正压通气。呼吸机设置：儿童 20 ～ 25 次 / 分，成人 17 ～ 20 次 / 分，潮气量 10 mL/kg。原则上非必要使用呼吸机时尽早停用。

（二）心功能的维护

应用 5 ～ 15 μg/（kg·min）中小剂量的多巴酚丁胺，维持患者正常血压和较低的左房压（小于 10 mmHg），同时要控制晶体液入量，加强利尿，以减轻心脏负荷。

（三）观察心电图的变化

观察患者有无冠状动脉供血不足的表现，注意观察完全性房室传导阻滞或交界性逸搏性心动过速，按医嘱及时用药物纠正或使用起搏器治疗。

（四）监测血钙

保持患者血钙在 1.0 ～ 1.5 mmol/L。

（五）并发症

（1）低心排血量综合征：表现为心动过速、低血压、少尿、肝脏肿大、中枢性高热、灌注不足或心搏骤停，应使用正性肌力药物支持，控制液体入量和速度，中心静脉压维持在 7 ～ 10 mmHg。

（2）心律失常：主要为冠状动脉损伤，心肌缺血，应密切观察，及时进行处理。

（3）大动脉吻合口狭窄：主要处理为控制反应性肺动脉高压，降低后负荷，予适宜的正性肌力药物支持，加强利尿。

三、健康教育

（1）术前访视指导，向患者介绍进入监护室后的配合、物品准备、环境及注意事项。

（2）予患者配合治疗指导，告知患者术后可能留置的各种管道及约束的情况。

（3）予患者手术当天、术后的饮食指导。

（4）予患者早期康复及呼吸功能锻炼的指导。

（5）予患者休息与活动的指导。

第十九节　三尖瓣下移畸形术后监护

一、护理评估

（1）了解手术名称、体外循环时间、中心静脉压、血容量、术中用药及术中特殊情况等。

（2）了解患者心功能情况，以及右心室发育程度、功能损害程度。

（3）了解患者三尖瓣反流程度，是否有心房内交通、心律失常。

（4）术后评估患者的一般情况、意识状态、生命体征、皮肤、管道的留置情况等。

（5）评估患者的水、电解质及 24 小时出入量情况。

（6）了解患者的各项检查指标情况。

二、护理措施

（一）心功能的维护

术后早期用小剂量的多巴胺等正性肌力药物，可口服或鼻饲洋地黄和利尿剂维护患者心功能。

（二）评估有效血容量和心功能

（1）患者动脉血压正常，中心静脉压高，提示三尖瓣反流、右心功能顺应性低下、肺血管阻力高。

（2）患者动脉血压低，中心静脉压高，提示心功能不全。

（3）患者动脉血压低，中心静脉压低，提示有效血容量不足。

（三）并发症

1. 低心排血量综合征

（1）监测患者中心静脉压，保证有效血容量。

（2）选用低潮气量和低平均气道压的通气模式，降低患者右心后负荷。

（3）加强强心、利尿治疗，改善患者心功能。

2. 心律失常

（1）纠正患者电解质紊乱，防止低钾、低钙、低镁血症，保持酸碱平衡。

（2）患者室性心律失常，应用抗心律失常药；三度传导阻滞时，启用临时起搏器，应用激素和异丙肾上腺素，对术后3周未恢复者，建议放置永久起搏器。

三、健康教育

（1）术前访视指导，向患者介绍进入监护室后的配合、物品准备、环境及注意事项。

（2）配合治疗指导，告知患者术后可能留置的各种管道及约束的情况。

（3）予患者手术当天、术后的饮食指导。

（4）予患者早期康复及呼吸功能锻炼的指导。

（5）予患者休息与活动的指导。

第二十节　主动脉窦瘤破裂术后监护

一、护理评估

（1）了解手术名称、体外循环时间、中心静脉压、血容量、术中用药及术中特殊情况等。

（2）密切观察患者手术修复是否彻底，有无窦瘤再通。

（3）术后评估患者的一般情况、意识状态、生命体征、皮肤等。

（4）术后评估患者管道的留置情况。

（5）评估患者的水、电解质及24小时出入量情况。

（6）了解患者的各项检查指标情况。

二、护理措施

（一）呼吸支持

予机械辅助通气，一般辅助时间为6～8小时，病情较重者，应根据情况延长。密切关注患者术后的效果及病情变化。

（二）循环的维持

维持有效血容量，防止低心排血量综合征。积极寻找低心排血量综合征产生的原因，严格按医嘱用药及补血、补液。若通过大量补血、补液后患者血压仍较低，应考虑心肌本身收缩无力、心脏压塞、严重的机体内环境混乱，应采取积极的相应措施。

（三）血压控制

维持血压稳定，在补充血容量的基础上将血压控制在低水平，防止渗血过多。

（四）并发症

窦瘤再通：及时发现患者血压、心脏杂音、心功能、尿量等异常变化。

三、健康教育

（1）术前访视指导，向患者介绍进入监护室后的配合、物品准备、环境及注意事项。

（2）予患者配合治疗指导，告知患者术后可能留置的各种管道及约束的情况。

（3）予患者手术当天、术后的饮食指导。

（4）予患者早期康复及呼吸功能锻炼的指导。

（5）予患者休息与活动的指导。

第二十一节　永存动脉干术后监护

一、护理评估

（1）了解手术名称、体外循环时间、中心静脉压、血容量、术中用药及术中特殊情况等。

（2）了解患者术后有无心杂音，观察有无持续高血压。

（3）术后评估患者的一般情况、意识状态、生命体征、皮肤等。

（4）术后评估患者管道的留置情况。

（5）评估患者的水、电解质及24小时出入量情况。

（6）了解患者的各项检查指标情况。

二、护理措施

（一）呼吸辅助

呼吸机辅助呼吸的时间较长，一般超过72小时，尽量使 $PaCO_2$ 保持在 $30 \sim 35$ mmHg，保持充足通气，防止因缺氧诱发肺动脉高压危象。

（二）循环功能的维护

可使用多巴酚丁胺、肾上腺素、米力农等血管活性药物，改善患者心功能，增加心肌收缩力。

（三）病情观察

注意观察患者有无心杂音、持续高血压及残存室间隔缺损表现。

（四）并发症

（1）肺动脉高压危象：见室间隔缺损术后监护的护理措施。

（2）低心排血量综合征：保证足够的血容量，尤其是右心功能不全者。中心静脉压通常维持在 12 ～ 15 mmHg。

（3）低氧血症：积极改善右心功能，降低肺血管阻力，合理使用呼吸机，预防呼吸机相关性肺损伤和呼吸系统并发症。

（4）心律失常：主要为传导阻滞，密切观察患者的心律，使用心律失常药物时，密切观察药物使用情况。

三、健康教育

（1）术前访视指导，向患者介绍进入监护室后的配合、物品准备、环境及注意事项。

（2）予患者配合治疗指导，告知患者术后可能留置的各种管道及约束的情况。

（3）予患者手术当天、术后的饮食指导。

（4）予患者早期康复及呼吸功能锻炼的指导。

（5）予患者休息与活动的指导。

第二十二节 单心室术后监护

一、护理评估

（1）了解手术名称、体外循环时间、中心静脉压、血容量、术中用药及术中特殊情况等。

（2）了解患者有无肺静脉回流受阻、肺血管病变程度，有无房室瓣反流情况。

（3）评估患者术后有无胸腔积液、腹水、心包积液情况。

（4）术后评估患者的一般情况、意识状态、生命体征、皮肤及管道的留置情况等。

（5）评估患者的水、电解质、出入量情况。

（6）了解患者的各项检查指标情况。

二、护理措施

（一）Fontan 类手术术后护理

1. 呼吸管理

（1）为降低胸腔内压，术后早期尽量不用呼气末正压通气或仅给予小于 4 cmH$_2$O 的呼气末正压通气。保持过度通气，降低体－肺循环阻力。

（2）稍低的潮气量与频率辅助通气。尽早撤离呼吸机，恢复呼气末正压通气，减少胸腔内压，提高心排血量。血氧饱和度一般为 75% ～ 85%。

2. 心功能维护

增强功能性左心功能的收缩力，予小剂量使用血管活性药物。

3. 循环的维护

（1）患者术后采取中凹卧位，以增加回心血量，增加肺动脉的灌注。

（2）中心静脉压维持在 15 ～ 18 mmHg，使用多巴胺、多巴酚丁胺维持血压，术后早期一般不用血管扩张剂，以防止血管扩张、后负荷下降导致血压低。

（3）应用利尿剂时，为防止术后水钠潴留的加重，术后应给予利尿治疗，尿量大于 1 mL/（kg·h）。

4. 保持吻合口通畅

须维持良好的血压，以保持吻合口通畅。

5. 并发症

（1）低心排血量综合征：是术后早期死亡的主要原因。应补充足够的血容量，并适当应用正性肌力药物，维护心功能。中心静脉压维持在 15 ～ 18 mmHg（以维持血压稳定的最小中心静脉压为主）。补充容量时，应先补充胶体。

（2）胸腔积液、腹水：在术后中心静脉压高、合并心室功能不全和左侧房室瓣反流时易出现。注意观察引流液的性状、颜色和量。

（3）心律失常：手术可能损伤窦房结及其供血、心房过度切开和缝合，以及心房压过高而引起心律失常，应密切关注。

（二）Glenn 类手术术后护理

（1）一般常规护理同 Fontan 类手术。

（2）并发症有上腔静脉梗阻综合征。表现为乳头水平以上的胸部、头面部、双上肢、颈部出现界限清楚明显的青紫，皮肤温度低，上腔静脉压升高。

（三）Blalock－Taussig 术后护理

（1）掌握停用呼吸机时机。监测血氧饱和度，当胸片显示肺内渗出改善时，可先减呼气末正压通气至 0，观察临床情况，复查胸片后再拔管。拔管后仍采用限制性吸氧，氧浓度在 24% ～ 45%。理想的动脉血氧饱和度为 75% ～ 85%。警惕肺部渗出。

（2）分流量大时。表现为肺内渗出，早期表现为血氧饱和度偏高，后期灌注肺，血氧饱和度下降。

①调整呼吸机，降低通气条件，降低氧浓度，维持 $PaCO_2$ 在 45～50 mmHg，使肺血管收缩，阻力升高。

②调整血压：在维持血压稳定的情况下，控制血压在低水平，减少分流量。

（3）分流量小时。表现为血氧饱和度偏低、缺氧、低心排血量综合征。

①降低肺血管阻力，吸入 NO，使用呼吸机过度换气，维持呼吸状态。

②适当提升血压，增加分流血量。

③如果血氧饱和度明显下降，考虑分流血管受阻，立即超声诊断，再次手术。

④慎重使用止血药。

（4）抗凝。术后 4 小时引流液不多时，应予半量肝素抗凝。

（5）并发症。人工血管堵塞。机械通气时尽量应用小潮气量，避免过高气道峰压，保持较低胸内压；维持稍高的动脉血压。

三、健康教育

（1）术前访视指导，向患者介绍进入监护室后的配合、物品准备、环境及注意事项。

（2）予患者配合治疗指导，告知患者术后可能留置的各种管道及约束的情况。

（3）予患者手术当天、术后的饮食指导。

（4）予患者早期康复及呼吸功能锻炼的指导。

（5）予患者休息与活动的指导。

第二十三节　三房心术后监护

一、护理评估

（1）了解手术名称、体外循环时间、中心静脉压、血容量、术中用药及术中特殊情况等。

（2）评估患儿是否出现传导阻滞等心律失常。

（3）评估患儿有无发生低心排血量综合征情况。

（4）评估患儿有无出现上肢及头面部的淤血、水肿等症状。

（5）术后评估患儿的一般情况、意识状态、生命体征、皮肤及管道的留置情况等。

（6）评估患儿水、电解质及 24 小时出入量情况。

（7）了解患儿各项检查指标情况。

二、护理措施

（一）心功能的维护

患者术后易发生低心排血量综合征，应严格限制入量、加强利尿治疗、延长正性肌力药物使用时间，同时适当使用扩血管药物控制后负荷。

（二）肺动脉高压治疗

三房心患儿可同时存在梗阻性肺动脉高压和动力型肺动脉高压，应适当延长镇静及机械通气过度通气的时间，遵医嘱使用药物降低肺阻力，减轻右心室后负荷。

（三）并发症

（1）残余肺静脉梗阻：表现为呼吸急促、低氧血症、肺动脉高压、撤机困难等。

（2）低心排血量综合征：由于左心室发育不全，术后以限制液体量、加强利尿治疗、应用正性肌力和扩血管药物为主，保持液体负平衡。

（3）肺动脉高压危象：同第九章第三节室间隔缺损的护理之术后并发症肺高压危象的护理。

（4）心律失常：常为传导阻滞，密切观察患儿的心律，配合医生用药及处理。

三、健康教育

（1）术前访视指导，向患儿介绍进入监护室后的配合、物品准备、环境及注意事项。

（2）予患者配合治疗指导，告知患儿术后可能留置的各种管道及约束的情况。

（3）予患者手术当天、术后的饮食指导。

（4）予患者早期康复及呼吸功能锻炼的指导。

（5）予患者休息与活动的指导。

第二十四节　血管环和肺动脉吊带术后监护

血管环是主动脉弓及其分支发育异常，环绕成环状，压迫气管和（或）食管，并产生一系列相应临床症状的先天性血管畸形。

左肺动脉异常起源于右肺动脉，并向后经气管分叉后方、食管前方向左行走，最后到达左侧肺门处，形成气管周围的吊带压迫。

一、护理评估

（1）了解手术名称、中心静脉压、血容量、术中用药及术中特殊情况等。

（2）评估患者的气管梗阻情况。

（3）术后评估患者的一般情况、意识状态、生命体征、皮肤等。

（4）术后评估患者管道的留置情况。

（5）评估患者的水、电解质及 24 小时出入量情况。

（6）了解患者的各项检查指标情况。

二、护理措施

（一）保持呼吸道通畅

（1）除气管修复手术外，提倡早期拔除气管插管。

（2）气管高湿化，防止气管内黏液栓堵塞。

（3）加强胸部物理治疗。

（4）监测、评估患者的心功能情况。

（5）密切观察患者的术后气管梗阻情况。

（二）并发症

1. 气管软化与狭窄

（1）气管软化应给予气道内湿化、吸除分泌物，预防感染。

（2）气管狭窄修补，术后持续予镇静、镇痛和应用肌肉松弛药，呼吸辅助通气应延长。

2. 气管吻合口瘘

因患者术后气管血供、张力、感染等问题，易出现气管吻合口瘘，应密切观察。

3. 乳糜胸

主动脉弓及气管手术易损伤乳糜导管，密切观察引流液的情况。

4. 膈肌麻痹

患者表现为呼吸困难、矛盾呼吸、依赖呼吸机等，密切观察其呼吸情况。

三、健康教育

（1）术前访视指导，向患者介绍进入监护室后的配合、物品准备、环境及注意事项。

（2）予患者配合治疗指导，告知患者术后可能留置的各种管道及约束的情况。

（3）予患者手术当天、术后的饮食指导。

（4）予患者早期康复及呼吸功能锻炼的指导。

（5）予患者休息与活动的指导。

第二十五节　心脏瓣膜疾病术后监护

一、护理评估

（1）了解手术名称、体外循环时间、中心静脉压、血容量、术中用药及术中特殊情况等。

（2）术后评估患者肢体的活动情况。

（3）术后评估患者的一般情况、意识状态、生命体征、皮肤等。

（4）术后评估患者管道的留置情况。

（5）评估患者的水、电解质及 24 小时出入量情况。

（6）了解患者的各项检查指标情况。

二、护理措施

（一）心功能的维护

（1）依据患者病情适量使用正性肌力药物和血管扩张药物。

（2）术后控制输液量和速度，预防发生肺水肿和左心衰竭。

（3）根据患者的病情给予强心、利尿、补钾治疗。

（4）对单纯二尖瓣狭窄的患者，术后强调维护左心功能。

（二）补充及调整血容量

（1）术后 24 小时出入量一般以保持患者能够维持循环的最小容量为准，应呈基本负平衡。

（2）容量不足时，应首先考虑补充胶体。

（三）维持电解质的平衡

单瓣膜置换术后患者血清钾维持在 4.0～5.0 mmol/L；多瓣膜置换及再次换瓣术后患者一般血清钾维持在 4.5～5.0 mmol/L。低血钾纠正时，一定要选择深静脉及输液泵匀速补钾，高浓度补钾后，要及时复查血钾；补钾的同时注意适当补镁。

（四）抗凝治疗

（1）术后返回监护室后，应根据 ACT 监测参数应用鱼精蛋白中和肝素。

（2）术后 1 天根据凝血酶原时间和国际标准化比值予口服华法林治疗。

（3）密切观察患者有无出血征象，如皮下出血、鼻出血、血痰、血尿等。

（五）起搏器治疗

术后使用起搏器的患者必须保持起搏器的正常运转，并确保起搏导线妥善固定；每班做好交接工作，配备好备用电池；根据患者病情调节参数至患者能脱离起搏器。

（六）并发症

（1）心律失常。换瓣术后出现心律失常较多见，应密切观察患者心率（律）的变化，及时报告医生。应避免导致心律失常的隐患，如酸碱电解质紊乱、低氧、容量过度及人为操作等因素。

（2）低心排血量综合征。积极寻找诱因，调整心脏负荷，应用强心药物调节。

（3）瓣周漏。术后心脏杂音，可伴有溶血性贫血，心功能不全。

（4）急性左心衰竭。

①使用呼吸机者加呼气末正压通气，床头适当抬高，提高吸入氧浓度。脱机者取端坐位，下肢下垂。

②面罩吸氧，酒精湿化。

③肌内注射吗啡 10 mg，以控制患者的烦躁不安，减少呼吸困难及耗氧量。

④静脉注射利尿剂，减轻患者心脏负荷。

⑤排除洋地黄中毒后，用西地兰 0.4 mg 加入 5% 葡萄糖 20 mL 缓慢静脉注射，4 小时后可再用 0.2 mg 或 0.4 mg 强心。

⑥应用血管活性药减轻容量负荷，缓解肺水肿。

三、健康教育

（1）术前访视指导，向患者介绍进入监护室后的配合、物品准备、环境及注意事项。

（2）予患者配合治疗指导，告知患者术后可能留置的各种管道及约束的情况。

（3）予患者手术当天、术后的饮食指导及腹胀情况。

（4）予患者早期康复及呼吸功能锻炼的指导。

（5）予患者休息与活动的指导。

第二十六节　冠状动脉粥样硬化性心脏病术后监护

一、护理评估

（1）了解手术名称、体外循环时间、中心静脉压、血容量、术中用药及术中特殊情况等。

（2）术后评估患者旁路移植的通路是否通畅，是否存在冠状动脉缺血、心肌梗死。

（3）术后评估患者取血管侧肢体的循环、温度、颜色等情况。

（4）术后评估患者的一般情况、意识状态、生命体征、皮肤及管道的留置情况等。

（5）评估患者的水、电解质及 24 小时出入量情况。

（6）了解患者的各项检查指标情况。

二、护理措施

（一）心功能的维护

（1）依据病情适量使用正性肌力药物和血管扩张药物，维持合适的血压，保证心肌灌注。

（2）术后控制输液量和速度，预防发生肺水肿和左心衰竭。

（二）补充及调整血容量

（1）术后 24 小时出入量以保持患者能维持循环的最小容量为准，应呈基本负平衡。

（2）容量不足时，应首先考虑补充胶体。

（三）维持电解质的平衡

维持酸碱平衡，避免人为的因素造成呼吸性酸中毒或呼吸性碱中毒。警惕低钾和高钙。血钙低于 1.15 mmol/L 时，要及时予以补充，速度宜慢，合并心律失常时，则应谨慎。

（四）抗凝治疗

（1）术后返回监护室时，体外循环的患者应根据 ACT 监测参数，应用鱼精蛋白中和肝素。

（2）术后 6 小时根据引流量及凝血功能的监测情况，予阿司匹林抗凝。

（3）密切观察患者有无出血征象，如皮下出血、鼻出血、血痰、血尿等。

（五）起搏器治疗

术后使用起搏器的患者必须保持起搏器的正常运转，并确保起搏导线妥善固定；做好每班交接工作，配备好备用电池；根据患者病情调节参数至患者能脱离起搏器。

（六）血糖的监测

每天监测患者血糖，如血糖高可用胰岛素治疗，使血糖维持低于 10 mmol/L。

（七）患肢护理

（1）注意观察患肢的循环、温度、颜色等情况，抬高患肢 15°～30°。

（2）间断被动或者主动活动患肢，防止血栓形成。术后 6 小时后可松解弹力绷带。

（3）保持患肢伤口敷料清洁干燥。

（八）IABP 泵的护理

（1）严密观察 IABP 泵的工作情况，是否能有效带动反搏。

（2）严密观察并评估置管侧肢体循环情况：外周脉搏（足背动脉搏动）、温度、颜色、肌张力、围度、毛细血管回流、感觉 / 触觉等情况，并与对侧肢体做比较。

（3）床头抬高应小于 30°，避免屈膝、屈髋，以免引起球囊管的折叠，置管侧肢体适当保护性约束。

（4）置入 IABP 后给予普通肝素抗凝的患者，维持活化部分凝血活酶时间在 50 ～ 70 秒，活化凝血时间在 150 ～ 180 秒。

（5）IABP 管路双重固定，严密观察管路刻度，保持管路通畅，避免导管扭曲、移位、脱出。

（6）每班评估患者的谵妄情况，当患者出现躁动时，给予镇静及肢体约束。

（7）保持有效的动脉压力管道冲洗，确保管路通畅。

（8）严密监测 IABP 置入穿刺处情况，准确评估并记录患者出血、血肿、肿胀、皮下瘀斑等情况。

（9）预防感染，导管的留置及敷料更换等应严格按无菌技术操作。

（八）并发症

（1）心律失常：及时观察各种原因引起的心肌缺血，T 波及 S-T 段改变，有助于及早发现围手术期心肌梗死发生、冠状动脉血管痉挛和血运重建不完全等。

（2）围手术期心肌梗死：心电图新出现病理性 Q 波或右束支阻滞，肌钙蛋白明显升高，心肌活力减弱等。

三、健康教育

（1）术前访视指导，向患者介绍进入监护室后的配合、物品准备、环境及注意事项。

（2）予患者配合治疗指导，告知患者术后可能留置的各种管道及约束的情况。

（3）予患者手术当天、术后的饮食指导。

（4）予患者早期康复及呼吸功能锻炼的指导。

（5）予患者休息与活动的指导。

第二十七节　缩窄性心包炎术后监护

缩窄性心包炎是由于心包慢性炎症病变导致脏层、壁层心包粘连、增厚、钙化及挛缩，使心脏舒张和收缩功能受限，心功能逐渐减退，造成全身血液循环障碍的疾病。

一、护理评估

（1）了解手术名称、中心静脉压、血容量、术中用药及术中特殊情况等。

（2）了解患者心功能情况及其他合并症、心理状况、合作程度等。

（3）术后评估患者的一般情况、意识状态、生命体征、皮肤等。

（4）术后评估患者管道的留置情况。

（5）评估患者的水、电解质及 24 小时出入量情况。

（6）了解患者的各项检查指标情况及心脏疾病术后重症监护常规的护理评估。

二、护理措施

（一）控制液体入量

（1）术后因解除心包的束缚，回心血量增多，心脏前负荷加重，易导致心力衰竭，须严格限制输液量及输液速度，补充液体应以胶体为主，同时给予强心、利尿等措施。

（2）使患者处于负平衡状态。中心静脉压低、心率快、血压低，则可能为容量不足，应适当补充容量，以胶体为主；中心静脉压高、心率快、血压低，则应以强心为主，加用血管扩张剂；中心静脉压高、心率快、血压高，则应使用血管扩张剂，更要严格控制液体入量，并使用利尿剂，排出体内过多水分。

（二）并发症

（1）低心排血量综合征：由于长期受增厚心包束缚，术后应加强强心、利尿治疗，积极处理各种原因导致的低心排血量综合征。

（2）心力衰竭：密切观察患者有无心力衰竭症状，采取积极的对应措施。

三、健康教育

（1）术前访视指导，向患者介绍进入监护室后的配合、物品准备、环境及注意事项。

（2）予患者配合治疗指导，告知患者术后可能留置的各种管道及约束的情况。

（3）予患者手术当天、术后的饮食指导。

（4）予患者早期康复及呼吸功能锻炼的指导。

（5）予患者休息与活动的指导。

第二十八节　心脏黏液瘤术后监护

心脏黏液瘤是最常见的心脏原发良性肿瘤，多数有瘤蒂，可发生在心脏各个房室腔，最常见于左心房。

一、护理评估

（1）了解手术名称、中心静脉压、血容量、术中用药及术中特殊情况等。

（2）术后评估患者有无意识障碍、肢体偏瘫。

（3）术后评估患者的一般情况、意识状态、生命体征、皮肤等。

（4）术后评估患者管道的留置情况。

（5）评估患者的水电解质平衡、出入量情况。

（6）了解患者的各项检查指标情况及心脏疾病术后重症监护常规的护理评估。

二、护理措施

（一）观察要点

定期检查患者意识恢复程度及四肢活动能力、瞳孔对光反射，能否遵指令完成动作，如有异常，及时通知医生，应考虑栓塞的可能。

（二）并发症

（1）肺栓塞：绝对卧床休息，高浓度吸氧。根据情况予监测中心静脉压，控制输液入量及输液速度，镇静、镇痛、抗休克治疗和护理，遵医嘱予患者抗凝治疗或溶栓治疗，注意监测患者的凝血功能，观察患者的皮肤黏膜是否有出血征象。

（2）脑梗死：密切观察患者的肢体活动、肌力、肌张力情况，出现问题及时对症处理，减少机体损害。

三、健康教育

（1）术前访视指导，向患者介绍进入监护室后的配合、物品准备、环境及注意事项。

（2）予患者配合治疗指导，告知患者术后可能留置的各种管道及约束的情况。

（3）予患者手术当天、术后的饮食指导。

（4）予患者早期康复及呼吸功能锻炼的指导。

（5）予患者休息与活动的指导。

第二十九节　主动脉瘤及主动脉夹层围手术期监护

一、护理评估

（1）术前评估观察患者的生命体征及病情变化，定时监测四肢血压。

（2）术前评估患者心功能情况及心理状况。

（3）评估患者有无前胸、后背、腰、腹部等疼痛情况，了解动脉撕裂的程度。

（4）了解手术名称、体外循环时间、中心静脉压、血容量、术中用药及术中特殊情况等。

（5）术后评估患者的一般情况、意识状态、肢体活动、生命体征、皮肤及管道的留置情况等。

（6）评估患者的水、电解质及 24 小时出入量情况。

（7）了解患者的各项检查指标情况及心脏疾病术后重症监护常规的护理评估。

二、护理措施

（一）术前护理

（1）限制活动、绝对卧床休息：为患者提供安静、舒适的环境，减少不良刺激。

（2）控制血压：根据血压的情况调整用药，保证血压的稳定，监测四肢血压。

（3）控制心率：使心率维持在 60 ～ 80 次 / 分，以减少每分钟对主动脉壁的冲击次数。

（4）镇静、镇痛：对于有疼痛的患者予镇痛，注意应用镇痛剂的效果。

（5）病情观察：密切监测患者的生命特征、神志、血氧饱和度、双下肢足背动脉搏动情况、皮肤颜色及温度，注意是否有血栓形成，定期监测肝功能、肾功能。

（6）预防主动脉破裂，避免可能诱发因素，如剧烈咳嗽、用力翻身、用力排便等。

（7）心理护理：对患者进行心理疏导，消除紧张、恐惧情绪，预防 ICU 综合征。

（二）术后护理

（1）同本章心脏疾病术后一般监护护理常规的护理措施。

（2）术后血压：根据情况及时调整血压在临床期望的范围内，术后 12 小时着重防止血压突然升高或降低。尽早足量应用 β 受体阻断剂。

（3）术后容量：术后保证充分容量负荷。适当增加胶体用量，根据具体情况适当补充红细胞，保证充分氧的运输。

（4）密切观察患者中枢神经系统的改变，以及四肢肢体活动的变化。

（三）主动脉夹层腔内带膜支架植入术

（1）严格控制血压，血压过高可导致主动脉破裂、血肿逆行撕裂、带膜支架移位等。

（2）观察左侧肢体的血液供应，注意末梢皮肤的颜色和温度，预防血栓形成。

（3）注意穿刺部位及手术切口有无渗血或血肿。

（4）术后早期避免剧烈活动。

（四）主动脉杂交术

（1）严格监测患者的意识状态。

（2）监测双侧颈动脉搏动情况。

（3）观察四肢动脉搏动、肢体活动及末梢血供情况，判断有无偏瘫，有无骨－筋膜综合征。

（4）监测并控制血压。在确保器官灌注的同时，收缩压控制在 100 ～ 120 mmHg，以减少渗血，避免原病变的反复。

（5）行颈动脉－升主动脉旁路移植的患者，应注意颈部伤口的张力，有无血肿，注意伤口的渗血情况。

（6）术后注意观察患者有无声音嘶哑、饮水呛咳等喉返神经损伤的表现。

（五）并发症

1. 术后出血

密切观察患者的术后伤口、引流液等情况，有异常及时处理。

2. 中枢神经系统损害

中枢神经系统损害包括脑、脊髓、外周神经系统损伤。

（1）积极纠正低氧和低血压，控制高血糖，避免过度通气。

（2）充分镇静，降低体温，减少皮层氧耗，间断停药，判断患者神志恢复情况。

（3）应用促进神经系统恢复药物，主要观察药物不良反应。

（4）患者体温高时，一定要迅速、有效地降低体温，尤其是头部温度。

3. 截瘫

行脑脊液引流者，持续引流脑脊液压力约为 10 mmHg。适当抗凝，扩张血管，改善微循环，保持平均动脉压大于 90 mmHg。

4. 肾功能不全

积极纠正低血容量，维持有效肾灌注，停用肾损害药物，必要时行连续型肾脏替代治疗。

5. 骨 - 筋膜室综合征

密切观察患者的肢体情况。

三、健康教育

（1）予患者配合治疗指导，告知患者术后可能留置的各种管道及约束的情况。

（2）予患者手术当天、术后的饮食指导。

（3）予患者早期康复及呼吸功能锻炼的指导。

（4）予患者休息与活动的指导。

第十二章　泌尿外科疾病护理常规

第一节　泌尿外科一般护理常规

一、护理评估

（一）术前评估

（1）健康史及发病相关因素。

（2）一般情况：如性别、年龄、婚姻、职业等。

（3）发病特点：排尿形态是否有改变，是否有疼痛及疼痛的性质。

（4）身体状况：是否有局部肿块，肿块的位置、大小及数量，肿块有无触痛、活动度情况，有无转移灶的表现及恶病质。

（二）术后评估

评估舒适度，是否有继发出血、伤口感染等并发症。

二、护理措施

（一）术前护理

（1）协助完成术前常规检查、治疗和特殊检查。

（2）做好患者的心理护理工作，向患者解释手术目的及术前、术后注意事项，解除患者的恐惧心理，增强其对手术的信心，更好地配合治疗和护理，通过术前教育可有效降低患者的焦虑感和恐惧感。

（3）根据医嘱做好各种药敏试验、配血工作，根据手术部位准备皮肤，并嘱患者做好个人卫生。

（4）术前遵医嘱指导患者禁食、禁水。需要肠道准备的患者，指导服用缓泻剂或给予灌肠。

（5）术前1晚酌情给予镇静药。

（6）术晨嘱患者排大小便，取下活动性假牙、眼镜、发夹、手表、首饰等，更换病号服，将贵重物品当面交责任护士或家属保管；女性患者术晨要询问是否有月经来潮，若有应报告医生。

（7）根据手术情况准备好床单位、监护仪及所需物品。

（二）术后护理

1.观察要点

（1）观察患者的体温、脉搏、呼吸、血压等生命体征的变化。

（2）观察手术切口有无出血、渗液，尤其是肾实质切开取石术、前列腺切除术、外伤等患者，发现异常应立即报告医生处理。

2.饮食护理

一般小手术及腹腔镜手术后6小时予患者半流质食物，并指导其多饮水，开放手术患者术后应暂禁食、禁水，待肠功能恢复后，遵医嘱指导患者进流质食物、半流质食物，再逐渐过渡为普食。

3.休息与活动

患者全麻清醒前去枕平卧，头偏向一侧，全麻清醒后根据手术方式采取患侧卧位或半卧位，以利于渗血、渗液的引流，防止血肿、脓肿形成引起切口感染。患者阴囊手术后，采取平卧位并将阴囊托起，以防肿胀影响愈合。活动应当根据患者手术情况、个体化情况及伤口引流液情况而定，应循序渐进。对于年老或体弱及伤口引流量较多者，应当相应推后活动进度。经皮肾镜碎石取石术术后出血多的患者，应限制活动，减少出血。肾实质切开取石的患者，应遵医嘱绝对卧床休息。

4.用药护理

（1）遵医嘱用药，并告知患者用药的目的及注意事项。

（2）观察用药后疗效及不良反应。

5.安全护理

（1）妥善固定各引流管，保持引流通畅，防止引流管折叠、受压，告知患者留置引流管的目的及注意事项。

（2）并发症的观察与护理。

①泌尿系统感染：留置尿管的患者妥善固定尿管，引流袋要低于患者耻骨水平，避免引流液受阻造成逆行感染，每天行2次会阴护理，以去除尿道口及导尿管上的血痂及分泌物，确保尿管及会阴部清洁、干燥，防止尿路逆行感染。更换引流袋、引流管时，严格执行无菌操作原则。根据患者病情，鼓励患者多饮水，保证24小时尿量大于2000 mL。

②预防褥疮：凡中大手术后患者，做好基础护理和保持皮肤的完整性，卧床患者定期协助翻身。

③肺部感染：指导患者深呼吸及有效咳嗽、咳痰，保持呼吸道清洁（叩背、排痰）。对全麻、高龄及痰液不易排出者，必要时遵医嘱予超声雾化吸入，每天2次，根据病情鼓励患者早日下床活动及多饮水。

④腹胀的预防及护理：向患者解释腹胀是由于麻醉造成肠蠕动减慢、肠道细菌作用产生大量气体所致；向患者说明术后早日活动的意义，根据患者情况制订活动计划；腹胀时，协助患者取舒适卧位，可轻揉腹部，必要时遵医嘱用药。

⑤下肢静脉血栓：根据血栓风险评估表进行评估，根据评估结果采取相对应预防措施，

如基础预防措施及药物预防措施。

6.心理护理

（1）向患者介绍相关疾病的基本知识，做好心理疏导。

（2）做好家属的思想工作，争取家属的理解和支持。

三、健康教育

（1）根据不同的疾病和手术方式给予患者相应的护理指导。

（2）嘱患者养成良好的生活习惯，保持愉快的心情，避免情绪激动。

（3）嘱患者注意休息，合理饮食，加强营养。

（4）嘱患者根据身体情况适当参加健身活动，定期复查，不适时随诊。

第二节　膀胱造瘘管的护理

膀胱造瘘术常用的方法有开放性耻骨上膀胱造瘘术和耻骨上穿刺膀胱造瘘术，用以暂时性尿流改道或永久性尿流改道，暂时性尿流改道尽可能采用膀胱穿刺造瘘。耻骨上膀胱穿刺造瘘耗时少，创伤小，并发症少，操作简便，可在诊室或一般条件下施行。暂时性尿流改道的目的是消除长期存在的尿路梗阻对上尿路的不利影响及下尿路手术后确保尿路的愈合。

一、护理评估

（1）评估膀胱造瘘管固定是否妥当，引流是否通畅。

（2）评估膀胱造瘘口敷料有无渗血、渗液，对清醒患者进行疼痛评估。

（3）评估膀胱造瘘管引流液的颜色及性状，如无禁忌证，鼓励患者多饮水以稀释尿液。

（4）评估患者的身体状况及活动情况，如无禁忌证可下床活动。

二、护理措施

（一）观察要点

（1）观察膀胱造瘘管引流是否紧密，膀胱造瘘口敷料有无渗血、渗液，膀胱造瘘管有无折叠、受压、闭塞、脱出。

（2）密切观察引流液的颜色、性质及量。

（二）安全护理

（1）妥善固定引流管，保持引流通畅。

（2）根据患者情况，妥善固定膀胱造瘘管引流袋，防止移位或牵拉，确保不受压、不折叠、不弯曲、不接触肛门，避免受压和接触地面。

（3）保持引流装置密闭、通畅和完整。

（4）烦躁、不配合的患者，遵医嘱予以约束带约束双上肢，松紧适宜。

（三）膀胱造瘘管引流袋的更换

（1）膀胱造瘘管引流袋每周更换1次，如尿液混浊或呈血性尿液，应及时报告医生处理。

（2）出现膀胱造瘘管破损、无菌性和密闭性被破坏、膀胱造瘘管结垢、引流不畅或不慎脱出等情况，及时更换引流袋。

（3）尽量避免膀胱造瘘管与引流袋之间断开，保持引流装置密闭。

（四）预防感染

（1）严格执行手卫生和无菌操作原则。

（2）在病情允许的情况下，鼓励患者多饮水，成人饮水量每天2000～3000 mL，维持尿量每天达2000 mL以上。

（3）及时倾倒引流袋内的尿液，观察膀胱造瘘管引流袋的尿液颜色及性状。

（4）保持造瘘口敷料清洁干燥，及时更换污染敷料，避免感染。

（5）防止尿液潴留、逆流，放置引流袋时，应低于膀胱平面，避免管道折叠、受压。

（6）膀胱冲洗不作为常规预防和治疗泌尿系统的手段，必要时可遵医嘱用生理盐水或呋喃西林溶液进行冲洗。

三、健康教育

（1）告知患者食用清淡、易消化的食物，忌食辛辣、刺激性食物。嘱患者多饮水，达到机械性内冲洗的目的。

（2）教会患者及其家属六步洗手法，并告知手卫生在管道护理中的重要性。

（3）教会患者及其家属携带造瘘管的护理方法及注意事项。

①保持引流装置的密闭性和通畅，避免引流管受压、折叠或弯曲和尿液反流等。

②活动时妥善固定造瘘管和引流袋，以免移位或牵拉破坏引流装置密闭性。

③造瘘管、引流袋的更换须由专业医护人员进行。

④对突然出现的发热、寒战、血尿、尿痛、尿液浑浊、有沉淀物等情况，要及时就诊。

第三节　肾造瘘管的护理

肾造瘘术分为永久性肾造瘘术和暂时性肾造瘘术。在梗阻性无尿、严重肾积水又不能耐受复杂手术，或肾积脓等，以及肾与肾盂术后常做暂时性肾造瘘术，以改善肾功能，充分引流，提高手术成功率。然而，对于输尿管及膀胱广泛病变，如炎症、狭窄、肿瘤，则无法手术根治，往往须做永久性肾造瘘术，进行姑息治疗。肾造瘘术是通过穿刺或切开肾实质，把导管送到肾盂内，以行引流；肾盂造瘘是切开肾盂把导管直接插入的引流方法。

一、护理评估

（1）评估肾造瘘管固定是否妥当，引流是否通畅。

（2）评估肾造瘘口敷料有无渗血、渗液，对清醒患者进行疼痛评估。

（3）评估肾造瘘管引流液的颜色及性状，如无禁忌证，鼓励患者多饮水以稀释尿液。

（4）评估患者的身体状况及活动情况，如无禁忌证，可下床活动。

二、护理措施

（一）观察要点

（1）观察肾造瘘管引流装置衔接部位是否紧密，肾造瘘口敷料有无渗血、渗液，造瘘管有无折叠、压迫、闭塞、脱出。

（2）密切观察引流液的颜色、性质和量。

（3）如尿液颜色鲜红时，适当夹闭肾造瘘管，利用输尿管内压增高，达到止血目的。

（二）安全护理

（1）妥善固定引流袋，保持引流通畅。

（2）根据患者情况，妥善固定肾造瘘管引流袋，防止移位或牵拉，确保不受压、不折叠、不弯曲、不接触肛门，避免受压和接触地面。

（3）保持引流装置密闭、通畅和完整。

（4）烦躁、不配合的患者，遵医嘱予以约束带约束双上肢，松紧适宜。

（5）保持造瘘管通畅，定时挤压，如不通畅及时报告医生处理。

（三）肾造瘘管引流袋的更换

（1）肾造瘘管引流袋每周更换1次，如尿液混浊或呈血性尿液，应及时报告医生处理。

（2）出现肾造瘘管破损、无菌性和密闭性被破坏、造瘘管结垢、引流不畅或不慎脱出等情况，应及时更换引流袋。

（3）保持引流的有效性及引流装置密闭。

（四）预防感染

（1）严格执行手卫生和无菌操作原则。

（2）病情允许的情况下，鼓励患者多饮水，维持尿量每天达 2000 mL 以上。

（3）及时倾倒引流袋尿液，观察造瘘管引流液的颜色、性质和量。

（4）保持肾造瘘口敷料清洁干燥，污染时及时更换，避免感染。

（5）防止尿液潴留、逆流，放置引流袋时应低于膀胱，避免管道折叠受压。

三、健康教育

（1）告知患者食用清淡、易消化食物，忌食辛辣、刺激性的食物。嘱多饮水，达到机械性内冲洗的目的。

（2）教会患者及其家属六步洗手法，并告知手卫生在管道护理中的重要性。

（3）告知患者保持大便通畅，避免剧烈咳嗽。

（4）教会患者及其家属携带造瘘管的护理方法及注意事项。

①注意保持引流通畅，避免引流管受压、打结、弯曲和尿液反流等。

②活动时应注意妥善固定造瘘管和引流袋，以免移位或牵拉破坏引流装置密闭性。

③造瘘管、引流袋的更换须由专业医护人员进行。

④对突然出现的发热、寒战、血尿、尿痛、尿液浑浊、有沉淀物等情况，要及时就诊。

第四节　腹腔镜手术的护理

腹腔镜手术在泌尿外科领域的应用已取得飞速发展，开展的手术包括隐睾探查和治疗、精索静脉曲张高位结扎、肾囊肿去顶减压、肾癌根治、前列腺癌根治、膀胱全切、肾上腺肿瘤切除等。随着新技术、新材料及新设备的不断发展，腹腔镜手术具有更加广阔的应用前景，因此做好腹腔镜手术围手术期的护理非常重要。

一、护理评估

（一）术前评估

（1）健康史及发病相关因素。

（2）一般情况：如性别、年龄、婚姻、职业等。

（3）发病特点：排尿形态是否改变，是否有疼痛及疼痛的性质。

（4）身体状况：是否有局部肿块，肿块的位置、大小及数量，肿块有无触痛、活动度情况，有无转移灶的表现及恶病质。

（二）术后评估

（1）评估患者舒适度。

（2）评估患者是否有继发出血、伤口感染等并发症。

二、护理措施

（一）术前护理

1. 心理护理

大多数患者不了解麻醉和腹腔镜手术过程，担忧手术效果和医疗费用，术前会出现情绪紧张、焦虑甚至恐惧心理。可根据术前评估的结果，选择图文并茂的腹腔镜手术宣传册、图片、短视频等方法，向患者介绍腹腔镜手术的优点；简述麻醉方法、手术体位、手术方法、术后治疗护理重点；术前安排手术成功的患者与其交流，减轻其紧张情绪与顾虑。

2. 术前准备

（1）协助做好术前检查，准备术前用药。

（2）皮肤准备：术前 1 天清洁皮肤、备皮。

（3）胃肠道准备：按医嘱给予相应的饮食指导。遵循加速康复理念，遵医嘱适当缩短禁饮、禁食时间。

（4）呼吸道准备：指导患者戒烟、呼吸训练、有效咳嗽。

（5）术前排空膀胱，必要时导尿并留置尿管。

（二）术后护理

1. 观察要点

（1）观察患者生命体征。

（2）观察患者引流液和尿液的颜色、性质及量。

（3）观察患者胃肠功能恢复情况。

（4）观察患者有无出血、尿失禁、感染等并发症。

（5）观察患者疼痛、静脉血栓的情况。

（6）观察患者的自理能力、心理及配合状况。

2. 饮食护理

遵循加速康复理念，鼓励患者术后早期进食。术后 6 小时遵医嘱进清流质食物，如无腹胀等不适情况，则可逐渐进流食、软食，最后过渡到普食。鼓励患者食用清淡、易消化且营养丰富的高蛋白质、富含维生素的食物，避免食用牛奶、豆浆等易胀气的食物和辛辣、刺激性食物。保持大便通畅。

3. 休息与活动

遵循加速康复理念，鼓励患者早期下床活动，活动程度根据患者的情况循序渐进，对于年老或体弱的患者，应适当减慢活动进度，同时要有家属陪护。

4. 用药护理

（1）遵医嘱用药，并告知患者用药的目的及注意事项。

（2）观察用药后的疗效及药物的不良反应。

5. 安全护理

（1）保持引流管通畅，勿折叠、扭曲、压迫。妥善固定好各管道并保持有效引流，告知患者各引流管的重要性，切勿自行拔出。

（2）并发症的护理。腹腔镜手术的并发症根据其发生原因可分为两类。

传统的并发症：如术后出血、血肿、感染、邻近脏器及神经损伤、吻合口瘘等。与传统手术的并发症相似，护理内容也大致相同。

特有的并发症：与腹腔穿刺技术有关的有腹腔脏器损伤、腹膜后大血管损伤及戳孔疝等；腹腔镜手术专用器械所致的并发症，如高频电流所致的空腔脏器穿孔等；与气腹有关的并发症，如气体栓塞、高碳酸血症和酸中毒、皮下气肿等。由于术中多采用 CO_2 制造气腹，若气腹压力过高、灌注过快、手术时间过长，CO_2 可能会向软组织扩散而引起皮下气肿，一般无须特殊处理，24 小时内可自行吸收。应向患者及其家属做好解释工作，并严密观察。

6. 心理护理

（1）患者在接受检查或执行护理活动时，均须向患者解释其目的、过程，并注意患者的感受，以减轻其焦虑或不适。

（2）加强相关知识的健康教育，同时注重与患者的沟通交流。如向患者说明腹腔镜手术的优点、目的、安全性、相关注意事项及保健知识，有效降低患者的焦虑感和恐惧感。

三、健康教育

（一）疾病知识指导

（二）出院指导

（1）根据不同的疾病和手术方式，给予患者相应的护理指导。

（2）嘱患者养成良好的生活习惯，保持愉快的心情，避免情绪激动。

（3）嘱患者注意休息，合理饮食，加强营养。

（4）嘱患者根据身体情况适当参加健身活动，并定期复查。大多患者腹腔镜手术后，术后 1 周即可恢复日常生活，1 个月之内基本可恢复正常的社会生活。手术切口若愈合良好，术后 1 周后可沐浴。

第五节　机器人辅助腹腔镜手术的护理

机器人辅助腹腔镜手术被越来越广泛地应用于临床，其操作精细稳定，且机械手体积小、自由活动度大，可完成更加精细复杂的手术操作。三维手术视野可以清晰地看到微小的毛细血管，保证了手术的安全性，减轻术者的疲劳，且术者可坐在舒适的操作台前进行手术，故减少了因疲劳而出现差错的概率，特别对复杂的、耗时较长的手术非常有利。该手术具有以下微创、手术切口小、创伤少、术中出血少、感染风险及输血概率低，术后疼痛减轻、感染率下降、肠道功能恢复较快、并发症少、住院时间短等优势。该手术在泌尿外科中的应用尤其适用于保留肾单位肾部分切除术、肾癌根治术、前列腺癌根治术，膀胱癌根治术、肾盂输尿管成形术、输尿管膀胱再植术、肾盂切开取石术、肾上腺肿瘤及其他泌尿系统肿瘤等。

一、护理评估

（一）术前评估

（1）详细询问患者的年龄、职业、社会地位及经济能力。

（2）了解患者居住的环境和工作性质，以及有无代谢性和遗传性疾病，有无高血压和糖尿病，有无药物过敏史，既往治疗情况等。

（3）了解患者的辅助检查结果，仔细查看患者的心肺功能检查报告，询问男性患者的吸烟史。

（4）了解患者对所患疾病的认识与治疗的期望值，以及对机器人辅助腹腔镜手术的认知和接受程度。

（二）术后评估

（1）评估患者舒适度。

（2）评估患者是否有继发出血、伤口感染等并发症。

二、护理措施

（一）术前护理

1. 心理护理

大多数患者不了解麻醉和机器人腹腔镜手术过程，担忧手术效果和医疗费用，术前会出现情绪紧张、焦虑甚至恐惧心理。可根据术前评估的结果，选择图文并茂的腹腔镜手术宣传册、图片、短视频等方法，向其介绍机器人腹腔镜手术的优点；简要介绍麻醉方法、手术体位、手术方法、术后治疗护理重点；安排手术成功的患者与准备接受手术治疗的患者交流，减轻患者术前的紧张情绪与顾虑。

2. 术前准备

（1）协助做好术前检查、准备术前用药。

（2）皮肤准备：术前1天清洁皮肤、备皮。

（3）胃肠道准备：按医嘱给予相应的饮食指导。指导患者术前3天进清淡半流食，根据需要口服肠道抗生素。术前1天进无渣流食，喝泻剂，忌食易产气的食物，如豆浆、牛奶等，术前1晚和术晨以肥皂水清洁灌肠，以排空肠道的粪便、积气。加强患者康复理念，遵医嘱可适当缩短禁饮、禁食时间。

（4）呼吸道准备：指导患者戒烟、呼吸训练、有效咳嗽。

（5）嘱患者术前排空膀胱，必要时导尿并留置尿管。

（二）术后护理

1. 观察要点

（1）观察患者的生命体征。

（2）观察患者引流液和尿液的颜色、性质和量。

（3）观察患者胃肠功能恢复情况。

（4）观察患者有无出血、感染、高碳酸血症、皮下气肿等并发症。

（5）观察患者疼痛、下肢静脉血栓情况。

（6）观察患者的自理能力、心理及配合状况。

2.饮食护理

遵循加速康复理念，鼓励患者术后6小时遵医嘱进清流质食物，如无腹胀等不适情况，则可逐渐进流食、软食，最后过渡到普食。鼓励患者食用清淡、易消化、营养丰富的高蛋白质、富含维生素的食物，避免食用牛奶、豆浆等易胀气的食物和辛辣、刺激性的食物。保持大便通畅。

3.休息与活动

遵循加速康复理念，鼓励患者早期下床活动，活动程度根据患者的情况循序渐进。对于年老或体弱的患者，应当适当减慢活动进度，同时要有家属陪护。

4.用药护理

（1）遵医嘱用药，并告知患者用药的目的及注意事项。

（2）观察用药后的疗效及药物的不良反应。

5.安全护理

（1）管道护理。妥善固定引流管及尿管，保持有效引流。密切观察引流液的颜色、性质和量。引流液如呈鲜红色且量大，即有出血的可能，应及时通知医生，予止血、补充血容量治疗。

（2）早期并发症的观察与护理。由于气腹的建立，机器人辅助腹腔镜手术易导致 CO_2 潴留，术后易发生高碳酸血症、酸中毒、皮下气肿等症状。高碳酸血症：术后应密切观察患者的神志、呼吸频率、深浅度，加强呼吸道管理，促进 CO_2 排出。皮下气肿：密切观察切口周围的皮肤情况，有无捻发音，术后一般无须特殊处理，24小时内可自行吸收。

（3）下肢深静脉血栓的预防。机器人辅助腹腔镜手术时间较长，易导致下肢深静脉血栓的形成。为预防下肢深静脉血栓形成，可穿弹力袜并活动下肢，术后6小时患者清醒后可行踝泵运动。具体方法为尽最大角度地足背伸（让脚尖朝向躯体，即向上勾脚）及足跖屈（让脚尖向下），足背伸10秒后，放松5秒，再足跖屈5秒，放松5秒，每次练习4分钟，每天练习12次。术后鼓励患者早期下床活动，如患者诉下肢疼痛或者出现红肿等下肢深静脉血栓的临床表现，应立即通知医生查看，做到早期预防、早期诊断、早期治疗。

6.心理护理

（1）机器人辅助腹腔镜手术患者存在着普遍的心理焦虑，极大地影响治疗措施的顺利实施及手术预后效果。因此心理护理很重要，应做到态度亲切和蔼、平易近人；用通俗易懂的语言向患者讲解疾病的相关知识，手术的必要性、手术方式，预后及注意事项；向患者介绍机器人辅助腹腔镜手术相对传统开放手术具有不可替代的优势。

（2）利用资料、图片向患者及其家属介绍手术的优势、方法、效果、术后的生活质量和护理重点等，并创造机会与术后恢复较好的患者多交流，使患者及其家属能接受这项新技术，鼓励患者增强信心，以积极的心态配合治疗、接受手术。

（3）根据患者不同的心理需求采取相应的护理对策，教会患者自我放松的方法。

三、健康教育

（一）疾病知识指导

告知患者及其家属相关疾病的病因、症状和体征，积极采取措施治疗及预防。

（二）出院指导

（1）根据不同的疾病和手术方式，予患者相应的护理指导。

（2）嘱患者注意休息，食用营养、清淡、易消化的食物，避免食用辛辣、刺激性食物，不吸烟，不喝酒，保持大便通畅，适当运动。

（3）嘱患者定期复查，不适时随诊。

第六节　泌尿系统结石手术的护理

泌尿系统结石又称尿石症，即尿液中的矿物质结晶体在泌尿系统沉积，泌尿系统包括肾脏、输尿管、膀胱与尿道，以上部位均可因为长期受到沉积物的影响而形成结石，因而产生各种临床症状。较小的结石可以随尿液排出体外，但如果直径增加到数毫米，可能堵塞输尿管，造成梗阻，肾脏压力增加从而引起剧烈腰痛，有时疼痛会延伸至下腹部或腹股沟。常见手术方式有输尿管镜碎石取石术、逆行输尿管软镜碎石取石术、经皮肾镜碎石取石术。

一、护理评估

（一）术前评估

（1）评估患者疼痛的性质和部位。

（2）评估患者的尿量情况。

（3）评估患者腰腹部是否有肿块。

（4）详细询问患者的基本情况，有无代谢性疾病和遗传性疾病。

（5）了解辅助检查结果。

（6）了解患者对疾病的认识与治疗期望值，以便针对性进行疏导。

（二）术后评估

（1）动态评估患者的生命体征。

（2）评估患者尿管、肾造瘘管是否通畅，尿液的颜色、性质和量。

（3）评估患者尿道外口、肾造瘘口有无渗血、渗液。

（4）评估患者有无出血、感染等并发症。

（5）评估患者手术后排尿的情况。

二、护理措施

（一）术前护理

（1）心理护理：向患者及其家属讲解手术的方法、效果及配合事项，解除其顾虑。

（2）控制感染：对于伴有感染的患者，选择合适的抗生素。

（3）饮食护理：术前遵医嘱予患者饮食指导。遵循加速康复理念，遵医嘱适当缩短禁饮、禁食时间。

（二）术后护理

1. 观察要点

（1）观察患者的生命体征。

（2）观察患者尿液的性状、颜色及量。

（3）观察患者有无感染、休克、出血等并发症。

（4）观察患者的自理能力、心理及配合状况。

2. 饮食护理

嘱患者多饮水，每天尿量保证在 2000 mL 以上。为其讲解饮食与结石的重要关系，依结石成分进行相应的饮食宣教，防止结石复发。

3. 休息与活动

指导患者勤排尿、不憋尿、预防便秘、避免用力咳嗽等腹压增大动作，并且不做剧烈活动、伸张运动，避免双 J 管移位、脱出。

4. 用药护理

（1）遵医嘱用药，并告知患者用药的目的及注意事项。

（2）观察用药后的疗效及药物的不良反应。

5. 安全护理

（1）保持尿管及肾造瘘管的通畅，避免扭曲、折叠，妥善固定。

（2）并发症的观察与护理。

①出血：密切监测患者的生命体征，观察血压、心率的变化；观察伤口引流液及尿液的颜色、量和性状；嘱患者卧床休息，避免增加腹压的因素，如咳嗽、便秘等；遵医嘱使用止血药物，必要时予输血处理。行经皮肾镜碎石取石术患者必要时遵医嘱予夹闭肾造瘘管，利用输尿管内压增高，以达到压迫止血的目的。

②感染：监测患者生命体征的变化，有异常应及时报告医生对症处理；观察伤口引流液及尿液的颜色、量和性状，保持引流通畅；嘱患者多饮水，保持尿量每天大于 2000 mL；遵医嘱使用抗生素治疗；遵医嘱给予氧气吸入保持血氧饱和度在 90% 以上。

③感染性休克：遵医嘱进行抗感染抗休克治疗；遵医嘱使用抗生素控制感染；加快液体输注，以补充血容量，必要时遵医嘱输血；监测患者的生命体征及尿量，必要时遵医嘱使用血管活性药物；纠酸并遵医嘱及时复查血象。

④下肢静脉血栓：根据血栓风险评估表进行评估，根据评估结果采取相对应预防措施，

术后指导患者床上活动，包括握拳、踝泵锻炼等。

6.心理护理

（1）向患者及其家属解释手术的必要性、手术方式、注意事项。

（2）鼓励患者表达自身感受，教会患者自我放松的方法。

（3）针对个体情况给予相应的心理护理。

（4）鼓励患者的家属、朋友给予患者关心和支持。

三、健康教育

（一）疾病知识教育

告知患者及其家属输尿管结石的发病病因、症状和体征，积极采取预防措施。

（二）出院指导

（1）告诉患者留置双J管的注意事项：嘱患者不要做剧烈活动，不提重物，避免腰部剧烈活动，防止双J管移位或损伤输尿管；鼓励患者多饮水，勿憋尿，保持每天尿量2000 mL，防止尿液反流导致逆行感染。

（2）注意观察患者排尿情况：如轻度血尿应卧床休息且多饮水，如出现严重血尿时，及时就诊。

（3）注意观察患者有无腰痛、发热等不适。

（4）带肾造瘘管出院的护理：结石未取净须带肾造瘘管出院及再次手术的患者，指导其保持肾造瘘口敷料清洁干燥，必要时来院换药，并保持引流管通畅，避免折叠、脱位。

（5）告知肾功能不全的患者，定期复查肾功能，定期回院复诊。

第七节　肾肿瘤的护理

肾肿瘤是泌尿系统常见肿瘤之一，多为恶性。常见的肾肿瘤包括源自肾实质的肾细胞癌、肾母细胞瘤及肾盂肾盏的移行细胞乳头状肿瘤。常见手术方式有肾部分切除术、肾癌根治术，可在腹腔镜下或机器人辅助腹腔镜下进行。

一、护理评估

（一）术前评估

（1）评估患者的健康史及发病相关因素。

（2）评估患者的一般情况：如性别、年龄、婚姻、职业。

（3）评估患者的发病特点：患者有无血尿及血尿的程度，排尿形态是否有改变，是否有腰痛，以及疼痛的性质。

（4）评估患者的身体状况：局部肿块的位置、大小及数量，肿块有无触痛、活动度情况。有无转移灶的表现及恶病质。

（二）术后评估

（1）动态评估患者生命体征。

（2）评估患者伤口愈合情况：伤口敷料是否有渗血，引流管及尿管是否通畅，引流液的颜色、性质及量，血尿程度及持续时间。

（3）评估患者疼痛情况。

（4）评估患者有无出血、感染、尿失禁、静脉血栓等并发症。

二、护理措施

（一）术前护理

（1）营养支持：加强术前营养支持，必要时给予患者胃肠外营养，提高其手术耐受力。

（2）心理护理：向患者讲解肾肿瘤的主要治疗方法，介绍腹腔镜手术的优势及特点，鼓励患者树立治疗疾病的信心，积极配合治疗，并告知术后注意事项，帮助患者迅速恢复。

（3）术前准备：协助患者完善术前相关检查，遵医嘱完成术前准备，如备皮、配血、皮试等。

（4）遵循加速康复理念，遵医嘱适当缩短患者禁饮、禁食时间。

（二）术后护理

1. 观察要点

（1）观察患者生命体征，伤口敷料，引流液及尿液的颜色、性质和量。

（2）观察患者有无并发症。

①出血：密切监测患者生命体征，观察血压、心率的变化；观察伤口引流液及尿液的颜色、量和性状；嘱患者卧床休息，避免增加腹压的因素，如咳嗽及便秘等；遵医嘱使用止血药物，必要时予输血处理。

②感染：监测患者体温的变化，若有异常应及时报告医生对症处理；观察伤口引流液及尿液的颜色、量和性状，保持各引流管的通畅；嘱患者多饮水，保持尿量每天大于 2000 mL；遵医嘱使用抗生素治疗。

③下肢静脉血栓：根据血栓风险评估表进行评估，根据评估结果采取相对应的预防措施，术后指导患者做床上活动，包括握拳、踝泵锻炼等，告知家属床上活动的重要性，争取让家属参与。

（3）疼痛。观察患者术后疼痛情况，积极对术后急性疼痛进行治疗。排除用药禁忌后，遵医嘱给予相应的镇痛药或预防性给予镇痛药。

（4）患者胃肠功能恢复情况、自理能力、心理及配合状况。

2. 饮食护理

遵循加速康复理念，鼓励患者术后 6 小时遵医嘱进清流质食物，如无腹胀等不适情况，则可逐渐进流食、软食，最后过渡到普食。

3. 休息与活动

遵循加速康复理念，鼓励患者早期下床活动，活动程度根据患者的情况循序渐进，对于年老或体弱的患者，应适当减慢活动进度，同时须家属陪护。

4. 用药护理

（1）遵医嘱用药，并告知患者用药的目的及注意事项。

（2）观察用药后的疗效及药物的不良反应。

5. 安全护理

（1）观察患者术后有无出血：密切观察患者的生命体征、引流情况，若引流液较多、呈鲜红色且很快凝固，同时伴有血压下降、心率增快等提示有活动性出血的指征，应及时通知医生并协助处理。遵医嘱使用止血药、输液、输血，必要时做好手术止血的准备。

（2）观察肾脏功能：记录 24 小时尿量，保证患者每天尿量在 2000 mL 以上。

6. 心理护理

关心体贴患者，减轻患者焦虑，向患者讲解术后恢复的相关知识。

三、健康教育

（一）疾病知识教育

告知患者及其家属肾肿瘤的发病病因、症状和体征，积极采取预防措施。

（二）出院指导

（1）嘱患者忌食发霉、熏焦食物及不洁净的水，少食烫食、盐渍食物等，不要酗酒、吸烟。肾癌根治性切除的患者慎用对肾有损害的药物。

（2）嘱患者保持心情愉快，进行适度的锻炼，注意劳逸结合，增加机体免疫力。

（3）嘱患者定期做 B 超、CT 检查，观察有无局部复发和转移。

第八节 膀胱肿瘤的护理

膀胱肿瘤是泌尿系统最常见的肿瘤，绝大多数来自上皮组织，其中 90% 以上为移行上皮肿瘤。常见手术方式有经尿道膀胱肿瘤电切术、膀胱部分切除术、膀胱癌根治术，后两者可在腹腔镜下或机器人辅助腹腔镜下进行。

一、护理评估

（一）术前评估

（1）评估患者的排尿情况及尿液颜色，以及有无伴随的疾病及转移的表现。

（2）评估患者的服药情况，如抗凝药等。

（3）评估患者的基本情况，女性患者有无月经来潮。

（4）评估患者对膀胱肿瘤疾病和手术的认知程度。

（5）评估患者的心理及社会支持状况。

（二）术后评估

（1）动态评估患者的生命体征。

（2）评估患者的引流管是否通畅，以及膀胱冲洗液的颜色、血尿程度及持续时间。

（3）评估患者的伤口情况，如伤口引流管、尿管是否通畅，引流液的颜色、性质和量，以及血尿程度和持续时间。

（4）评估患者的疼痛程度。

（5）观察患者有无出血、感染、尿失禁、静脉血栓等并发症。

（6）了解患者术后的排尿情况。

二、护理措施

（一）术前护理

（1）营养支持：加强术前营养支持，必要时给予患者胃肠外营养，提高其手术的耐受力。

（2）心理护理：向患者讲解膀胱肿瘤的主要治疗方法，鼓励其树立治疗疾病的信心，积极配合治疗，并告知术后注意事项，帮助患者迅速恢复。

（3）术前准备：协助患者完善术前相关检查，遵医嘱完成术前准备，如备皮、配血、皮试等。

（4）肠道准备：根治性膀胱全切的患者术前3天开始少渣半流质饮食，术前1天流质饮食，术前1晚普通灌肠1次，术晨清洁灌肠。

（二）术后护理

1. 观察要点

（1）观察患者生命体征。

（2）观察患者伤口敷料、引流液及尿液的颜色、性质及量；持续膀胱冲洗时冲洗液的颜色。

（3）观察患者胃肠功能恢复情况。

（4）观察患者有无出血、感染、尿失禁等并发症。

（5）观察患者疼痛、静脉血栓的情况。

（6）观察患者的自理能力、心理状况。

2. 饮食护理

（1）术后肠道恢复及肛门排气后，可开始进食少量流质饮食，逐渐增加过渡至半流质饮食，再至普食。

（2）告知患者选择高蛋白、富含维生素饮食，多吃新鲜蔬菜及水果，保持大便通畅。避免牛奶、豆浆等产气食物，以免腹胀。多饮水，保持尿量每天大于 2000 mL。

（3）合并糖尿病、高血压、痛风等疾病的患者，给予相应的膳食治疗。

3. 休息与活动

（1）术后卧床休息，术后 6 小时血压平稳后可适当翻身，活动上下肢，预防静脉血栓形成。

（2）根据病情适当下床活动，活动程度根据患者情况循序渐进，对于年老体弱的患者，应适当减慢活动进度，同时须家属陪护。

4. 用药护理

（1）遵医嘱用药，并告知患者用药的目的及注意事项。

（2）观察用药后疗效及药物不良反应。

5. 安全护理

（1）妥善固定各管道，保持引流通畅，避免折叠、受压，告知患者留置各管道的目的及注意事项。

（2）并发症的观察与护理

①出血：密切监测患者的生命体征，观察血压、心率的变化；观察伤口引流液及尿液的颜色、量和性状；嘱患者卧床休息，避免增加腹压的因素，如咳嗽及便秘等；遵医嘱使用止血药物，必要时予输血处理。

②感染：监测患者体温的变化，若有异常应及时报告医生对症处理；观察伤口引流液及尿液的颜色、量和性状，保持各引流管的通畅；嘱患者多饮水，保持尿量每天大于 2000 mL；遵医嘱使用抗生素治疗。

③膀胱灌注化疗并发症：行经尿道膀胱肿瘤电切术术者灌注时，注意观察患者有无恶心、呕吐、尿频、尿急、血尿等症状。如果有以上症状，及时报告医生并遵医嘱给予相对应的处理。鼓励患者多饮水。

④下肢静脉血栓：根据血栓风险评估表进行评估，再根据评估结果采取相对应预防措施。术后指导患者床上活动，包括握拳、踝泵锻炼等，告知家属床上活动的重要性，争取让家属参与其中；病情允许下鼓励患者早期下床活动，活动强度须循序渐进。

6. 心理护理

（1）向患者介绍本疾病的相关知识，做好心理疏导。

（2）做好家属的心理工作，争取得到家属的理解与支持。

三、健康教育

（一）疾病知识教育

向患者及其家属讲解膀胱肿瘤发病的相关因素、症状、体征和预防措施。

（二）出院指导

（1）嘱患者注意休息，避免重体力劳动，多饮水，保持每天尿量大于 2000 mL。

（2）教会患者及其家属更换造口袋，保护造口袋周围皮肤，必要时外涂氧化锌软膏等。

（3）嘱患者定期行膀胱灌注治疗及膀胱镜检查，告知患者定期复查的时间及必要性，如有不适，及时就诊。

第九节　前列腺肿瘤的护理

前列腺肿瘤是源自前列腺上皮的肿瘤，是老年男性的常见疾病。不同国家和种族的发病率差别很大，在欧美发病率最高，目前前列腺癌在美国的发病率已经超过肺癌，成为首位危害男性健康的肿瘤。在亚洲，前列腺癌发生率最低，但是随着中国人均寿命的不断增长，饮食结构的改变及诊断技术的提高等，发病率呈上升趋势。常见手术方式有前列腺癌根治术，可在腹腔镜或机器人辅助腹腔镜下进行。

一、护理评估

（一）术前评估

（1）评估患者的排尿情况、尿液颜色，以及有无伴随的疾病及转移的表现。

（2）评估患者的服药情况，如抗凝药等。

（3）评估患者对前列腺癌手术的认知程度。

（4）评估患者的心理及家庭、社会支持状况。

（二）术后评估

（1）动态评估患者生命体征。

（2）评估患者的伤口愈合情况，伤口引流管及尿管是否通畅，引流液的颜色、性质和量，血尿程度及持续时间。

（3）观察患者有无出血、感染、尿失禁等并发症。

（4）观察患者疼痛、静脉血栓的情况。

（5）评估患者术后排尿与术前有无改善。

二、护理措施

（一）术前护理

1. 心理护理

向患者讲解前列腺肿瘤的主要治疗方法，介绍腹腔镜手术的优势及特点，并告知术后注意事项，鼓励患者树立治疗疾病的信心，积极配合治疗，促进术后康复。

2. 术前准备

协助患者完善术前相关检查，遵医嘱完成术前准备，如备皮、配血、皮试等。

3. 饮食护理

（1）术前给予患者高蛋白、适当热量、低脂肪、富含维生素、易消化等营养丰富的食物。

（2）合并有糖尿病、高血压、痛风等疾病的患者，应给予相应的治疗膳食。

（3）术前 12 小时禁食、8 小时禁饮。遵循加速康复理念，遵医嘱适当缩短禁饮、禁食时间。

4. 术前准备

遵医嘱完成术前准备，如备皮、皮试、配血等。

（二）术后护理措施

1. 观察要点

（1）观察患者生命体征，引流液及尿液的颜色、性质和量。

（2）观察患者胃肠功能恢复情况。

（3）观察患者有无出血、尿失禁、感染等并发症。

（4）观察患者疼痛、静脉血栓的情况。

（5）观察患者的自理能力、心理及配合状况。

2. 饮食护理

患者术后肠蠕动恢复、肛门排气后，可开始进食少量流食，逐渐过渡至半流质饮食再至普食。给予患者易消化、高蛋白、高热量、富含维生素的食物，保持大便通畅。应避免牛奶、豆浆等易产气食物。

3. 休息与活动

（1）术后患者卧床休息，术后 6 小时血压平稳、尿液没有继续变红的情况下可适当翻身。床上活动上下肢，防止静脉血栓发生。

（2）遵循加速康复理念，鼓励患者早期下床活动，活动程度根据患者的情况循序渐进，对于年老或体弱的患者，应当适当减慢活动进度，同时要有家属陪护。

4. 用药护理

（1）遵医嘱用药，并告知患者用药的目的及注意事项。

（2）观察用药后的疗效及药物的不良反应。

5. 安全护理

（1）保持引流管通畅，勿折叠、扭曲、压迫。妥善固定好各引流管，保持有效引流，告知患者留置各引流管的重要性，切勿自行拔出，标明引流管的安置时间。

（2）并发症的观察及护理。

①出血：密切观察患者伤口引流液的量、性质、颜色的变化。严密监测患者生命体征，术后每小时监测血压、呼吸、脉搏 1 次，连续 6 小时生命体征平稳后，根据病情再进行监测。

②尿漏：术后妥善固定好尿管及引流管，保持管道通畅，避免引流管受压、折叠等。密切观察引流液的性质、量和颜色。发现异常，及时报告医生并按医嘱处理。

③高碳酸血症：观察患者有无烦躁、疲乏、呼吸浅慢、肌肉震颤等高碳酸血症的临床表现，以及有无头痛、头晕、烦躁、呼吸频率及节律的改变等呼吸性酸中毒症状，如有，应给予低流量吸氧以提高血氧分压，促进 CO_2 排出。

④下肢静脉血栓：根据血栓风险评估表进行评估，根据评估结果采取相对应预防措施，术后指导患者做床上活动，包括握拳、踝泵锻炼等。

⑤尿失禁：指导患者做收缩肛门锻炼，以增强括约肌的功能，增强盆底肌的支持力量。保持会阴部清洁干燥，避免导致尿失禁引起的皮炎。

6.心理护理

（1）向患者介绍术后相关的注意事项及功能锻炼，做好心理疏导。

（2）做好家属的思想工作，争取家属的理解和支持。

三、健康教育

（一）疾病知识教育

告知患者及其家属前列腺肿瘤的发病病因、症状和体征，积极采取措施治疗及预防。

（二）出院指导

（1）告知患者注意休息，3 个月内避免剧烈运动，如负重、骑车、爬楼梯等。

（2）嘱患者戒烟酒，多饮水，合理营养，多进食粗纤维食物，保持大便通畅，必要时给予通便药。

（3）嘱患者注意观察排尿情况。

（4）嘱患者定期复查并做 PSA 检测，发现异常及时就诊。

第十节　前列腺穿刺活检术的护理

前列腺穿刺活检术是前列腺癌病理诊断的最重要方法，包括经会阴前列腺穿刺活检和经直肠前列腺穿刺活检。

一、护理评估

（一）术前评估

（1）评估患者的排尿情况、尿液颜色，以及有无伴随的疾病及转移的表现。

（2）评估患者的服药情况，如有无服用抗凝药等。

（3）评估患者对前列腺穿刺活检术的认知程度。

（4）评估患者的心理及社会支持状况。

（5）评估患者有无感染、发热、血尿、严重凝血障碍、肛门和直肠疼痛、急性前列腺炎，以及是否处于糖尿病不稳定期等。

（二）术后评估

（1）动态评估患者的生命体征。

（2）评估患者的伤口有无出血。

（3）评估患者的疼痛情况。

（4）评估患者尿管是否通畅，以及尿液的颜色、性质和量。

二、护理措施

（一）术前护理

（1）心理护理：向患者讲解前列腺穿刺对于诊断治疗前列腺肿瘤的必要性，解释穿刺的方法，鼓励患者树立治疗疾病的信心，积极配合治疗，并告知患者术后注意事项，帮助其迅速恢复。

（2）术前准备：协助患者完善术前相关检查，遵医嘱完成术前准备。

（3）肠道准备：术晨给予开塞露直肠给药。

（二）术后护理

1. 观察要点

（1）观察患者的生命体征。

（2）观察患者穿刺点有无渗血、肿胀。

（3）观察患者尿色及大便情况。

（4）观察患者疼痛的情况。

2. 饮食护理

（1）给予患者高蛋白、适当热量、低脂肪、富含维生素、易消化等营养丰富的食物。

（2）合并有糖尿病、高血压、痛风等疾病的患者，给予相应的治疗膳食。

3. 休息与活动

（1）患者麻醉清醒后，遵医嘱指导经会阴穿刺的患者坐硬板凳压迫穿刺点3小时。

（2）全麻患者术后卧床休息6小时，床上活动四肢，术后1天无出血等不适的情况，可下床活动。

4. 用药护理

（1）遵医嘱用药，告知患者用药的目的及注意事项。

（2）观察患者用药后的疗效及药物不良反应。

5. 安全护理

（1）留置尿管者妥善固定导尿管，保持尿管引流通畅，防止尿管受压、扭曲、折叠，密切观察尿液的颜色，指导患者拔除尿管后自行排尿。

（2）并发症的观察及护理。

①出血：穿刺后予纱布压迫直肠止血，嘱患者术后卧床休息，避免剧烈活动，伤口渗血

时更换敷料，必要时在穿刺点局部放置沙袋压迫止血。注意观察排尿情况，嘱患者多饮水，并观察尿液颜色。

②感染：前列腺穿刺后感染包括尿路感染、组织感染、菌血症等。术后遵医嘱予抗生素治疗，严密观察患者的体温变化，对高热患者及时处理。避免大小便污染穿刺点，并保持会阴部清洁干燥。

③排尿：前列腺穿刺活检后因出血、水肿会加重前列腺增生，引起排尿梗阻，导致尿潴留情况，出现尿潴留时，予以留置尿管，并做好尿管护理。

6. 心理护理

（1）向患者介绍前列腺癌的基本知识，做好心理疏导。

（2）做好家属的思想工作，争取得到家属的理解和支持。

7. 其他

按本章第一节泌尿外科一般护理常规进行护理。

三、健康教育

（一）疾病知识教育

告知患者及其家属前列腺疾病的发病病因、症状和体征，积极采取预防措施。

（二）出院指导

（1）告知患者保持会阴部的清洁干燥。

（2）告知患者排尿时注意观察尿色及尿线的变化。

（3）告知患者根据病理结果及医嘱进行下一步的治疗。

第十一节　皮质醇增多症的护理

皮质醇增多症又称库欣综合征，为机体长期处于过高糖皮质激素作用下出现的一系列典型综合病症。

一、护理评估

（一）术前评估

（1）评估患者的皮肤情况，以及有无骨质疏松。

（2）评估患者的血压、血糖及水、电解质的变化。

（3）评估患者的基本情况，以及女性患者有无月经来潮。

（4）评估患者的服药情况，如抗凝药等。

（5）评估患者对皮质醇症和手术的认知程度。

（6）评估患者的心理及社会支持状况。

（二）术后评估

（1）动态评估患者的生命体征。

（2）评估患者的伤口愈合情况，伤口引流管及尿管是否通畅，引流液的颜色、性质及量。

（3）评估患者有无出血、感染等并发症。

（4）术后排尿的情况。

（5）评估患者的疼痛情况及有无静脉血栓。

（6）评估患者有无肾上腺危象。

二、护理措施

（一）术前护理

（1）心理护理：术前充分宣教与沟通，鼓励患者积极配合，及时心理疏导。

（2）饮食护理：合并糖尿病患者给予糖尿病饮食指导；及时改善营养状况；指导患者术前禁饮、禁食，遵循加速康复的理念，遵医嘱适当缩短禁饮、禁食时间。

（3）预防跌倒：预防体位性低血压和低钾性软瘫。避免长时间站立，改变体位动作宜缓慢；避免用过热的水洗澡。

（4）用药护理：遵医嘱使用降压药、降糖药和补钾等药物，密切观察药物的不良反应。

（5）术前准备：完善相关检查，遵医嘱完成术前准备。

（二）术后护理

1. 观察要点

（1）观察患者的生命体征。

（2）观察患者血压、血糖的变化。

（3）观察患者使用激素的情况。

（4）观察患者伤口引流液及尿液的颜色、性质及量。

（5）观察患者胃肠功能恢复情况。

（6）观察患者有无出血、感染、肾上腺皮质危象、高血压危象等并发症。

（7）观察患者疼痛、静脉血栓的情况。

（8）观察患者的自理能力、心理状况。

2. 饮食护理

（1）遵循加速康复理念，术后6小时遵医嘱可进清流质食物，逐渐过渡至半流质再至普食。

（2）鼓励患者多食高蛋白、富含维生素的食物，多吃新鲜蔬菜及水果，保持大便通畅。避免牛奶、豆浆等产气食物，以免腹胀。多饮水，保持尿量每天大于2000 mL。

（3）合并糖尿病、高血压、痛风等疾病的患者，给予相应的膳食治疗。

3. 休息与活动

（1）患者术后卧床休息，术后 6 小时血压平稳后可适当翻身，活动上下肢，预防静脉血栓形成。

（2）遵循加速康复理念，鼓励患者早期下床活动，根据患者情况循序渐进，对于年老体弱的患者，应适当减慢活动进度，同时须家属陪护。

（3）骨质疏松的患者，下床活动时须家属陪护，加强观察，预防摔伤、跌倒等。

4. 用药护理

（1）遵医嘱用药，并告知患者用药的目的及注意事项。

（2）观察用药后疗效及不良反应。

5. 安全护理

（1）妥善固定各引流管，保持引流通畅，避免折叠、受压，告知患者留置引流管的目的及注意事项。

（2）并发症的观察与护理。

①出血：密切监测患者的生命体征，观察患者血压、心率的变化；观察伤口引流液及尿液的颜色、量和性状；嘱患者卧床休息，避免增加腹压的因素，如咳嗽及便秘等；遵医嘱使用止血药物，必要时予输血处理。

②感染：监测患者体温的变化，有异常及时报告医生对症处理；观察伤口引流液及尿液的颜色、量和性质，保持引流管的通畅；嘱患者多饮水，保持每天尿量大于 2000 mL；遵医嘱使用抗生素治疗。

③下肢静脉血栓：根据血栓风险评估表进行评估，根据评估结果采取相对应预防措施。术后指导患者床上活动，包括握拳、踝泵锻炼等。

④肾上腺危象：监测患者血压、心率的变化，控制血压，预防高血压危象；观察患者的面色，有无头痛、恶心、呕吐、出冷汗等情况，预防肾上腺危象。遵医嘱使用激素治疗并观察有无消化道应激性溃疡的症状，如有及时报告医生处理。

6. 心理护理

（1）向患者介绍本疾病的相关知识，做好心理疏导。

（2）做好家属的心理工作，争取得到家属的理解与支持。

三、健康教育

（一）疾病知识教育

告知患者及其家属皮质醇增多症的发病病因、症状和体征，积极采取预防措施。

（二）出院指导

（1）嘱患者注意休息与营养，避免劳累。

（2）观察患者的尿量及血压变化，使用激素者嘱其按时服药，切不可随意增减药物。向患者说明肾上腺皮质危象的表现，出现症状及时就诊。

（3）告知患者定期复查，如有不适，及时就诊。

第十二节　原发性醛固酮增多症的护理

原发性醛固酮增多症简称原醛症，亦称 Conn 综合征，由肾上腺皮质分泌过量的醛固酮所致，典型表现为高血压、高醛固酮、低血钾、低血肾素、碱中毒、肌软弱无力或周期性瘫痪等。

一、护理评估

（一）术前评估

（1）评估患者的血压、血糖及血、电解质的变化。

（2）评估患者的基本情况，以及女性患者有无月经来潮。

（3）评估患者的服药情况，如抗凝药等。

（4）评估患者对原发性醛固酮增多症和手术的认知程度。

（5）评估患者的心理及社会支持状况。

（二）术后评估

（1）动态评估患者的生命体征。

（2）评估患者伤口愈合情况：伤口引流管及尿管是否通畅，引流液的颜色、性质及量。

（3）评估患者有无出血、感染等并发症。

（4）评估患者术后排尿的情况。

（5）评估患者有无肾上腺危象。

（6）评估患者的疼痛、静脉血栓情况。

二、护理措施

（一）术前护理

（1）心理护理：告知患者疾病相关知识，解释疾病的治疗与护理方案，鼓励其积极配合，及时行心理疏导。

（2）饮食护理：指导患者低钠、高钾、低脂肪饮食，及时改善营养状况。遵医嘱指导患者术前禁饮、禁食，遵循加速康复理念，遵医嘱适当缩短禁饮、禁食的时间。

（3）预防跌倒：预防体位性低血压及低钾性软瘫。避免长时间站立，患者改变体位动作宜缓慢；避免用过热的水洗澡。

（4）用药护理：遵医嘱使用保钾利尿药及钾剂调节血压，纠正低钾血症时注意监测患者血钾，密切观察药物的不良反应。

（5）术前准备：完善相关检查，遵医嘱完成术前准备。

（二）术后护理

1. 观察要点

（1）监测患者的生命体征。

（2）观察患者血糖、血压的变化。

（3）观察患者伤口引流液及尿液颜色、性质及量。

（4）观察患者胃肠功能恢复情况。

（5）观察患者有无出血、感染、高血压危象等并发症。

（6）观察患者疼痛、静脉血栓情况

（7）观察患者的自理能力、心理状况。

2. 饮食护理

（1）患者术后6小时遵医嘱开始清流质饮食，逐渐过渡至半流质，再至普食。

（2）鼓励患者多食高蛋白、富含维生素的食物，多吃新鲜蔬菜及水果，保持大便通畅。避免牛奶、豆浆等产气食物，以免腹胀。多饮水，保持尿量每天大于2000 mL。

（3）合并糖尿病、高血压、痛风等疾病的患者，给予相应的膳食治疗。

3. 休息与活动

（1）术后卧床休息，6小时后患者血压平稳可适当翻身，活动上下肢，预防静脉血栓形成。

（2）遵循加速康复理念，鼓励患者尽早下床活动，根据患者情况循序渐进，对于年老体弱的患者，应适当减慢活动进度，同时须家属陪护。

4. 用药护理

（1）遵医嘱用药，并告知患者药物的目的及注意事项。

（2）观察患者用药后疗效及药物不良反应。

5. 安全护理

（1）妥善固定各引流管，保持引流管的通畅，避免折叠、受压，告知患者管道的重要性及注意事项。

（2）并发症的观察与护理。

①出血：密切监测患者的生命体征，观察血压、心率的变化；观察患者伤口引流液及尿液的颜色、量、性状；嘱患者卧床休息，避免增加腹压的因素，如咳嗽、便秘等；遵医嘱使用止血药物，必要时予输血处理。

②感染：监测患者体温的变化，有异常及时报告医生对症处理；观察伤口引流液及尿液的颜色、量及性质，保持管道通畅；嘱患者多饮水，保持尿量每天大于2000 mL；遵医嘱使用抗生素治疗。

③下肢静脉血栓：根据血栓风险评估表进行评估，根据评估结果采取相对应预防措施，术后指导患者床上活动，包括握拳、踝泵锻炼等，告知家属床上活动的重要性，争取让家属参与。

④肾上腺危象：监测患者血压、心率的变化，控制血压，预防高血压危象；观察患者的面色，以及有无头痛、恶心、呕吐、出冷汗等情况，预防肾上腺危象。遵医嘱使用激素治疗，并观察有无消化道应激性溃疡的症状，如有及时报告医生处理。

6.心理护理

（1）向患者介绍本疾病的相关知识，做好心理疏导。

（2）做好家属的心理工作，争取得到家属的理解与支持。

三、健康教育

（一）疾病知识教育

告知患者及其家属原发性醛固酮增多症的发病病因、症状和体征，积极采取预防措施。

（二）出院指导

（1）嘱患者注意休息与营养，避免劳累。

（2）嘱患者监测血压情况，遵医嘱服用降压药。

（3）嘱患者观察尿量及血、电解质的变化，有异常及时处理。

（4）告知患者定期复查，如有不适，及时就诊。

第十三节　儿茶酚胺增多症的护理

儿茶酚胺增多症是肾上腺嗜铬细胞瘤与肾上腺髓质增生等疾病分泌过量儿茶酚胺所致，并由此产生高血压、高代谢、高血糖、眼底改变及胃肠道症状等临床表现。

一、护理评估

（一）术前评估

（1）评估患者的血压、血糖及水、电解质的变化。

（2）评估患者的基本情况，以及女性患者有无月经来潮。

（3）评估患者的服药情况，如抗凝药等。

（4）评估患者对儿茶酚胺症和手术的认知程度。

（5）评估患者的心理及社会支持状况。

（二）术后评估

（1）动态评估患者的生命体征。

（2）评估患者的伤口愈合情况，以及伤口引流管、尿管是否通畅，引流液的颜色、性质及量。

（3）评估患者有无出血、感染等并发症。

（4）评估患者术后排尿的情况。

（5）评估患者有无肾上腺危象及高血压危象。

（6）评估患者的疼痛、静脉血栓情况。

二、护理措施

（一）术前护理

（1）病情观察：密切观察患者的生命体征，尤其注意血压的变化。

（2）避免诱因：避免高血压阵发性发作的诱因，如腹部按压。

（3）用药护理：术前遵医嘱给予降压、护心、扩容治疗，确保血压控制在正常范围，心率小于90次/分，并密切观察药物不良反应，如口服哌唑嗪易引起头晕，嘱患者尽量卧床休息。

（4）饮食护理：遵循加速康复理念，遵医嘱适当缩短禁饮、禁食的时间。

（二）术后护理

1. 观察要点

（1）观察患者的生命体征。

（2）观察患者血糖、血压的变化。

（3）观察伤口引流液及尿液的颜色、性质及量。

（4）观察患者胃肠功能恢复情况。

（5）观察患者有无出血、感染、高血压危象等并发症。

（6）观察患者的疼痛、静脉血栓情况。

（7）观察患者的自理能力及心理状况。

2. 饮食护理

（1）患者术后6小时遵医嘱可进清流质，逐渐过渡至半流质饮食，再至普食。

（2）鼓励患者多食高蛋白、富含维生素的食物，多吃新鲜蔬菜及水果，保持大便通畅。避免牛奶、豆浆等产气食物，以免腹胀。多饮水，保持尿量每天大于2000 mL。

（3）合并糖尿病、高血压、痛风等疾病者，应给予相应的膳食治疗。

3. 休息与活动

（1）患者术后卧床休息，术后6小时血压平稳后可适当翻身，活动上下肢，预防静脉血栓形成。

（2）鼓励患者尽早下床活动，活动强度根据患者情况循序渐进，对于年老体弱的患者，应适当减慢活动进度，同时须家属陪护。

4. 用药护理

（1）遵医嘱用药，并告知患者药物的目的及注意事项。

（2）观察患者用药后疗效及不良反应。

5. 安全护理

（1）妥善固定各引流管，保持引流管的通畅，避免折叠、受压，告知患者留置引流管的目的及注意事项。

（2）并发症的观察与护理。

①出血：密切监测患者的生命体征，观察血压、心率的变化；观察伤口引流液及尿液的颜色、量和性状；嘱患者卧床休息，避免增加腹压的因素，如咳嗽、便秘等；遵医嘱使用止血药物，必要时予输血处理。

②感染：监测患者体温的变化，有异常应及时报告医生对症处理；观察伤口引流液及尿液的颜色、量和性状，保持引流管的通畅；嘱患者多饮水，保持尿量每天大于 2000 mL；遵医嘱使用抗生素治疗。

③下肢静脉血栓：根据血栓风险评估表进行评估，根据评估结果采取相对应的预防措施。术后指导患者床上活动，包括握拳、踝泵锻炼等，告知家属床上活动的重要性，争取让家属参与。

④肾上腺及高血压危象：监测患者的血压、心率的变化，控制血压，预防高血压危象；观察患者的面色，以及有无头痛、恶心、呕吐、出冷汗等情况，预防肾上腺危象。遵医嘱使用激素治疗，并观察有无消化道应激性溃疡的症状，如有及时报告医生处理。

6. 心理护理

（1）向患者介绍本疾病术后康复的相关知识，做好心理疏导。

（2）做好家属的心理工作，争取得到家属的理解与支持。

三、健康教育

（一）疾病知识教育

告知患者及其家属儿茶酚胺增多症的发病病因、症状和体征，积极采取预防措施。

（二）出院指导

（1）嘱患者注意休息与补充营养，避免劳累。

（2）嘱患者监测血压情况，遵医嘱服用降压药。

（3）嘱患者观察尿量及血电解质的变化，有异常及时就诊。

（4）告知患者定期复查，如有不适，及时就诊。

第十四节　良性前列腺增生的护理

良性前列腺增生简称前列腺增生，病理学表现为细胞增生，是引起中老年男性排尿障碍最为常见的一种良性疾病，常见手术方式有经尿道前列腺电切术。

一、护理评估

（一）术前评估

（1）评估患者的排尿情况，以及尿液颜色，有无伴随的其他症状。

（2）评估患者的服药情况，如抗凝药等。

（3）评估患者对前列腺增生和手术的认知程度。

（4）评估患者的心理及社会支持状况。

（二）术后评估

（1）动态评估患者的生命体征。

（2）持续冲洗尿管、膀胱，评估引流管是否通畅，注意膀胱冲洗液的颜色、血尿程度及持续时间。

（3）评估患者有无出血、TUR综合征、尿失禁等并发症。

（4）评估患者的疼痛、静脉血栓情况。

（5）评估患者术后排尿与术前相比有无改善。

（6）评估患者对手术及康复相关知识的认知程度。

二、护理措施

（一）术前护理

1. 心理护理

向患者解释前列腺增生的主要治疗方法，帮助其更好地适应前列腺增生带来的不便，鼓励患者树立治疗疾病的信心。

2. 安全护理

夜尿增多的患者睡前少饮水，备好尿壶在床边。如须起夜，注意防跌倒。

3. 术前准备

完善心、脑、肺等相关检查；指导患者有效咳嗽、排痰的方法；术前晚遵医嘱给予灌肠。

4. 饮食护理

（1）戒烟酒、防便秘，以免诱发急性尿潴留。夜尿频繁者，嘱患者白天多饮水，睡前少饮水。

（2）多摄入粗纤维食物，忌辛辣食物，以防便秘。术前训练床上大小便，予饮食调节，必要时给予缓泻剂。术前禁食12小时、禁饮8小时。

（二）术后护理

1. 观察要点

（1）观察患者的生命体征。

（2）观察患者的尿液颜色。

（3）观察患者有无膀胱痉挛。

（4）观察患者胃肠功能恢复情况。

（5）观察有无出血、尿失禁、感染等并发症。

（6）观察患者疼痛、静脉血栓的情况。

（7）观察患者的自理能力、心理及配合状况。

2. 饮食护理

（1）术后胃肠功能恢复后指导患者流质饮食，避免吃甜食、牛奶等产气食物，防止腹胀，逐渐过渡到半流质饮食，再至普食。

（2）术后指导患者多进食富含纤维的食物，保持大便通畅。

3. 休息与活动

（1）患者术后卧床休息，清醒后可床上活动上下肢，牵拉尿管固定的大腿侧床上水平活动，不能弯曲。

（2）患者术后6小时血压平稳、尿液没有继续变红的情况下可适当翻身。术后留置尿管期间不可下床活动，拔除尿管当天可在病房内适当活动。

4. 用药护理

（1）遵医嘱用药，并告知患者用药的目的及注意事项。

（2）观察用药后疗效及药物不良反应，服药后如出现头晕、头痛、恶心等症状，须及时告知医生。

5. 安全护理

（1）膀胱冲洗的护理。妥善固定导尿管，保持膀胱持续冲洗通畅，防止尿管受压、折叠，密切观察患者尿液的颜色，根据尿液的颜色调整冲洗速度。

（2）膀胱痉挛的护理。表现为强烈尿意、肛门坠胀、下腹部痉挛，膀胱冲洗速度减慢，甚至逆流，冲洗颜色变红，尿道及膀胱区疼痛难忍等症状。及时安慰患者，缓解其紧张焦虑情绪，遵医嘱应用解痉镇痛药物。

（3）并发症的观察与护理。

①TUR综合征：经尿道前列腺电切术中冲洗液经手术创面大量、快速吸收所引起的，以稀释性低钠血症及血容量过多为主要特征的临床综合征。临床表现为术中不明原因的高血压、低血压、心动过缓、恶心、呕吐、烦躁、胸闷、胸痛等。术后加强病情观察，注意监测电解质变化，一旦出现以上症状，立即予氧气吸入，遵医嘱给予利尿剂，减慢输液速度，静脉滴注生理盐水纠正低血钠等。

②尿失禁：拔除尿管后尿液不自主流出，一般无须药物治疗，指导患者做提肛训练与膀胱训练，大多数尿失禁症状可逐渐缓解。

③出血：密切监测患者生命体征及尿色的变化，若发现异常，及时报告处理。去除出血的诱因，如咳嗽、便秘等腹压升高的因素。指导患者术后逐渐下床活动，保持大便通畅，预防大便干结及用力排便时，腹内压增高引起出血；术后早期禁止灌肠或肛管排气，以免造成前列腺窝出血。指导患者有效咳痰，必要时遵医嘱予雾化吸入。

④拔除尿管后急性尿潴留：心理疏导、听流水声、轻揉腹部，必要时遵医嘱开塞露直肠

给药。以上措施无效时遵医嘱导尿。

⑤感染：监测患者体温的变化，有异常及时报告医生对症处理；观察尿液的颜色、量和性状，保持引流管的通畅；观察有无膀胱刺激征；嘱患者多饮水，保持尿量每天大于2000 mL；遵医嘱使用抗生素治疗。

⑥下肢静脉血栓：根据血栓风险评估表进行评估，根据评估结果采取相对应预防措施。术后指导患者床上活动，包括握拳、踝泵锻炼等。

6. 心理护理

（1）向患者介绍前列腺增生症的基本知识，做好心理疏导。

（2）做好家属的思想工作，争取家属的理解和支持。

三、健康教育

（一）疾病知识教育

告知患者及其家属前列腺增生症的发病病因、症状和体征，积极采取预防措施。

（二）出院指导

（1）生活指导：嘱患者避免着凉、劳累、饮酒及便秘，诱发急性尿潴留。前列腺切除术后 1～2 个月内避免久坐、提重物，避免剧烈活动，如跑步、骑自行车、性生活等，防止继发性出血。

（2）康复指导：若有尿液溢出现象，指导患者做提肛锻炼。

（3）性生活指导：前列腺经尿道切除术后 1 个月、经膀胱切除术后 2 个月，原则上可恢复性生活。前列腺切除术后常会出现逆行射精，但不影响性交。少数患者可能出现阳痿，可先采取心理治疗，同时查明原因，再进行针对性治疗。

（4）经尿道前列腺电切术后可能发生尿道狭窄，术后若尿线逐渐变细，甚至出现排尿困难者，应及时到医院检查和处理。

（5）嘱患者定期复查做尿流动力学、前列腺 B 超检查，复查尿流率及残余尿量。

第十五节　肾损伤的护理

肾质地脆、薄膜薄，受暴力打击易引起肾损伤。按病因可分为开放性损伤和闭合性损伤；按病理可分为肾挫伤、肾部分损伤、肾全层裂伤、肾蒂损伤。常见手术方式有肾修补术、肾部分切除术、肾切除术，可在腹腔镜下或机器人辅助下进行。

一、护理评估

（一）术前评估

（1）评估外伤史：了解患者受伤的原因、时间、暴力性质、强度和作用部位，受伤期间的病情变化及采取的措施。

（2）评估患者的排尿情况、尿液颜色及有无伴随的其他症状。

（3）评估患者有无腰痛、腹痛等不适，评估疼痛的部位及性质。

（4）评估患者的神志、生命体征及血红蛋白变化。

（5）评估患者对肾脏损伤和手术的认知程度。

（6）评估患者的心理及社会状况。

（二）术后评估

（1）动态评估患者的生命体征。

（2）评估患者伤口情况，伤口引流管及尿管是否通畅，尿液和引流液的颜色、性质及量，评估血红蛋白的变化。

（3）评估患者有无出血、感染等并发症。

（4）评估患者的疼痛、静脉血栓情况。

（5）评估患者术后排尿的情况。

二、护理措施

（一）非手术治疗／术前护理

（1）休息：绝对卧床 2～4 周，待患者病情稳定、血尿消失后可离床活动。

（2）病情观察：密切观察患者生命体征，观察有无休克征象，观察尿的颜色，监测血红蛋白。

（3）维持体液平衡：建立静脉通道，遵医嘱及时输液，必要时输血，维持有效循环血量。

（4）心理护理：讲解肾损伤的治疗，根据患者心理情况给予相对应的心理疏导，使患者及家属能减轻焦虑。

（5）术前准备：有手术指征者，在抗休克的同时做好各项术前准备，如完善检查、备皮、配血、皮试等。

（二）术后护理

1.观察要点

（1）观察患者的生命体征。

（2）观察患者伤口引流液和尿液的颜色、性质及量。

（3）观察患者胃肠功能恢复情况。

（4）观察有无出血、感染等并发症。

（5）观察患者疼痛、静脉血栓情况。

（6）观察患者自理能力、心理状况。

2.饮食护理

（1）术后患者肠道恢复及肛门排气后，可开始进食少量流质饮食，逐渐增加过渡至半流质饮食、普食。

（2）鼓励患者多食高蛋白、富含维生素的食物，多吃新鲜蔬菜及水果，保持大便通畅。

（3）嘱患者避免牛奶、豆浆等产气食物，以免腹胀。

（4）嘱患者多饮水，保持每天尿量大于 2000 mL。

（5）合并糖尿病、高血压、痛风等疾病者，应给予相应的膳食治疗。

3.休息与活动

（1）术后卧床休息，术后 6 小时血压平稳后可适当翻身，活动上下肢，预防静脉血栓形成。

（2）根据病情适当下床活动，活动强度根据患者情况循序渐进，对于年老体弱的患者，应适当减慢活动进度，同时须家属陪护。

（3）肾部分切除术或肾修补术后患者遵医嘱卧床休息至尿液转清，以免术后再次出血。

（4）合并有骨盆骨折的患者须卧硬板床，并予相应的护理。

4.用药护理

（1）遵医嘱用药，并告知患者用药的目的及注意事项。

（2）观察患者用药后疗效及不良反应。

5.安全护理

（1）妥善固定各引流管，保持引流通畅，避免折叠、受压，告知患者留置引流管的目的及注意事项。

（2）并发症的观察与护理。

①出血：密切监测患者的生命体征，观察血压、心率等变化；观察伤口引流液及尿液的颜色、量和性状；嘱患者卧床休息，避免增加腹压的因素，如咳嗽、便秘等；遵医嘱使用止血药物，必要时予输血处理。

②感染：监测患者体温的变化，发现异常及时报告医生对症处理；观察伤口引流液及尿液的颜色、量和性状，保持各引流管通畅；嘱患者多饮水，保持尿量每天大于 2000 mL；遵医嘱使用抗生素治疗。

③下肢静脉血栓：根据血栓风险评估表进行评估，根据评估结果采取相对应预防措施。术后指导患者床上活动，包括握拳、踝泵锻炼等。

6.心理护理

（1）向患者介绍本疾病的相关知识，做好心理疏导。

（2）做好家属的思想工作，争取得到家属的理解与支持。

三、健康教育

（一）疾病知识教育

告知患者及其家属肾损伤的病因、症状和体征，积极采取预防措施。

（二）出院指导

（1）嘱患者注意休息，3个月内避免重体力劳动。进食清淡、易消化的食物，多饮水，保持每天尿量大于 2000 mL。

（2）嘱患者观察尿量、尿色的变化，有无腰痛、腹痛等不适。

（3）肾脏切除术后患者要注意保护肾脏，慎用对肾损害的药物。

（4）告知患者定期复查，如有不适，及时就诊。

第十六节　尿道损伤的护理

尿道损伤是泌尿系统最常见的损伤，分为开放性损伤、闭合性损伤和医源性损伤三类。开放性损伤多因弹片、锐器伤所致，常伴有阴囊、阴茎或会阴部贯通伤；闭合性损伤为挫伤、撕裂伤；医源性损伤是由尿道腔内器械直接损伤所致。尿道损伤多见于男性，尿道以尿生殖膈为界，分为前后两段，前尿道包括球部和阴茎部，后尿道分为前列腺部和膜部。前尿道损伤多发生在球部，如骑跨伤；后尿道损伤多发生在膜部，骨盆骨折时常合并后尿道损伤。

一、护理评估

（一）术前评估

（1）评估患者的尿道损伤病史。

（2）评估患者的生命体征、有无合并骨折，是否有休克临床表现。

（3）评估患者的排尿情况，如有无尿道滴血、血尿情况。

（4）评估患者的疼痛程度。

（5）评估患者对尿道损伤的认知程度及心理承受能力。

（6）评估患者是否出现其他症状，如排尿困难、疼痛、腹膜刺激征，有无继发出血感染等。

（二）术后评估

（1）动态评估患者的生命体征。

（2）评估膀胱造瘘管及尿管是否通畅，引流液的颜色、性质及量。

（3）评估患者的疼痛情况。

二、护理措施

（一）术前护理

（1）病情观察：监测患者的生命体征、排尿情况、尿量。

（2）心理护理：主动关心患者及其家属，稳定患者情绪，减轻焦虑与恐惧，告诉伤者及家属尿道损伤的病情发展、主要的治疗措施，鼓励患者及其家属积极配合。

（3）维持体液平衡：建立静脉通道，遵医嘱及时输液，必要时输血，维持有效循环血量。

（4）术前准备：有手术指征者，在抗休克的同时做好各项术前准备。完善检查、备皮、配血、皮试等。

（二）术后护理

1. 观察要点

（1）患者的神志、生命体征。

（2）患者疼痛的观察。

（3）观察患者有无腹肌紧张、腹痛、腹胀等尿外渗表现。

（4）术后拔除尿管后应注意观察患者排尿情况，如尿线变细，及时就诊行尿道扩张。

2. 饮食指导

（1）嘱患者术后6小时根据医嘱进食流质饮食到半流质饮食，再逐渐过渡到普食。

（2）嘱患者饮食以清淡、高蛋白、富含维生素、易消化的食物为主，禁止食用辛辣、生冷、刺激性食物，保持大便通畅，必要时遵医嘱给予导泻药。

（3）嘱患者多饮水，增加尿量，预防尿路感染。

3. 休息与活动

（1）尿道损伤合并骨盆骨折患者应卧床休息并卧硬板床，勿随意搬动，以免加重损伤。

（2）患者术后卧床休息，术后6小时血压平稳后可适当翻身，活动上下肢，预防静脉血栓形成。

（3）根据病情适当下床活动，活动程度应循序渐进，对于年老体弱的患者，应适当减慢活动进度，同时须家属陪护。

4. 用药护理

（1）遵医嘱用药，并告知患者用药的目的及注意事项。

（2）观察患者用药后的疗效及药物不良反应。

5. 安全护理

（1）妥善固定膀胱造瘘管及尿管，保持引流通畅，避免引流管受压、折叠等，密切观察引流液的性质、量和颜色。尿管一旦脱出应及时报告医生处理，避免影响损伤尿道的愈合。

（2）并发症的观察与护理。

①出血：密切监测患者的生命体征及尿色的变化，若发现异常，应及时报告处理。保持大便通畅。

②拔除尿管后排尿困难：报告医生必要时行尿道扩张。

③感染：监测患者的体温的变化，若有异常及时报告医生对症处理；观察尿液的颜色、量和性状，保持引流管的通畅；观察有无膀胱刺激征；嘱患者多饮水，保持尿量每天大于2000 mL；遵医嘱使用抗生素治疗。

④下肢静脉血栓：根据血栓风险评估表进行评估，根据评估结果采取相对应预防措施。术后指导患者床上活动，包括握拳、踝泵锻炼等。

6.心理护理

（1）向患者介绍尿道损伤的基本知识，做好心理疏导。

（2）做好家属的思想工作，争取家属的理解和支持。

三、健康教育

（一）疾病知识教育

告知患者及其家属尿道损伤的病因、症状和体征，积极采取预防措施。

（二）出院指导

（1）带尿管出院者，嘱其保持尿道外口清洁，妥善固定尿管，避免折叠、受压，定期更换尿袋，嘱患者多饮水，每天尿量达2000 mL以上，预防尿路感染。

（2）指导患者进食高蛋白、高营养、粗纤维、易消化的食物，保持大便通畅，防止便秘。

（3）拔除尿管后，指导患者观察排尿情况，如有尿线变细及时就诊。

（4）嘱患者定期门诊复查，必要时行尿道扩张。

第十七节　尿道开口异常的护理

尿道是泌尿系统最末端的器官，主要生理功能为排出尿液，男性兼有排精功能。男性尿道开口异常是指尿道口不在正常开口位置，分为尿道上裂和尿道下裂。女性尿道开口异常罕见。手术治疗是尿道开口异常的最佳治疗方法，手术方式为尿裂修补术。

一、护理评估

（一）术前评估

（1）评估患者有无排尿困难，如渐进性排尿不畅、尿流变细，有时排尿中断、排尿淋漓，甚至不能排尿、尿潴留等情况。

（2）评估患者是否有尿道感染，如常伴有慢性尿道炎、膀胱感染等。

（3）评估患者有无异常部位排尿，如肛门有无排尿情况。

（4）评估患者性功能状态，如阴茎弯曲畸形能否勃起。

（二）术后评估

（1）评估患者尿管是否通畅，尿液的颜色、性质和量。

（2）评估患者尿道口有无红、肿、脓性分泌物、血液渗出等。

（3）评估患者对手术及康复的相关知识认知程度。

二、护理措施

（一）术前护理

（1）协助患者完善相关检查。

（2）尿道开口异常的相关知识宣教。

（3）行心理疏导。

（4）完善术前准备。备皮，配血，禁饮、禁食指导，皮试。

（5）术前患者会阴部用 1 ∶ 10000 高锰酸钾溶液坐浴 15 分钟，每天 2 次。

（二）术后护理

1. 观察要点

（1）患者的生命体征。

（2）患者尿液的颜色、性质和量。

（3）患者包皮有无水肿。

（4）患者尿道口有无红、肿、脓性分泌物、血液渗出。

（5）患者疼痛的情况。

①告知患者疼痛及不适是术后正常的现象，紧张、躁动会加重疼痛，同时给予激励，讲述其感兴趣的东西，分散其注意力。

②使用镇痛药。

③抑制膀胱痉挛药物的使用。

（6）患者自理能力、心理及配合状况。

2. 饮食护理

（1）嘱患者多饮水，使尿量增多，达到内冲洗的目的，预防尿路感染。

（2）嘱患者进食从进流质食物开始，以后逐渐改为半流质食物再到普食，预防便秘，以免用力排便伤口出血，多食粗纤维蔬菜、高蛋白的食物。

3. 用药护理

遵医嘱适量给予患者雌激素，目的是防止阴茎勃起而造成伤口裂开出血。

4. 安全护理

（1）保持会阴清洁。嘱患者经常清洗会阴部皮肤，更换内裤，避免漏尿引起尿疹和皮肤溃烂。

（2）护理会阴部皮肤，避免感染。尿道下裂手术在会阴部施行，邻近肛门，细菌极易污染伤口。保持床单清洁、皮肤干燥，引流管冲洗后及时更换伤口敷料。注意观察包皮有无水肿。保持肛周皮肤清洁，每次排便后用温水擦洗，避免伤口感染。

（3）并发症的观察与护理。

①感染：监测患者体温的变化，有异常应及时报告医生对症处理；观察尿液的颜色、量和性状，保持引流管的通畅；观察有无膀胱刺激征；嘱患者多饮水，保持尿量每天大于2000 mL；遵医嘱使用抗生素治疗。

②下肢静脉血栓：根据血栓风险评估表进行评估，根据评估结果采取相对应预防措施。术后指导患者床上活动，包括握拳、踝泵锻炼等，告知家属床上活动的重要性，争取让家属参与。

5. 尿管的护理

（1）妥善固定尿管，观察尿的颜色、性质和量。

（2）讲解留置尿管的目的和意义：术后留置导尿管，起到尿液引流及尿道支架作用，防止尿道狭窄，使修补的尿道不受尿液的浸渍，预防感染，活动时应妥善固定，防止尿管脱出，不随意拔除尿管。留置尿道支架管者，指导患者要保持膀胱造瘘管的通畅，防止尿瘘的形成。术后留置导尿管时间为1个月左右，拔出尿管后定期行尿道扩张，防止因狭窄复发。

6. 心理护理

由于尿道畸形部位的特殊性，患者易产生羞涩心理，通常家属担心此病会影响生育功能，应向患者及家属解释尽早手术治疗的重要性，消除羞涩心理，积极配合手术治疗。

三、健康教育

（一）疾病知识教育

告知患者及其家属尿道损伤的病因、症状和体征，积极采取预防措施。

（二）出院指导

（1）嘱患者注意会阴部清洁，防止感染。

（2）嘱患者忌烟酒及刺激性食物，加强营养，多食高蛋白、富含粗纤维的食物，预防便秘，因便秘可导致患者腹压增大，局部可牵动尿管引起牵扯痛。同时，便秘者在用力排便时常出现切口渗血及尿道口溢尿，易导致伤口感染，从而引起疼痛。

（3）嘱患者注意休息，勿做骑跨动作。术后3个月内避免重体力劳动及剧烈活动，避免增加腹压活动及性生活，防止外力对会阴的挤压、撞击或摩擦。

（4）嘱患者定期复查，如有漏尿、排尿不畅及尿线变细等情况，及时就诊。

第十八节 尿道狭窄的护理

尿道狭窄是尿道器质性病变造成尿道管腔狭小，阻力增加，发生排尿困难。手术方式为尿道瘢痕电切术。

一、护理评估

（一）术前评估

（1）评估患者有无排尿困难，如排尿不畅、排尿时外阴灼热、瘙痒或疼痛、尿潴留等情况。

（2）评估患者是否有尿道感染，如尿道狭窄时常伴有慢性尿道炎、膀胱感染等。

（3）评估有无尿液改变，如狭窄严重者可出现血尿，并发炎症者可出现脓尿。

（4）评估患者有无性功能障碍，如后尿道狭窄可出现射精困难。

（二）术后评估

（1）动态评估患者生命体征。

（2）评估患者尿道外口有无渗血。

（3）评估患者尿管是否通畅，尿液的颜色、性质和量。

（4）评估患者对手术及康复的相关知识认知程度。

二、护理措施

（一）术前护理

（1）协助患者完善相关检查。

（2）疾病相关知识宣教。

（3）饮食指导：术前3天吃流质食物，减少粪便形成，避免因术后排便用力使伤口裂开和粪便污染伤口。

（4）遵医嘱完善术前准备，如备皮、皮试、配血等。

（二）术后护理

1. 观察要点

（1）观察患者的生命体征。

（2）观察患者尿管的通畅及尿液的颜色、性质和量。

（3）观察患者包皮有无水肿。

（4）观察患者阴茎有无勃起。

（5）观察患者尿道口有无红、肿、脓性分泌物、血液渗出。

（6）疼痛的观察。

（7）观察患者自理能力、心理及配合状况。

2. 饮食护理

患者术后无出现腹胀和呕吐，开始进流质食物，以后逐渐改为半流质食物再至普食，预防便秘，以免用力排便伤口出血，多食粗纤维蔬菜、高蛋白食物。多饮水，使尿量增多，达到内冲洗的目的，预防尿路感染。

3. 休息与活动

注意休息，勿做骑跨动作。术后 28 天内以卧床为主；术后 3 个月内避免重体力劳动及剧烈活动，避免增加腹压活动及性生活，防止外力对会阴的挤压、撞击或摩擦。

4. 用药护理

遵医嘱每晚协助患者口服己烯雌酚，防止阴茎勃起，导致吻合口撕裂，继发出血感染。

5. 安全护理

（1）引流管的护理：密切观察引流液的性质及量的变化，妥善固定引流管，保持引流通畅，翻身时不要牵拉过度，防止扭曲、折叠、脱出；及时更换引流袋，保持引流袋低于伤口，防止逆行感染。

（2）伤口的观察与护理：密切观察伤口敷料的外观和渗出情况，渗出情况可反映出血情况，准确评估，保持伤口干燥。严格执行无菌技术操作，保持伤口敷料干燥清洁，如有膀胱造瘘，注意造瘘口周围皮肤的护理。

6. 心理护理

（1）尿道狭窄患者大多数病程较长，反复就医，焦虑和自卑感较重，鼓励患者表达自身感受。

（2）根据个体情况给予患者心理支持，树立信心。

（3）讲解尿道狭窄的相关知识及治疗手段，减轻患者焦虑。

三、健康教育

（一）疾病知识教育

告知患者及其家属尿道狭窄的病因、症状和体征，积极采取预防措施。

（二）出院指导

（1）嘱患者进食高蛋白、富含维生素的食物，鼓励患者多饮水，注意休息，劳逸结合。告知患者出院后早期节制房事，注意保持个人卫生，出院 3 个月内避免重体力劳动。

（2）嘱患者出院后定期到医院行尿道扩张。

（3）带尿管出院的患者，术后 3～4 周后才可以拔除尿管，护理人员指导患者与其家属进行自我护理。

（4）嘱患者注意尿路卫生，防止尿道感染，不憋尿。患者出现发热、排尿不畅时，及时来医院就诊。

第十九节　精索静脉曲张的护理

精索静脉曲张是精索的蔓状静脉丛因各种原因引起回流不畅或静脉瓣不全导致静脉回流，使局部静脉异常扩张，伸长和迂曲，阴囊内形成血管性团块。常见手术方式为腹腔镜下精索静脉高位结扎术。

一、护理评估

（一）术前评估

（1）评估患者对精索静脉曲张和手术的认知程度。

（2）评估患者心理及社会支持状况。

（二）术后评估

（1）动态评估患者的生命体征。

（2）患者伤口渗血情况。

（3）患者尿管是否通畅，尿液的颜色、性质和量。

（4）患者疼痛情况。

（5）评估患者对手术及康复相关知识的认知程度。

二、护理措施

（一）术前护理

（1）协助患者完善相关检查。

（2）做好精索静脉曲张疾病的相关知识宣教。

（3）心理护理：做好心理疏导，做好家属的心理工作，争取得到家属的理解与支持。

（4）完善术前准备，如备皮，禁饮、禁食等指导。

（二）术后护理

1.观察要点

（1）动态评估患者的生命体征。

（2）患者伤口有无渗血，尿管是否通畅，尿液颜色、性质和量。

（3）患者自理能力、心理及配合状况。

2.饮食护理

患者术后6小时开始进食易消化、富含维生素的食物。

3.休息与活动

患者术后卧床休息6小时，床上活动四肢，术后1天无出血等不适的情况，可下床活动。

4.用药护理

（1）遵医嘱用药，告知患者用药的目的及注意事项。

（2）观察患者用药后的疗效及药物不良反应。

5. 安全护理

妥善固定导尿管，保持尿管引流通畅，防止尿管受压、扭曲、折叠，密切观察尿液的颜色。拔除尿管后指导患者自行排尿。

6. 心理护理

（1）向患者讲解术后的相关知识，做好心理疏导。

（2）做好家属的心理工作，争取得到家属的理解与支持。

三、健康教育

（一）疾病知识教育

告知患者及其家属精索静脉曲张的发病病因、症状和体征，积极采取预防措施。

（二）出院指导

（1）嘱患者穿宽松内裤，以免影响阴囊散热。注意会阴部的清洁卫生，防止逆行感染。

（2）嘱患者注意休息，生活要有规律，劳逸结合，防止剧烈运动、重体力劳动及久站，心情保持舒畅。术后 6 个月内避免重体力劳动，1 个月内禁止性生活。

（3）嘱患者禁烟酒，忌刺激性食物，多饮水，多吃蔬菜、水果。

（4）嘱患者按时回院复查，术后 3 ～ 6 个月行精液常规检查。

第二十节　女性压力性尿失禁的护理

压力性尿失禁是当腹压增高时，如用力、打喷嚏、咳嗽大笑或提取重物时，出现不由自主的尿液自尿道外口渗漏。

一、护理评估

（一）术前评估

（1）评估患者一般情况，包括健康史、生育史及其相关因素、身体状况、生命体征，以及神志、精神状态、行动能力等。

（2）评估患者与压力性尿失禁有关的各种原因，如分娩、产伤、营养不良等。

（3）评估患者压力性尿失禁对患者生活的影响。

（4）评估患者有无排尿困难症状，以及有无逼尿肌过度活动等。

（二）术后评估

（1）动态评估患者的生命体征。

（2）评估患者尿道外口有无渗血。

（3）评估患者尿管是否通畅，尿液的颜色、性质和量。

（4）评估患者对手术及康复相关知识的认知程度。

二、护理措施

（一）术前护理

（1）协助患者完善相关检查。

（2）疾病相关知识宣教。

（3）心理疏导。

（4）完善术前准备。

（二）术后护理

1. 观察要点

（1）患者的生命体征。

（2）患者尿液的颜色、性质和量。

（3）患者尿道口有无红、肿、脓性分泌物或血液渗出。

（4）患者会阴部的清洁、干燥。

（5）患者疼痛情况。

（6）患者自理能力、心理及配合状况。

2. 饮食护理

鼓励患者多食高蛋白、富含维生素和纤维素、易消化的食物，多吃新鲜蔬菜和水果，保持大便通畅。指导患者多饮水，每天 2000 mL 以上，达到内冲洗的目的，预防尿路感染并促使排尿功能早日恢复。保持适当的体重，避免肥胖引起的腹内压增加。

3. 休息与活动

患者术后清醒后，可改为半卧位，使患者感到舒适。患者卧床期间，应协助其卧位舒适，定时翻身，按摩骨突处，防止皮肤发生压疮。可增强尿道外括约肌和骨盆肌肉的锻炼，静坐时做收缩肛门的动作，可使相当部分的患者病情好转。避免腹压增加；肥胖者应适当减肥，消瘦体弱者应增加营养和体育锻炼，增强身体素质。

4. 用药护理

（1）遵医嘱用药，并告知患者用药的目的及注意事项。

（2）观察患者用药后的疗效及药物不良反应。

5. 安全护理

（1）皮肤护理预防治疗是皮肤护理的要诀，臀部及会阴应定时清洁，并保持皮肤干爽和滋润，必要时使用保护皮肤软膏，协助患者选择合适的失禁用品。

（2）指导患者术前应做会阴部肌肉收缩和放松训练，即提肛运动。

（3）尿管的护理：术后患者留置尿管，活动、翻身时要避免引流管折叠、受压、扭曲、滑脱等。

6. 心理护理

根据患者的社会背景、个性，对每个患者提供个体化心理支持，并给予心理疏导和安慰，以增强其战胜疾病的信心。对患者给予同情、理解、关心、帮助，解除患者的紧张情绪，更好地配合治疗。部分尿失禁患者可出现自卑情绪，应给予疏导。

三、健康教育

（一）疾病知识教育

告知患者及其家属压力性尿失禁的发病病因、症状和体征，积极采取预防措施。

（二）出院指导

（1）告知患者出院 14 天后恢复正常活动，术后 1 个月内避免重体力劳动，禁止性生活。避免增加腹压的行为，如长时间站立和下蹲等。

（2）嘱患者进行间断排尿运动和提肛运动训练，以训练盆底肌的收缩功能，防止尿失禁。间断排尿运动：在排尿过程中患者控制暂停排尿 3 ～ 5 秒，在每次排尿时训练。提肛运动：患者取立位、坐位或侧卧位，与呼吸运动相配合。深吸气时，慢慢收缩尿道口、阴道口和肛提肌，接着屏气 5 秒，并保持收缩状态 5 秒，然后呼气时慢慢放松。连续 5 ～ 10 次，每天累计 10 ～ 20 分钟，6 个月为 1 个疗程。2 种训练方法可以交替进行。

第十三章　神经外科疾病护理常规

第一节　神经外科一般护理常规

一、护理评估

（一）术前评估

1. 评估患者

评估患者的意识、瞳孔、格拉斯哥昏迷指数、肢体活动情况、生命体征，有无头痛、恶心、呕吐及颅内高压症状，有无癫痫史等。

2. 疼痛评估

评估患者疼痛部位、性质、强度、发生及持续时间，疼痛诱发因素，伴随症状及心理反应。

3. 风险评估

评估患者有无跌倒或坠床、压力性损伤、血栓、非计划性拔管、气道梗阻、自伤或伤人、走失等危险因素。

4. 营养评估

评估患者全身营养状况，有无食物过敏，有无贫血、消瘦、低蛋白血症等。

（二）术后评估

1. 专科评估

（1）中枢神经系统功能。评估患者意识、瞳孔、格拉斯哥昏迷指数。

（2）采用分级法评估肢体肌力。0级—完全瘫痪；Ⅰ级—肌肉轻微收缩，但不能产生动作；Ⅱ级—肢体能在床上移动，但不能对抗地心引力；Ⅲ级—肢体能抬离床面，但不能抵抗阻力；Ⅳ级—肢体不能抵抗较强阻力；Ⅴ级—正常肌力。

（3）评估患者吞咽、咳嗽反射，是否出现颅内出血、脑水肿、脑积水、脑脊液漏、中枢性高热等并发症。

2. 风险评估

评估患者有无跌倒或坠床、压力性损伤、血栓、非计划性拔管、误吸、气道梗阻等危险因素。

3. 疼痛评估

评估患者疼痛部位、性质、强度、发生及持续时间，疼痛诱发因素，伴随症状及心理反应。

4. 营养评估

评估患者全身营养状况，对不能经口进食者给予肠内营养或静脉补充营养。

二、护理措施

（一）术前护理

1. 病情观察

观察患者意识、瞳孔、格拉斯哥昏迷指数、四肢肌力评定、吞咽功能及内分泌功能等。

2. 疼痛管理

指导患者学会正确的疼痛评估方法，必要时根据医嘱进行镇静、镇痛治疗。

3. 营养管理

评估患者全身营养状况，关注白蛋白、前白蛋白、血红蛋白等指标，正确实施营养干预。无胃肠道动力障碍患者术前 6 小时禁固体饮食、术前 2 小时禁清流质饮食。若患者无糖尿病病史，推荐术前 2 小时饮用 400 mL 含 12.5% 碳水化合物的饮料，以减缓饥饿、口渴，降低焦虑情绪，降低术后胰岛素抵抗和高血糖的发生率。

4. 风险管理

对是否存在跌倒坠床风险、血栓风险进行筛查，根据风险等级采取相应的预防措施。评估是否存在压力性损伤、管道滑脱、误吸、气道梗阻等危险因素。

5. 血糖管理

手术准备应优化代谢指标控制，以糖化血红蛋白水平 < 7.0%、空腹血糖含量 < 6.1 mmol/L、餐后 2 小时血糖含量 < 7.8 mmol/L 为目标值。围手术期糖尿病患者推荐血糖控制目标为 7.8 ～ 10.0 mmol/L，应加强血糖监测，预防低血糖。

6. 心理护理

有针对性地做好患者的心理护理，消除患者对手术的紧张、恐惧心理，帮助其树立战胜疾病的信心。如主动、详细地介绍病区情况及生活制度等，使患者尽快熟悉环境，进入患者角色。告知患者相关知识，使患者清楚知道自己应如何配合医生、护士进行治疗和康复。

7. 手术区备皮

开颅手术：术晨剃去全部头发，洗净头部后予 75% 酒精清洁消毒，戴上一次性帽子。

颈椎：全后颈部至双肩水平的皮肤。

胸椎：超过病变上下各 5 个椎体的皮肤。

腰椎：上至病变腰椎以上 5 个椎体，下至坐骨结节处的皮肤。

备皮程序与基本外科手术备皮相同。

（二）术后护理

1. 病情观察

密切观察患者病情变化，麻醉恢复期每 15 ～ 30 分钟监测 1 次患者意识、瞳孔、血压、脉搏、呼吸、格拉斯哥昏迷指数并记录，必要时监测中心静脉压和颅内压。若患者出现意识障碍加重、双侧瞳孔大小不等、肢体肌力下降、血压升高、脉搏及呼吸减慢，则提示有发生颅内压增高或脑疝的危险，应立即通知医生，并做好抢救准备。

2. 气道管理

保持患者呼吸道通畅，及时清除分泌物；观察患者是否有呼吸困难、烦躁不安、呼吸道梗阻等情况。患者呕吐时须将头偏向一侧，预防吸入性肺炎。定时协助患者翻身、拍背，必要时按医嘱予雾化吸入。

3. 体位管理

根据患者病情采取合适的体位，保持肢体功能位。无特殊禁忌证患者术后床头抬高 15°～30°，以便颅内静脉回流，降低颅内压。幕上肿瘤患者术后 1～3 天以半卧位为主，适当增加床上活动；3 天后可在搀扶下适当屋内活动。幕下肿瘤患者应注意保持头、枕、肩在同一水平线上，避免颈部扭曲，活动循序渐进。脊柱或椎管手术后患者须轴式翻身，颈椎手术患者须固定头颈部。

4. 疼痛管理

评估患者疼痛部位、性质、强度、发生及持续时间、疼痛诱发因素，伴随症状及心理反应，指导患者缓解疼痛的方法，必要时遵医嘱合理使用镇静、镇痛药物。

5. 饮食指导

根据病情及医嘱指导患者合理饮食，促进快速康复。清醒者术后 1 天可给予高蛋白、富含维生素的流质饮食或半流质饮食。对于不能经口进食或有吞咽障碍者，予以鼻饲流质饮食，保持水、电解质平衡，加强营养。

6. 伤口引流护理

（1）按第二章外科常见引流管护理常规进行护理。

（2）创腔引流：一般为负压引流管，引流手术创面的血性液体和气体，减少局部积液，遵医嘱给予适当负压。严密观察引流液的颜色、性质和量，若引流液鲜红、黏稠，则怀疑活动性出血，应及时通知医生；若引流液为粉红色水样液，则怀疑为脑脊液，应及时通知医生，并遵医嘱调节负压引流的压力。头部导管妥善固定，防止脱落或导管折叠、扭曲和受压，注意使患者活动度不受限。每天准确记录引流液的颜色、性质和量。

（3）脑室外引流。

①引流管的安置

引流管开口须高于患者侧脑室平面 10～15 cm（外耳道水平），以维持正常的颅内压。脑室引流瓶应悬挂于床头，不可触地。

②控制引流速度和量

每天脑脊液引流一般不超过 500 mL（正常人每天分泌 400～500 mL），控制在全天引流量 200 mL 左右，引流速度小于 15 mL/h。

③观察记录引流液的情况

正常脑脊液无色、透明、无沉淀，术后 1～2 天脑脊液可略呈血性后逐渐转清；若术后脑脊液中有大量鲜血或术后血性脑脊液的颜色逐渐加深，常提示有脑室内出血，应及时通知医生处理；如引流液呈暗红色或鲜红色，为脑室出血；如引流液由清亮变浑浊，或毛玻璃样，有絮状物，考虑脑室内感染，应定时送引流液做脑脊液的常规检查、生化检查及细菌培养。

④严格进行无菌操作，防止感染

应保持伤口敷料清洁干燥，加强引流管口周围皮肤消毒。首选碘伏对脑室外引流装置的三通连接器消毒，每天 1 次；应用抗生素防止颅内感染。

⑤保持引流管通畅

防止引流管受压、扭曲、脱出、折叠或阻塞。若引流管内不断有脑脊液流出、管内的液面随患者呼吸、脉搏等上下波动，表明引流管通畅。搬动患者时，先夹闭引流管，搬动结束后应及时开放引流管，观察患者引流管是否脱出、引流管最高点、引流量及引流速度有无改变，患者意识水平、瞳孔及生命体征有无异常。转运途中应备齐生命支持仪器及必要的抢救设备，持续进行生命体征监测。

⑥及时拔管

脑室外引流的持续时间为 7 ~ 10 天，不应该超过 14 天，时间过长易发生颅内感染，若有必要延长引流时间，可拔管另选穿刺位置重新置管。拔管前 24 小时试行抬高引流袋或夹闭引流管，行头颅 CT 检查。夹管后应密切观察患者有无头痛、呕吐等颅内压增高等症状，伤口有无脑脊液漏，伤口敷料有无渗血、渗液，如有异常，及时通知医生处理。

（4）腰大池持续外引流的护理。

①体位

患者术后要去枕平卧 4 ~ 6 小时。

②控制引流速度和量

每天脑脊液引流一般不超过 500 mL（正常人每天分泌 400 ~ 500 mL），控制在全天引流量 200 mL 左右，引流速度小于 15 mL/h。

③观察记录引流液的情况

正常脑脊液无色、透明、无沉淀，术后 1 ~ 2 天脑脊液可略呈血性后逐渐转清；若术后脑脊液中有大量鲜血或术后血性脑脊液的颜色逐渐加深，常提示有脑室内出血，应及时通知医生处理；如引流液呈暗红色或鲜红色，为脑室出血；如引流液由清亮变浑浊，或毛玻璃样，有絮状物，考虑脑室内感染，应定时送引流液做脑脊液的常规检查、生化检查及细菌培养。

④严格进行无菌操作，防止感染

应保持伤口敷料清洁干燥，加强引流管口周围皮肤消毒。首选碘伏对脑室外引流装置的三通连接器消毒，每天 1 次；应用抗生素防止颅内感染。

⑤保持引流管通畅

防止引流管受压、扭曲、脱出、折叠或阻塞。搬动患者时，先夹闭引流管，搬动结束后应及时开放引流管，观察患者引流管是否脱出、引流管最高点、引流量及引流速度有无改变，患者意识水平、瞳孔及生命体征有无异常。转运途中应备齐生命支持仪器及必要的抢救设备，持续进行患者生命体征监测。

⑥及时拔管

脑室外引流的持续时间为 7～10 天，不应该超过 14 天，时间过长易发生颅内感染，若有必要延长引流时间，可拔管另选穿刺位置重新置管。拔管前 24 小时试行抬高引流袋或夹闭引流管，行头颅 CT 检查。夹管后应密切观察患者有无头痛、呕吐等颅内压增高等症状，伤口有无脑脊液漏，伤口敷料有无渗血、渗液，如有异常，及时通知医生处理。

7. 术后并发症的观察和护理

（1）颅内出血：颅内出血是颅脑手术后最危险的并发症，多发生在术后 24～48 小时，患者往往有意识的改变，表现为意识清醒后又逐渐嗜睡或烦躁、反应迟钝，甚至昏迷。患者大脑半球肿瘤手术后出血有幕上血肿表现，或出现小脑幕切迹下疝征象；后颅窝肿瘤手术后可有高热、抽搐、昏迷及生命体征异常。术后应密切观察患者的意识、瞳孔、格拉斯哥昏迷指数、生命体征、肢体活动的变化，如有异常及时通知医生，做好行急诊 CT 检查及手术的准备。

（2）脑水肿：一般在术后 5 小时出现，术后 48～72 小时达到高峰，维持 5～7 天后逐渐消退，20～30 天可恢复正常；也可能进行性加重，激发脑疝，危及生命。患者术后可出现头痛、呕吐等颅内高压症状，以及出现不同程度的意识改变。术后 1～2 天患者出现意识状态进行性下降，如烦躁、淡漠、迟钝、嗜睡，甚至昏迷及发生癫痫等。若出现上述临床表现，应根据不同病因，积极给予相应处理。如遵医嘱予甘露醇、呋塞米、人血白蛋白等脱水药物脱水治疗，或采取脑脊液外引流、脑室腹腔分流、去骨瓣减压等手术治疗。术后应密切观察患者病情变化，避免颅内压增高的因素，抬高患者头部 30° 以上，保持颅内静脉通畅和良好的脑部血供。

（3）中枢性尿崩：见于丘脑部位手术，为下丘脑垂体轴异常。患者出现多尿、口渴，尿量大于每小时 250 mL 或每天 4000 mL，尿渗透压 50～150 mmol/L 或尿比重为 1.001～1.005。术后应详细、正确记录患者每小时尿量及 24 小时出入量。遵医嘱给予垂体后叶激素、醋酸去氨加压素、鞣酸加压（长效尿崩停）等药物治疗，用药期间注意观察患者尿量的变化及药物的疗效和不良反应。定时检测尿比重、血清电解质等生化指标，并根据生化检测结果，给予患者相应的饮食指导。如低钾血症的患者，可指导患者其香蕉、橙子等含钾丰富的食物。

（4）术后癫痫：术后应观察患者有无癫痫发生，按医嘱定时给予抗癫痫药物。有癫痫病史的患者禁止测口腔体温，应测腋下体温，避免各种诱发癫痫的刺激，保证患者的安全。

（5）中枢性高热：见于丘脑部位手术，主要由于手术损伤下丘脑体温调节中枢引起。患者表现为体温骤然升高，可在 40 ℃以上，持续数小时甚至数天，无寒战、全身无汗、躯干温度高、四肢温度低。药物降温效果不佳时，需要配合使用物理降温的方法，如冰帽、冰毯、酒精擦浴或人工冬眠低温治疗等。使用后应注意监测患者体温变化，观察降温效果。降温过程中应防止冻伤、低温寒战及血管痉挛等。

（6）消化道出血：主要由于丘脑下部及脑干损伤，加上术后激素的使用，可引起应激性胃黏膜糜烂、溃疡、出血，表现为患者呕吐血性或咖啡色内容物、呃逆、腹胀、解柏油样便等。出血量多者可出现脉搏细速、血压下降等休克征象。术后按医嘱应用胃黏膜保护剂，密切观察患者口腔与呼吸道分泌物及呕吐物的颜色、性状和量，并准确记录。患者一旦出现消化道出血，应禁食，留置胃管，予胃肠减压，减少胃内容物对胃黏膜的刺激。密切观察患者出血情况、血压、脉搏及腹部体征。按医嘱予局部或全身应用止血药物，注意观察药物疗效及不良反应。

（7）术后精神症状：患者额叶前部受损表现为精神、感情、人格、行为和智能障碍。颞叶受损引起人格改变，同时伴有记忆障碍，如精神运动癫痫、突然发作的行为异常等，患者可出现眩晕、幻视或幻听、幻嗅、不适的内脏感觉、不能控制的深呼吸、预感可怕的事情即将发生等；枕叶病变出现幻视等；第四脑室及小脑蚓部手术后常引起缄默。应为患者提供安静、舒适、光线适宜的治疗环境及良好的精神抚慰，在患者精神状况恢复前给予保护性约束。遵医嘱给予药物治疗，注意观察药物疗效及不良反应。

三、健康教育

（一）心理指导

加强与患者的有效沟通，评估其心理反应，针对性地给予心理支持，增强患者战胜疾病的信心。

（二）康复指导

根据病情指导和鼓励患者早期床上活动或下床活动等，加速康复。

（三）疾病知识指导

指导患者了解疾病术后相关知识，定期复诊。如发现有躯体不适，随时就诊。

（四）家居生活指导

指导患者合理安排饮食，注意休息，适当活动。保持乐观情绪，在自己能力范围内自我护理个人生活。

（五）用药指导

向患者介绍用药的目的、注意事项、有关药物不良反应及处理方法。指导患者遵医嘱按时服药，不可随意增减药量或骤然停药。

（六）特定康复技术指导

指导患者及其家属了解和掌握康复体位的正确卧姿、肢体主动运动和被动运动训练方法、吞咽功能训练、失语康复训练等特定康复技术。

第二节　脑室穿刺外引流术的护理

脑室穿刺外引流术是指经颅骨钻孔穿刺侧脑室，放置引流管将脑脊液引流出体外的医疗措施，通过脑室外引流可达到降低颅内压的目的。主要用于排放脑脊液，缓解脑脊液循环通路受阻及脑室系统扩大；降低脑张力和引流血性脑脊液，减轻脑膜刺激症状；脑室内注入药物治疗颅内感染等。

一、护理评估

（一）术前护理评估

（1）评估患者意识、瞳孔、生命体征、四肢肌力变化，有无颅内高压症状。

（2）评估患者的既往史、过敏史、现病史、家族遗传史等。

（3）评估患者的精神行为、自理能力、理解能力。

（4）评估患者对疾病的认知程度。

（二）术后护理评估

（1）评估患者的意识、瞳孔、生命体征及四肢肌力。

（2）评估患者有无颈项强直、角弓反张、癫痫。

（3）评估患者的伤口情况。

（4）评估患者脑室穿刺外引流管是否固定妥善、通畅，高度是否适宜；评估引流液的性质、颜色和量。

二、护理措施

（一）术前护理

关注患者的意识、瞳孔、生命体征、四肢肌力、头痛头晕和颅内压等情况。

（二）术后护理

1.引流管的安置

引流管开口须高于患者侧脑室平面 10～15 cm（外耳道水平），以维持正常的颅内压。脑室引流瓶应悬挂于床头，不可触地。

2.控制引流速度和量

每天脑脊液引流一般不超过 500 mL（正常人每天分泌 400～500 mL），控制在全天引流量 200 mL 左右，引流速度小于 15 mL/h。

3.观察记录引流液的情况

正常脑脊液无色、透明、无沉淀，术后 1～2 天脑脊液可略呈血性后逐渐转清；若术后脑脊液中有大量鲜血或术后血性脑脊液的颜色逐渐加深，常提示有脑室内出血，应及时通知医生处理；如引流液呈暗红色或鲜红色，为脑室出血；如引流液由清亮变浑浊，或毛玻璃样，有絮状物，考虑脑室内感染，应定时送引流液做脑脊液的常规检查、生化检查及细菌培养。

4.严格进行无菌操作，防止感染

应保持伤口敷料清洁干燥，加强引流管口周围皮肤消毒。首选碘伏对脑室外引流装置的三通连接器消毒，每天 1 次；应用抗生素防止颅内感染。

5. 保持引流管通畅

防止引流管受压、扭曲、脱出、折叠或阻塞。若引流管内不断有脑脊液流出、管内的液面随患者呼吸、脉搏等上下波动，表明引流管通畅。搬动患者时，先夹闭引流管，搬动结束后应及时开放引流管，观察患者引流管是否脱出、引流管最高点、引流量及引流速度有无改变，患者意识水平、瞳孔及生命体征有无异常。转运途中应备齐生命支持仪器及必要的抢救设备，持续进行生命体征监测。

6. 及时拔管

脑室外引流的持续时间为 7 ～ 10 天，不应该超过 14 天，时间过长易发生颅内感染，若有必要延长引流时间，可拔管另选穿刺位置重新置管。拔管前 24 小时试行抬高引流袋或夹闭引流管，行头颅 CT 检查。夹管后应密切观察患者有无头痛、呕吐等颅内压增高等症状，伤口有无脑脊液漏，伤口敷料有无渗血、渗液，如有异常，及时通知医生处理。

三、健康教育

（一）疾病知识指导

向患者及其家属讲解留置引流管的目的及安全防范措施；讲解患者所患疾病的症状与体征、治疗技术、护理措施、康复过程相关知识。

（二）出院指导

（1）指导患者积极治疗原发病。

（2）指导患者引流管拔出后，监测有无疼痛、头晕、恶心、呕吐等颅内压增高症状。

（3）指导患者术后定期门诊随访。

第三节　腰大池持续外引流术的护理

腰大池持续外引流术是应用腰椎穿刺的方法向椎管蛛网膜下腔置入引流管，以达到引流脑脊液的目的。通常选择在腰椎 3 － 4 或 4 － 5 椎体间穿刺置管于蛛网膜下腔。具有创伤小、可控制引流速度，避免反复腰椎穿刺痛苦等优点。临床上多用于治疗蛛网膜下腔出血、脑脊液漏、脑膨出或脑积水、颅内感染等。

一、护理评估

（一）术前护理评估

（1）评估患者意识、瞳孔、生命体征、四肢肌力变化，有无颅内高压症状。

（2）评估患者的既往史、过敏史、现病史、家族遗传史等。

（3）评估患者的精神行为、自理能力、理解能力。

（4）评估患者对疾病的认知程度。

（二）术后护理评估

（1）评估患者的意识、瞳孔、生命体征及四肢肌力。

（2）评估患者有无颈项强直、角弓反张、癫痫。

（3）评估患者的伤口情况。

（4）评估患者脑室外引流管是否固定妥善、通畅，高度是否适宜；评估引流液的性质、颜色和量。

二、护理措施

（一）术前护理

观察患者的意识、瞳孔、生命体征、四肢肌力、头痛头晕和颅内压等情况。

（二）术后护理

1.体位

患者术后要去枕平卧 4 ～ 6 小时。

2.控制引流速度和量

每天脑脊液引流一般不超过 500 mL（正常人每天分泌 400 ～ 500 mL），控制在全天引流量 200 mL 左右，引流速度小于 15 mL/h。

3.观察记录引流液的情况

正常脑脊液无色、透明、无沉淀，术后 1 ～ 2 天脑脊液可略呈血性后逐渐转清；若术后脑脊液中有大量鲜血或术后血性脑脊液的颜色逐渐加深，常提示有脑室内出血，应及时通知医生处理；如引流液呈暗红色或鲜红色，为脑室出血；如引流液由清亮变浑浊，或毛玻璃样，有絮状物，考虑脑室内感染，应定时送引流液做脑脊液的常规检查、生化检查及细菌培养。

4.严格进行无菌操作，防止感染

应保持伤口敷料清洁干燥，加强引流管口周围皮肤消毒。首选碘伏对脑室外引流装置的三通连接器消毒，每天 1 次；应用抗生素防止颅内感染。

5.保持引流管通畅

防止引流管受压、扭曲、脱出、折叠或阻塞。搬动患者时，先夹闭引流管，搬动结束后应及时开放引流管，观察患者引流管是否脱出、引流管最高点、引流量及引流速度有无改变，患者意识水平、瞳孔及生命体征有无异常。转运途中应备齐生命支持仪器及必要的抢救设备，持续进行患者生命体征监测。

6.及时拔管

脑室外引流的持续时间为 7 ～ 10 天，不应该超过 14 天，时间过长易发生颅内感染，若有必要延长引流时间，可拔管另选穿刺位置重新置管。拔管前 24 小时试行抬高引流袋或夹闭引流管，行头颅 CT 检查。夹管后应密切观察患者有无头痛、呕吐等颅内压增高等症状，伤口有无脑脊液漏，伤口敷料有无渗血、渗液，如有异常，及时通知医生处理。

三、健康教育

（一）疾病知识指导

向患者及其家属讲解留置引流管的目的及安全防范措施；讲解患者所患疾病的症状与体征、治疗技术、护理措施、康复过程等相关知识。

（二）出院指导

（1）指导患者积极治疗原发病。

（2）指导患者引流管拔出后，监测有无疼痛、头晕、恶心、呕吐等颅内压增高症状。

（3）指导患者术后定期门诊随访。

第四节　颅内压增高的护理

颅内压是脑组织、脑脊液和血液对颅腔壁所产生的压力，成人的正常颅内压为 $70 \sim 200$ mmH$_2$O，儿童为 $50 \sim 100$ mmH$_2$O。颅内压增高是神经外科常见的综合征。颅脑损伤、肿瘤、血管病、脑积水、炎症等多种病理损害发展至一定阶段，会使颅腔内容物体积增加，导致颅内压持续超过正常上限，从而引起相应的综合征。当颅腔内容物体积增大或颅腔容量缩减超过颅腔容积的 8% ～ 10% 时，就会产生严重的颅内压增高。颅内压增高的主要症状和体征包括头痛、呕吐、视神经乳头水肿、意识障碍、生命体征变化及其他症状和体征（精神症状、癫痫发作、偏瘫、小儿头围增大等）。根据病变进展速度，颅内压增高可分为急性、亚急性和慢性三类。

一、护理评估

（1）评估颅内压增高的原因。

（2）评估脑脊液，头颅 CT、MRI、DSA、X 线等检查报告资料，明确患者颅内压增高的类型。

（3）评估患者的症状和体征。

（4）评估患者的并发症。

（5）评估患者心理状况及社会家庭支持情况。

（6）评估患者对颅内压增高相关知识的了解。

二、护理措施

（一）观察要点

（1）患者头痛、呕吐症状有无改善。

（2）患者意识、格拉斯哥昏迷指数（运动、语言、睁眼）、瞳孔大小及对光反射、四肢肌力分级、生命体征等有无改善。

（3）颅内压增高的诱发因素（癫痫、便秘、尿潴留、呕吐、大声哭闹、强行改变体位等因素）是否存在。

（二）饮食指导

（1）禁食：急诊入院患者、急诊手术患者、急性颅内压增高并意识障碍随时需要急诊手术患者。

（2）鼻饲饮食：昏迷、吞咽功能障碍患者。

（3）半流质/普通饮食：择期手术患者。

（4）糖尿病饮食：糖尿病患者。

（5）低脂饮食：高血压病患者。

（三）休息与活动

（1）急性颅内压增高：患者绝对卧床休息，床头抬高 15°～30°，保持颈部和躯干在同一轴线，通过增加静脉回流，降低颅内压。颈部强直或强迫头位患者取舒适位，避免随意强行改变体位；意识障碍、烦躁患者适当约束、上床栏预防坠床。

（2）亚急性颅内压增高：患者卧床休息，床头抬高 15°～30°，预防坠床、跌倒。

（3）慢性颅内压增高：患者以卧床休息为主，鼓励患者日常生活自理，预防坠床、跌倒。

（四）用药观察

（1）利尿剂：甘露醇是一种渗透性利尿剂，适应证包括降低患者颅内压、治疗脑水肿、降低眼内压、促进毒性物质尿中排泄，以及用于预防/治疗急性肾损伤的少尿期。掌握给药量、速度、时间，防止药物渗出，防止电解质紊乱。

（2）镇痛剂：疼痛评分不少于 4 分的患者可选用非甾体抗炎药物（对药物变态反应、急性出血事件或者合并消化道溃疡时禁用）、非阿片类镇痛药、阿片类镇痛药物；评估记录患者疼痛强度、镇静和躁动程度。

（3）镇静剂：神经外科重症患者涉及判断和观察意识问题，镇静治疗要慎重，镇静治疗前应综合评估患者镇静的必要性和可行性。镇静治疗期间 Ramsay 评分或 Riker 镇静躁动评分可为 3～4 分。应及时、系统地进行评估和记录镇静效果，并随时调整镇静药物及其剂量以达到并维持预期镇静水平。一般建议应用短效且不良反应可控的镇静药物，如丙泊酚、咪达唑仑和右美托咪定；抗癫痫药物丙戊酸钠是全身强直-阵挛发作、失神发作和肌阵挛发作的一线药物，也是与其他药物联合应用的首选药物，其有效血药浓度为 50～100 μg/mL，在临床应用中常出现嗜睡、乏力、头晕、头痛、共济失调、走路不稳、表情淡漠、烦躁、恶心、呕吐、腹痛、皮疹、脱发、贫血、白细胞减少、体重增加等不良反应，严重的可能发生表皮坏死松解症和肝中毒等。

（五）营养管理

判断患者是否存在重度营养风险：6 个月内体重下降 10%～15% 或更多；患者进食量低

于推荐摄入量的 60%，持续 10 天以上；体重指数小于 $18.5\ kg/m^2$；清蛋白少于 30 g/L（无肝肾功能不全）。术前营养支持的方式优先选择经口营养或肠内营养，根据患者个体情况设定每天营养目标。

（六）血糖管理

手术准备应优化患者的代谢指标控制，以糖化血红蛋白水平＜ 7.0%、空腹血糖含量＜ 6.1 mmol/L、餐后 2 小时血糖含量＜ 7.8 mmol/L 为目标值。围手术期糖尿病患者推荐血糖控制目标为 7.8 ～ 10.0 mmol/L，围手术期应加强患者血糖监测，预防低血糖。

（七）心理护理

加强患者心理疏导，减轻患者焦虑、抑郁等情绪。

（八）排泄

预防患者出现便秘、尿潴留、失禁性皮炎。

（九）皮肤与清洁

协助患者完成生活护理；偏瘫、昏迷患者定时更换体位、保持功能体位。

三、健康教育

（一）疾病知识指导

向患者讲解颅内压增高的症状与体征，脑疝的诱发因素及脑疝的表现，如何积极预防脑疝。

（二）出院指导

（1）指导患者积极治疗原发病。
（2）指导患者建立健康的生活方式。
（3）指导患者定时复查，按时服药。

第五节　脑疝的护理

脑疝是指颅腔某分腔有占位性病变时，脑组织从高压区向低压区移位，导致脑组织、血管及脑神经等重要结构受压和移位，被挤入小脑幕裂孔、枕骨大孔、大脑镰下间隙等生理性或病理性间隙或孔道中，从而出现一系列严重的临床症状。

一、护理评估

（1）评估患者发生脑疝的原因、诱发因素。
（2）评估头颅 CT、MRI、DSA、X 线等检查报告资料，明确脑疝的类型。

（3）评估患者的症状和体征。

（4）评估患者的并发症。

（5）评估患者心理状况及社会、家庭支持情况。

（6）评估患者对脑疝相关知识的了解。

二、护理措施

根据脑疝的不同类型和临床表现，采取相应的护理措施（见表1、表2）。

表1　小脑幕切迹疝临床表现及护理措施

观察项目	早期症状和体征	晚期症状和体征	护理措施
颅内压增高	剧烈头痛，与进食无关的频繁的喷射性呕吐	头痛进行性加重伴烦躁不安	1.快速静脉滴注20%甘露醇，静脉推注呋塞米。 2.术前准备。 3.头颅CT/MRI检查。 4.辅助呼吸 （1）开放气道，保持气道通畅。 （2）辅助呼吸：呼吸囊辅助呼吸或面罩、气管插管。 5.心跳停止时立即行胸外心脏按压
瞳孔	初期患侧瞳孔变小，对光反射迟钝；随病情进展患侧瞳孔逐渐散大，直接或间接对光反射均消失	双侧瞳孔散大，对光发射消失	
运动	病变对侧肢体的肌力减弱或麻痹	去脑强直发作	
意识	嗜睡、浅昏迷	深昏迷	
生命体征紊乱	呼吸深而慢	呼吸不规则、停止	
	心率减慢或不规则，血压忽高忽低，体温可高在41℃以上或体温不升，大汗淋漓或汗闭，面色潮红或苍白	血压下降，心脏停搏	
排泄	尿失禁、尿潴留		

表2　枕骨大孔疝临床表现及护理措施

观察项目	慢性枕骨大孔疝	急性枕骨大孔疝
颅内压增高	剧烈头痛，与进食无关的频繁喷射性呕吐	
	颈项强直，强迫头位	
瞳孔	忽大忽小	双侧先缩小，晚期散大、对光反射消失
呼吸		突然呼吸不规则或停止
意识	无意识障碍	昏迷
排泄	尿失禁、尿潴留	

续表

观察项目	慢性枕骨大孔疝	急性枕骨大孔疝
护理措施	避免癫痫、便秘、尿潴留、呕吐、大声哭闹、强行改变体位等诱发因素	1. 开放气道，保持气道通畅。 2. 辅助呼吸：呼吸囊辅助呼吸或面罩、气管插管。 3. 快速静脉滴注 20% 甘露醇，静脉推注速尿。 4. 术前准备。 5. 头颅 CT/MRI 检查。 6. 心跳停止时立即行胸外心脏按压

三、健康教育

（一）疾病知识指导

向患者讲解颅内压增高的症状与体征，脑疝的诱发因素及脑疝的表现，如何积极预防脑疝。

（二）出院指导

（1）指导患者积极治疗原发病。

（2）指导患者保持健康的生活方式。

（3）指导患者定时复查，按时服药。

第六节　昏迷的护理

一、意识的判断

1. 清醒（格拉斯哥昏迷指数 15 分）

定向功能好。

2. 嗜睡（格拉斯哥昏迷指数 13～14 分）

唤醒后很快入睡，定向功能障碍。

3. 模糊（格拉斯哥昏迷指数 9～12 分）

患者被唤醒后，回答问题错误。

4. 轻度昏迷（格拉斯哥昏迷指数 7～8 分）

意识迟钝，反复呼唤偶尔能回应，但不能正确回答问题，对强烈疼痛刺激，有逃避动作，深浅反射存在。

5. 中度昏迷（格拉斯哥昏迷指数 4～6 分）

意识丧失，常有躁动，强烈疼痛刺激反应迟钝，浅反射消失，深反射减退或消失，角膜和吞咽反射尚存。

6. 深度昏迷（格拉斯哥昏迷指数低于 3 分）

对外界一切刺激均无反应，深浅反射、瞳孔对光反射、角膜和吞咽反射均消失，四肢肌张力消失或极度增强。

二、评估和观察要点

（1）评估患者的意识、瞳孔、生命体征及四肢肌力变化，有无休克、复合伤（脑脊液漏、胸部、腹部、四肢损伤等）、脑疝等。

（2）评估患者有无颈项强直、角弓反张、癫痫。

（3）评估患者吞咽功能、咳嗽反射功能。

（4）评估患者饮食、口腔、皮肤、排泄功能等。

（5）评估患者的既往史（手术史、癫痫发作、精神行为异常、跌倒等）、过敏史、家族遗传史等。

（6）评估患者的伤口情况。

（7）评估患者社会支持状况。

（8）评估患者各管道（引流管、尿管、胃管、深静脉导管等）是否固定妥善、通畅、高度适宜；评估引流液的性质、量和颜色。

三、护理措施

（1）体位。患者头下垫水枕，头偏向一侧，抬高床头 15°～30°，保持肢体功能位。

（2）严密观察患者的意识、瞳孔、生命体征变化，必要时予吸氧。

（3）定时协助患者翻身，保持患者皮肤清洁干燥，协助患者进行肢体主动运动或被动运动。

（4）加强患者口腔护理，预防肺部感染。

（5）留置胃管的护理。妥善固定胃管，保持患者胃管通畅，定期更换；鼻饲前确认胃管在胃内并通畅，患者头偏向一侧，进食前抬高床头 45°～60°，必要时予吸痰；鼻饲过程及鼻饲后观察有无腹泻、恶心呕吐、胃内容物反流、误吸等并发症。

（6）保持呼吸道通畅，持续气道加温加湿，及时吸痰，翻身叩背，预防肺炎。

（7）留置尿管护理。保持尿管通畅；观察记录尿色及量，必要时记录每小时及 24 小时出入量；每天清洁患者尿道口，定期更换尿袋和尿管。

（8）营养支持。静脉输注营养药物，并在营养师指导下为患者提供个体化的鼻饲饮食。

（9）癫痫的患者，注意观察记录其癫痫发作的先兆、类型、持续时间，遵医嘱按时给予抗癫痫药物。

（10）眼睑闭合不全者，注意保护眼睛，可涂眼药水和眼药膏，防止角膜溃疡。高热患者，按医嘱予药物降温或物理降温处理，必要时给予人工冬眠。

四、健康教育

向患者家属介绍昏迷患者基础护理技巧、营养支持途径、常见并发症及防范措施，争取家属的理解和配合。

第七节　颅骨骨折的护理

颅骨骨折是由于钝性暴力或穿透性损伤造成，颅骨骨折的重要性并不在骨折本身，而在于可能同时并发的脑膜、脑、颅内血管和颅脑神经的损伤。颅骨骨折分类较多，按照骨折的部位不同，可分为颅盖骨折和颅底骨折；根据骨折的形态不同，可分为线形骨折、凹陷骨折、粉碎骨折和洞形骨折等。此外，视骨折局部与外界是否相通，又可分为闭合性骨折和开放性骨折。

一、护理评估

（一）术前评估

（1）评估患者的症状和体征。

（2）评估患者头颅 CT、MRI、DSA、X 线等检查报告资料，明确骨折部位、形态，是否需要手术。

（3）评估患者凹陷骨折是否需要手术。目前一般认为凹陷深度大于 1 cm，位于重要功能区，骨折片刺入脑内，骨折引起瘫痪、失语等功能障碍或局限性癫痫者，应手术治疗。

（4）伤后视力减退，疑为碎骨片挫伤或血肿压迫视神经者，应申请在 12 小时内行视神经探查减压术。

（5）评估患者脑脊液漏的部位和量。

（6）儿童凹陷性颅骨骨折评估。一般认为，凹陷深度大于 5 mm，或凹陷部位于脑功能区、影响静脉回流、骨折碎片不稳定等均应手术治疗；静脉窦表面的凹陷骨折，如未引起静脉窦受压表现，为防止骨折取出后大出血，可暂予保守治疗。

（7）评估患者的并发症。

（8）评估患者心理状况及社会、家庭支持情况。

（9）评估患者对颅骨骨折相关知识的了解。

（二）术后评估

（1）中枢神经系统功能监测：评估患者的意识、格拉斯哥昏迷指数、瞳孔直径与对光反射、四肢肌力、生命体征等。

（2）评估是否并发有颅内出血、脑积水、脑水肿、脑脊液漏、中枢性高热等。

（3）风险评估：评估患者有无角膜干燥/溃疡、误吸、便秘、管道滑脱、坠床、跌倒、血栓、压力性损伤等风险。

（4）评估患者体位、伤口等。

二、护理措施

（一）术前护理

按本章第一节神经外科一般护理常规进行护理。

（二）术后护理

（1）观察患者头痛、呕吐、耳/鼻出血或脑脊液漏、脑神经损伤、皮下或黏膜下瘀斑等临床表现有无改善。

（2）观察患者意识、格拉斯哥昏迷指数、瞳孔大小及对光反射、四肢肌力分级、生命体征等有无改善。

（3）并发症观察。骨折线通过脑膜血管沟或静脉窦时，应警惕患者发生硬脑膜外血肿可能；患者骨折因骨片陷入颅内引起癫痫、失语、瘫痪；额窦、筛窦骨折可引起颅内感染、颅内积气；患者骨折伤及颈内动脉，易造成颈动脉 – 海绵窦瘘或者大量鼻出血。

（4）脑脊液漏护理。脑脊液鼻漏者，经口留置胃管，置入胃管的深度可在原测量长度的基础上增加 5 ～ 10 cm。在脑脊液漏早期，将患者头偏向患侧，防止脑脊液进入颅内，促进漏口愈合。注意不冲洗、不做腰椎穿刺，禁止填塞、滴药、鼻饲和鼻腔吸痰等操作。

（5）前颅底骨折致患者口鼻腔大出血的急救方法。紧急建立人工气道，运用气囊导尿管及聚维酮碘纱布条进行鼻咽部及前鼻孔填塞压迫止血，保持患者呼吸道通畅的同时进行有效止血及抗休克治疗。

（6）药物治疗观察。伤后立即使用精制破伤风抗毒素，选择有效的抗生素；如有癫痫发作患者应使用抗癫痫药，控制癫痫后持续用药 6 个月以上，然后逐渐减量。

（7）心理护理。加强患者心理疏导，减轻患者焦虑、抑郁情绪。

（8）饮食、排泄护理。给予清淡、易消化、营养均衡的饮食，指导患者保持大便通畅。

（9）皮肤与清洁。协助卧床患者完成生活护理，保持皮肤清洁干燥。

三、健康教育

（一）疾病知识指导

教会患者和家属头高位卧床休息、预防颅内积气、颅内感染的护理措施。嘱患者避免进行擤鼻、挖鼻、鼻深吸气等行为。

（二）出院指导

（1）告知颅骨缺损患者在康复期注意休息，避免剧烈运动；外出须有家属陪护、戴帽子，防止头部外伤；成人患者伤后 3 ～ 6 个月回院行颅骨修补术。

（2）外伤性癫痫患者出院后在康复过程中注意避免剧烈运动，外出有家属陪护，不宜游泳或从事高空作业工作。控制癫痫后持续用药 6 个月以上，然后逐渐减量。

第八节　颅脑损伤的护理

颅脑损伤是头颅部位尤其是脑组织在外力的作用下所致的损伤。目前，国际上较通用的一种颅脑损伤伤情分类方法，是根据格拉斯哥昏迷指数所做的伤情分类法。格拉斯哥昏迷指数是 1974 年由格拉斯哥颅脑损伤研究所的 Graham Teasdale 和 Bryan J.Jennett 共同提出的，分别对伤员的睁眼、语言、运动反应评分（见表 3），再累计得分，作为判断伤情的依据。

轻型：13 ～ 15 分，伤后昏迷时间少于 20 分钟。

中型：9 ～ 12 分，伤后昏迷时间 20 分钟至 6 小时。

重型：≤ 8 分，伤后昏迷时间超 6 小时，或在伤后 24 小时内意识恶化并昏迷超 6 小时。

表 3　格拉斯哥昏迷指数

睁眼反应	计分	语言反应	计分	运动反应	计分
自动睁眼	4	回答正确	5	遵医嘱活动	6
呼唤睁眼	3	回答错误	4	刺痛定位	5
刺痛睁眼	2	语无伦次	3	刺痛躲避	4
不能睁眼	1	只能发音	2	刺痛肢屈	3
		不能发音	1	刺痛肢伸	2
				不能活动	1

颅内血肿是创伤等原因，当脑内或者脑组织和颅骨之间的血管破裂之后，血液集聚于脑内或者脑与颅骨之间，并对脑组织产生压迫时，颅内血肿因而形成。颅内血肿是颅脑损伤中常见且严重的继发性病变，发生率约占闭合性颅脑损伤的 10%，占重型颅脑损伤的40% ～ 50%。

颅内血肿按症状出现时间分为急性血肿（3 天内）、亚急性血肿（3 天后到 3 周以内）、慢性血肿（超过 3 周）。按血肿的来源和部位，可分为硬脑膜外血肿、硬脑膜下血肿及脑内血肿。

一、护理评估

（一）术前护理评估

（1）评估患者的症状和体征，有无脑疝、休克、复合伤（脑脊液漏，胸部、腹部、四肢损伤等）、感染，有无误吸，呼吸道是否通畅等。

（2）评估患者头颅 CT、MRI、DSA、X 线等检查报告资料，明确部位，了解手术适应证与禁忌证。

（3）评估患者饮食、口腔、皮肤、排泄功能等。

（4）评估患者的既往史、过敏史、现病史、家族遗传史等。

（5）评估患者的自理能力、理解能力。

（6）评估患者破伤风抗毒素注射史（急诊患者3天内）。

（二）术后护理评估

（1）中枢神经系统功能监测：评估患者的意识、格拉斯哥昏迷指数、瞳孔直径与对光反射、四肢肌力、生命体征。

（2）评估患者是否并发有颅内出血、脑积水、脑水肿、脑脊液漏、中枢性高热等。

（3）评估患者神经功能，如吞咽功能、咳嗽反射等后组颅神经功能。

（4）风险评估：评估患者有无角膜干燥/溃疡、误吸、便秘、管道滑脱、坠床、跌倒、血栓、压力性损伤、关节僵硬、足下垂等风险。

（5）评估患者体位、伤口、出入量、管道（引流管、尿管、胃管、深静脉导管等）是否固定妥善、通畅、高度适宜。

二、护理措施

（一）术前护理

按本章第一节神经外科一般护理常规进行护理。

（二）术后护理

（1）创伤进行精确分类，在重症监护病房根据多模式监测实行个体化治疗，落实护理措施。

（2）闭合性颅脑损伤患者并发进展性出血性损伤危险因素：年龄大于50岁、入院时格拉斯哥昏迷指数少于12分、两次CT血肿量差大于20 mL、意识障碍、瞳孔扩大、D-二聚体大于1.24 mg/L、血小板计数大于300×10^9/L是闭合性颅脑损伤患者发生进展性出血性损伤的独立危险因素，需要加强监护。

（3）预防并发症：重型颅脑损伤患者最常见的并发症为感染，其次为休克、癫痫、应激性溃疡、多器官功能衰竭、急性呼吸窘迫综合征和弥散性血管内凝血。

（4）用药观察：遵医嘱应用破伤风抗毒素注射（无破伤风抗毒素注射史、伤后3天内患者）、脱水药、胃肠道保护药、止血药、神经营养药及抗生素等，并注意观察用药效果及不良反应。

（5）超早期康复护理：对昏迷、偏瘫、失语、骨折、肺炎等患者超早期康复体位、肢体主动运动和被动运动介入。

（6）心理护理：依据患者病情、自理能力及治疗护理措施的实施目的等，与患者有效沟通，评估患者心理反应，针对性地给予心理支持，增强患者战胜疾病的信心。

（7）管道护理：管道固定妥善，保持通畅，高度适宜，记录引流量及性质。意识模糊、烦躁的患者适当约束四肢，预防管道滑脱。

（8）皮肤与清洁：协助卧床者完成生活护理，保持皮肤清洁干燥。

三、健康教育

（1）告知患者均衡营养，进食易消化的流质饮食、半流质饮食再到普通饮食。

（2）告知患者及其家属保持功能体位，主动运动和被动运动的目的及意义。

（3）告知患者及其家属留置引流管、尿管等各管道的目的及安全防范措施。

（4）告知患者及其家属治疗药物的药名、目的、不良反应观察。

（5）告知颅骨缺损患者出院后在康复过程中注意避免剧烈运动；外出须有家属陪护、戴帽子、防止头部外伤；成人患者伤后 3～6 个月回院行颅骨修补术。

（6）外伤性癫痫患者出院后在康复过程中注意避免剧烈运动，外出有家属陪护，不宜游泳或从事高空作业。

第九节　颅骨缺损的护理

颅骨缺损是开放性颅脑损伤或火器性穿透伤所致，部分患者是因手术减压或有病颅骨切除而残留骨缺损。

一、护理评估

（一）术前护理评估

（1）评估患者意识、瞳孔、生命体征、四肢肌力的变化。

（2）评估患者颅骨缺损部位皮肤有无感染，脑组织膨出或塌陷程度，清醒患者有无颅骨缺损综合征（常表现为头痛、头晕、易疲劳、易激惹、记忆力下降、失眠、抑郁），对震动及声响耐受力下降等症状及严重程度。

（3）评估患者饮食、口腔、皮肤、排泄功能等。

（4）评估患者的既往史、过敏史、现病史、家族遗传史等。

（5）评估患者的精神行为、自理能力、理解能力。

（6）评估患者对疾病的认知程度。

（二）术后护理评估

（1）评估患者意识、瞳孔、生命体征、四肢肌力的变化。

（2）评估患者颅骨缺损部位皮肤有无感染，脑组织膨出或塌陷程度，清醒患者有无颅骨缺损综合征（常表现为头痛、头晕、易疲劳、易激惹、记忆力下降、失眠、抑郁），对震动和声响耐受力下降等症状及严重程度。

（3）评估患者伤口情况。

（4）评估患者各管道（引流管、尿管、胃管、深静脉导管等）是否固定妥善、通畅、高度适宜。

二、护理措施

（一）术前护理

按本章第一节神经外科一般护理常规进行护理。

（二）术后护理

1. 病情观察

观察患者意识、瞳孔、生命体征、四肢肌力的变化，缺损部位皮肤有无感染，脑组织膨出或塌陷程度，清醒患者有无颅骨缺损综合征（常表现为头痛、头晕、易疲劳、易激惹、记忆力下降、失眠、抑郁），对震动和声响耐受力下降等症状及严重程度。

2. 主要并发症

患者主要并发症包括皮下积液、切口感染，少数患者可并发迟发颅内血肿，个别患者可出现钛网松动及变形。

三、健康教育

（一）安全教育

嘱患者卧床休息，避免剧烈运动。

（二）心理疏导

与患者有效沟通，评估患者的心理反应，针对性地给予心理支持。指导患者出院后的注意事项，解除患者的心理疑虑。

（三）复查指导

嘱患者术后定期门诊随访；术后每 3 个月复查 1 次，术后 6 个月后每 6 个月复查 1 次，至少连续复查 2 年。

第十节　颅内肿瘤的护理

颅内肿瘤是指生长于颅腔内的神经系统肿瘤，简称脑瘤。原发于颅内的各种组织，称为原发性颅内肿瘤。

一、护理评估

（一）术前护理评估

（1）评估患者的颅内压增高表现，如头痛、呕吐、视神经乳头水肿。

（2）评估患者的神经功能定位症状。

①刺激症状：癫痫发作。

②破坏性症状：肿瘤侵及脑组织所致的中央前后回肿瘤，可发生一侧肢体运动和感觉障碍；额叶肿瘤常有精神障碍；枕叶肿瘤可引起视野障碍；顶叶下部角回和缘上回受损可导致失算、失读、失用及命名性失语；语言运动中枢受损可出现运动性失语。另外，肿瘤侵及下丘脑时表现为内分泌障碍；四叠体肿瘤出现瞳孔不等大、眼球上视障碍，小脑蚓部受累时肌张力减退及躯干和下肢共济运动失调，小脑半球肿瘤出现同侧肢体共济失调，脑干肿瘤表现为交叉性麻痹。

③压迫症状：鞍区肿瘤可引起视力、视野障碍。海绵窦区肿瘤压迫第Ⅲ、第Ⅳ、第Ⅵ和第Ⅴ对脑神经，患者出现眼睑下垂、眼球运动障碍、面部感觉减退等海绵窦综合征。患者早期出现脑神经症状有定位价值。

（3）评估患者头颅 CT、MRI、DSA、X 线等检查报告资料，明确部位，了解手术适应证与禁忌证。

（4）评估患者有无急性颅内压增高症状与体征，如肿瘤内出血、脑疝。

（5）评估患者饮食、口腔、皮肤、排泄功能等。

（6）评估患者的既往史、过敏史、现病史、家族遗传史等。

（7）评估患者的精神行为、自理能力、理解能力。

（二）术后护理评估

（1）中枢神经系统功能监测，如评估患者的意识、格拉斯哥昏迷指数、瞳孔直径与对光反应、四肢肌力、生命体征。

（2）评估患者是否有并发症，如颅内出血、脑积水、脑水肿、脑梗死、脑脊液漏、中枢性高热等。

（3）评估患者神经功能，如后组颅神经功能、吞咽功能、咳嗽反射等。

（4）风险评估，如评估患者有无角膜干燥 / 溃疡、误吸、便秘、管道滑脱、坠床、跌倒、血栓、压力性损伤、关节僵硬、足下垂等风险。

（5）评估患者体位、伤口、出入量、管道（引流管、尿管、胃管、深静脉导管等）是否固定妥善、通畅、高度适宜。

二、护理措施

（一）术前护理

按本章第一节神经外科一般护理常规进行护理。

（二）术后护理

术后常见并发症及护理如下。

（1）颅内血肿：术后最严重的并发症，表现为患者术后意识障碍，即术后意识由清醒转为嗜睡、昏迷，或昏迷患者意识障碍加深，双侧瞳孔不等大（动眼神经损伤除外）、对光反应射迟钝或消失；术后头痛、呕吐、烦躁、意识障碍。

（2）脑水肿：术后 2～3 天处于脑水肿高峰期，患者表现为颅内压增高症状。

（3）颅内感染：患者术后3～5天出现体温上升，持续时间较长并高达40℃，表现为体温逐渐升高。

（4）脑积水：多见于脑室系统肿瘤、后颅窝肿瘤术后，患者表现为头痛、呕吐、精神淡漠、反应迟钝、尿失禁。

（5）癫痫：见于大脑半球脑膜瘤、胶质瘤、鞍区肿瘤、颅后窝髓母细胞瘤等患者，术前虽然无癫痫表现，但是术后发生率较高。

（6）脑脊液鼻漏、嗅觉减退或丧失：见于前颅窝底肿瘤术后，患者表现为耳道、鼻道流出清亮或淡红色血性的脑脊液，一般在患者坐起或低头时漏液增加，平卧时减少，应指导患者取患侧卧位或平卧位。

（7）动眼神经、外展神经等麻痹：见于海绵窦肿瘤术后患者，应观察并记录瞳孔大小及对光反射、运动。

（8）眼睑闭合不全、吞咽困难、呛咳：见于小脑桥脑角及颈静脉孔区肿瘤术后患者，应观察并记录有无三叉神经、面神经、听神经损害与吞咽困难、呛咳等后组颅神经症状，加强呼吸道、饮食等护理；眼睑闭合不全的患者按医嘱给予眼药水、眼药膏局部用药护理。

三、健康教育

（一）疾病知识指导

向患者讲解颅内压增高的症状与体征，脑疝的诱发因素及脑疝的表现，如何积极预防脑疝，癫痫发作的医疗、护理措施及患者自护知识。

（二）出院指导

（1）康复及安全指导：告知患者癫痫、视力障碍、偏瘫等康复技巧及工作、学习、生活中的自护知识。

（2）告知患者术后放疗的相关知识及必要性。

（3）指导患者建立健康的生活方式。

（4）指导患者严格按医嘱服药，定期复查。

第十一节　鞍区肿瘤的护理

鞍区肿瘤是指发生在蝶鞍区的肿瘤，可分为鞍内肿瘤、鞍上肿瘤、鞍旁肿瘤、鞍后肿瘤及鞍下肿瘤，包括垂体腺瘤、颅咽管瘤、鞍结节脑膜瘤和鞍部异位松果体瘤。

二、护理评估

（一）术前护理评估

（1）评估患者有无视力、视野改变及程度。

（2）评估患者头痛的性质、频率、节律等。

（3）评估患者有无内分泌异常表现。

（4）评估患者的生长发育史、既往史、过敏史、现病史、家族遗传史等。

（5）评估患者的精神行为、自理能力、理解能力。

（二）术后护理评估

（1）中枢神经系统功能监测，如评估患者的意识、格拉斯哥昏迷指数、瞳孔直径与对光反射、四肢肌力、生命体征。

（2）评估患者是否有并发症，如颅内出血、脑积水、脑水肿、脑梗死、脑脊液漏、中枢性高热等。

（3）评估患者神经功能，如后组颅神经功能、吞咽功能、咳嗽反射等。

（4）风险评估，如评估患者有无角膜干燥/溃疡、误吸、便秘、管道滑脱、坠床、跌倒、血栓、压力性损伤、关节僵硬、足下垂等风险。

（5）评估患者体位、伤口、出入量、管道（引流管、尿管、胃管、深静脉导管等）是否妥善固定、通畅、高度适宜。

二、护理措施

（一）术前护理

（1）完善术前各项检查、治疗。

（2）根据病情记录每小时尿量或24小时出入量。

（3）激素测定、视力视野检查。

（4）术前2～3天，遵医嘱予患者肾上腺皮质激素（强的松、地塞米松）治疗，以防止术后发生垂体危象。

（5）经鼻－蝶入路肿瘤切除术的术前1天准备：可用0.25%氯霉素滴眼液和伏麻滴鼻液滴鼻，每2小时1次，每次3～4滴，交替使用，滴药前清洁患者鼻腔，观察有无鼻腔疾患，头后仰45°，使药液充分进入鼻腔；指导患者术前3天练习张口呼吸训练。

（二）术后护理

1. 尿崩症的观察

准确记录每小时尿量和24小时出入量，监测肾功能，当每小时尿量超过200 mL持续3小时、每小时尿量超过250 mL或24小时尿量超过4000 mL时，尿比重在1.005以下，可视为尿崩症。术后常规监测每小时尿量，出现尿崩者手术当天予垂体后叶激素肌内注射或持续微量泵入，术后2天进食后改醋酸去氨加压素片口服。其间注意患者电解质和出入水量的平衡，必要时监测中心静脉压。多数患者在术后 3 周尿量逐渐恢复，少数须长期服药。

2. 电解质紊乱的观察

（1）高钠血症：血钠值大于 145 mmol/L 诊断为高钠血症。治疗高钠血症应严格控制钠盐摄入，不输或少量输入含钠液体，补充葡萄糖液。如果患者处于昏迷状态，可酌情经胃管注入适量白开水，可避免大量补液增加心脏负荷；病情危重时治疗可考虑腹膜透析。

（2）低钠血症：血钠值小于 135 mmol/L 诊断为低钠血症；其发生原因可能与脑性盐消耗综合征或抗利尿激素分泌失调综合征有关，脑性盐消耗综合征是中枢性低钠血症最常见的原因，可能与丘脑下部受损后心房钠尿肽或脑钠尿肽分泌增多、肾小管对钠的重吸收障碍有关，且血容量减少，为真性低钠血症，钠代谢呈负平衡。抗利尿激素分泌失调综合征主要是抗利尿激素异常分泌增多导致机体内水潴留，血容量增加，为释放性低钠血症，钠代谢平衡或略呈正平衡。测定中心静脉压有助于二者的鉴别，中心静脉压高应考虑抗利尿激素分泌失调综合征，低则考虑脑性盐消耗综合征。脑性盐消耗综合征须补充高渗氯化钠以恢复血容量及维持血钠平衡，而抗利尿激素分泌失调综合征仅须严格限制入水量（成年人每天入水量一般 800 ～ 1000 mL），尿量无特殊要求，酌情给予利尿剂排出体内过剩水分以升高钠离子水平。

3. 低血钠性癫痫的观察

患者血钠浓度低于 130 mmol/L，常为大发作表现，遵医嘱给予地西泮、丙戊酸钠、苯巴比妥、卡马西平等药物预防。对血钠浓度低于 135 mmol/L，或血钠下降幅度大和速度快者，重点关注，按癫痫护理常规护理。

4. 中枢性高热的观察

严密监测患者体温，高热时配合物理降温或药物降温。

5. 神志改变的观察

由于患者术后颅内血肿、急性梗阻性脑积水、内环境紊乱和垂体功能低下，尤以皮质醇低下最为突出，根据垂体功能的检测结果，酌情应用甲状腺素及性激素。

6. 脑脊液鼻漏、颅内感染和积气的观察

患者表现为鼻道、伤口流出液体为清亮或淡红色血性的脑脊液，一般在患者坐起、低头时漏液增加，平卧时停止。指导患者平卧休息，勿用力咳嗽、打喷嚏。

7. 视力、视野观察

记录患者视力、视野障碍有无改善或者加重。

三、健康教育

（一）疾病知识指导

向患者讲解所患疾病的症状与体征、治疗技术、护理措施、康复过程等相关知识。

（二）出院指导

（1）家居生活指导：指导患者合理安排饮食，进食营养丰富、易消化的食物，注意休息，适当活动，保持乐观情绪，在能力范围内自理，多与社会接触交往。

（2）指导患者了解术后放疗相关知识及必要性；定期复查激素水平、头颅 MRI，如发现躯体不适，随时就诊。

（3）用药指导：向患者介绍用药的目的、注意事项、有关药物不良反应的表现及处理方法；坚持服药，不宜随意增减药量或骤然停药。

第十二节　脑脓肿的护理

脑脓肿是指化脓性细菌感染引起的化脓性脑炎、慢性肉芽肿及脑脓肿包膜形成，少部分也可能是真菌及原虫侵入脑组织而致脑脓肿。脑脓肿是需要急诊处理的致命性疾病，早诊断、早治疗是改善患者预后的关键因素。

一、护理评估

（一）术前护理评估

（1）评估患者的症状与体征。全身感染症状包括发热、外周血白细胞升高等指标。颅内压增高表现包括头痛、呕吐、视乳头水肿，局灶性神经功能障碍包括偏瘫、失语、共济失调、精神异常、癫痫等。

（2）评估患者头颅 CT、MRI、DSA、X 线等检查报告资料，了解脓肿病因、发展阶段（急性炎症及化脓时期、脓肿形成期）。

（3）评估患者对脑脓肿相关知识的了解程度。

（4）评估患者饮食、口腔、皮肤、排泄功能等。

（5）评估患者的既往史、过敏史、现病史、家族遗传史、手术适应证、禁忌证。

（6）评估患者的精神行为、自理能力、理解能力。

（二）术后护理评估

（1）中枢神经系统功能监测。评估患者的意识、格拉斯哥昏迷指数、瞳孔直径与对光反射、四肢肌力、生命体征。

（2）评估患者是否有并发症。颅内出血、脑积水、脑水肿、脑梗死、脑脊液漏、中枢性高热等。

（3）评估患者神经功能。如后组颅神经功能、吞咽功能、咳嗽反射等。

（4）风险评估。评估患者有无角膜干燥 / 溃疡、误吸、便秘、管道滑脱、坠床、跌倒、血栓、压力性损伤、关节僵硬、足下垂等风险。

（5）评估患者体位、伤口、出入量、管道（引流管、尿管、胃管、深静脉导管等）是否通畅、妥善固定、高度适宜。

二、护理措施

（一）术前护理

（1）按本章第一节神经外科一般护理常规进行护理。

（2）抗菌药物治疗护理：根据细菌培养结果选择对症抗菌药物治疗。抗菌药物的调整应用应以脑脓肿患者的临床症状改变和影像学复查后情况作为依据，抗菌药物应用时间应包括体温恢复正常后的 1～2 周，整体时间为 3～8 周。

（二）术后护理

（1）体位：摇高床头 15°～30°，患者头下垫水枕，头可偏向健侧；患者意识清醒、血压平稳后，可摇高床头 30°～45°。偏瘫、截瘫患者保持肢体功能位。

（2）病情观察及护理：麻醉恢复期每 15～30 分钟监测患者生命体征 1 次，患者清醒、生命体征平稳后，每 60 分钟监测 1 次。

（3）饮食：术后患者先给予流质饮食，之后逐渐改为半流质饮食、普通饮食，保证营养摄入。术后昏迷吞咽困难、进食呛咳患者，遵医嘱予鼻饲饮食或肠外营养。

（4）鼻饲护理：鼻饲前确认胃管在胃内且通畅，患者头偏向一侧，抬高床头 45°～60°，必要时予吸痰；鼻饲过程及鼻饲后观察患者有无腹泻、恶心、呕吐、胃内容物反流、误吸等并发症。

（5）休息与活动：患者头部伤口引流管拔除后取半坐卧位，无头晕、眼花等不适感后，可早期下床活动。

（6）按本章第二节脑室穿刺外引流术的护理之常规护理进行护理。

（7）昏迷患者按本章第四节昏迷的护理之术后护理进行护理。

三、健康教育

（一）疾病知识指导

向患者讲解所患疾病的症状与体征、治疗技术、护理措施、康复过程等相关知识。

（二）出院指导

（1）指导患者定期复查，如发现有躯体不适，随时就诊。

（2）指导患者积极祛除病因。

第十三节　脑积水的护理

颅内蛛网膜下腔或脑室内的脑脊液异常积聚，使其一部分或全部异常扩大，称为脑积水。单纯脑室扩大者称为脑内积水，单纯颅内蛛网膜下腔扩大者称为脑外积水。脑积水不是一种单一的疾病改变，而是诸多病理原因引起的脑脊液循环障碍，是由脑脊液循环障碍（通道阻塞）、脑脊液吸收障碍、脑脊液分泌过多、脑实质萎缩等造成。临床中最常见的是梗阻性脑积水，如脑室系统不同部位（室间孔、导水管、正中孔）的阻塞、脑室系统相邻部位的占位病变压迫和中枢神经系统先天畸形。

先天性脑积水又称婴幼儿脑积水，是指发生于胚胎期或婴幼儿期，脑脊液产生、吸收失衡和（或）脑脊液循环受阻所致的病理状态。脑室系统内脑脊液过多，导致脑室扩大，颅腔因颅缝未闭代偿性扩大，形成典型的颅腔及眼部体征，造成脑功能损害。

梗阻性脑积水系脑室系统存在梗阻因素所致，梗阻常发生在脑室狭窄部位，如室间孔、中脑导水管、脑室开口等处，梗阻部位以上的脑室系统可显著扩大。

交通性脑积水是脑室和蛛网膜下隙之间无梗阻，脑脊液流出脑室后到达幕上的蛛网膜下隙，但不能被蛛网膜颗粒吸收，产生脑积水症状。

正常压力脑积水指在正常的脑脊液压力之下，患者的脑室慢慢扩大，进而形成一种交通性的脑积水综合征，正常压力脑积水患者主要临床表现为进行性痴呆、步态障碍及尿失禁。

一、护理评估

（一）术前护理评估

（1）评估患者的症状体征，如颅内压增高症状、婴幼儿患者的头围和头部形态、意识、瞳孔、生命体征及四肢肌力。

（2）评估患者头颅 CT、MRI、DSA、X 线等检查报告资料，了解病因，判断颅内高压的程度及有无脑疝。

（3）评估患者饮食、口腔、皮肤、排泄功能等。

（4）评估患者的既往史、过敏史、现病史、家族遗传史等。

（5）评估患者的精神行为、自理能力、理解能力。

（6）评估患者有无术后常见并发症。

（二）术后护理措施

（1）中枢神经系统功能监测。评估患者的意识、格拉斯哥昏迷指数、瞳孔直径与对光反射、四肢肌力、生命体征。

（2）评估患者是否并发颅内出血、脑积水、脑水肿、脑梗死、脑脊液漏、颅内感染等。

（3）评估患者神经功能。如吞咽功能、咳嗽反射等后组颅神经功能。

（4）风险评估。评估患者有无角膜干燥/溃疡、误吸、便秘、管道滑脱、坠床、跌倒、血栓、压力性损伤、关节僵硬、足下垂等风险。

（5）评估患者体位、伤口、出入量、管道（引流管、尿管、胃管、深静脉导管等）是否妥善固定、通畅、高度适宜。

二、护理措施

（一）术前护理

按本章第一节神经外科一般护理常规进行护理。

（二）术后护理

1. 内镜第三脑室造瘘术术后护理

观察患者的临床表现、颅内压情况。患者术后临床症状明显缓解，颅内压正常，复查头颅 CT 示脑室缩小者为优；患者术后临床症状缓解，颅内压正常，头颅 CT 检查示脑室无明显变化者为良；患者临床症状无改善或加重，颅内压升高，头颅 CT 检查示脑室无变化或继续扩大者为差。

2. 并发症观察

内镜第三脑室造瘘术并发症包括颅内积气、硬膜下积液、颅内感染、头皮切口脑脊液漏、脑室内积血、内镜隧道内迟发出血等。

3. 脑室－腹腔分流术后常见并发症观察

（1）分流管梗阻包括脑室端梗阻、腹腔端梗阻。患者颅内高压的症状无改善。

（2）分流不当包括分流不足和分流过度。低颅压表现，患者抬头、坐位时头晕、头痛明显，变换体位及静脉滴注生理盐水后大部分患者可适应。

（3）感染包括脑膜炎、腹腔脓肿。患者发热，头痛、颈项强直或腹痛、反跳痛。

（4）术后脑血肿。分流后颅内压突然急剧降低，并发急、慢性硬膜下或硬膜外血肿。

4. 正常脑压脑积水术后观察

通过对患者步距、简易精神状态量表评分、步速、转身步数、尿失禁次数、夜尿次数、远期生活质量评分等的观察来评价患者的术后效果。

三、健康教育

（一）疾病知识指导

向患者讲解所患疾病的症状与体征、治疗技术、护理措施、康复过程等相关知识。

（二）出院指导

（1）指导患者脑室－腹腔分流术后自护知识。保持头颈良好位置，防颈部过度扭曲。一旦出现管道堵塞和感染的征兆，如头痛加剧，呕吐，体温升高，局部皮肤红、肿、热、痛等，请及时就诊。

（2）心理指导。告知患儿家长有意地给患儿尝试新事物的学习机会。

（3）指导患者积极治疗原发病，避免诱因。建立健康的生活方式，合理饮食、稳定情绪等。

（4）指导患者定期复查。

第十四节　颅内动脉瘤的护理

颅内动脉瘤是颅内动脉血管先天异常或后天损伤等因素导致局部的血管壁损害，在血流动力学负荷和其他因素作用下，逐渐扩张形成的异常膨出。好发于组成脑底动脉环的大动脉分支或叉部，这些动脉都位于脑底的脑池中，所以动脉瘤破裂出血后常表现为蛛网膜下腔出血。

一、护理评估

（一）术前护理评估

（1）评估患者的意识、瞳孔、生命体征及四肢肌力。

（2）评估患者头颅 CT、MRI、DSA、X 线等检查报告资料，明确诊断；了解是否有颅内再次出血、脑积水、血管痉挛、脑梗死、癫痫发作等并发症。

（3）评估患者是否存在诱发动脉瘤破裂出血的危险因素，如高血压、便秘、头痛、烦躁、癫痫发作、剧烈运动等。

（4）评估患者饮食、口腔、皮肤、排泄功能等。

（5）评估患者的既往史、过敏史、现病史、家族遗传史等。

（6）评估患者的精神行为、自理能力、理解能力等。

（7）评估患者对疾病的认知程度。

（二）术后护理评估

（1）评估患者的意识、瞳孔、生命体征及四肢肌力。

（2）评估患者开颅夹闭术后头部伤口情况。

（3）评估患者各管道是否固定妥善、通畅、高度适宜。

（4）评估血管内介入栓塞术后患者患侧肢体穿刺点有无渗血、渗液，下肢足背动脉搏动、血运、皮肤温度、肢体周径等情况。

二、护理措施

（一）术前护理

按本章第一节神经外科一般护理常规进行护理。

（二）术后护理

1. 并发症观察

（1）动脉瘤性蛛网膜下腔出血并发脑积水的观察包括动脉瘤性蛛网膜下腔出血后脑积水分为急性（0～3日）、亚急性（4～13日）及慢性（超过13日）3种类型。

（2）蛛网膜下腔出血后脑血管痉挛诊断标准。

①临床症状经治疗好转或稳定后，病情突然恶化、加重或出现新的定位体征、症状。

②意识由清醒转为嗜睡、昏迷或由昏迷转清醒再出现昏迷。

③出现头痛、呕吐、视神经乳头水肿等颅内高压表现。

④经颅多普勒血流 ≥ 200 cm/s、MCA/ICA ≥ 6 倍或在几天内脑血流速度快速增加。符合上述条件之一或多项，且行头部 CT 检查可除外再出血、颅内血肿、急性脑积水、急性肺栓塞 / 肺水肿和电解质紊乱等原因者可诊断脑血管痉挛。采用腰椎穿刺、脑室或腰椎穿刺持续引流清除蛛网膜下腔积血，尽早启动尼莫地平治疗是预防蛛网膜下腔出血后脑血管痉挛的有效手段。

⑤蛛网膜下腔出血发病后的 2 ～ 12 小时是动脉瘤再破裂出血发生的高峰期。急性高血压是蛛网膜下腔出血患者动脉瘤再破裂出血的危险因素，同时，便秘、头痛、烦躁、癫痫发作、剧烈运动、造影剂刺激等也是诱发动脉瘤再出血的主要因素。

2. 并发症护理

（1）严密观察并记录患者意识、瞳孔、生命体征、肢体肌力变化，观察有无头痛、呕吐，尤其要警惕以下情况。

①患者意识不清，格拉斯哥昏迷指数较之前明显下降。

②一侧或双侧瞳孔散大伴有呼吸异常。

③库欣综合征阳性。

④患者体温升高，在 38.5 ℃以上。

⑤患者出现剧烈头痛、喷射性呕吐、躁动不安等异常情况。

⑥患者肢体出现肌力进行性下降或瘫痪。

⑦患者癫痫发作。

若出现上述异常情况，应及时通知医生，并采取正确处理措施。

（2）控制血压。在血压管理方面，收缩压大于 160 mmHg 是再出血的危险指标，但过度降压治疗也会增加继发性脑缺血的风险。目前认为，动脉瘤获得确定性治疗前使收缩压低于 160 mmHg 是合理的，急性高血压应在动脉瘤性蛛网膜下腔出血发生后得到控制并直至动脉瘤得到处理，但目标血压区间及降压药物选择尚无统一标准。

（3）避免导致动脉瘤再次出血的诱发因素。

（4）药物治疗。按医嘱给予尼莫地平、丙戊酸钠、地西泮等药物治疗。应用颅内血管支架结合弹簧圈栓塞治疗颅内宽颈动脉瘤者，术前 3 天开始每天口服阿司匹林 300 mg、波立维 75 mg，以防止支架术中血小板聚集形成血栓。

3. 颅内动脉瘤栓塞术后穿刺下肢常见并发症及护理

常见并发症包括穿刺点出血或形成血肿，股动脉血栓，假性动脉瘤。观察介入治疗肢体足背动脉搏动、血运、皮肤温度、肢体的周径情况，出现并发症时可适当抬高下肢 15°～ 30°。经股动脉介入栓塞术后患者应绝对卧床 12 小时，穿刺下肢制动 6 小时。

4. 行腰椎穿刺外引流或脑室外引流术常见并发症及护理

患者按本章第三节腰大池持续外引流术的护理或第二节脑室穿刺外引流术的护理之术后护理常规护理。

三、健康教育

（一）疾病知识指导

向患者讲解相关疾病的症状与体征、治疗技术、护理措施、康复过程等相关知识。

（二）出院指导

（1）指导患者营养须均衡，以高热量、高蛋白、清淡、易消化的饮食为宜。

（2）指导患者积极治疗原发病，避免诱因。

（3）指导患者和家属了解疾病的相关知识和治疗要点。

（4）指导患者保持健康的生活方式，监测血压、稳定情绪，适当做有氧运动。

（5）指导患者严格按医嘱服药，定期复查。

（6）指导患者遵医嘱定期复查 CT、CTA、DSA。

第十五节　颅内动静脉畸形的护理

颅内动静脉畸形是指先天性中枢神经系统血管发育异常，常见临床表现为脑出血或血肿、癫痫、头痛、肢体偏瘫、失语、智力减退等，常用治疗方法有手术治疗和放疗。

一、护理评估

（一）术前护理评估

（1）评估患者的意识、瞳孔、生命体征及四肢肌力。

（2）评估患者头颅 CT、MRI、DSA、X 线等检查报告资料，明确诊断；了解是否有再次出血、脑积水、血管痉挛、脑梗死、癫痫发作等并发症。

（3）评估患者饮食、口腔、皮肤、排泄功能等。

（4）评估患者的既往史、过敏史、现病史、家族遗传史等。

（5）评估患者的精神行为、自理能力、理解能力。

（6）评估患者对疾病的认知程度。

（二）术后护理评估

（1）评估患者的意识、瞳孔、生命体征及四肢肌力。

（2）评估患者开颅夹闭术后伤口情况。

（3）评估患者各管道是否固定妥善、通畅、高度适宜。

（4）评估血管内介入栓塞术后患者患侧肢体穿刺点有无渗血、渗液，下肢足背动脉搏动、血运、皮肤温度、肢体周径等情况。

二、护理措施

（一）术前护理

按本章第一节神经外科一般护理常规进行护理。

（二）术后护理

（1）观察患者意识、瞳孔、生命体征、肢体肌力等情况。

（2）颅内动静脉畸形栓塞术后穿刺下肢常见并发症及护理。

常见并发症包括穿刺点出血或形成血肿、股动脉血栓、假性动脉瘤。观察介入治疗肢体足背动脉搏动、血运、皮肤温度、肢体周径等情况，出现并发症时可适当抬高下肢15°～30°。经股动脉介入栓塞术后患者绝对卧床 12 小时，穿刺下肢制动 6 小时。

三、健康教育

（一）疾病知识指导

向患者及其家属讲解所患疾病的症状与体征、治疗技术、护理措施、康复过程相关知识。

（二）出院指导

（1）指导患者营养须均衡，以高热量、高蛋白、清淡、易消化的饮食为宜。

（2）指导患者积极治疗原发病，避免诱因。

（3）指导患者和家属了解疾病的相关知识和治疗要点。

（4）指导患者保持健康的生活方式，监测血压、稳定情绪，适当做有氧运动。

（5）指导患者严格按医嘱服药，定期复查。

（6）指导患者遵医嘱定期复查 CT、CTA、DSA。

（7）指导癫痫患者须坚持服药，不可随意增减药量或骤然停药。

第十六节　颈内动脉海绵窦瘘的护理

颈内动脉海绵窦瘘是指颅内海绵窦段的颈内动脉本身或其在海绵窦段内的分支破裂，与海绵窦之间形成异常的动、静脉沟通，导致海绵窦内的压力增高而出现一系列临床表现。常见的临床表现为眼球突出、眼结膜充血、眼球运动障碍、视力障碍、头痛等。

一、护理评估

（一）术前护理评估

（1）评估患者的意识、瞳孔、生命体征及四肢肌力。

（2）评估患者头颅 CT、MRI、DSA、X 线等检查报告资料，明确诊断；了解是否有再次出血、脑积水、血管痉挛、脑梗死、癫痫发作等并发症。

（3）评估患者饮食、口腔、皮肤、排泄功能等。

（4）评估患者的既往史、过敏史、现病史、家族遗传史等。

（5）评估患者的精神行为、自理能力、理解能力。

（6）评估患者对疾病的认知程度。

（二）术后护理评估

（1）评估患者的意识、瞳孔、生命体征及四肢肌力。

（2）评估血管内介入栓塞术后患侧肢体穿刺点有无渗血、渗液，下肢足背动脉搏动、血运、皮肤温度、肢体周径等情况。

二、护理措施

（一）术前护理

（1）观察患者意识、瞳孔、肢体肌力、生命体征，以及有无突眼、球结膜水肿、视力障碍等情况。

（2）使用抗生素眼药水或眼膏，眼睑闭合不全者用无菌生理盐水纱布湿敷，避免角膜和结膜干燥、感染或异物落入。

（3）防止鼻出血，指导患者避免咳嗽、打喷嚏、擤鼻涕，以防鼻出血。

（4）颈总动脉压迫试验（Matas 试验）：患者取仰卧位，于甲状软骨上缘平面，用健侧手的示指、中指和无名指将患侧颈总动脉压向颈椎横突，以同侧颞浅动脉搏动消失为压迫有效的标志。压迫时间从最开始每次 5 分钟逐渐增加到每次 30 分钟，每天 3 次，之后逐步增加按压次数及按压时间。压迫过程中患者如出现头晕、目眩、恶心属正常反应，但如果出现对侧肢体麻木、心慌、气短，甚至意识障碍时，应立即停止压迫。

（二）术后护理

（1）观察患者的意识、瞳孔、肢体肌力、生命体征，注意有无突眼回缩、球结膜水肿消退、视力恢复，颅内杂音是否消失及神经系统的症状和体征。

（2）常见并发症及护理。

常见并发症包括穿刺点出血或形成血肿、股动脉血栓、假性动脉瘤。观察介入治疗肢体足背动脉搏动、血运、皮肤温度、肢体周径等情况，出现并发症时可适当抬高下肢 15°～30°。经股动脉介入栓塞术后患者绝对卧床 12 小时，穿刺下肢制动 6 小时。

三、健康教育

（一）疾病知识指导

向患者及其家属讲解所患疾病的症状与体征、治疗技术、护理措施、康复过程等相关知识。

（二）出院指导

（1）告知患者避免强光刺激，必要时戴眼罩，并注意眼部卫生，勿揉眼。

（2）指导患者及其家属掌握颈内动脉压迫试验（Matas 试验）的方法。

（3）指导患者避免剧烈运动，3～6 个月后回院复查。

第十七节　显微颈动脉内膜切除术的护理

颈动脉内膜切除术是切除增厚的颈动脉内膜粥样硬化斑块，以避免斑块脱落引起脑卒中的一种方法，能够有效防治缺血性脑血管疾病。

一、护理评估

（一）术前护理评估

（1）评估患者是否在 6 个月内有过非致残性缺血性卒中或一过性大脑缺血症状（包括大脑半球事件或一过性黑矇），具有低中危外科手术风险；无创性成像证实颈动脉狭窄超过70%，或血管造影发现狭窄超过 50%。

（2）评估患者是否存在危险因素，如高血压、高脂血症、糖尿病等。

（二）术后护理评估

（1）评估患者的意识、瞳孔、生命体征及四肢肌力。

（2）评估患者伤口的情况。

（3）评估患者各管道是否固定妥善、通畅、高度适宜。

二、护理措施

（一）术前护理

（1）观察患者意识、瞳孔、生命体征、四肢肌力、情绪变化，观察其不同体位、静息和活动后的血压变化，以确定血压波动范围，指导患者按医嘱口服降压药。

（2）按时监测患者血糖，血糖高者通过降糖药调节，保证术前血糖维持在正常水平。

（3）指导患者戒烟酒，预防感冒，并指导患者做呼吸功能训练。

（4）检查肝肾功能、凝血功能、心电图、超声心动图、肺功能、颈部多普勒及 DSA检查。

（5）颈总动脉压迫试验：于术前 3～4 天进行颈总动脉压迫试验，压迫时间从最开始每次 5 分钟逐渐增加到每次 30 分钟，每天 3 次，之后逐步增加按压次数及按压时间。

（二）术后护理

（1）体位：患者全麻术后未清醒时去枕平卧，头偏向健侧，保持呼吸道通畅，防止颈部过度活动引起血管扭曲、牵拉及吻合口出血。患者清醒后取半卧位，鼓励患者早期活动，以预防肺部感染及下肢静脉血栓的形成。

（2）伤口护理：术后使用沙袋压住伤口 8 小时，密切关注引流液的颜色、量和性质及患者主诉；不可用力咳嗽、打喷嚏，保持大便通畅，以免增加颈部的压力而诱发出血。保持颈部引流管通畅并妥善固定引流管，记录伤口敷料有无渗血、渗液。

（3）密切监测患者术后血压、血氧饱和度及心脏功能。予持续低流量吸氧，保持血氧饱和度在 95% 以上。

（4）脑过度灌注综合征是指相对于术前基线水平脑血流明显增加，常表现为术后高血压、癫痫大发作、颅内出血等。术后严格控制患者血压是预防脑过度灌注综合征的关键。一旦发生立即报告医生，及时采取调节血压、治疗脑水肿、抗惊厥等措施。

（5）脑缺血及脑卒中：密切观察患者有无偏瘫、失语，观察同侧视力、视野，判断有无视力障碍，定时检查眼底功能，及时发现不良先兆。

（6）脑出血及颅神经损伤：仔细观察患者神经功能的异常变化。

（7）术后 24～48 小时是神经系统并发症的好发时间。须将血压控制在收缩压 120～140 mmHg（1 mmHg = 0.133 kPa）或基础压波动小于 10%，血压过高易引起脑过度灌注综合征甚至脑出血，血压偏低可造成脑灌注过低，导致脑缺血甚至脑梗死。

（8）围手术期间抗凝和抗血小板治疗：抗凝治疗为术后 6 小时开始皮下注射低分子肝素（0.1 mL/10 kg）每天 2 次，或普通肝素持续泵入，活化部分凝血酶活时间控制在 40 秒左右。术后 3～7 天开始改用抗血小板药物（阿司匹林每天 100 mg 或硫酸氢氯吡格雷每天 75 mg）。抗血小板治疗为术前 1 周开始服用阿司匹林每天 75 mg，手术当天不停用，术后继续维持原剂量，或改用硫酸氢氯吡格雷每天 75 mg，围手术期除术中负荷量肝素以外，不再合并使用普通肝素或低分子肝素。

（9）术后抗凝的护理：指导患者按时服用抗凝药（如阿司匹林肠溶片、波立维），随时观察患者皮肤有无出血点，有无牙龈出血、鼻出血、血尿或胃肠道出血等症状，并随机监测出凝血时间和凝血酶原时间，了解患者有无凝血机制障碍。观察注射后针眼处有无出血，局部有无瘀斑，监测患者出血、凝血时间，注射拔针后延长压迫时间。

（10）协助患者翻身、叩背，指导有效的咳嗽、咳痰，给予超声雾化入治疗，预防肺部感染。

（11）对眼部有病变者，观察记录患者视力视野等眼部缺血性疾病症状是否得到缓解或改善。

三、健康教育

（一）疾病知识指导

指导患者合理膳食，戒烟酒，控制高血压、高血脂、高血糖，适当做有氧运动，保持良好心态。

（二）出院指导

（1）指导患者预防脑缺血导致头晕，引起跌倒、坠床。

（2）指导患者观察皮肤有无出血点，有无牙龈出血、鼻出血、血尿或胃肠道出血等症状。

（3）指导患者避免剧烈运动，按时复查。

第十八节　高血压脑出血的护理

高血压脑出血是指因长期的高血压和脑动脉硬化使脑内小动脉发生病理性改变而破裂出血。在血压变化波动下或者在受到各种诱因的影响下，如情绪激动或者过度劳累等，血压骤然升高，有可能导致已病变的血管渗血或破裂。常发生于 50～70 岁年龄段，男性居多，春冬季易发，主要表现为突发头痛、呕吐、肢体偏瘫、意识障碍等。该病具有起病急、病情发展快和病死率高的特点。

一、护理评估

（一）术前护理评估

（1）评估患者的意识、瞳孔、生命体征及四肢肌力。

（2）评估患者头颅 CT、MRI、DSA 血液检查等报告资料；了解患者是否有再次出血、血管痉挛、脑梗死、癫痫发作等并发症。

（3）评估患者的既往有无高血压、动脉粥样硬化、血液病和家族脑卒中史；是否遵医嘱进行降压，治疗效果及目前用药情况。

（4）了解患者的性格特点、生活习惯与饮食结构。

（5）评估患者的精神行为、自理能力、理解能力。

（6）评估患者起病情况和临床表现。

（7）评估患者心理、社会状况。

（二）术后护理评估

（1）评估患者的意识、瞳孔、生命体征及四肢肌力。

（2）评估患者各管道是否固定妥善、通畅、高度适宜。

二、护理措施

（一）术前护理

（1）严密观察并记录患者头痛、呕吐、意识、瞳孔、生命体征、肢体肌力变化，防止再出血、颅内高压、脑疝等并发症。

（2）患者绝对卧床休息，床头抬高 15°～30°，减轻脑水肿。保持病房环境安静，减少探视。患者躁动时加保护性床栏，必要时用约束带适当约束。

（3）保持患者呼吸道通畅，避免诱发癫痫和引起血压增高的因素，避免便秘、剧烈咳嗽和剧烈运动。

（4）给予患者高蛋白、富含维生素、清淡、易消化、营养丰富的流质饮食或半流质饮食，补充足够水分（每天液体入量不少于 2500 mL）和热量。

（二）术后护理

（1）体位：床头抬高 15°～30°，以便颅内静脉回流，减轻脑水肿。

（2）术后当天禁食，术后 2 天可给予流质饮食或半流质饮食，昏迷者经鼻饲提供营养。

（3）病情观察：密切关注患者生命体征，其中血压的监测尤为重要。注意观察患者的意识、瞳孔、四肢肌力、伤口等变化，观察有无颅内压增高或再出血迹象。

（4）保持患者呼吸道通畅，给予中心吸氧。

（5）避免诱发患者颅内高压和再次出血的因素，避免便秘、剧烈咳嗽和剧烈运动。

（6）保持引流管的通畅，避免扭曲、折叠，记录引流液的颜色、性状和量。

（7）加强患者皮肤护理，定时翻身，避免发生压疮。

三、健康教育

（一）疾病知识指导

（1）指导患者避免导致血压骤然升高的诱因，如保持情绪稳定，避免激动、焦虑等情绪。

（2）指导患者保持健康的生活方式，戒烟酒，保证充足睡眠，适当运动，避免体力或脑力过度劳累和突然用力。

（3）指导患者保持低盐、低脂肪、高蛋白、富含维生素的饮食。

（二）用药指导与病情监测

（1）遵医嘱正确服用降压药物，维持血压稳定。

（2）教会患者及其家属测量血压的方法和对疾病早期表现的识别，发现血压异常或无诱因的剧烈头痛、头晕、肢体麻木、乏力等症状，应及时就医。

（三）康复指导

（1）教会患者及其家属自我护理的方法和康复训练技巧，如向健侧和患侧的翻身技巧、桥式运动等肢体功能训练，以及语言和感觉功能训练的方法。

（2）使患者及其家属认识到坚持主动康复训练或被动康复训练的意义。

第十九节 椎管内肿瘤的护理

椎管内肿瘤是指发生于脊髓本身及椎管内与脊髓邻近的组织的原发性或继发性肿瘤的总称。临床上按其与脊髓和硬脊膜的关系，分为髓内硬脊膜下肿瘤、髓外硬脊膜下肿瘤和硬脊膜外肿瘤。主要临床表现有根性痛、感觉障碍、肢体运动障碍及反射异常和自主神经功能障碍等。

一、护理评估

（一）术前护理评估

（1）评估患者的意识、瞳孔、生命体征及四肢肌力。

（2）评估患者头痛的性质、呕吐频率，判断颅内高压的程度及有无脑疝。

（3）评估患者饮食、口腔、皮肤、排泄功能等。

（4）评估患者的既往史、过敏史、现病史、家族遗传史等。

（5）评估患者的精神行为、自理能力、理解能力。

（6）评估患者神经系统功能，如躯体痛、温、触及位置的丧失平面及程度，肢体运动、反射和括约肌功能损伤情况。

（二）术后护理评估

（1）评估患者伤口情况。

（2）评估患者各管道是否妥善固定、通畅，高度是否合适。

二、护理措施

（一）术前护理

（1）患者的意识、瞳孔、生命体征及四肢肌力情况。

（2）饮食指导：进食易消化、营养均衡的食物，防止便秘。

（3）体位护理：偏瘫患者保持功能位，定时协助体位更换、肢体功能主动运动和被动运动，适当抬高下肢，防止下肢血栓形成。

（4）由于患者部分肢体冷、热、痛感觉迟钝或消失，护士及患者家属应防止患者烫伤、压伤、冻伤，禁用热水袋；对步态不稳行走无力者，要有专人陪护防止跌倒坠床等意外发生。

（5）保持患者呼吸道通畅，必要时给氧，特别是高位颈髓肿瘤患者，应注意观察呼吸频率、节律。

（6）指导患者采取适当体位，缓解疼痛，减少神经根刺激，遵医嘱适当应用镇痛药。

（二）术后护理

（1）体位：患者术后卧硬质床，保持头—颈—躯干水平位，高颈位手术后患者避免颈部过度伸屈。协助患者呈轴线翻身，以防脊髓损伤运动与休息。绝对卧床休息 10～14 天，偏瘫患者保持功能位，定时协助体位更换、肢体功能主动运动和被动运动，适当抬高下肢，防止下肢血栓形成。

（2）高颈位手术后病情观察及护理：麻醉清醒后观察患者四肢肌力及活动度情况，注意呼吸情况，术后可能会出现颈交感神经节损伤症。

（3）胸腰椎手术后病情观察及护理：术后观察患者下肢肌力及活动度情况，有无腹胀、排泄困难。椎管内肿瘤患者术后常引起胃肠功能紊乱、迟缓性胃肠麻痹，腹胀严重者可用肛管排气。

（4）马尾部手术后病情观察及护理：观察患者下肢肌力及活动度，肛周皮肤，感觉有无便意等情况，在观察过程中，如发现感觉障碍平面上升或四肢活动度减退，应考虑脊髓出血或水肿，立即通知医生采取紧急措施。

（5）术后留置导尿管或间歇导尿，留置天数根据患者的病变部位和程度，争取早日拔出尿管，同时根据病情训练膀胱的反射排尿功能。

（6）多食用富含纤维的食物，如新鲜水果和蔬菜，多饮水，保持大便通畅。

三、健康教育

（一）疾病知识指导

向患者及其家属讲解所患疾病的症状与体征、治疗技术、护理措施、康复过程等相关知识。

（二）出院指导

（1）指导患者了解和掌握疾病出院后继续康复治疗的相关知识，如有躯体不适，随时就诊。

（2）指导患者合理安排饮食，注意休息，适当活动；保持乐观情绪。

（3）指导患者坚持康复锻炼和理疗，以促进身体功能恢复和预防并发症。

第二十节　烟雾病的护理

烟雾病又称自发性基底动脉环闭塞症或脑底异常血管网症，是一种病因不明的慢性脑血管病，以颈内动脉末端及大脑前动脉、大脑中动脉起始部动脉内膜缓慢增厚，动脉管腔逐渐狭窄以至于闭塞，脑底穿支动脉代偿性扩张为特征。脑底出现异常血管网，在脑血管造影中形似烟雾，故而得名烟雾病。

（1）非手术治疗：目前尚无有效治疗方法阻止烟雾病进展。选用药物治疗脑缺血，增加脑血流量、改善脑灌注等措施，可达到预防脑卒中的目的。

（2）手术治疗：脑室内出血可采用脑室内穿刺引流。血管重建术主要包括直接血运重建术、间接血运重建术、联合（直接和间接）血运重建术。

一、护理评估

（一）术前护理评估

（1）评估患者的年龄、缺血部位。

（2）评估造成缺血、颅内压急剧增高的相关的因素。

（3）评估患者的症状和体征：评估患者有无头痛，以及患者有无失语，有无因短暂性脑缺血发作引起肢体功能障碍而影响自理能力，以及患者生命体征、意识、瞳孔及神经系统症状。

（4）评估辅助检查结果：评估血生化、凝血四项、头颅 CT、MRI、DSA 等指标。

（5）评估患者对烟雾病相关知识的了解。

（6）评估患者心理及社会、家庭支持情况。

（二）术后护理评估

（1）评估患者意识、瞳孔、肌力、格拉斯哥昏迷指数等。

（2）评估患者是否出现颅内出血、脑水肿、脑积水等并发症。

（3）风险评估：评估患者有无跌倒坠床、血栓、压力性损伤、管道滑脱等风险。

（4）疼痛评估：评估患者疼痛部位、性质、强度、发生及持续时间，疼痛诱发因素及伴随症状及心理反应。

（5）营养评估：评估患者全身营养状况。

二、护理措施

（一）术前护理

（1）观察患者意识、瞳孔、肌力、格拉斯哥昏迷指数等。

（2）对于颅内压增高的患者，抬高床头 15°～30°，以利于颅内静脉回流，减轻脑水肿。

（3）术前应适当补液，防止血液浓缩、稀释，避免引起脑梗死的后遗症。

（4）根据患者的病情，持续或间断吸氧，能够改善脑缺氧，使脑血管收缩，降低脑血流量。

（二）术后护理

（1）观察患者意识、瞳孔、肌力、格拉斯哥昏迷指数等。

（2）体位：抬高床头 15°～30°，以利于颅内静脉回流，减轻脑水肿。

（3）血压管理：避免引起血压增高的因素，将血压控制在收缩压 120～140 mmHg 或基础压波动小于 10%。血压过高将导致吻合处和脑内灌注增高区域出血，血压过低导致移植血管闭塞。

（4）疼痛观察：注意观察患者头痛症状的频率、程度，及时对症处理。烟雾病患者术前颅内多呈低灌注状态；搭桥术后，因局部血流增加，呈现过度灌注状态并导致颅内压增高，可导致头痛发作。术后 3 ～ 6 天患者出现头痛，可伴随恶心、呕吐、头晕，但不伴有明确的神经系统阳性体征或抽搐，一般持续 1 ～ 2 周可改善。

（5）饮食：术后鼓励患者足量饮水，每天饮水 2500 mL，保证足够的有效循环血量，以降低血液的黏稠度，减少血管内血栓形成的机会。

（6）活动：术后绝对卧床 2 天，限制体力活动 3 ～ 4 周，活动时应避免用力过度，防止颅内压突然增高，使吻合口渗漏发生颅内出血。

（7）有效控制癫痫发作：癫痫发作可造成脑缺氧，引起血管源性及细胞毒性脑水肿，加重颅内压症状。遵医嘱给予患者抗癫痫药物，注意观察患者有无癫痫发作的先兆。

（8）药物治疗的护理。

①应用改善循环药物的护理：予依达拉奉，主要用于急性脑梗死所致的神经功能损伤。

②应用抗癫痫药物的护理：术后患者常规应用抗癫痫药物，如使用丙戊酸钠持续 24 小时静脉泵入。给药期间注意观察有无因应用激素诱发应激性溃疡、感染等不良反应。

③应用抗凝药物的护理：随时观察患者皮肤有无出血点，有无牙龈出血、鼻出血、血尿或胃肠道出血等症状，并随机监测出凝血时间和凝血酶原时间，了解患者有无凝血机制障碍。

（9）心理护理：加强与患者及其家属的沟通，缓解焦虑心理，保持患者情绪稳定，避免各种刺激因素。

三、健康教育

（一）疾病知识指导

向患者及其家属讲解所患疾病的症状与体征、治疗技术、护理措施、康复过程等相关知识。

（二）出院指导

（1）指导患者积极治疗原发病，避免诱因。

（2）指导患者及其家属了解疾病的相关知识和治疗要点。

（3）指导患者建立健康的生活方式，监测体重、合理饮食、稳定情绪、有氧运动。

（4）指导患者加强营养同时应注意选择低脂肪、低盐、低糖、充足蛋白质和维生素的饮食，戒烟酒。

（5）指导患者做好饮水消毒，避免患钩端螺旋体病。

（6）指导患者严格按医嘱服药；术后 3 ～ 6 个月门诊复查。

第二十一节　面肌痉挛的护理

面肌痉挛又称面肌抽搐或半侧颜面痉挛，是指一侧面部肌肉阵发性、节律性抽搐，痉挛或强直性发作。面肌痉挛病因不明，多为血管压迫面神经脑干根部造成面神经脱髓鞘改变，进而引起神经过度兴奋增高，导致面神经支配的面部肌肉反复、不自主地抽动。开颅微血管减压术是目前治疗面肌痉挛最为有效的方法。

一、护理评估

（一）术前护理评估

（1）评估患者的意识、瞳孔、生命体征及四肢肌力。

（2）评估患者病程、面部抽搐的频率、服药情况等。

（3）评估患者饮食、口腔、皮肤、排泄功能等。

（4）评估患者的既往史、过敏史、现病史、家族遗传史等。

（5）评估患者的精神行为、自理能力、理解能力。

（6）评估患者对疾病的认知程度。

（二）术后护理评估

（1）评估患者的意识、瞳孔、生命体征及四肢肌力。

（2）评估患者头痛的性质、频率，判断有无颅内高压。

（3）评估患者伤口情况。

（4）评估患者各管道是否固定妥善、通畅、高度适宜。

二、护理措施

（一）术前护理

（1）患者的意识、瞳孔、生命体征及四肢肌力。

（2）观察患者面肌阵挛性抽搐的频率，有无发作时睁眼困难、口角㖞斜。

（二）术后护理

（1）遵医嘱用药治疗，注意观察患者用药效果及不良反应。

（2）做好患者头痛、头晕、恶心、呕吐等并发症的观察及护理。

（3）严密观察患者意识、瞳孔、生命体征、肢体肌力。

（4）观察患者术后面部抽搐有无改善，并做好记录。

（5）维持患者体温、脉搏、呼吸、血压、血氧、心率在正常的生理范围，保持呼吸道通畅。

三、健康教育

（一）疾病知识指导

向患者及其家属讲解所患疾病的症状与体征、治疗技术、护理措施、康复过程等相关知识。

（二）出院指导

（1）告知患者及其家属服药目的和注意事项。

（2）指导患者术后定期门诊随访，术后每3个月复查1次，6个月后每6个月复查1次，至少连续复查2年。

（3）告知患者注意季节的冷暖变化。外出时保护面部，避免过冷刺激。

（4）告知患者保持良好情绪，避免精神紧张、焦虑、烦躁等不良情绪诱发。

（5）告知患者保持清淡饮食，忌辛辣、刺激性食物，戒烟酒。

第二十二节　三叉神经痛的护理

三叉神经痛也被称为"脸痛"，是一种发生在面部三叉神经分布区内反复发作的阵发性剧烈神经痛。该病骤发、骤停，呈闪电样、刀割样、烧灼样和顽固性的难以忍受的剧烈性疼痛，三叉神经痛患者常因此不敢擦脸、进食，甚至连口水也不敢下咽，被称为"天下第一痛"。

一、护理评估

（一）术前护理评估

（1）评估患者的意识、瞳孔、生命体征及四肢肌力。

（2）评估患者头痛的性质、频率，判断有无颅内高压。

（3）评估患者饮食、口腔、皮肤、排泄功能等。

（4）评估患者的既往史、过敏史、现病史、家族遗传史等。

（5）评估患者的精神行为、自理能力、理解能力。

（6）评估患者对疾病的认知程度。

（二）术后护理评估

（1）评估患者的意识、瞳孔、生命体征及四肢肌力。

（2）评估患者头痛的性质、频率，判断有无颅内高压。

（3）评估患者伤口情况。

（4）评估患者各管道是否妥善固定、通畅、高度适宜。

二、护理措施

（一）术前护理

观察患者的意识、瞳孔、生命体征及四肢肌力。

（二）术后护理

（1）严密评估患者意识、瞳孔、生命体征、肢体肌力，观察患者术后面部疼痛有无改善并做好记录。

（2）维持患者体温、脉搏、呼吸、血压、血氧、心率在正常生理范围，保持呼吸道通畅，按医嘱执行各项治疗。

（3）做好头痛、头晕、恶心呕吐、面神经麻痹及面瘫等术后并发症的观察与护理。

（4）遵医嘱应用药物治疗，并注意观察患者用药效果及不良反应。

三、健康教育

（一）疾病知识指导

向患者及其家属讲解所患疾病的症状与体征、治疗技术、护理措施、康复过程等相关知识。

（二）出院指导

（1）解释手术目的、方法及术后注意事项等，解除患者的心理疑虑。

（2）指导患者术后定期门诊随访；术后每3个月复查1次，6个月后每6个月复查1次，至少连续复查2年。

第二十三节　帕金森病外科治疗的护理

帕金森病又名震颤麻痹，是一种进展缓慢，原发于黑质－纹状体通路的锥体外系变性疾病，好发于中老年人，临床上以静止性震颤、运动迟缓、肌肉强直和姿势步态异常为主要特征。

一、护理评估

（一）术前护理评估

（1）评估患者的意识、瞳孔、生命体征及四肢肌力。

（2）评估患者是否有跌倒坠床、血栓、皮肤压力性损伤、营养失调等风险。

（3）评估患者起病时间、病程、心理状况、睡眠、大小便、嗅觉功能、吞咽功能、家庭及社会支持等情况。

（二）术后护理评估

（1）评估患者意识、瞳孔、格拉斯哥昏迷指数、肌力、生命体征、疼痛。

（2）评估患者自理能力、皮肤情况、伤口敷料情况、留置管道情况、跌倒/坠床风险、Braden评分、营养状况、吞咽、血栓风险等。

二、护理措施

（一）术前护理

（1）心理护理：讲解疾病的相关知识、手术需要患者配合的注意事项，消除其恐惧心理。应主动与患者及其家属沟通，耐心询问和倾听患者的感受，鼓励其树立信心，使患者积极配合治疗。

（2）饮食护理：指导患者多进食富含纤维素的食物，吃新鲜蔬菜、水果，多饮水。

（3）睡眠护理：对有睡眠障碍者，保持病房环境安静，减少探视，必要时遵医嘱给予短效安眠药。

（4）保持大便通畅：指导患者行顺时针腹部按摩，促进胃肠蠕动，必要时遵医嘱用药辅助排便。

（5）安全护理：加强家属及患者的安全宣教，要求家属必须陪同，嘱患者穿防滑鞋，使用保护性床栏等预防跌倒坠床。

（二）术后护理

（1）术后抬高床头 15°～30°，以利于颅内静脉回流，减轻脑水肿。

（2）密切观察患者意识、瞳孔、格拉斯哥昏迷指数、肢体肌力、生命体征变化，观察有无头痛、呕吐、吞咽功能障碍等。

（3）遵医嘱使用预防脑水肿的药物。

（4）观察伤口敷料、患侧肢体末梢循环等情况。

（5）防止电极脱落或移位。术后 7 天内患者脉冲发生器植入侧手臂不能抬高，更不能剧烈运动，术后应避免该侧手臂负重。

（6）并发症观察：观察患者有无嗜睡、烦躁、言语增多等精神症状。

（7）用药护理：术后继续服用抗帕金森病药物，宜在饭前 1 小时或餐后 2 小时服用，防止药物与肠道食物蛋白发生竞争性抑制，降低药效。

（8）安全护理：予以病床持续上床栏，保证卧床安全。固定好各导管，以防患者不自主动作时脱落。协助患者更换体位，防止肢体受压。

（9）饮食护理：鼓励患者多进粗纤维的食物，以清淡、易消化、低盐的食物为主，禁烟酒；多食新鲜的蔬菜、水果，促进肠蠕动，防止便秘。对存在吞咽功能障碍者给予流质饮食或半流质饮食，必要时留置胃管。

（10）心理护理：了解患者的心理需求，与患者建立良好的护患关系，进行充分、有效地沟通，以缓解紧张、焦虑的情绪。

（11）患者术后伤口拆线后避免局部抓破感染，避免剧烈运动，减少电池与局部皮肤的摩擦。

三、健康教育

（1）告知患者避免劳累，加强营养。

（2）告知患者术后1个月待手术的微毁损效应消失后，回院打开刺激发生器，由医生体外调节刺激参数。

（3）告知患者远离高热环境，如桑拿房；远离磁场环境，如冰箱、音响、微波炉等；禁止进行磁共振检查。外出活动时随身携带植入识别卡，以便在需要时获得帮助。

（4）告知患者电池寿命一般可使用5～10年，如果电池耗尽可通过外科手术更换脉冲器。

（5）告知患者坚持服用治疗帕金森病的药物，不可随意调整剂量，告知患者服药时的配伍禁忌，如维生素 B_6 会降低美多巴的疗效，应禁止同服等。

第十四章　烧伤整形外科疾病护理常规

第一节　热力烧伤的护理

热力烧伤指由火焰、热液、高温气体、激光、炽热金属液体或固体等所引起的组织损害。

一、护理评估

（一）休克期护理评估

（1）评估患者病情，特别是头面部、颈部烧伤患者，注意观察是否有呼吸困难。

（2）评估患者意识、烧伤面积、深度、部位、受伤时间、原因、性状、疼痛程度、心理状态等。

（3）评估患者有无口渴、恶心、呕吐、水、电解质和酸碱平衡紊乱。

（4）严重烧伤患者应观察体温（高热时有无畏寒、寒战），心音强弱、节律、频率，呼吸（呼吸深度、节律、频率），肢端血运情况。

（5）严重烧伤患者应记录每小时尿量、每小时液体补入量，评估尿液颜色、性状。

（二）感染期护理评估

（1）评估患者病情，疼痛程度，烧伤面积、深度、部位，渗出液的气味、量及性质，有无污染、感染，心理状态等。

（2）严重烧伤患者应观察体温，心音强弱、节律、频率，呼吸、神志和肢端血运情况。

（3）评估患者饮食情况（有无腹胀、纳差）。

（4）评估患者大便情况（有无血便、黑便、腹泻）。

（5）记录患者 24 小时尿量，评估尿液的颜色、性状。

（三）康复期评估

（1）评估患者心理状态是否稳定，能否正确面对现实并配合治疗。

（2）评估肢体是否最大限度地恢复，有无畸形或功能障碍发生。

二、护理措施

（一）休克期护理

（1）床单位及用物的准备：备用床、中心给氧装置、中心负压吸引装置、监护仪、输液泵、气管切开包、烧伤大型远红外线治疗仪等。

（2）应向护送入院的人员了解伤因、伤后处理经过、补入液体量、尿量等情况，并迅速评估伤情。

（3）立即建立静脉补液途径并维持通畅，遵医嘱完成补液计划，第1个8小时输入24小时液体总量的一半，另一半补液在第2、第3个8小时内平均给予。大面积烧伤患者入院前未补液或补液不足、有休克现象者，入院时，可采用快速补液法，即在短期内补足液体，使血压、心率、尿量升至基本正常水平。补液时应晶体、胶体、水分三管均衡输入，使用输液泵准确控制输液速度，不能连续较长时间单纯输入低张性液体或水分，以免引起脑水肿、肺水肿。

（4）注意保暖，室温维持在28～32℃，并遵医嘱给予持续低流量氧气吸入，2～4L/min。

（5）立即心电监护并密切观察生命体征，每小时记录1次。准确记录每小时出入水量，做好24小时出入量的总结，24小时出入量的总结应从受伤时间算起。注意烧伤后第1次导尿为残尿，不计算在尿量内。

（6）导尿并留置尿管。尿量是判断血容量的一个重要且敏感、可靠的指标，应仔细观察尿量和颜色。

（7）以尿量调整补液速度和输液量，成人每小时尿量为30～50 mL，小儿每公斤体重每小时不低于1 mL，若尿量过少，说明有效循环血量不足，应加快补液速度；反之则应减慢补液速度。

（8）注意观察合并症。脑水肿、肺水肿及急性肾功能衰竭等。

（9）注意保护创面。烧伤早期创面体液渗出多，加上患者自身免疫能力下降，极易使创面感染，应注意消毒隔离，限制病房内的人数，浸湿的敷料垫应及时更换。对极度烦躁不安的患者，遵医嘱给予适当的约束，以防创面继续损伤和污染。

（二）感染期护理

（1）体温的观察及护理：大面积烧伤患者每4小时测体温1次。若出现寒战、高热，应30分钟测1次，双腋窝皮肤烧伤可测肛温，并以肛温为准。体温超过38℃者，应给予开窗通风、降室温、冰敷等物理降温措施，体温超过39℃时遵医嘱使用药物降温。若体温过低要注意保暖。

（2）注意观察心率、呼吸变化，大面积烧伤患者每4小时测1次，并做好记录，发现异常，及时报告医师，遵医嘱给予氧气吸入。

（3）口腔护理，保持口腔清洁，注意有无炎症及真菌感染，口唇干裂者可涂石蜡油、植物油等。

（4）如有畏寒或寒战出现，应鉴别是否为全身感染所致，并与输液反应相鉴别。

（5）凡有呼吸、心率明显增快，且体温超过39.5℃者，遵医嘱采集创面标本、血标本送检。

（6）注意观察胃肠道症状，如有腹泻、便血，遵医嘱处理。

（7）予营养支持，增强抗感染能力。注意患者每天营养的摄入量，指导患者进食高蛋白、高热量且易消化的饮食。

（8）保持创面干燥，注意消毒隔离和无菌操作，预防交叉感染，及时更换潮湿的敷料。

（三）康复期护理

（1）鼓励患者尽早下床活动。

（2）安置舒适体位，保持肢体功能位。颈部烧伤患者应取颈部后伸位；四肢烧伤患者须保持四肢伸直位，手部固定呈半握拳且指间垫油纱布以防粘连。

（3）遵医嘱外涂抑制瘢痕增生的药物，使用弹力绷带、弹力套，加压半年至 1 年。

（4）加强患者心理护理，鼓励其树立信心，配合治疗。

三、健康教育

（一）烧伤休克期

（1）体位：头面部烧伤者如无休克，给予抬高床头 15° ～ 30° ，减轻头面部水肿。

（2）饮食：休克期患者可饮少量含盐液体，不可大量饮用白开水，以免引起脑水肿。

（3）做好消毒隔离，进入病房人员按规定穿隔离衣、隔离鞋，戴口罩。做好患者心理护理，耐心倾听患者对烧伤的不良感受，给予真诚的安慰和劝导，取得患者的信任。

（4）耐心向患者解释病情，说明各项治疗的必要性和安全性，使其了解病情、创面愈合和治疗的过程，消除顾虑、积极配合治疗。

（5）为患者提供连续、全程的优质护理服务。

（二）烧伤感染期

（1）饮食与营养：烧伤感染期机体处于超高代谢状态，机体对营养物质需求量增加，应注意患者每天营养的摄入量，指导患者进食高蛋白、高热量且易消化的饮食。

（2）体位：保持患者肢体处于功能位。如颈部烧伤患者应取颈仰伸位；四肢烧伤的患者应四肢外展并抬高患肢，以利水肿消退；使用流体悬浮烧伤治疗床或烧伤电动翻身床定时翻身，避免创面长时间受压而影响愈合。

（3）嘱患者保持口腔清洁，进食后漱口。轻度口腔感染可用朵贝氏溶液漱口，白色念珠菌感染可用 4% 碳酸氢钠溶液漱口。

（4）教会患者和家属六步洗手法，并告知手卫生在烧伤感染期护理中的重要性。

（5）做好心理护理。患者由休克期进入感染期，告知患者创面愈合、治疗的过程，应鼓励患者面对现实，树立战胜疾病的信心。

（三）康复期

（1）指导患者保护皮肤，防止紫外线、红外线直接照射，避免对瘢痕组织的机械性刺激。

（2）向患者普及烧伤预防和烧伤急救知识。

（3）告知患者预防感染的方法，包括伤口保护、环境清洁等。

（4）制订早期康复计划，指导患者进行正确的功能锻炼。

四、出院指导

（1）评估患者恢复情况，给予患者饮食、休息、日常生活等相应指导。

（2）给予患者活动和功能锻炼的指导。

（3）伤口未完全愈合的患者，定期门诊换药，如有发热、创面渗液增多等，及时就诊。

（4）嘱患者定期复诊，伤后1个月、3个月、6个月、1年分别复诊1次，不适时随诊。

第二节　特殊部位烧伤的护理

特殊部位烧伤指头面颈、眼、鼻、耳、手足、会阴等部位的烧伤，这些部位因其解剖及生理特点的特殊性，临床表现和处理上各有特点，故在护理上与其他部位有所不同。

一、护理评估

（1）评估患者有无吸入性损伤、颈部有无环形烧伤及患者呼吸情况。

（2）评估患者烧伤面积、深度、水肿程度、疼痛程度。

（3）评估患者眼部烧伤后的视力情况，进行预防坠床跌倒健康教育。

二、护理措施

（一）头、面、颈部烧伤的护理

（1）心理护理：头面颈部具有特殊的生理特点及功能，并暴露在外，烧伤后对患者的心理影响很大，护理上应做好解释工作。

（2）早期处理时，根据患者创面情况给予头部备皮。

（3）体位：在病情许可时应尽早给予患者半卧位，以减轻创面水肿及渗出。

（4）注意患者呼吸情况，保持呼吸道通畅；面颈部水肿严重或合并有吸入性损伤时，床旁应备气管切开包。

（5）饮食：指导患者以软食为主，予流质饮食及饮水时可用吸管吸饮。

（6）保持口腔清洁，每次进食后，清除患者口周的食物残渣，防止创面污染。

（7）患者早期颜面部水肿，上下唇外翻，口腔黏膜暴露在空气中，经常用温开水棉球擦拭分泌物，并保持湿润。

（8）定时更换患者体位，防止枕部长时间受压。

（二）眼部烧伤的护理

（1）及时清理患者眼部分泌物，遵医嘱按时滴眼药水。

（2）眼睑外翻患者，遵医嘱涂眼药膏，并用油纱保护。

（3）患者俯卧位时应避免眼睛受压。

（三）耳部烧伤的护理

（1）保持患者外耳干燥，防止渗液流入耳道。

（2）防止患者耳部受压，有脓性分泌物时，及时清理。

（四）鼻部烧伤的护理

（1）保持患者鼻腔清洁、通畅。

（2）及时清理患者鼻腔内分泌物及痂皮，合并感染者用抗菌药液滴鼻。

（五）会阴部烧伤的护理

（1）将患者大腿分开，使会阴部充分暴露，予烤灯照射，保持创面干燥。

（2）遵医嘱每天用 1∶1000 的洗必泰溶液冲洗患者会阴部 1 次。

（3）便器保持清洁，定时消毒，固定专人使用。

（4）每次便后用温水清洁肛门。

（六）手足部烧伤的护理

（1）防止感染，修剪指甲。

（2）手、足包扎时，应注意维持手的功能位置，并注意观察患者指端的血运情况。

（3）禁止在伤侧肢体测量血压、上止血带，避免远端创面出血。

（4）足部烧伤包扎时应注意踝关节置于 90°，防止足下垂。

（5）抬高患肢，促进静脉血液回流，减轻患者肿胀疼痛。

三、健康教育

（1）指导患者进食清淡、易消化、高蛋白、高营养的食物，忌食辛辣、刺激性食物。

（2）教会患者和家属六步洗手法，并告知手卫生在特殊部位烧伤护理中的重要性。

（3）告知患者创面痂皮不能强行去除，应待其愈合后自行脱落。

（4）会阴部烧伤患者留置尿管时，按留置尿管护理常规护理。

（5）指导患者保护新生皮肤，避免摩擦、搔抓。每天清洗，遵医嘱涂抗生素外用药。

（6）指导患者在创面愈合后，加强肢体功能锻炼，遵医嘱外涂抑制瘢痕增生的药物，使用弹力绷带、弹力套，加压 6 个月至 1 年。

（7）告知患者保持良好的心境，有利于康复。

（8）告知患者头面部烧伤创面须避免紫外线照射，减少黑色素形成。

第三节　电烧伤的护理

电烧伤是由电流通过人体所引起的烧伤。

一、护理评估

（1）评估患者意识、精神状态、生命体征，询问患者及其家属受伤经过、电压的高低、触电部位、接触时间，患者有无昏迷史、高空坠落史及合并伤。

（2）评估患者电烧伤创面的深度、面积，对清醒患者要进行疼痛评估，评估其生活自理能力。

（3）评估患者尿量及尿色，判断有无肌红蛋白尿。

（4）评估患者患肢肿胀程度及远端血运情况。

二、护理措施

（1）密切观察患者生命体征，遵医嘱持续监测心电监测、血氧饱和度，并做好详细记录。

（2）遵医嘱留置尿管，观察尿液的颜色、性状及尿量。要求成人每小时尿量 80 ～ 100 mL，尿量少，色深，应警惕有无肌红蛋白尿的发生，若有及时报告医生，遵医嘱予碱化尿液，避免发生急性肾功能不全。

（3）密切观察患者患肢肿胀程度及远端血运情况，抬高患肢，减轻肢体肿胀，避免肢体缺血坏死。

（4）伤后 2 ～ 3 周密切观察患者有无自发无痛性血管破裂出血，床旁备止血带。尤其是夜间要加强巡视，发现大出血时，应及时采取有效的止血措施，尽快通知医生处理。

（5）电烧伤的早期补液量要较同等面积的热力烧伤多。

（6）电烧伤肢体制动，防止出血及血栓脱落。

三、健康教育

（1）饮食指导。进食高热量、高蛋白、易消化的食物。

（2）教会患者和家属六步洗手法，并告知手卫生在电烧伤护理中的重要性。

（3）保持环境清洁，减少人员流动，限制探视，避免患者创面感染。

（4）心理护理。电烧伤患者都有不同程度的伤残，评估患者的心理反应，鼓励其战胜伤残。

（5）告知患者不同原因电烧伤的预防。儿童电烧伤的预防：针对儿童不同年龄段，进行电烧伤防范安全教育和儿童行为的管理与引导，避免触电意外伤害发生。职业因素电烧伤的预防：加强对职业高危人群的作业安全管理，将触电烧伤事故防患于未然。

第四节 化学烧伤的护理

化学烧伤是指化学物质接触人体后导致的局部损害或全身性中毒。常见酸烧伤、碱烧伤及磷烧伤。

一、护理评估

（1）评估致伤化学物质的性质、浓度、剂量、接触时间及患者有无中毒症状。

（2）评估患者病情，特别是头面部、颈部烧伤患者，注意观察是否有呼吸困难。

（3）评估患者意识、烧伤面积、深度、部位、受伤时间、疼痛程度、心理状态等。

二、护理措施

（1）立即脱去被化学物质浸渍的衣服，连续大量流动水冲洗，时间不少于30分钟；注意五官，尤其眼部的冲洗，以免角膜损伤致盲。

（2）密切观察患者生命体征，遵医嘱持续心电监测、血氧饱和度监测，并做好详细记录。

（3）遵医嘱留置尿管，观察尿液的颜色、性状及量。

（4）化学烧伤早期补液量要较同等面积的热力烧伤多。

（5）密切观察患者患肢肿胀程度及远端血运情况，抬高患肢，减轻肢体肿胀，避免肢体缺血坏死。

三、健康教育

（1）酸烧伤常见硫酸烧伤、硝酸烧伤和盐酸烧伤。强酸可使组织脱水，组织蛋白沉淀、凝固。创面愈合较慢，瘢痕增生较一般烧伤明显。早期大量水冲洗后，可用25%硫酸镁溶液浸泡，缓解患者疼痛。

（2）碱烧伤以氢氧化钠烧伤、氨烧伤、石灰烧伤和电石烧伤常见。强碱可使组织细胞脱水并皂化脂肪，碱离子还可以与蛋白结合，向深部组织穿透，若早期处理不及时，创面可继续扩大或加深，并引起疼痛。强碱烧伤后，急救时要尽早冲洗，时间至少30分钟。如果创面pH值在7以上，可用2%硼酸湿敷创面再冲洗。

（3）磷烧伤因皮肤上的磷接触空气引起自燃所致。急救时应将伤处浸入水中，以隔绝空气，可用3%～5%碳酸氢钠湿敷包扎；对深度磷烧伤，应尽早切痂植皮，以防严重磷中毒。

四、出院指导

（1）评估患者恢复情况，给予饮食、休息、日常生活等相应指导。

（2）给予患者活动和功能锻炼的指导。

（3）因化学烧伤患者容貌损毁严重，应加强沟通与交流，增强其信心，促进其尽早回归社会。

（4）嘱患者定期复诊，伤后1个月、3个月、6个月、1年分别复诊1次，不适时随诊。

第五节　烧伤创面的护理

一、护理评估

（1）评估患者病情、意识、受伤时间、原因、疼痛程度、心理状态等。

（2）评估患者烧伤面积、深度、部位，渗出液的气味、量及性质，有无污染、感染。

（3）严重烧伤患者应观察体温（高热时有无畏寒、寒战），心音强弱、节律、频率，呼吸（呼吸深度、节律、频率）。

（4）肢体包扎或肢体环形焦痂患者应观察肢体远端血供情况，如皮肤温度和颜色、动脉搏动、肿胀。

二、护理措施

（一）包扎疗法的护理

（1）患者患肢抬高防止水肿，注意观察肢端血液循环，当包扎过紧出现肢端发凉、发绀、麻木或疼痛等症状时，应及时报告医生。

（2）敷料垫被渗液浸湿，或被大小便污染，应及时更换。

（3）定时为患者翻身，防止创面受压、潮湿。

（4）患者出现高热、局部疼痛、创面渗出多、脓性分泌物、坏死、异味等，应及时通知医生检查创面。

（5）严格遵守无菌操作技术，密切观察渗出液量及创面变化，并准确记录。

（6）患者每次换药后全部更换无菌敷料垫。

（7）注意保持患者肢体功能位置，防止因包扎不当造成功能障碍。

（8）患者安全管理应加强风险评估，根据需要给予保护措施及警示标识。

（二）创面暴露疗法的护理

（1）为患者准备清洁、舒适、温湿度适宜的病房。病房每天早晚各开窗通风 1 次，并将病房温度控制在 28 ～ 32 ℃、湿度控制在 50% ～ 60%。局部可用护架烤灯保暖。

（2）护理操作前后应洗手，接触创面应戴无菌手套；直接接触创面的用品应无菌处理。

（3）保持创面周围健康皮肤的清洁，创面渗液可用无菌纱布沾干。

（4）保持创面干燥，定时翻身，避免创面长时间受压，如被污染、浸湿应及时更换敷料垫。

（5）颈部烧伤患者不垫枕头，应垫高肩部，使头部向后仰。

（6）肢体的深度环形烧伤应注意末梢循环，尤其是小腿与前臂严重烧伤时，应特别注意观察患者肢端血运，预防骨 – 筋膜室综合征。

（7）躯干、颈部的深度环形烧伤患者应注意其呼吸情况，发现异常，及时报告医生处理。

（8）安全管理应加强风险评估，根据需要给予保护措施及警示标识。

三、健康教育

（1）告知患者创面愈合、治疗的过程。

（2）告知患者换药的注意事项，使其接受配合换药。

（3）指导患者进行患肢功能锻炼的方法及注意事项。

（4）制订长期康复训练计划，具体指导和协助患者实施计划；鼓励其活动受伤关节，坚持做各种纠正挛缩的运动，预防肢体畸形，逐渐恢复功能。

（5）给予患者心理支持，继续督促其锻炼自理能力，鼓励患者参与一定的家庭和社会活动，重新适应不同的环境，树立重返工作岗位的信心。

第六节　烧伤外科植皮手术的护理

皮肤移植包括皮肤组织单独移植的游离植皮和皮肤及皮下组织移植的带蒂皮瓣或皮瓣的移植。

一、护理评估

（1）评估患者病情、意识、自理能力、疼痛程度、配合程度。

（2）观察患者供皮区、植皮区伤口敷料及肢端血运情况。

二、护理措施

（一）术前护理

备皮：术前1天剔除患者供皮区和植皮区的毛发，用肥皂水初步清洁，以保证皮片移植成活，防止皮片感染。

（二）术后护理

（1）严密观察患者生命体征，并做好记录，发现异常，及时报告并协助医师处理。

（2）观察患者植皮区有无活动性出血。

（3）四肢植皮采用包扎疗法，给予固定、制动、抬高患肢，禁止在四肢近端扎止血带或测量血压，以避免皮下出血，导致植皮失败。观察患者指端血运，如出现指端冰凉、发绀、毛细血管充盈反应迟钝、血管危象等，应及时报告医生处理。

（4）告知面颈部植皮手术患者进流质饮食，减少咀嚼动作，避免大声说话或者情绪激动，以免皮下出血，影响皮片成活。

（三）供皮区护理

观察患者供皮区有无活动性渗液，术后 24～48 小时揭开外层敷料，保持供皮区清洁、干燥。

（四）饮食指导

全麻未清醒患者应禁食；完全清醒患者 4～6 小时后先喝温开水，无呕吐后可进食易消化食物。

（五）管道护理

了解各引流管的位置及作用，明确标记并妥善固定，维持有效引流；观察并记录引流液的颜色、性质和量；发现异常及时报告医师。

（六）患者安全管理

加强风险评估，根据需要给予保护措施及警示标识。

（七）疼痛护理

评估患者疼痛程度，遵医嘱给药控制疼痛，增进舒适度。

三、健康教育

（1）告知患者进清淡、易消化、高蛋白、高营养饮食，加强营养，提高患者皮片移植成活率。

（2）指导患者保护新生皮肤，避免摩擦、搔抓。每天清洗，遵医嘱涂抗生素外用药。

（3）指导患者减少瘢痕挛缩畸形，继续加强功能锻炼，遵医嘱外涂抑制瘢痕增生的药物，使用弹力绷带、弹力套，加压半年至 1 年。

（4）指导患者保持良好的心境，有利于康复。

（5）指导患者避免日光照射，减少黑色素形成。

四、出院指导

（1）评估患者恢复情况，给予饮食、休息、日常生活等相应指导。

（2）给予患者活动和功能锻炼的指导。

（3）指导患者供皮区或植皮区创面未完全愈合的患者，定期门诊换药，如有发热、创面渗液增多等，及时就诊。

（4）嘱患者定期复诊，分别于创面损伤 1 个月、3 个月、6 个月、1 年复诊，不适时随诊。

第七节　重度烧伤患者行机械辅助通气的护理

机械辅助通气是在患者自然通气和（或）氧合功能出现障碍时运用器械（主要是呼吸机），使患者恢复有效通气并改善氧合的方法。

一、护理评估

（1）评估呼吸机运转情况和通气效果。

（2）评估患者生命体征（呼吸、心率、血压等）。

（3）评估患者 SaO_2（SaO_2 可以反映组织缺氧情况）。

（4）评估患者血气分析结果。

二、护理措施

（1）保持患者呼吸道通畅，做到正确、及时、有效吸痰，配合湿化、雾化及翻身拍背，保证呼吸道通畅。

（2）防止误吸，及时倾倒呼吸机管路内的冷凝水，气囊压力应适宜，避免分泌物吸入肺内。

（3）预防呼吸道感染，呼吸机管道每周一换，如遇污染，及时更换，严格无菌吸痰，气道护理盘专人专用，每天更换消毒。

（4）每 4 ～ 6 小时测量气囊压力 1 次并记录，维持气囊压力在 25 ～ 30 cmH_2O。

（5）每天评估患者镇静水平，及时调整镇静药剂量，尽量减少镇静药物的使用。

（6）每班检查气管导管系带的松紧度，及时调节以防止导管脱出发生意外。

（7）在无禁忌情况应抬高床头 30° ～ 45°，防止反流误吸导致吸入性肺炎。

（8）气管切开患者皮肤每天消毒并更换纱布 3 次，如有潮湿、污染，立即更换。

（9）加强患者气道温化、湿化管理，吸入气体温度（33±2）℃，吸入气体绝对湿度至少 30 mg/L。

（10）遵医嘱予患者口腔护理每天 2 次，防止发生口腔炎。

（11）饮食指导：进食高热量、高蛋白、易消化的食物。遵医嘱留置胃管，按胃管护理常规护理。

（12）加强病房消毒，经常通风，限制陪人及探视。

（13）患者翻身时做好各管道固定，防止管道脱出，做好皮肤护理，预防压疮。

（14）呼吸机报警后查找报警原因，及时处理，必要时脱离呼吸机，使用简易呼吸器辅助患者呼吸，同时立即通知医生。

（15）呼吸机停机时给予患者高流量氧气吸入，并严密监测和观察。

三、健康教育

（1）上机前对清醒患者说明目的、注意事项，患者如有憋气、窒息等表现时，迅速查找原因，遵医嘱调整呼吸机参数。

（2）加强心理护理，做好解释工作，减少患者的焦虑和恐惧，使其配合治疗。

（3）动态评估患者疼痛评分，遵医嘱予镇痛药，使患者放松，减少压力。

（4）鼓励清醒患者咳嗽、咳痰。

（5）向患者讲解撤机拔管过程，以便在拔管过程中得到患者的配合，避免其精神紧张。

第八节　应用烧伤翻身床的护理

烧伤翻身床是烧伤患者专用的翻身床，主要适用于躯干环形烧伤或臀背部烧伤等需要经常翻身及烧伤后并发肺部感染须体位引流的患者。

一、护理评估

（1）评估患者生命体征、一般情况（年龄、性别、身高、体重、神志等）。

（2）评估患者创面情况（受压部位、敷料厚度）。

（3）评估患者营养状况。

（4）评估患者各种管道的情况。

（5）评估患者有无合并症（气管切开、骨折、心血管疾病等）。

二、护理措施

（1）使用前检查翻身床各部件是否灵活、牢固、安全。

（2）移动患者，使床片孔对准会阴部，以利于排便。

（3）上下床片合拢时压力适宜。约束带分别系于前臂及小腿处，防止肢体脱落受伤。如过紧，可引起患者不适；如过松，患者翻身时可导致躯体滑脱受伤。

（4）患者初次俯卧时间不宜过长，以 1～2 小时为宜。头面部烧伤患者或合并吸入性损伤患者，以 30 分钟为宜。

（5）患者常规翻身次数为每天 6～8 次，夜间应仰卧，保证睡眠。

（6）气管切开者铺棉垫时应充分暴露气管套管，俯卧前应行气道护理，予吸痰，有呼吸机者吸痰前后给予纯氧吸入 1 分钟。

（7）翻身前后监测患者生命体征，观察病情变化。病情危重的患者首次翻身时须有医生在场，并备好急救用品。

（8）静脉输液者，应在上下床片合拢未翻身前，将液体从床片上方移至对侧，床旋转方向应同静脉输入液体方向一致。

（9）俯卧位时，如患者出现呼吸困难、憋气、躁动不安等情况时，应立即徒手翻身至平卧。

（10）翻身床使用结束后，使用1∶1000含氯消毒液擦拭床体，消毒待用并定期检修、上油，以保证性能良好。

三、健康教育

翻身前向患者说明使用翻身床的目的及注意事项，说明翻身对烧伤治疗的必要性，解除患者顾虑取得合作，翻身时嘱患者下肢合拢，上肢紧贴躯干放置，避免翻身时造成肢体损伤。

第九节　应用悬浮床的护理

悬浮床是一个容器内由微小矽砂颗粒和一整套自动的水冷、风冷和产热的床温恒定系统共同组成的空气流动治疗床。悬浮床有促进创面干燥并抑制创面细菌生长，保暖及减轻患者痛苦的作用，适用于各类烧伤患者，尤其适用于昏迷患者，大面积烧伤早期患者及双下肢、臀背部烧伤患者。

一、护理评估

（1）评估患者一般情况（年龄、性别、身高、体重、神志等）。

（2）评估患者生命体征。

（3）评估患者创面情况（受压部位、敷料厚度）。

（4）评估患者营养状况。

（5）评估患者各种管道的情况。

（6）评估患者有无合并症（气管切开、骨折、心血管疾病等）。

二、护理措施

（1）悬浮床置于病房内，保持空气洁净，室温28～32℃、湿度40%～50%。湿度过大，床内小颗粒会潮解成块而不悬浮。

（2）接到悬浮床使用医嘱后，启动悬浮床，让床缓缓升温，了解运转情况。

（3）创面护理。一般采用暴露疗法，以促进创面干燥。更换床单时动作应轻柔，防止患者创面出血。应特别注意患者隐蔽部位的创面出血，避免因观察不到位，耽误病情。

（4）保持患者气道通畅，防止肺部感染。

（5）增加补液量。

（6）患者排便时，应先使床处于悬浮状态，将便盆放置于患者臀下后关机，便后洗净会阴部，再开机取出便盆。

（7）定期检查悬浮床各系统是否运转正常，悬浮空气过滤网每月更换1次；定期清除筛网中的沙块及异物；及时清洗滤单，检查滤单有无破损；建立使用登记本记录使用时间，做好消毒隔离，防止交叉感染。

三、健康教育

（1）做好患者心理护理。在使用悬浮床前，向患者讲解使用悬浮床的目的、注意事项以及安全性，取得患者信任、合作。

（2）做好患者安全教育，悬浮床上禁止放置针头、剪刀等锐器，以防滤网损坏漏沙。

（3）指导患者增加饮水量，但要适当控制，以免发生胃扩张。

第十节　慢性创面的护理

慢性创面也称慢性伤口，临床上指各种病因所致的皮肤软组织伤口（或创面），在规范治疗 1 个月尚未愈合或预期 1 个月内没有明显愈合倾向的创面。

一、护理评估

（1）评估患者创面的部位和创面形成的原因、持续时间，以及大小、深度、边缘、基底组织、窦道或潜行。

（2）评估患者周围皮肤的颜色、完整性，注意有无红斑、瘀斑、色素沉着、糜烂、浸渍、水肿等。

（3）评估患者创面有无渗出及渗出液的量、颜色和性质。

（4）评估患者创面有无红肿、污染、感染等。

（5）评估患者患肢的肢端血运。

（6）评估患者全身状况，如有无心肺疾病、营养状况、免疫功能、年龄因素、心理情况。

二、护理措施

（1）保持病房环境清洁、安静，温湿度适宜；保持床单位的整洁，指导患者注意卧床休息，减少活动。

（2）给予抬高患肢，保持伤口敷料清洁干燥，如有渗出，及时更换。

（3）对于使用负压封闭引流治疗的患者，观察负压封闭引流材料是否收缩、漏气、干结或变硬，薄膜下是否有积液，引流液的颜色、量及性状，压力源的压力是否在规定范围内。

（4）对于压力性创面，应减轻患者局部受压的压力、定时翻身、补充营养。

（5）对于静脉性创面，指导帮助患者正确使用弹力袜或弹力绷带，在使用弹力护具时应防止压力过高，以免引起肢端缺血，避免久站、久坐，影响血液回流。

（6）对于糖尿病性创面，常规监测患者空腹及三餐后血糖，有异常及时报告医生处理。

三、健康教育

（1）体位。抬高患者患肢，定时更换卧位，避免局部受压。

（2）饮食。指导患者戒烟酒，不吃辛辣、刺激性的食物，饮食以清淡为主，注意加强营养。糖尿病患者进糖尿病饮食；痛风患者进低嘌呤饮食。

（3）糖尿病患者注意足部护理，观察皮肤有无破损、裂口、水疱，指甲不宜过短，洗脚水温度不可高于 37 ℃，不可使用热水袋暖脚；选择合适的鞋和袜，避免各种原因引起的足部外伤。

（4）心理护理。慢性创面患者因病程长，易增加家庭经济负担，影响患者的生活质量，患者心理负担较重，应加强患者心理疏导，使其保持乐观积极的心态。

第十五章　整形美容外科护理常规

第一节　皮片移植术的护理

皮片移植术是指将人体的皮肤由一处切下其全层厚度或部分厚度，与本体完全分离，移植到另一处，再重新建立血液循环，且继续保持其活动力以达到修复创面的手术。供皮的部位称为供皮区，受皮的部位称为受皮区。

一、护理评估

（一）术前评估

（1）评估患者供皮区和受皮区附近有无毛囊化脓或皮疹。

（2）评估患者有无发热、上呼吸道感染症状，女性患者月经来潮等情况。

（二）术后评估

（1）评估患者意识、生命体征，手术部位在面颈部者，注意呼吸道是否通畅。

（2）评估患者术后伤口及移植皮片血运情况。

二、护理措施

（一）术前护理

供皮区备皮：供皮区术前以清洗为主，每天1次。女性患者和儿童患者除头皮外，供皮区可不强调剃毛，头皮剃毛应在手术当天进行，眉部手术无须剃眉。

（二）术后护理

1. 体位

术区局部制动，避免皮片移位导致手术失败，影响术后效果，使皮片移植部位略高于心脏水平；患者手术部位在面部，取半卧位；手术部位在四肢者，须抬高肢体并制动，高于心脏15°～30°。观察患者肢端血液循环和感觉，出现青紫或苍白时，及时报告医生给予处理。

2. 饮食护理

给予高蛋白、富含维生素、易消化的饮食，避免吸烟、饮酒、吃辛辣和刺激性的食物。面颈部植皮的患者，告知患者少说话及咀嚼，给予流质或吸管进食。

3. 伤口护理

（1）保持敷料清洁、干燥，切勿自行调整或去除敷料，渗液较多时，报告医生并予以加压包扎。伤口加压包扎时，松紧度适宜，避免患者供皮区受到机械性刺激，观察肢端供血。

（2）下肢供皮者在伤口未完全愈合前，避免下床活动，防止肿胀、出血或损伤。如伤口有异味、分泌物多、疼痛等异常现象，及时报告医生处理。

（3）受皮区在上肢，在移植皮片未完全成活前，不可在患肢进行测血压和抽血等操作。

4. 半暴露疗法

头皮或其他不宜包扎的供皮区在术后 48 ～ 72 小时渗出基本停止后，除去外层敷料，只留内层凡士林纱布，待其自然干燥结痂，告知患者内层敷料切勿撕、扯，让其自行脱落。

三、健康教育

（一）饮食指导

患者术后 6 小时若无麻醉反应，即可遵医嘱给予少量饮水及进少量流质饮食，逐步过渡至普食。

（二）活动指导

根据患者病情及手术方式，指导和鼓励患者活动和功能锻炼，促进康复；告知患者活动时保护伤口和引流管的方法。

（三）心理护理

评估患者心理反应，针对性地给予心理支持，增强战胜疾病的信心。

（四）受皮区的保护

在患者感觉未恢复前，避免冻伤、烫伤。

四、出院指导

（一）术后拆线

头颈部术后 8 ～ 10 天拆线；四肢及躯干部术后 14 天拆线。

（二）抗挛缩和防瘢痕治疗

植皮区和供皮区使用弹力套加压，防瘢痕增生，可使用防瘢痕药物。颈部植皮患者睡觉时肩下垫一软枕，头向后仰，保持颈部过伸位的睡眠姿势，防止皮片挛缩。

（三）防止色素沉着

暴露部位，如面部、颈部、四肢等应防止色素沉着，患者外出时要做好防晒的准备，并涂抹防晒霜。

（四）功能锻炼

对于手、脚等关节处的手术，患者术后应加强功能训练，保证良好的手术效果。

第二节　皮瓣（游离皮瓣）移植术的护理

皮瓣（游离皮瓣）移植术是将离体的皮瓣通过小血管吻合技术将皮瓣的血管与缺损部位的血管吻合，立即得到良好的血液供应和静脉回流，从而在移植部位永久存活的方法。

一、护理评估

（一）术前评估

（1）评估患者病情、配合情况、自理能力、心理状况。

（2）评估患者生命体征、饮食、睡眠、排便、原发病治疗用药情况、既往史，有无合并症等。

（3）了解女性患者是否在月经期。

（二）术后评估

（1）评估室温是否保持在 25 ℃左右。

（2）评估患者意识、生命体征、伤口及皮瓣血运情况。

二、护理措施

（一）术前护理

（1）心理支持：向患者讲述麻醉方式、术前及术后有关注意事项，讲解术前禁烟和卧床休息的意义，取得患者的理解，减轻其思想顾虑。

（2）病房管理：室温应保持在 25 ℃左右，寒冷易导致患者血管收缩、痉挛，甚至吻合口栓塞，影响皮瓣成活。

（二）术后护理

1.体位

患者应卧床休息，使皮瓣移植部位略高于心脏水平，如头面部取半卧位、肢体抬高位等，以利于静脉回流，减轻局部组织水肿。但如果移植皮瓣出现苍白且供血不足，则宜放平或置于稍低位。

2.饮食护理

鼓励患者进高热量、高蛋白、富含维生素的食物，以增强机体抵抗力，促进伤口愈合。颏部或面颊部手术者可给予牛奶、果汁等用吸管吸食的流质食物。

3.引流护理

保持负压吸引通畅，注意观察引流液的颜色、性质和量，记录 24 小时引流量。定时更换引流器，注意无菌操作。

4.移植皮瓣的观察

（1）游离皮瓣移植术后，患者血管痉挛或栓塞多发生在术后 72 小时，因此要密切观察并详细记录移植皮瓣情况，术后 24 小时内每 30 分钟观察 1 次，术后 2 天每小时观察 1 次，术后 3 ～ 5 天每 2 ～ 4 小时观察 1 次。

（2）观察内容：患者皮瓣色泽、温度、肿胀程度及毛细血管反应。正常皮瓣为淡红色；静脉回流不良，皮肤颜色逐渐或突然变深，由红色→紫色→发绀→紫黑→出现水疱；动脉供血不足则皮肤颜色呈苍白，逐渐干瘪。

（3）皮肤温度：用半导体体温计测量，并与患者旁边的健康皮肤相对照。正常情况下术后 2 ～ 3 天皮温高于健侧 1 ～ 1.5 ℃，温差小于 3 ℃。若移植皮瓣皮温低于健侧部皮温 3 ℃ 或温差大于 3 ℃，常提示可能存在血液循环障碍，可采用红外线灯距离 30 ～ 45 cm 照射皮瓣，但应避免皮温过高或烫伤。

（4）指压反应：用手指轻压患者移植皮瓣，使之苍白，然后迅速移开手指，正常皮肤颜色在 2 秒内转为红润；如果充盈时间缩短表示静脉回流不畅；如果反应迟缓，时间超过 5 秒，表示供血不良有动脉栓塞的可能，应及时通知医生处理。

（5）皮肤张力：正常情况下术后 3 天内皮瓣呈轻度肿胀；发生静脉栓塞时肿胀程度明显增加；动脉供血受阻时则肿胀不明显、皮纹增加甚至干瘪。

5. 饮食护理

告知患者术后进食清淡的食物，忌辛辣、刺激性的食物，多饮水，多食水果、蔬菜，保持大便通畅。术后禁止吸烟。

三、健康教育

（1）嘱患者保持皮肤清洁干燥，防止感染。

（2）嘱患者日常活动注意适量活动。

四、出院指导

（1）功能锻炼。术区短期内有麻木感，局部感觉迟钝，应提醒患者加强自我保护，防止烫伤、冻伤及撕裂伤。

（2）告知患者皮瓣、游离皮瓣移植术后 14 天开始应用弹力敷料包扎或戴弹力护套，以免水肿及瘢痕增生。

第三节　唇裂修复术的护理

唇裂是颌面部最常见的先天畸形，常伴有腭裂，主要是妊娠前 3 个月胚胎口周组织发育受阻导致上唇融合缺陷形成的。

一、护理评估

（一）术前评估

（1）评估患者基本情况，包括营养状况、体重、血红蛋白是否达标。

（2）评估患者生命体征，注意面部有无感染灶，有无上呼吸道感染等。

（3）评估患儿的喂养方式。

（二）术后评估

（1）评估患者意识、有无喉头水肿，呼吸道是否通畅。

（2）评估患者伤口局部情况。

二、护理措施

（一）术前护理

（1）注意口鼻腔护理：加强患者口鼻腔卫生清洁，婴幼儿可用棉签或棉球擦洗，但要避免擦破黏膜。

（2）术前禁食：婴幼儿可在术前 4 小时喂奶 1 次，避免在手术前发生脱水。

（二）术后护理

（1）患者麻醉清醒后，将头偏向一侧，以便口内分泌物流出，保持呼吸道通畅，呼吸道分泌物多时，注意吸痰护理。

（2）饮食护理：患儿完全清醒后，用勺子喂温凉流质食物，术后 3 天后改为半流质饮食，但注意不可张大口咬食物或吃较硬的食物，以防伤口裂开。

（3）小夹板固定患儿双肘关节，防止抓伤，患儿安睡时可松解。

（4）保持伤口清洁，术后每天用 3% 的过氧化氢清除血痂，75% 的酒精或碘伏消毒 1 次，如有鼻涕等污物及时清洁干净。如使用皮肤黏合剂涂抹伤口可免去上述步骤，根据患儿情况清洁术区。

（5）佩戴鼻膜者，及时清除鼻腔分泌物，保持鼻腔通畅。

三、健康教育

（1）指导患者进食后用漱口液或清水漱口，保持口腔清洁。

（2）佩戴鼻管的患儿，注意安全，勿使鼻管吸入呼吸道；注意皮肤有无红肿、破溃；每天应清洗鼻管。如有异常情况，暂时停止佩戴鼻管。

四、出院指导

（1）唇裂患儿用勺子进食流质食物 3 周后，可吸吮乳头进食。

（2）指导患者及其家属拆线 48 小时内，伤口不要沾水。

（3）指导患者及其家属根据医嘱使用抗瘢痕药物，持续用药 3～6 个月。

第四节　腭裂修复术的护理

腭裂是胎儿在第 10 周时两侧腭突及鼻中隔未能相互融合所致。腭裂可单独发生，也可并发唇裂。腭裂不仅有软组织畸形，还可伴有不同程度的骨组织畸形，吮吸、进食及语言等生理功能出现障碍，面中部塌陷，咬合关系混乱，对患者的日常生活、学习、工作均带来不利影响，易造成心理障碍。

一、护理评估

（一）术前评估

（1）评估患者的生长、发育、营养和健康状况，以及能否适应麻醉和手术。

（2）评估患者有无贫血、上呼吸道感染的情况。

（3）评估患儿的喂养方式。

（二）术后评估

（1）评估患者的意识、生命体征，呼吸道是否通畅。

（2）评估患者伤口局部情况，口腔内填塞碘仿纱条是否牢固，伤口有无出血。

二、护理措施

（一）术前护理

指导患者及其家属术前 3 天开始练习用勺子进食，以适应术后需要。纠正患儿吃零食和吮手指的习惯。

（二）术后护理

（1）保持呼吸道通畅：患者全麻清醒前去枕平卧，将头偏向一侧，防止呕吐物或血液误吸进入气管，引起窒息或吸入性肺炎，呼吸道分泌物多时注意吸痰护理，严密观察有无喉头水肿的情况。

（2）饮食护理：患儿完全清醒后，用勺子喂凉的流质饮食，禁热饮、禁用吸管。每次进食后喂少许冷开水清洁口腔。

（3）观察患者的意识、生命体征、血氧饱和度等，必要时给患者吸氧。

（4）注意观察患者伤口有无渗血：若口腔内有血凝块，应及时清除，防止脱落而引起窒息；当患儿出现频繁的吞咽动作时，应立即检查伤口有无活动性出血，同时通知医生做进一步处理。当患儿睡眠时，要定时查看伤口有无出血。

（5）注意观察患者口腔内填塞的碘仿纱条有无松动、落脱，若有则通知医生处理；勿使用负压吸引直接接触切口及碘仿纱条，以免纱条脱落引起出血。

三、健康教育

（1）保持患者口腔清洁，遵医嘱给予朵贝氏液漱口，每天 4～5 次。

（2）保持患儿安静，避免大声哭闹，以防伤口裂开。

（3）取出碘仿纱条：术后 5 ～ 7 天可取出患儿切口内填塞的纱条，取出纱条后应注意观察有无出血，应在患儿进食后 30 分钟后拔出纱条，拔出纱条后 2 ～ 3 小时禁食。

四、出院指导

（1）术后 14 天内予患者流质饮食，术后 14 天后改为半流质饮食，3 个月内不可张大口咬食物或吃较硬的食物，以免伤口裂开。

（2）指导家属帮助患儿进行语言训练。

第五节　眼部整形术的护理

上睑下垂是指当目光平视前方时，上睑不能充分提起，以致上睑缘位置低于正常，部分或全部遮盖瞳孔，影响视野的情况。

睑外翻是指睑缘离开眼球、下睑结膜向外翻转，导致眼睑与眼球不能密切接触，睑裂闭合不全，不能正常覆盖和保护眼球。

眼袋，又称睑袋，是指眶内脂肪经薄弱的眼眶隔膜膨出，在睑部出现组织隆起和皮肤松弛的现象。常见于下睑，中老年人明显，为老龄的面部标志之一；亦见于青年人，多为遗传。

一、护理评估

（一）术前评估

（1）评估患者病情、配合情况、自理能力、心理状况。

（2）评估患者眼部有无炎症、感染。

（3）了解女性患者是否在月经期，以及对疾病和手术的认知程度。

（二）术后评估

（1）评估患者伤口情况，局部有无渗血及血肿发生。

（2）评估患者局部有无角膜刺激征，眼内是否有异物。

二、护理措施

（一）术前护理

（1）心理护理：术前向患者详细介绍手术方法及预后，指导患者配合手术和治疗，减轻患者的焦虑。

（2）眼周皮肤有炎症者暂缓手术。若有结膜炎、睑缘炎、泪囊炎、严重沙眼者，必须治愈后才能手术。

（3）眼部的准备：患者术前 1 天用氯霉素眼药水或环丙沙星眼药水滴眼 4 次，并保持眼部清洁。

（4）皮肤准备：患者术前 1 天洗头、洗澡，手术当天不化妆，术前用抗生素眼药水滴眼。

（5）患者术前照面部正位像、侧位像，以便术后对照效果。

（6）告知患者手术的基本程序及术中如何配合医生的指令做睁眼、闭眼的动作。

（二）术后护理

（1）术后注意患者有无角膜刺激征，眼内是否有异物感，术后 7 天左右拆线。

（2）术后可对患者局部伤口加压包扎，但压力不宜过大，以免损伤眼睛。患者术后一旦发生出血不止和严重血肿，及时报告医生。

（3）睑外翻手术后患者可能会出现短期内睁眼困难，一般术后 1 ～ 3 个月，该症状会逐渐减轻和好转。

（4）患者眼袋手术后 1 ～ 2 天，可摘掉眼睛上包扎的敷料，如伤口有血痂或分泌物，可用生理盐水或医用酒精擦拭。术后 48 小时内冰敷可帮助消肿、镇痛，每次冰敷持续 15 ～ 20 分钟，间隔 2 小时左右。保持患者术区敷料整洁固定，如有污染，须及时消毒伤口更换敷料。

（5）上睑下垂整复术后眼部须包扎 3 ～ 5 天，小纱布覆盖 7 天。注意敷料包扎是否完整，保持术区敷料清洁干燥，注意有无血肿压迫神经，出现恶心、头晕等症状。敷料打开后，遵医嘱使用氯霉素眼药水或环丙沙星眼药水滴眼每 3 ～ 4 个小时 1 次，每晚睡前用红霉素眼膏封眼，防止角膜干燥。如患者出现结膜充血，可用生理盐水加庆大霉素湿敷。

三、健康教育

（1）告知患者术后 7 天内不看电视、报纸等，卧床休息时取半卧位（将枕头垫高），避免眼睛过度疲劳或头部位置过低而加重伤口肿胀。睑外翻者睑粘连缝线未拆时，视物不清，活动时应注意安全。

（2）告知患者手术后有渗血的可能性，当感觉肿胀加剧时，要及时报告医生并遵医嘱处理。

（3）告知患者伤口愈合是一个渐进的过程，伤口发红会持续一段时间，术后 3 ～ 6 个月后才能呈现手术的最终效果。

（4）告知患者避免外力碰撞，少看书报、电视等，避免眼睛疲劳。

四、出院指导

（1）告知患者按时拆线、换药，拆线后 48 小时内防水，不可用手触碰伤口，拆线 7 天后可涂抹抗瘢痕药物。

（2）告知患者如伤口有残留线头不可私自拉扯，及时找医生处理。

（3）告知患者眼睑闭合不全的情况约持续 1 个月，眼睑完全闭合前，睡前涂抗生素眼膏封闭角膜，防止干燥。

（4）告知患者眼睑完全闭合前，外出时应注意防风沙。

（5）告知患者 3 个月内尽量减少看电视、电脑，防止光源刺激。

第六节　鼻缺损修复及鼻再造手术的护理

鼻缺损指全鼻或鼻的部分组织缺如或发育不全。

一、护理评估

（一）术前评估

（1）评估患者的病情、配合情况、自理能力、心理状况，以及对疾病和手术的认知程度。

（2）评估患者有无上呼吸道感染，鼻腔有无炎症。

（3）了解女性患者是否在月经期。

（二）术后评估

（1）评估患者再造鼻的血运情况。

（2）注意观察肋软骨取材者呼吸情况。

二、护理措施

（一）术前护理

（1）术前清洁患者口鼻腔，告知患者戒烟酒。鼻部有炎症时不可行手术。

（2）术前注意保暖，防止患者上呼吸道感染。清洗患者额部皮肤，注意局部有无感染。

（3）鼻部整复手术常与鼻腔或口腔相通，患者术前应用生理盐水漱口，每天 2～3 次。

（4）术前剪除患者鼻毛，将鼻前庭部分清洗干净。

（5）患者术前 6 小时禁食、术前 4 小时禁水。

（二）术后护理

（1）评估患者再造鼻的血运观察：术后 3 天内每 30～60 分钟监测 1 次，监测患者皮瓣的温度、色泽、毛细血管反应，皮瓣肿胀、血管搏动及微循环情况。观察患者蒂部是否受到额外压力，如敷料包扎过紧、周围组织肿胀及蒂部血肿等，一旦发生血运障碍，应立即通知医生并协助医生处理。

（2）术后 24 小时内是皮瓣发生血管危象的危险期。患者经按摩后的皮瓣颜色仍苍白、无弹性、干瘪，毛细血管充盈时间延长或不明显，皮温突然下降，用针刺划破表皮后，出血少或不出血，提示动脉危象，应立即通知医生，并配合检查和处理。

（3）患者术后 7 天内应选择去枕平卧位，保证再造鼻皮瓣远端血液回流顺畅；可适当应用活血化瘀的药物。

（4）加强鼻腔护理：鼻孔有橡胶管支撑固定者，如有血痂或分泌物，可用沾有 3% 过氧化氢或生理盐水的棉签擦洗。保持鼻腔通气良好。

（5）取肋软骨术后护理：评估术后患者疼痛，教会患者咳嗽、翻身及起床时的正确方法，以减少疼痛，多与患者沟通，分散患者注意力。

三、健康教育

（1）饮食指导。术后给予患者高热量、高蛋白饮食，保证患者营养供给。

（2）嘱患者保持鼻部清洁，患者不可随意取出硅胶管，若有不适，通知医护人员处理。

四、出院指导

（1）告知鼻再造者拆线后继续使用鼻膜 6～12 个月，防止鼻腔收缩，避免鼻孔狭窄，保持局部清洁。

（2）指导患者术后 3 个月内不可拧压鼻部，预防上呼吸道感染，尽可能避免用力咀嚼及面部大表情活动，增强自我防护意识，避免碰撞挤压。

（3）指导患者禁食辛辣食物，平时应避免阳光暴晒，以防色素沉着，防止干燥，冬季注意防冻。

第七节　先天性小耳畸形矫正术的护理

先天性小耳畸形是由于胚胎时期第一、第二鳃弓及其第一鳃沟的发育异常引起的外耳畸形、中耳畸形，许多患者还伴有同侧下颌骨和面部软组织的发育不良，涉及颅颌面的畸形。

一、护理评估

（一）术前评估

（1）评估患者的病情、配合情况、自理能力、心理状况。

（2）评估患者外耳道有无局部感染性病变。

（3）了解女性患者是否在月经期，以及患者对疾病和手术的认知程度。

（二）术后评估

（1）评估患者的意识、生命体征、疼痛情况。

（2）评估引流管情况：评估引流液颜色、性质和量，保持引流装置处于负压状态。

二、护理措施

（一）术前护理

（1）术前 1 天，剃除患者耳周发际约 7 cm 头发，必要时剃光头。

（2）心理护理：因耳再造手术时间长，手术次数多，患者应做好心理护理，取得患者及其家属的配合。

（二）术后护理

（1）体位：取平卧或健侧卧位，严禁手术耳受压。鼓励患者早期下床活动，防止肺部并发症。

（2）自体肋软骨截取者，胸带加压包扎，观察患者有无呼吸困难、烦躁不安及缺氧等症状，指导患者活动、咳嗽时注意保护切口，咳嗽时用手按住胸部切口，以减轻疼痛。

（3）引流管护理：保持负压引流通畅，防止脱落。负压引流管一般保持 5 天左右，视情况拔除。注意患者伤口绷带包扎是否牢固，周围皮肤是否有压力性损伤，若松脱及时通知医生处理。

三、健康教育

（1）嘱患者保持局部清洁，避免感染。

（2）嘱患者随时注意保护头部，避免碰撞。

（3）嘱患者保持引流管通畅，防止脱落。

四、出院指导

（1）嘱患者 6 个月内避免直接压迫再造外耳，避免外伤、冻伤等。

（2）嘱患者保持局部清洁，避免感染。

（3）嘱患者定期到医院复查。

第八节　应用皮肤软组织扩张术的护理

皮肤软组织扩张术又称皮肤扩张术，是指将皮肤软组织扩张器植入正常皮肤软组织下，通过注射壶向扩张囊内注射液体，用以增加扩张器体积，使其对表面皮肤软组织产生压力，通过扩张机制对局部的作用，使组织和表皮细胞分裂增殖及细胞间隙拉大，从而增加皮肤面积，或通过皮肤外部的机械牵引使皮肤软组织扩展延伸，利用新增加的皮肤软组织进行组织修复和器官再造的一种方法。

一、护理评估

（一）术前评估

（1）评估患者的病情、配合情况、自理能力、心理状况。

（2）评估患者有无上呼吸道感染症状，女性患者是否在月经期。

（3）了解患者对疾病和手术的认知程度。

（二）术后评估

（1）评估患者的意识、生命体征、呼吸情况。

（2）评估患者伤口及引流管情况，如伤口有无渗血，局部有无肿胀，引流管是否通畅，引流液性质、量和颜色，引流器是否保持负压状态。

二、护理措施

（一）术前护理

（1）告知患者此项手术需要两期完成，手术间隔一般需要 2～3 个月左右。

（2）告知患者术后外观形态短时间内欠佳，可能给患者日常生活带来很多麻烦，需要做好心理准备。

（3）清洁患者术区皮肤，对于有瘢痕凹陷的部位，应彻底清除其污垢，注意保持皮肤无破损。

（二）术后护理

（1）负压引流管的护理：患者面颈部血管丰富，术后易出血，注意观察引流液的性质、颜色和量，做好记录，若引流量每 24 小时大于 100 mL，提示有出血可能，应及时处理。检查引流管有无脱出、漏气、阻塞等，保持负压引流管通畅。

（2）注意患者体温、血象变化，预防感染。

（3）扩张囊内注水期的护理。扩张一期术后 7～10 天拆线，间隔 3～7 天注水 1 次。首次注水剂量一般为扩张器容量的 10%～15%。推注时注意阻力大小及局部皮肤的血运情况，如发现患者局部皮肤张力较大，颜色苍白，无充血反应，注射停止数分钟后仍不恢复时，应适当回抽液量减压。埋植 2 个以上扩张器时，要注意患者有无血压下降或呼吸压迫等，每次注水不宜太多，或采用单侧交替注射。如出现以上症状，立即从扩张器内抽取部分液体减压，并观察 30 分钟，以防发生意外。注射后轻压针眼 1 分钟，防止外渗。

（4）避免挤压水囊，防止破裂造成手术失败；同时注意个人卫生，预防感染。

（5）注水周期根据扩张皮瓣的面积来决定，一般需要 2～6 个月。其间应定期随访，一旦发生皮瓣发红或扩张器突然变软，指导患者来院检查。

（6）二期手术护理。密切观察患者皮瓣的颜色、血运、肿胀程度。患者术后面部有轻度肿胀，3 天后可自行消退，若肿胀加重，应报告医生，及时处理。术中放置引流管防止出血及血肿形成，密切观察引流器是否通畅、负压大小、引流液颜色等。术后限制患者活动，以防过度牵拉造成创口裂开、皮瓣坏死。指导患者加强营养，提高抵抗力，食用高蛋白、富含维生素的食物。

三、健康教育

（1）指导患者保持伤口局部清洁干燥，避免碰撞伤口。面部扩张器植入术患者术后避免进食过热及过硬的食物。

（2）指导患者要注意保护术区，包括扩张器和注水壶所在区域，避免暴力、锐器等直接作用于皮瓣表面。

四、出院指导

（1）指导患者紧贴扩张皮瓣表面的衣物应宽松、柔软，以纯棉织物为宜。

（2）指导患者淋浴洗头时，勿用力搓揉、挤压术区，不宜进行剧烈运动。

（3）指导患者注意饮食卫生，不宜吃辛辣食物。

（4）指导患者尽量不使用化妆品，保持皮肤清洁，避免局部皮肤发生疖肿等并发症。

（5）指导患者注意不要烫伤、晒伤皮瓣，防止蚊虫叮咬。

第九节　隆乳术的护理

隆乳术指通过植入乳房假体或移植自身组织，使乳房体积增大，形态丰满匀称，改善女性体形，恢复女性特有的曲线美。

一、护理评估

（一）术前评估

（1）评估患者的病情、配合情况、自理能力、心理状况。

（2）评估患者有无上呼吸道感染症状，患者是否在月经期。

（3）了解患者对疾病和手术的认知程度。

（二）术后评估

（1）评估患者的意识、生命体征、呼吸情况。

（2）伤口敷料包扎及伤口引流管情况：胸带固定是否良好，引流管是否通畅，引流液性质、量和颜色，是否保持负压状态。

二、护理措施

（1）体位。患者完全清醒后，采取半卧位或平卧位，减少术区张力，有利于引流及假体的固定。

（2）保持患者胸部加压固定良好，不随便移动敷料。保持胸带一定的压力，以维持双侧乳房的固定位置，观察胸带的松紧度和患者的感受，发现异常，应及时通知医生处理。

（3）引流管护理。保持负压引流管不折叠、不牵拉，避免脱出。及时倾倒引流液，保持良好的负压状态。严密观察引流液的颜色、性质和量。观察局部是否肿胀及皮肤淤血、青紫等，每次更换引流管时要严格无菌操作，并妥善固定。如发现异常及时报告医生处理。引流管可于术后 24 ～ 48 小时拔除。

（4）注意多进高营养、高蛋白、易消化的饮食，禁食辛辣食物，戒烟酒。

（5）心理护理。尊重患者的隐私权，了解患者隆胸的目的，仔细听其陈述，认真分析其顾虑或恐惧的原因，根据患者的心理状态，有针对性地进行疏导，并做好医护沟通。

三、健康教育

（1）指导患者保持伤口局部清洁干燥，避免引流管折叠、牵拉及脱出。

（2）指导患者术后早下床，早活动，以利于引流和恢复。

（3）指导患者术后禁止上肢上举及用力，避免假体移位。

四、出院指导

（1）指导患者术后 1 个月内限制上肢做外展、上举、负重等动作（如举东西、用手支撑、引体向上、拎重物等），术后 2 个月可逐步恢复以上提到的活动。

（2）指导患者弹力胸带解除后可选择尺寸合适的胸罩。术后 3 ～ 6 个月不能穿着有铁线的胸罩，以防胸部变形及包膜挛缩（包膜纤维硬化）。

（3）指导患者避免用力压迫、碰撞胸部，以保护假体。

（4）医生根据假体的种类，告知患者是否需要对假体进行按摩。

第十节　吸脂手术的护理

吸脂手术是采用肿胀技术，用负压吸引器或注射器将患者脂肪较丰厚部位的脂肪抽出，达到瘦身的目的。

一、护理评估

（一）术前评估

（1）评估患者病情、自理能力、有无出凝血疾病、心理状况、既往史、药物过敏史、有无合并症等。

（2）评估患者有无上呼吸道感染症状，女性患者是否在月经期。

（3）评估患者手术部位有无局部感染病灶。

（二）术后评估

（1）评估患者的意识、生命体征、呼吸情况。

（2）评估患者伤口情况，有无渗血及血肿发生。

二、护理措施

（一）术前护理

（1）术前半个月禁服抗凝血药物、血管扩张药及激素类药物，以防出血。

（2）嘱患者术前根据吸脂部位备好宽松外衣及弹力服，如腹带、弹力裤。

（二）术后护理

（1）患者术后立刻穿上弹性紧身衣或绷带加压包扎，可减少术后血肿。

（2）注意观察患者伤口有无渗血及血肿，发现外敷料有鲜血浸染，应及时报告医生，予以术区更换敷料并加压包扎。

（3）术后适当活动，不建议绝对卧床休息。早期活动有助于预防静脉血栓形成和脂肪栓塞。

（4）合理饮食，给予患者高热量、高蛋白、低脂肪饮食。

三、健康教育

（1）指导患者保持伤口局部清洁、干燥。

（2）指导患者术后应多喝水，促进体内残留肿胀液的代谢，如局部出现渗血、渗液、血肿，应及时与医生联系。

四、出院指导

（1）指导患者术后穿弹力服 3～6 个月加压塑形。

（2）患者吸脂区皮肤短期内会有变硬、麻木、颜色加深、局部不平、发绀等情况，术后 3 个月可逐渐恢复。

（3）2 个部位吸脂间隔时间应在 7 天以上。

（4）患者吸脂术后 1 个月内避免剧烈活动。

第十一节　经皮血管瘤药物灌注术的护理

血管瘤是以血管内皮细胞异常增殖为基础的良性肿瘤，也可以是一种中胚层发育异常造成的血管畸形。根据其形态，临床中可分为毛细血管瘤、海绵状血管瘤、混合型血管瘤及蔓状血管瘤。

一、护理评估

（一）术前评估

（1）评估患者的病情、配合情况、自理能力、心理状况。

（2）了解女性患者是否在月经期。

（3）了解患者对疾病和手术的认知程度。

（二）术后评估

（1）评估患者的意识、生命体征、呼吸情况。

（2）手术部位在四肢者，评估患肢的血运情况。

二、护理措施

（一）术前护理

患者血管瘤及其周围皮肤有无损伤、溃疡，若有术前积极治疗和换药，待炎症控制后再行手术，以防感染。

（二）术后护理

（1）给予营养丰富、易消化的饮食，鼓励患者多喝水。

（2）卧位护理：卧位时患肢抬高30°～40°，避免患者长时间站立，以便静脉回流。

（3）病情观察：注意观察患者局部皮肤色泽、温度、感觉及足背动脉搏动，观察尿量和颜色，保持包扎的弹力绷带松紧适宜，发现异常及时报告医生处理。

三、健康教育

（1）指导患者保持术区清洁干燥。

（2）指导患者注意保护血管瘤及其周围皮肤，防止损伤，下肢血管瘤者避免长时间站立。

四、出院指导

（1）嘱患者保持皮肤清洁、干燥。注意观察瘤体皮肤色泽，避免碰撞。

（2）嘱患者若血管瘤或其周围皮肤出现损伤、溃疡，应及时到医院治疗。

第十二节　口服普萘洛尔治疗婴幼儿血管瘤的护理

婴幼儿血管瘤是一种常见的良性血管肿瘤，在婴幼儿中发病率为10%～12%，患儿中女性多于男性。婴幼儿血管瘤可发生于全身各处，但以面颈部居多。血管内皮细胞和周围基质细胞的异常高增殖可引发该疾病。自2008年首次报道普萘洛尔对血管瘤具有显著作用以来，大量临床研究对其疗效和安全性进行了评价，发现其对血管瘤的作用迅速有效，患儿耐受性良好，诱导血管瘤消退的作用优于其他的治疗方法。美国和欧洲相继发布了普萘洛尔治疗婴幼儿血管瘤的专家共识。

一、护理评估

（1）了解患儿既往史、家族史、过敏史，评估有无心脏疾病等服药禁忌证。

（2）评估患儿吞咽能力，有无口腔或食管疾病，有无恶心、呕吐等。

（3）了解患儿及其家属对所服药物相关知识的了解程度。

二、护理措施

（1）服药前患儿均行血常规、肝肾功、电解质、心电图、心脏彩超检查，排除服药禁忌证。

（2）心理护理。服药治疗前应与患儿家属多沟通，取得家属的信任并做好相关知识宣教，告知普萘洛尔的主要药理作用，讲解药物的安全性、有效性、优越性，以及目前该方法的疗效，消除患儿家属的顾虑，使之积极配合治疗。

（3）服药剂量根据患儿体重确定，第 1 天总给药量为 1 mg/kg，分 3 次给药；第 2 天总给药量为 1.5 mg/kg，同样分 3 次给药。

（4）给药方法。将药片捣碎用研钵磨成粉状后溶于定量温开水中，计算出每毫升所含毫克数，搅拌均匀，取 1 mL 注射器抽得所需剂量，用除去针头的注射器乳头喂服，喂服完毕用注射器再次抽吸温水喂服，防止药物残留空针管壁。

（5）服药期间观察患儿瘤体颜色及大小变化，并监测服药前后半小时的患儿心率、呼吸的变化，做好记录。服药后患儿易出现肢端湿冷、嗜睡、精神萎靡、胃肠道不适、呼吸困难、腹泻、皮疹等，因此，服药后应注意为患儿保暖，观察大便次数和性质，注意患儿精神状况，有无烦躁等，若有异常应向医生报告并及时做出处理。

三、健康教育

（1）告知患儿及其家属任何药物不得与食物混合喂服，患儿哭闹时不可喂药，以免引起呕吐呛入气管。服药后不宜立即平卧，防止呕吐窒息。

（2）告知患儿及其家属服药后注意观察药物反应，如有不适及时告知医护人员。

四、出院指导

（1）患儿服药 3 天无不良反应，可办理出院；后续服药、观察、记录步骤由医护人员教会家属后，家属自行完成。

（2）出院带药。总给药量为 1.5 mg/kg，一天分 3 次口服，注意观察患儿情况，并于服药前后半小时测量患儿脉搏 1 分钟，低于 80 次 / 分不宜服药。疗程 6 个月，每周根据患儿体重调整药量，第 1、第 3 个月当地医院复查肝肾功能，第 3、第 6 个月回院复诊，复查肝肾功能。

第十三节　体表肿瘤切除术的护理

体表肿瘤指来源于皮肤、皮下附件、皮下组织等浅表软组织的肿瘤。体表肿瘤分体表良性肿瘤、体表恶性肿瘤。良性肿瘤生长缓慢、不扩散；恶性肿瘤生长迅速，可浸润和破坏邻近组织，可转移。

一、护理评估

（一）术前评估

（1）评估患者的病情、配合情况、自理能力、心理状况。

（2）了解女性患者是否在月经期。

（3）了解患者对疾病和手术的认知程度。

（二）术后评估

（1）评估患者的意识、生命体征、呼吸情况。

（2）评估患者伤口及引流管情况。

二、护理措施

（一）术前护理

（1）完善术前检查，如血常规、凝血酶原时间、肝功能、肾功能、血型、胸片、心电图等。

（2）心理护理：向患者讲解手术方式，术前注意事项、术后注意事项，取得患者理解，使其减轻思想顾虑，积极配合术前准备工作。

（3）遵医嘱准备术区皮肤，术前1天沐浴、更衣、剪指（趾）甲。

（4）术前1晚，根据手术部位、麻醉方式对患者进行饮食指导，全麻患者术前禁饮、禁食。

（5）术前1天测体温、脉搏、呼吸2～3次，术晨测量体温、脉搏、呼吸、血压，并做好记录，发现异常及时报告医生处理。

（二）术后护理

（1）全麻患者回到病房后去枕平卧位，卧床休息4～6小时后根据手术部位遵医嘱给予患者颈部制动、半卧位、患肢抬高等体位。密切观察患者生命体征变化，并做好记录。

（2）严密观察患者伤口敷料有无渗血、渗液，有无异味，如有及时通知医生并协助处理。留有观察窗口的部位注意观察皮片、皮瓣的存活情况，预防术区水肿。如有负压引流，应保证引流通畅，注意及时更换并记录。

（3）在移植皮片未完全成活前，不可对患肢进行测血压及抽血等治疗。

（4）疼痛护理：评估疼痛情况，进行疼痛管理相关指导，遵医嘱准确进行疼痛处理，进行心理护理，减轻患者疼痛。

（5）饮食护理：加强营养，给予高热量、富含维生素、高营养、易消化、无强烈刺激性的食物。术区如在面部尤其是口周或颈部，予患者流食，限制患者咀嚼及说话。进食后给予清水或漱口液漱口，保持口腔清洁。

三、健康教育

嘱患者保持伤口局部清洁、干燥。

四、出院指导

（1）嘱患者伤口拆线 24 小时后方可洗浴；保持皮肤清洁卫生。

（2）嘱患者拆线后伤口可涂抹抗瘢痕药，防止瘢痕增生。

（3）嘱患者注意加强患肢功能锻炼，使患者出院后尽快、尽早适应社会及身体器官和外观的改变，提高生活质量。

（4）嘱患者按时回院换药、拆线，如有情况及时复诊。

第十六章　器官移植科护理常规

第一节　肝移植的护理

肝移植是指用健康的肝脏替换病肝的手术。患者接受肝移植时，整个病肝被移除，然后用亲属提供的部分肝脏或器官捐献者的肝脏取代，是治疗终末期肝病和急性肝衰竭唯一有效的方法。

一、护理评估

（一）术前评估

（1）评估患者的健康史、肝病史及诊疗经过。

（2）评估患者全身状况，如生命体征、意识、营养状况，有无感染征象。

（3）评估患者的凝血机制、肝肾功能等。

（4）评估患者腹部的症状和体征。

（5）评估患者心理和社会支持状况，如心理状态、认知程度、依从性及社会支持系统。

（二）术后评估

（1）评估患者的意识状态、生命体征及疼痛程度。

（2）评估患者皮肤、巩膜、手术切口、24 小时出入量、引流管及引流液情况。

（3）评估患者有无跌倒、坠床、压疮、管道脱落及血栓等风险。

（4）并发症观察，如出血、感染、排斥反应、血管和胆道并发症等。

二、护理措施

（一）术前护理

1. 心理护理

向患者做好术前指导，介绍肝移植的相关知识及成功案例，解除思想顾虑，增强手术信心。

2. 营养支持

予高热量、富含维生素、低脂肪、优质蛋白质、易消化的食物。有腹水、水肿者，应控制水和钠盐的摄入，血氨高者限制蛋白质摄入，低蛋白患者遵医嘱补充人血白蛋白、血浆等。必要时给予肠内营养支持和（或）肠外营养支持，以改善患者的营养状况。

3. 体位和活动

嘱患者卧床休息，保暖，避免剧烈活动。

4. 皮肤准备

备皮范围上起锁骨水平，下至大腿上 1/3 处，两侧至腋后线。淋浴后予 1 ∶ 1000 的洗必泰擦拭全身。

5. 肠道准备

术前成年患者禁食 8 小时、禁饮 6 小时，患儿禁食 6 小时、禁饮 4 小时；术前晚、术晨予开塞露通便，必要时给予灌肠。

6. 备好术中用药

术前备好人血白蛋白、免疫球蛋白、乙肝免疫球蛋白、甲基强的松龙、抗生素等药物。

（二）术后护理

1. 观察要点

（1）观察患者的意识状态和生命体征。

（2）观察患者切口敷料有无渗出。

（3）观察患者引流管是否通畅，引流液的颜色、性质及量，警惕腹腔内出血。

（4）观察患者有无腹痛、腹胀及腹膜刺激征。

（5）观察患者皮肤黏膜有无出血点、瘀斑及黄染消退的情况。

（6）对患者进行疼痛及血栓风险评估。

2. 病情观察及护理

（1）患者术后在监护室监护，病情稳定后转回移植隔离病房。

（2）遵医嘱予特别护理，监测患者生命体征、血氧、血压、中心静脉压及尿量，记录患者 24 小时出入量。

（3）注意患者有无咳嗽、发绀、呼吸困难等，指导患者进行有效咳嗽，应用吹气球或呼吸训练器进行呼吸功能锻炼。

（4）保持静脉通道的通畅，合理安排输液顺序及速度。

（5）观察引流液的颜色、性质和量，警惕腹腔内出血。

（6）每周测量体重 1 次。

（7）关注肝移植患儿的分离性焦虑问题，做好安抚工作。

3. 饮食与营养

胃肠功能未恢复者，予禁食、全静脉营养，胃肠功能恢复后，可逐渐过渡到半流质饮食再到普食。保证食物新鲜、洁净，且以低糖、低脂肪、富含维生素和优质蛋白为原则。

4. 体位和活动

告知患者卧床休息，避免右侧卧位和拍背动作，以免移植肝脏在腹腔内晃动；可予 15°～30° 的斜坡卧位。病情稳定后可协助患者下床活动。

5. 特殊用药的护理

（1）免疫抑制剂：服用他克莫司（FK506）要求空腹且按时、按量。告知患者服药前 1 小时，服药后 2～3 小时不能进食，禁食期间服药须夹闭胃管 2 小时；遵医嘱安排服药时间，定时服药；严格用药剂量，不允许自行更改服药时间或漏服、补服药。

（2）抗凝剂：密切监测患者凝血功能。观察腹腔引流液的颜色、性质及量，警惕患者腹腔内出血；注意患者全身皮肤黏膜有无出血点及瘀斑，深静脉置管穿刺点有无血肿或渗血；观察伤口有无渗血等。慎用止血药，因有导致肝动脉血栓的风险。

（3）使用输液泵和注射泵，应保证给药剂量和速度准确。

6.并发症的观察及护理

（1）腹腔出血。腹腔出血常发生在术后 72 小时内。

密切观察患者的生命体征，注意引流液的颜色、性质及量；如出现腹胀、心率增快、血压下降、血性引流液增多等情况，立即报告医生并配合处理。

（2）感染。

①保护性隔离：严密做好床边隔离，严格执行手消毒规范，有呼吸道感染者禁止进入病房。限制陪护，预防交叉感染。

②各项治疗护理严格无菌技术操作，做好病房消毒隔离。

③遵医嘱留取标本培养及药敏试验。

④监测体温，发现异常及时报告医生处理。

⑤做好各项基础护理，包括口腔、会阴部、皮肤及伤口和引流管护理。

⑥按时准确使用抗生素。

（3）排斥反应。

①严密观察皮肤及巩膜黄染情况、腹部体征变化、肝功能各项指标。遵医嘱准确应用免疫抑制剂，监测血药浓度，防止因免疫抑制剂血药浓度过低而引起排斥反应。

②遵医嘱调整抗排斥反应药物及应用大剂量激素冲击治疗，同时使用护胃药，预防患者应激性溃疡及胃出血。注意监测患者血糖、血药浓度及肝肾功能，并观察患者的精神状态。

（4）血管并发症。肝动脉和门静脉栓塞一般发生在术后 14 天内。

①观察患者有无腹痛、恶心、呕吐、血浆白蛋白降低、肝功能异常等表现。

②配合医生定期行彩超检查。遵医嘱使用肝素钠、华法林等，关注出凝血时间，保持患者凝血功能在稍低凝状态。

（5）胆道并发症。

①胆道梗阻：观察患者有无发热、寒战及黄染等症状，观察大小便的颜色变化，有无尿液颜色变深，大便颜色变浅或陶土样大便。

②胆瘘：观察患者伤口敷料有无胆汁渗出。

③定期检查患者各种生化指标。遵医嘱予抗感染、利胆治疗，必要时协助行内镜逆行胰胆管造影术或胆道支架置入治疗。

三、健康教育

（一）服药指导

（1）加强患者服药依从性宣教，强调长期、按时服用免疫抑制剂的重要性。指导患者正确、准时服用各种药物，不能自行增减或替换药物，禁止服用对免疫抑制剂有拮抗或增强的药物和食物。

（2）指导患者学会观察排斥反应的表现和各种药物的不良反应，如有不适马上就诊。

（3）指导术前为慢性乙型肝炎者，术后坚持抗病毒治疗。

（4）嘱患者定期复查血药浓度，应在服药前抽血。

（5）嘱患者出门时须携带足够药量。

（二）饮食指导

嘱患者正常饮食后应少量多餐，予优质蛋白质、低脂肪、富含维生素、易消化的新鲜干净食物；禁食葡萄柚类水果，禁止食用增强免疫功能的食物和滋补品，禁烟酒，避免食用辛辣、刺激性、油炸及生冷食物。

（三）预防感染

（1）嘱患者居室保持通风、整洁，禁止饲养宠物。

（2）嘱患者注意口腔及个人卫生，避免感冒。

（3）嘱患者少去公共场所，避免日晒。

（四）自我保健

（1）指导患者监测体温、体重、血压、血糖及尿量，控制体重。

（2）嘱患者术后3～6个月可恢复工作、学习或正常的家庭生活，注意劳逸结合；术后6个月内避免提重物或做激烈运动。

（五）管道护理

指导带T管出院的患者保持T管周围皮肤干燥及敷料清洁，按时换药，防止T管扭曲、折叠、受压或脱出，防止胆汁逆流感染；术后3～6个月回院拔管。

（六）终身定期随访

嘱患者术后3个月内每周随访1次，术后4～6个月每两周随访1次，术后6～12个月每月1次。以后根据患者的身体状况及医嘱安排随访时间，但每年至少要有2次随访，如有不适及时就诊。

第二节　肾移植的护理

肾移植是指将亲属肾或者尸体肾移植给不可逆性肾衰竭患者的手术治疗，是治疗终末期肾脏疾病的有效方法。

一、护理评估

（一）术前评估

（1）评估患者的输血史、透析史及其他慢病史。

（2）评估患者腹膜 / 血液透析管位置，有无动静脉瘘。

（3）评估患者的生命体征，特别是血压、尿量，有无水肿、贫血及营养不良等。

（4）评估患者的心理状态、认知程度、依从性及社会支持系统。

（二）术后评估

（1）了解患者移植肾的植入部位。

（2）评估患者的生命体征及疼痛程度，尤其是血压和中心静脉压。

（3）评估患者伤口情况，尿管及引流管是否通畅，引流液的颜色、性质及量。

（4）评估患者移植肾功能：尿量、血肌酐及电解质，移植肾区局部有无肿胀和疼痛。

（5）评估患者有无出血、感染、排斥反应等并发症。

（6）评估患者有无跌倒、坠床、压疮、管道脱落及血栓等风险。

二、护理措施

（一）术前护理

（1）心理护理：了解肾移植患者有无心理问题，向患者介绍肾移植手术的重要性，讲解手术成功的案例，增强患者的手术信心。

（2）皮肤准备：备皮范围上起自肋弓，下至大腿上 1/3 处，两侧至腋后线。术前晚淋浴后予 1：1000 的洗必泰擦拭全身。

（3）肠道准备：术前成年患者禁食 8 小时、禁饮 6 小时，患儿禁食 6 小时、禁饮 4 小时；术前晚、术晨予开塞露通便，必要时给予灌肠。

（4）营养支持：根据患者的营养情况，指导患者进低钠、优质蛋白、高热量、富含维生素的饮食，遵医嘱通过肠内或肠外途径补充营养。

（二）术后护理

1. 观察要点

（1）观察患者的生命体征及体重。

（2）观察患者的肾功能。

（3）观察患者引流液、尿液颜色、性质及量。

（4）观察患者排斥反应、出血、肺部感染等并发症的观察。

（5）对患者进行疼痛及血栓风险评估。

（6）观察患者自理能力、心理及依从性。

2. 病情观察及护理

（1）患者术后在监护室监护，病情稳定后转回移植隔离病房。

（2）遵医嘱予特别护理，监测患者生命体征、血氧、血压、中心静脉压及尿量，记录患者 24 小时出入量。

（3）注意患者有无咳嗽、发绀、呼吸困难等，指导患者有效咳嗽。

（4）保持患者静脉通道的通畅，合理安排输液顺序及调整输液速度；避免在移植肾侧下肢进行输液及有动静脉瘘的肢体上测量血压。

（5）引流管护理：妥善固定，保持通畅，防止扭曲受压，记录引流液的颜色、性质和量。警惕患者腹腔内出血。

（6）遵医嘱测量患者的体重并记录。

3. 饮食护理

（1）患者胃肠功能恢复后可进少量流质食物，无不适改为半流质食物，逐渐过渡到普食。

（2）给予患者低盐、低脂肪、优质蛋白及易消化饮食；指导患者减少钠、钾的摄入，每天摄入食盐不超过 6 g，尤其对于高血压和少尿者。

（3）指导患者注意饮食卫生，禁烟酒。

4. 休息与活动

予患者 15°～ 30° 的斜坡卧位，移植肾侧下肢可平行移动或稍微屈曲 15°～ 25°，避免压迫肾脏，患者病情平稳后可在护士指导下翻身及下床活动，动作要缓慢轻柔，不可突然改变体位，不可下蹲及弯腰，如出现移植肾疼痛、肿胀感等，立即告知医护人员。

5. 特殊用药的护理

（1）指导患者服用他克莫司（FK506）要求空腹且按时、按量。服药前 1 小时，服药后 2～ 3 小时不能进食；遵医嘱安排服药时间，定时服药；严格用药剂量，不允许自行更改服药时间或漏服、补服药。

（2）术前、术后应用免疫抗体诱导药物，如抗胸腺细胞免疫球蛋白，应严格按说明书滴注，同时遵医嘱使用抗过敏药物，并注意观察患者有无过敏反应。

（3）使用输液泵和注射泵，保证给药剂量和速度准确。

（4）肾移植患儿因生理、心理方面尚未成熟，术后服药依从性较成人差，护理人员要重视对患儿及其家长的依从性教育，不断强化健康宣教的效果。

6. 重点指标监测

（1）血压监测：了解患者术前血压及降压药服用情况，术后尽可能将血压控制在较为合适的范围内，以保证移植肾的有效血流灌注。

（2）体温监测：肾移植患者存在机体抵抗力弱，以及术后使用免疫抑制剂和大量的激素冲击治疗，因此要特别注意监测患者体温变化。如患者体温逐渐上升，但无尿量减少和肌酐上升，提示存在感染；体温突然上升且持续高热，伴尿量明显减少，血肌酐上升，移植肾区胀痛，阴囊水肿等提示急性排斥反应的可能，出现以上症状应及时报告医师。

（3）尿量监测：尿量是移植肾功能的主要观察指标。术后 3～ 4 天内，患者每小时尿量维持在 200～ 500 mL 为宜；如每小时尿量在 1000 mL 以上，每天尿量为 5000～ 10000 mL 时，称为多尿期；当每小时尿量少于 100 mL，应及时向医生报告，**警惕移植肾发生急性肾小管坏死或急性排斥反应。**

（4）静脉滴注原则：记录患者 24 小时出入量，遵循"量出为入"原则，多出多入、少出少入。根据尿量和中心静脉压及时调整补液速度与量，保持出入量平衡；后 1 小时的补液量依照前 1 小时排出的尿量而定。一般当每小时尿量少于 200 mL、200～500 mL、500～1000 mL 和超过 1000 mL 时，补液量分别为等于尿量、尿量的 4/5、2/3 和 1/2；24 小时出入水量差额一般不能超过 2000 mL；当血容量不足时须加速扩容。

7. 并发症的观察及护理

（1）移植肾功能延迟恢复。

①心理护理：肾移植术后一旦发生移植肾功能延迟恢复，患者易产生悲观失望情绪，应做好患者及其家属的思想工作，让家属与医护人员一起鼓励患者配合治疗。

②病情观察：移植肾功能延迟恢复临床表现为少尿或无尿，以及水、钠潴留等。注意监测患者尿量、电解质及肌酐变化，了解患者肾功能的恢复情况；严格控制入量，维持电解质平衡，应注意预防低钠、低钾血症。

③指导患者术后终身服用免疫抑制剂，告知按时服药的重要性。

④做好血液透析治疗的护理，指导患者饮食。

（2）排斥反应。

①临床表现：患者体温突然升高且持续高热，伴有血压升高、尿量减少、血肌酐上升、移植肾区闷胀感、压痛等。

②高热护理：严密观察患者体温变化，高热者应采取降温措施，预防感冒；保持口腔清洁，防止口腔感染。

③监测尿量：尿量突然减少是肾移植术后排斥反应的早期症状，应严密观察尿液的颜色、性质及量的变化并记录，有异常及时报告医师。

④应用免疫抑制剂护理：遵医嘱调整抗排斥反应药物及应用大剂量激素冲击治疗，同时使用护胃药，预防应激性溃疡及胃出血。注意监测患者血糖、血药浓度及肝肾功能。

⑤心理护理：抗排斥治疗过程中，少数患者会出现明显的精神症状，应安慰患者，指导患者及其家属做好安全防护，宣教有关排斥反应相关知识，使患者增强战胜疾病的信心。

（3）感染。移植术后最常见的致命并发症。

①保护性隔离：严格做好床边隔离，保持手卫生，有呼吸道感染者禁止进入病房；限制陪护人数，避免交叉感染。

②各项治疗护理严格无菌技术操作；做好病房消毒隔离。

③遵医嘱留取标本培养及药敏试验。

④监测患者体温，发现异常及时报告医生处理。

⑤做好患者基础护理：口腔、会阴部、皮肤、伤口和引流管护理等。

⑥按时准确使用抗生素。

三、健康教育及出院指导

（一）心理指导

告知患者 6 个月后可逐渐恢复正常生活，合理安排作息时间，保持心情愉悦，适当进行户外活动，但不可过度劳累，防止外伤，注意保护移植肾；告知家属患者服用激素易激怒，平时多体贴、理解和关心患者。

（二）用药指导

（1）加强患者服药依从性宣教，强调长期、按时服用免疫抑制剂的重要性；指导患者正确、准时服用各种药物，不能自行增减或替换药物，禁止服用对免疫抑制剂有拮抗或增强的药物、水果和食物。

（2）指导患者学会观察排斥反应的表现和各种药物的不良反应，如有不适马上就诊。

（3）嘱患者定期复查血药浓度，应在服药前抽血。

（4）嘱患者出门时须携带足够药量。

（三）饮食指导

嘱患者正常饮食后应少量多餐，予优质蛋白质、低脂肪、富含维生素、易消化的新鲜清洁食物；禁食葡萄柚类水果，禁止食用增强免疫功能的食物和滋补品，禁烟酒，避免食用辛辣、刺激性、油炸及生冷食物。

（四）预防感染

（1）告知患者预防感染的重要性，注意饮食卫生及个人卫生。

（2）居室保持通风、整洁，禁止饲养宠物。

（3）嘱患者外出应戴口罩，少去公共场所，避免交叉感染。

（4）嘱患者适当锻炼身体，增强机体抵抗力，预防感冒。

（5）嘱患者保持口腔清洁，术后 3 个月最好每月去看牙医 1 次。

（6）嘱患者户外运动时穿鞋子、袜子、长袖衬衫和长裤，避免蚊虫叮咬，避免日晒。

（五）自我保健

指导患者学会自我监测，定时测量体重、体温、血压、血糖及尿量，尤其注意监测尿量变化，控制体重，如有异常及时就诊；术后半年内禁止性生活。

（六）育龄期女性患者管理

告知患者采取有效的避孕措施至少到移植术后 1 年。由于大量应用激素及免疫抑制剂（该类药物均有抑制组织生长及致畸胎的不良反应），应在医生的指导下有计划地生育。

（七）终身定期随访

嘱患者术后 3 个月内每周随访 1 次，术后 4～6 个月每两周随访 1 次，半年至 1 年每月1 次。以后根据患者的身体状况及医嘱安排随访时间，但每年至少要有 2 次随访，指导患者如有不适及时就诊。

第三节　活体肝移植供体的护理

活体肝移植供体主要是切除供体肝左外叶，优点是供肝缺血时间短、组织相容性好、手术准备时间充足及费用相对较少。

一、护理评估

（一）术前评估

（1）评估患者的生命体征。

（2）评估患者的肝功能（血清学指标及肝脏储备功能）。

（3）评估患者的营养状态。

（4）评估患者的心理状态及社会、家庭支持情况。

（二）术后评估

（1）评估患者的意识状态、生命体征及疼痛程度。

（2）评估引流管是否通畅，引流液的颜色、性质及量。

（3）评估患者有无坠床、跌倒、压疮、管道脱落、血栓等风险发生。

（4）评估患者胃肠功能恢复情况。

（5）评估患者术后有无出血、肝功能衰竭、胆漏等并发症。

二、护理措施

（一）术前护理

（1）一般准备。禁止患者吸烟和饮酒；指导其呼吸功能锻炼，注意个人卫生，改善营养状况；女性患者注意避开月经期。

（2）配血或采集自体血：术前配血 400 mL，或备自体血 400 mL，以备术中应急。

（3）备皮：范围上起锁骨水平，下至大腿上 1/3，两侧至腋后线。

（4）肠道准备：术前成年患者禁食 8 小时、禁饮 6 小时；术前晚、术晨予开塞露通便，必要时给予灌肠。

（二）术后护理

1. 病情观察

（1）观察患者的意识状态和生命体征。

（2）观察患者切口敷料有无渗出。

（3）观察患者引流管是否通畅，引流液的颜色、性质及量。

（4）观察患者有无腹痛、腹胀及腹膜刺激征。

（5）观察患者皮肤巩膜有无黄染。

2. 体位和活动

患者清醒且血压平稳后予半卧位。病情稳定后可协助患者下床活动。

3. 饮食护理

嘱患者以高热量、高蛋白、富含维生素、低脂肪、易消化的食物为主。拔除胃管后予流质饮食，应少量多餐，进食后如出现腹胀、腹痛现象，及时报告医生。

4. 护肝治疗

遵医嘱予护肝治疗，复查肝功能，了解患者肝功能恢复的情况。

5. 引流管护理

妥善固定引流管，保持引流通畅，观察及记录引流液的颜色、性质及量。若引流液中血性液体增多，应警惕患者腹腔内出血；若腹腔引流液呈黄绿色胆汁样，并伴有腹部症状体征，常提示发生胆汁漏。

三、健康教育及出院指导

（1）指导患者术后6个月内避免剧烈运动，尽量不参加重体力劳动。

（2）指导患者定期复查血常规、肝功能和肝脏超声检查。

第十七章　鼻科疾病护理常规

第一节　鼻内镜手术一般护理常规

一、术前护理

（一）评估和观察要点

（1）病情评估：评估患者鼻腔鼻窦情况、既往史和现病史，包括鼻塞、流涕、头痛等症状；评估患者生命体征、原发病、治疗用药情况、既往史，以及全身有无合并症等；了解患者饮食、二便及睡眠情况。

（2）安全评估：评估患者是否存在护理安全问题，包括患者有无嗅觉障碍、头晕等症状；评估患者年龄、精神状况及自理能力。

（3）疾病认知：评估患者及其家属对疾病和手术的认知程度。

（4）心理状况：评估患者及其家属的心理状态。

（二）护理要点

1. 术前检查

（1）常规检查。完善全麻术前常规检查，包括血常规、尿常规、生化全项、活化部分凝血活酶时间和凝血酶原时间、乙型肝炎病毒表面抗原、HIV、HCV、梅毒抗体、心电图、胸部 X 线等检查。

（2）专科检查。

①影像学检查：鼻窦 CT、MRI。

②鼻专科检查：包括皮肤过敏试验、过敏原总 IgE 检测和过筛试验、鼻腔分泌物细胞涂片、血清 Th1 和 Th2 检测、呼吸道 NO 检测等。

③鼻功能检查：包括鼻阻力、鼻声反射、嗅功能。

（3）注意事项。

向患者及其家属讲解术前检查目的、方法及注意事项；协助患者完成各项检查，如采空腹血、留取晨尿标本。做鼻专科检查前要告知患者检查前两天禁止使用抗过敏及抗组胺类药物，以免影响检查结果。

2. 术前准备

（1）预防患者呼吸道感染：保暖，必要时遵医嘱应用抗生素。

（2）胃肠道：全麻手术须禁食、禁饮 6～8 小时，防止全身麻醉所导致吸入性肺炎、窒息等。

（3）皮肤过敏试验：根据医嘱行抗生素皮肤过敏试验，并记录结果。

（4）备皮：术前1天为患者备皮，常规备皮范围为双侧鼻腔，如手术部位特殊，遵医嘱进行相应部位皮肤准备。

（5）个人卫生：嘱患者术前1天做好个人清洁，保持口腔清洁；术前1天给予漱口液漱口，沐浴，剪指（趾）甲，保持全身清洁；男性患者剃净胡须，女性患者勿化妆，及时清除指甲油。

（6）睡眠：创造良好环境，保证充足睡眠。必要时，遵医嘱于术前1晚给予口服镇静剂。

（7）术晨准备：协助患者按要求完成术前准备。嘱患者取下义齿、眼镜、角膜接触镜等，将首饰及贵重物品交予家属妥善保存，按要求更换好病号服，入手术室前应排空二便；术前遵医嘱给予术前针，并将病历、术中用药、CT片等带入手术室；做好患者身份核查。

（8）床单位准备：根据手术要求完成床单位准备，备全麻床、输液架、血压表、听诊器、氧气、冰袋、污物袋等。

（9）心理护理：了解患者心理状态，给予心理支持。合理运用沟通技巧，与患者进行有效沟通；向其进行健康宣教，介绍手术名称及过程、麻醉方式、术前准备的目的及内容，并讲解术后可能出现的不适及需要的医疗处置，使患者有充分的心理准备，解除顾虑，消除紧张情绪，增强信心，促进患者术后康复。

（三）宣教和指导要点

（1）病种宣教：对患者及其家属进行所患疾病相关知识宣教，包括疾病原因、临床表现、治疗原则、预后及预防等。

（2）用药宣传：告知患者用药名称、目的、方法及不良反应；对术前使用抗炎药、糖皮质激素、黏液促排剂及喷鼻药物的患者，向其讲解主要目的、方法及不良反应，为手术做好准备。

（3）鼻腔填塞：告知患者术后鼻腔填塞的目的及可能带来的不适，术后由于鼻腔填塞可能引起鼻塞、呼吸方式改变、口唇干燥、眼睛畏光流泪等，使患者对术后的症状有一定了解，加强配合。

（4）饮食指导：指导患者合理饮食。告知患者术后应进温凉、清淡、易消化饮食，避免进食酸、辣、刺激性饮食，以免因进食不善引起出血。

（5）体位指导：告知患者术后需采取的体位及目的。清醒后常规给予患者半卧位，以促进分泌物引流。

（四）注意事项

（1）手术禁忌：及时发现影响手术的因素并协助医生进行处理；观察患者有无上呼吸道感染症状，术前监测患者生命体征，注意有无发热，若有异常，及时通知医生予以处理；女性患者月经来潮时及时通知医生。

（2）服药禁忌：了解患者是否使用影响手术的特殊药物。入院后及时询问患者是否长期服用抗凝或麻醉禁忌的药物，如有，应及时通知医生，术前应停药7天，以免引起术中出血或麻醉意外。

（3）效果评价：评价术前护理的整体效果；评价患者对鼻科相关知识的了解程度，医患配合效果；评估护士对患者病情和精神状态的掌握程度等。

二、术后护理

（一）评估和观察要点

（1）术后交接：患者安全返回病房后，责任护士与麻醉护士严格交班。了解患者的麻醉方式、术中病情变化、生命体征、出血量、意识恢复状态及皮肤完整性等。

（2）病情评估：密切观察患者病情变化，如生命体征、意识、呼吸道通畅情况；观察患者局部伤口疼痛、渗血情况；鼻腔填塞物的类型、位置及固定情况，留置鼻导管的患者观察导管通畅情况，观察分泌物的颜色、性质和量；观察药物作用及用药后不良反应。

（3）术后不适症状评估：观察患者有无术后反应，常见的术后反应有鼻塞、发热、恶心、呕吐、腹胀等。

（4）并发症观察：患者有无鼻部、颅内、眼部等并发症。

（二）护理要点

1. 体位护理

患者全麻术后回病房 2～4 小时内，取去枕平卧位，头偏一侧；清醒后常规给予患者半卧位，有利于患者呼吸、促进鼻腔分泌引流、缓解头痛及眼部肿胀。

2. 生命体征监测

术后严密监测患者生命体征；每天测量患者体温、脉搏、呼吸 4 次，必要时遵医嘱给予心电监护。

3. 鼻腔填塞护理

观察患者鼻腔填塞物固定情况，留置硅胶管的患者应保持鼻导管通畅；观察鼻腔填塞物固定是否牢固，鼻腔填塞物如有脱出，不可随意抽出，应通知医生及时进行处理；鼻腔留置硅胶管的患者，应及时吸出导管内的分泌物，保持导管通畅，防止结痂；鼻腔填塞物周围的皮肤给予擦拭保持清洁，增进舒适感，并给予红霉素软膏涂抹，避免皮肤破溃。

4. 鼻腔渗血护理

观察鼻腔分泌物的颜色、性质和量。患者术后鼻腔及口腔会有少量渗血，应密切观察渗血的颜色、性质和量，嘱其勿紧张，可给予冰袋冷敷前额，以减轻症状。

5. 并发症观察与护理

（1）眼眶及眶周并发症。观察患者有无眼部及眶周并发症的相关症状。

①视神经损伤：患者术后出现视力下降、视野缺损等症状时，可能为视神经损伤，要及时通知医生。

②中央眼动脉痉挛：引起视网膜血液灌注不足、苍白，术后患者视力下降。

③内直肌损伤：患者出现眼球运动障碍。

④眶纸板或眶骨膜损伤：患者可能出现眶内血肿或气肿，表现为"熊猫眼"。

⑤泪道损伤：患者可有少许出血、眼睑肿胀，溢泪症状较明显。

（2）鼻部并发症。观察患者有无鼻部并发症的相关症状。

①术腔粘连闭塞：鼻内镜检查，可见术腔粘连、大量干痂，患者表现为鼻塞、通气不畅。

②窦口闭锁：患者会再次出现头痛、鼻塞、流涕等。

③鼻中隔穿孔：鼻中隔形成的大小不等、形态各异的永久性穿孔，导致鼻腔两侧相通。

（3）颅内并发症。常见的颅内并发症包括颅内血肿、颅脑积气、脑脊液鼻漏、脑膜膨出及脑实质损伤等。要严密观察患者有无脑膜刺激征、颅内压增高，体温有无变化，鼻腔渗出物的性状，观察其意识、瞳孔是否等大、等圆，对光反射是否存在。如有异常及时通知医生，并做相应的化验和检查，如脑脊液糖定量、CT、MRI等。

（4）感染。监测患者体温变化，观察伤口有无感染征象。监测患者体温，若体温升高或主诉伤口突然异常疼痛，鼻腔分泌物性质发生改变，应及时通知医生予以处理，如局部冷敷、查血常规或血培养、全身用药等。

（5）出血。观察患者鼻腔及口腔分泌物的颜色、性质和量。术后如出现鼻腔渗血情况，应密切观察患者出血量，少量渗血为正常现象，当鼻腔有鲜血不停流出和（或）伴有鲜血从口中大口吐出时，即为大量活动性出血，应安抚患者，给予床头抬高及冰袋冷敷前额，并及时通知医生，遵医嘱给予止血药，准备好抢救物品及药品，并协助医生进行填塞，必要时准备急诊手术探查止血。

（6）疼痛护理。观察患者鼻部及头部疼痛的状况，做好缓解疼痛的护理。术后鼻腔填塞期间，会有轻微疼痛，可局部冷敷；不能耐受者，必要时遵医嘱使用镇痛药。

（7）口腔清洁。保持口腔清洁，预防口腔感染。协助患者按时用漱口液漱口，必要时根据病情为患者行口腔护理。

（8）舒适护理。保持患者口鼻湿润、鼻面部清洁，做好缓解眼部不适的措施。为防止口腔干燥，应湿润呼吸道，增加鼻腔舒适感，术后用双层湿纱布遮盖患者口鼻，冬春季气候干燥，可采用加湿器等措施增加空气湿度；保持鼻面部清洁，让患者感到舒适；有畏光流泪不适症状的患者，为其拉上窗帘遮挡强光，嘱其注意用眼休息，减少对眼的刺激。

（9）基础护理。评估患者自理能力，做好基础护理。

（10）心理护理。了解患者心理状态，给予相应的心理支持。患者对于术后鼻腔渗血会有紧张、恐惧等表现，应做好解释工作，减轻其紧张情绪；对易复发的鼻部疾病，如鼻息肉、鼻内翻性乳头状瘤等，患者常会担心预后，应倾听主诉，多鼓励，及时了解患者的心理变化，针对存在的心理问题，及时给予解释和帮助，使其正确面对疾病。

（三）宣教和指导要点

1. 用药宣教

告知患者各种药物名称、目的和使用方法；告知患者术后抗炎、抗水肿、使用糖皮质激素和黏液促排剂的目的。

2. 鼻腔冲洗

告知患者鼻腔冲洗器的调节和使用方法，指导其正确进行鼻腔冲洗。

3. 饮食指导

指导患者合理饮食，以清淡、易消化的饮食为主，避免进食酸、辣、刺激性的食物。

4. 注意事项

（1）告知患者鼻腔填塞期间可能出现的不适。

（2）填塞物固定：告知患者鼻腔填塞物一般于术后24～48小时抽出，填塞期间避免剧烈运动、情绪激动，尽量避免打喷嚏、用力擤鼻涕、咳嗽等，以免脱出引起出血。

（3）呼吸方式改变：术后鼻腔填塞会出现鼻塞症状，告知患者鼻塞只是暂时症状，待鼻腔填塞物撤除后，症状会有明显改善，指导其逐渐适应张口呼吸方式，可给予床头抬高改善通气。

5. 安全指导

根据病情，指导患者早日下床活动，避免血栓形成，并做好防跌倒指导。

（四）注意事项

（1）鼻腔引流。术后常规给予患者半卧位，充分引流鼻腔分泌物。

（2）告知患者行鼻腔冲洗的时间。鼻腔填塞敷料取出后第2天如鼻腔伤口无渗血，遵医嘱可进行鼻腔冲洗，如行鼻中隔矫正的患者冲洗时间一般需要延后。

（3）评估患者对手术及健康相关知识掌握程度，以及住院期间医患配合程度等。

三、健康教育

（一）疾病知识指导

1. 鼻部护理

指导患者保护鼻腔，减少鼻腔刺激，应避免挤压、碰撞鼻部，改掉挖鼻子、大力擤鼻等不良习惯；冬春季外出时应佩戴口罩，减少花粉、冷空气对鼻黏膜的刺激。患者内镜手术后短期内尽量避免上呼吸道感染，减少对鼻腔的强烈刺激。

2. 治疗指导

指导患者正确用药及鼻腔冲洗。鼻腔冲洗可以清理鼻腔、鼻窦干痂，防止感染；正确使用喷鼻药，告知患者应在鼻腔冲洗后喷鼻，每天1～2次，如行鼻中隔矫正术的患者应在第1次复查后遵医嘱使用喷鼻药；须口服药物的患者，指导其遵医嘱按时使用口服药。

（二）出院指导

（1）复查指导：告知患者复查的重要性，指导其按时复查。

（2）饮食指导：告知患者疾病恢复期的饮食要求。恢复期应禁烟酒，禁辛辣、刺激性食物，选择含有丰富维生素、蛋白质的饮食。

（3）指导患者适当参加锻炼，勿剧烈活动，术后2个月内避免游泳，活动时应远离过敏源。

（4）环境指导：创造良好的休养环境，环境应安静舒适，保持温湿度适宜，注意通风，保持室内空气清新。

第二节　鼻中隔偏曲的护理

鼻中隔偏曲是指鼻中隔偏向一侧或双侧，或局部有突起，并引起鼻腔功能障碍，如鼻塞、鼻出血和头痛等。鼻中隔偏曲大多属先天性发育异常，后天继发者较少。

一、护理评估

（一）健康史

评估患者有无鼻外伤或鼻腔占位性疾病史，儿童时期有无腺样体肥大病史，评估是否有鼻塞、头痛、鼻出血等症状。

（二）身体状况

（1）鼻塞为主要症状，可表现为双侧或单侧鼻塞，取决于偏曲的类型和是否存在鼻甲肥大。

（2）鼻出血常发生在偏曲的凸面、骨嵴的顶尖部，此处黏膜薄，受气流和尘埃刺激，易发生黏膜糜烂而引发出血。

（3）偏曲的凸面挤压同侧鼻甲时，可引起同侧反射性头痛。

（4）偏曲所致的鼻阻塞影响鼻窦引流时，可继发鼻窦炎；长期张口呼吸和鼻内炎性分泌物蓄积，易诱发上呼吸道感染。

（三）辅助检查

（1）行鼻腔检查：可探明偏曲部位和形状。

（2）行影像学检查（X线、CT或MRI）有助于明确诊断，了解病变范围。

（四）心理社会状况

鼻塞、头痛等严重者，会影响鼻的外形，易产生焦虑心理。注意评估患者的心理状态及了解鼻中隔穿孔的发生原因，掌握其对疾病的认知和期望值。

二、护理措施

（一）观察要点

（1）观察患者术后鼻部症状是否改善，包括鼻塞、鼻出血、头痛等。

（2）观察患者生命体征是否平稳。

（二）护理要点

1. 术前护理要点

（1）指导患者正确使用 1% 麻黄碱滴鼻剂（患儿使用 0.5% 麻黄碱滴鼻剂），高血压者慎用。指导其正确使用液状石蜡滴鼻剂、100% 鱼腥草滴鼻剂。

（2）嘱患者术前剪鼻毛，保持术野清晰，保证术区清洁。

（3）嘱患者保持口腔清洁，预防口腔炎或口腔溃疡。

（4）嘱患者配合医生积极行手术治疗。

2. 术后护理要点

（1）体位患者全麻清醒后 4～6 小时取半卧位，促进血液回流，消除面部肿胀，减轻面部皮肤、血管张力。

（2）饮食。进半流质饮食或软质饮食。

（3）病情观察。

①术后观察鼻腔填塞纱条是否脱出，根据填塞材料掌握填塞时间，观察鼻腔分泌物性质、颜色，指导患者正确滴鼻或擤鼻涕。

②嘱患者避免用力咳嗽、打喷嚏，保持大便通畅。如想打喷嚏，可用手指按人中、深呼吸或用舌尖抵住硬腭予以制止。

③双侧鼻腔填塞者，嘱患者多饮水、口唇涂液状石蜡或使用湿纱布覆盖口腔，做好口腔护理，促进食欲。

④嘱患者根据医嘱抗炎、止血药物治疗。

三、健康教育

（一）疾病知识指导

指导患者采用正确的滴鼻或擤鼻涕方式，让药液与鼻腔黏膜充分接触，预防鼻黏膜干燥，防止感染；防止因擤鼻涕方式不对，鼻腔分泌物经咽鼓管挤压进入中耳或鼻窦。

（二）出院指导

（1）指导患者生活有规律，注意劳逸结合，增强抵抗力，预防感冒。

（2）指导患者戒烟，改善生活及工作环境，减少环境污染，减少对鼻腔黏膜的刺激。

（3）指导患者术后短期内避免剧烈运动，注意保护鼻部，勿受外力碰撞。

第三节　慢性鼻 - 鼻窦炎的护理

慢性鼻 - 鼻窦炎多为急性鼻 - 鼻窦炎反复发作未彻底治愈所致，炎症可仅在单侧或单窦出现，但双侧和多窦均发病更常见。

一、护理评估

（一）健康史

评估患者有无急性鼻窦炎反复发作，急性鼻窦炎、鼻炎治疗不当或牙源性上颌窦炎病史，是否为特异性体质，询问患者鼻腔有无分泌物，以及分泌物的性质和量。

（二）身体状况

（1）患者常表现为精神不振、易倦、头昏头痛、记忆力减退、注意力不集中等。

（2）局部症状：流脓涕为主要症状之一，涕多、呈黏脓性或脓性，牙源性上颌窦炎患者的鼻涕常有腐臭味；鼻塞是慢性鼻窦炎的另一个主要症状，由鼻黏膜肿胀、鼻内分泌物较多或稠厚所致；头痛一般较轻，常表现为钝痛或闷痛，头痛多有时间性或在固定部位，经鼻内用减充血剂、蒸汽吸入等治疗后头痛缓解；嗅觉减退或消失多数属暂时性，少数为永久性。视功能障碍是本病的并发症之一，主要表现为视力减退或失明，也有表现为其他视功能障碍，如眼球移位、复视和眶尖综合征等。

（三）辅助检查

（1）前鼻镜检查：鼻黏膜慢性充血、肿胀或肥厚，中鼻甲肥大或息肉样变，中鼻道变窄、黏膜水肿或有息肉。

（2）鼻内镜检查：可准确判断上述各种病变及其部位，并可发现前鼻镜不能窥视到的其他病变。

（3）口腔和咽部检查：牙源性上颌窦炎者可见牙齿病变；后组鼻窦炎者咽后壁可见到脓液或干痂附着。

（4）影像学检查：鼻窦 CT 扫描可显示窦腔大小、形态改变及鼻窦内黏膜不同程度增厚等，鼻窦 CT 冠状位对于精确判断各窦病变范围及鉴别鼻窦占位性或破坏性病变有重要价值。鼻窦 X 线和断层摄片对本病诊断亦有参考价值。

（5）鼻窦 A 型超声检查：适用于上颌窦和额窦检查，可发现窦内积液、息肉和肿瘤。

（6）心理社会状况：因病程长且反复发作，鼻塞、流脓涕、头痛、记忆力减退等症状影响正常的工作、生活，患者的学习成绩及工作效率下降，易产生焦虑、抑郁心理，对生活失去信心或期望值过高。应评估患者的情绪状况、年龄、文化层次及对疾病的认知程度。

二、护理措施

（一）观察要点

（1）观察患者术后鼻部症状是否改善，包括鼻塞、流脓涕、头痛、记忆力减退等。

（2）观察患者生命体征是否平稳。

（二）护理要点

1. 术前护理要点

按本章第一节鼻内镜手术一般护理常规之术前护理进行。

（1）术前准备。

①特殊药物：全身或局部应用抗生素药物，注意观察患者有无恶心、呕吐、眩晕等用药后反应；遵医嘱复查患者生化指标及血、尿常规，对不良反应较严重或化验有异常者，应立即通知医生进行相应处理。

②安全护理：减少安全隐患，保障患者安全。视力下降者有发生跌倒、碰撞等危险，外出检查应有医护人员陪伴，防止意外情况发生。病房床头桌椅定位放置，病房及洗手间地面保持干燥，防止滑倒。

③基础护理：评估患者自理能力，做好基础护理。

④心理护理：了解患者心理状态，给予心理支持。加强与患者沟通和交流，讲解真菌性鼻窦炎的相关知识，详细讲述手术目的及手术前后注意事项，介绍手术成功病例，增强患者信心；对侵袭性真菌性鼻窦炎患者，由于预后较差，心理负担重，要鼓励和安慰患者，使其保持良好的心态和稳定的情绪，积极配合手术。

（2）饮食指导。

指导患者合理进食，加强营养，进富含蛋白质、维生素及微量元素饮食，有利于术后伤口愈合，增强机体抵抗力；糖尿病患者应遵医嘱进行糖尿病饮食。

2. 术后护理要点

（1）按本章第一节鼻内镜手术一般护理常规之术后护理进行。

（2）视力观察。每天测量患者视力，并做好记录。对术前有视力下降者，注意与术前视力进行对比。

（3）体位护理。给予患者半卧位，观察患者鼻部肿胀情况，对鼻面部肿胀明显者，给予鼻额部冷敷。

（4）病情观察。

①观察患者鼻腔及口腔分泌物的性状、颜色和量，体温、脉搏变化，有无头痛、恶心、呕吐、意识改变、眶周淤血或青紫情况、眼球有无外突或眼球运动障碍等。

②及时清除患者口腔分泌物，指导患者用漱口液漱口，多饮水，必要时可用湿纱布覆盖口部，口唇干燥者可涂液状石蜡或润唇膏。

③观察患者鼻腔填塞物的松紧度，嘱患者不要用力咳嗽或打喷嚏，保持大便通畅。

④及时发现和处理患者不能耐受的疼痛，必要时遵医嘱予镇静、止痛药物。

（5）鼻腔冲洗：患者鼻腔填塞期间禁止鼻腔冲洗，取出鼻腔填塞敷料后，可遵医嘱进行鼻腔冲洗，冲洗液用生理盐水，以清除鼻腔内分泌物。

三、健康教育

（一）疾病知识指导

（1）教会患者正确滴鼻、鼻腔冲洗、体位引流及擤鼻涕，出院后遵医嘱用药。

（2）指导患者加强锻炼，增强机体抵抗力，防止感冒，生活有规律，劳逸结合，忌烟酒、辛辣刺激性食物；嘱患者注意工作、生活环境的洁净，加强室内通风。

（二）出院指导

（1）随访复查：告知患者复查的重要性，嘱其定期复查，告知患者恢复期间如有不适，应及时来院就诊。

（2）告知患者遵医嘱定期冲洗鼻腔。

第四节　鼻出血的护理

鼻出血即鼻腔单侧或多侧间歇性反复出血，亦可持续性出血。鼻出血是临床常见症状之一，可由鼻腔、鼻窦疾病引起，也可由某些全身性疾病所致，但以前者多见。

一、护理评估

（一）健康史

观察患者有无活动性出血及出血量，评估患者有无引起鼻出血的局部或全身性疾病，有无接触风沙或干燥气候生活史，有无鼻出血病史及出血后诊治情况。

（二）身体状况

（1）局部病因引起出血者多表现为单侧鼻腔出血，全身性疾病引起者多表现为双侧出血或交替性单侧出血，可呈间歇性反复出血或持续性出血。

（2）出血量多少不一，可表现为涕中带血、滴血、流血或血流如注。重者在短时间内失血量达数百毫升，可出现面色苍白、出汗、血压下降、脉速而无力等；一次大量出血可导致休克，反复多次少量出血可导致贫血。

（3）儿童、青少年出血部位多在鼻中隔前下方的易出血区（利特尔区）。中老年患者鼻出血部位多在鼻腔后段的鼻－鼻咽静脉丛或鼻中隔后部的动脉，出血量相对较多且较凶猛，不易止血。

（三）辅助检查

（1）鼻腔检查：了解患者鼻出血的部位，进而选择适宜的止血方法。

（2）鼻咽部检查：待患者病情相对稳定后，可行鼻内镜检查，以了解鼻咽部有无病变。

（3）实验室检查：包括血细胞计数、出凝血时间、凝血酶原时间、凝血因子等，以了解患者的全身情况。

（四）心理社会状况

患者及其家属常因出血量大或反复出血，就诊时表现出紧张、恐惧心理，后因担心疾病预后表现为焦虑不安。应在配合医生抢救、治疗的同时，评估患者及其家属的心理状态，以了解其对疾病的认知和期望。

（五）安全评估

评估患者是否存在护理安全问题，如因失血引起头晕、四肢活动无力等。

二、护理措施

（一）观察要点

（1）观察患者的鼻出血症状有无改善。

（2）观察患者面色、神志、生命体征有无变化。

（二）护理要点

1. 常规检查

完善患者术前常规检查，必要时行交叉配血试验。入院常规检查同鼻内镜手术前常规检查，注意血常规及凝血功能有无异常。对出血量大的患者，遵医嘱完善交叉配血试验及相关血液检查，完成输血申请，必要时输血，或考虑紧急手术，术前检查应尽快完善，对活动不便者应行床旁胸片、心电图检查。

2. 保守治疗

（1）局部止血护理：常用方法有前鼻孔填塞止血或前后鼻孔填塞止血。

①生命体征观察：严密观察患者生命体征变化，必要时行心电监护。观察患者有无脉搏细弱、心率过快、血压下降等表现，每天测血压4次。如患者有头痛、头晕等不适主诉时，须及时测量血压，必要时遵医嘱行心电监护，如有异常及时通知医生。

②卧位护理：嘱患者适当卧床休息，协助其取半坐位。如虚弱者，为防止休克可给予平卧位；患者有活动性出血时，应绝对卧床休息。

③局部冷敷：给予患者冰袋头部冷敷。冷疗可使局部血管收缩，以减少出血。

④鼻腔出血的观察：注意观察患者鼻腔填塞物有无松动、脱落，避免意外脱落导致出血或窒息；观察鼻腔是否仍有活动性出血，如有异常及时通知医生进行处理。

⑤保持呼吸道通畅：注意患者呼吸道是否通畅，及时解除呼吸道梗阻，必要时给予吸氧。

⑥准备抢救物品及药品：如准备负压吸引器、气管切开包、鼻内镜及光源、止血药及填塞敷料等。

⑦安全护理和基础护理：评估患者自理能力，做好基础护理，保障患者安全。大量出血者常有头晕、四肢乏力等症状，生活自理能力受限，容易发生跌倒、碰撞，应要加强巡视，

提供必要的帮助。对大量出血需要卧床的患者，注意保持床单位清洁，观察皮肤情况，做好皮肤清洁、口腔护理等。衣服、被褥等被血渍污染时及时更换，保证患者的舒适感。

⑧心理护理：了解患者心理状态，给予心理支持。应加强与患者的沟通，耐心安慰患者，消除其恐惧、焦虑等情绪，防止因情绪波动加重出血，使患者保持良好心态，积极配合治疗。同时做好对患者家属的解释工作。

（2）全身治疗的护理：遵医嘱给予输液，补充血容量，纠正电解质紊乱，应用止血药物治疗。对失血量过多的患者，遵医嘱给予输血；高血压者应用降压药物。告知患者各种药物的作用，观察用药后反应。

3. 手术治疗

对保守治疗效果不佳或病情紧急者，行鼻内镜下鼻腔探查止血术。

（1）术前护理：同本章第一节鼻内镜手术一般护理常规之术前护理。因鼻腔情况特殊，术前一般无须备皮。

（2）术后护理：同本章第一节鼻内镜手术一般护理常规之术后护理。术后评估注意了解术中是否发现明确出血点、出血量和止血情况。术后护理重点观察患者有无鼻腔活动性出血。

三、健康教育

（一）疾病知识指导

（1）观察出血的指导：指导患者自行监测出血量，有血液从前鼻孔流出时，要及时用柔软的纸巾擦拭，并将擦拭后的纸巾放入指定的医疗垃圾袋内。

（2）鼻腔填塞指导：告知患者鼻腔填塞期间可能产生的不适及注意事项。指导患者鼻腔填塞期间尽量避免打喷嚏，以免鼻腔填塞物松动脱落；不可抽出鼻腔填塞物。填塞期间指导患者张口呼吸，协助和指导其用湿纱布覆盖口鼻、多饮水，以缓解不适。

（3）饮食和排便指导：指导患者进冷的流食或温凉的半流食，进高热量、高蛋白、富含维生素的饮食，适当多吃富含铁、叶酸等的造血食物，如猪肝、蛋黄等，必要时遵医嘱给予患者补充铁剂；指导患者适当摄入富含纤维的饮食，多吃新鲜蔬菜、水果，保持大便通畅，预防便秘。便秘者可给予缓泻剂或开塞露，避免用力排便，加重鼻出血。

（4）活动指导：指导患者下床活动的正确方法。患者从床上坐起，若无不适，可以在病房内适当活动，勿剧烈运动。

（5）手术原则：保守治疗无效或病情紧急时行鼻腔探查止血术。对出血量较少、出血部位明确的患者无须进行手术，可用1%麻黄素棉片收缩鼻腔暂时止血，或行局部填塞止血配合全身用药治疗。

（二）出院指导

（1）饮食指导：指导患者合理搭配饮食，可选择富含铁、蛋白质、维生素的食物，适当进高纤维食物，多食水果、蔬菜，防止便秘。患者服用铁剂时应避免饭后喝茶，以免影响铁吸收。

（2）活动指导：患者出院后注意适当活动，4～6周内尽量避免重力劳动，避免剧烈活动等。

（3）止血方法的指导：教会患者鼻腔少量出血时的简易止血方法，可冷敷前额部、后颈部，同时手指捏紧两侧鼻翼10～15分钟，配合局部冷敷。如用毛巾蘸冰水敷于鼻梁处，2～3分钟换1次毛巾。告知患者如有反复出血或一次性出血量较多时，应立即到医院就诊。

（4）治疗原发病：积极治疗原发疾病，如高血压患者定时监测血压，坚持长期规律服用降压药。

第五节　鼻腔鼻窦良性肿瘤的护理

骨瘤多见于青年男性，女性少见，多发于额窦，其次为筛窦，上颌窦和蝶窦均少见。

软骨瘤很少见，好发于筛窦，其次为上颌窦和蝶窦，原发于鼻腔及鼻中隔、鼻翼软骨者更为少见。

神经鞘膜瘤是常见的周围神经肿瘤，多起源于感觉神经或混合神经的感觉部分，亦可来自交感神经和副交感肾镜神经。神经鞘膜瘤约90%为单发肿瘤，约10%为多发肿瘤。多发者如伴有全身皮下小结和皮肤色素沉着，则称多发性神经纤维瘤病。

血管瘤为脉管组织良性肿瘤之一，鼻及鼻窦为血管瘤好发部位之一。本病可发生于任何年龄，但多见于青中年，近年儿童发病率有增高趋势。

窦血管瘤可分为毛细血管和海绵状血管瘤，前者约占80%，好发于鼻中隔，后者约占20%，好发于下鼻甲和上颌窦内。

脑膜瘤原发于残留在脑神经鞘膜的蛛网膜细胞，又称蛛网膜内皮瘤，为颅内较常见的良性肿瘤。发生于鼻部者较少见，多发生于颅内，向下可扩展入鼻及鼻窦内，但原发于颅外的脑膜瘤少见，常见于眼眶、颅骨、头皮、中耳、颈部等处。

鼻腔鼻窦良性肿瘤术后易复发内翻性乳头状瘤，复发率5%～47%不等，多次手术及年龄较大者易产生恶变，恶变率7%。

一、护理评估

（一）健康史

评估患者的既往史，如骨瘤多有额部外伤史或慢性鼻窦炎史；内翻性乳头状瘤与人乳头状瘤病毒感染有关，询问患者是否接受过治疗，治疗的方式和效果，药物的种类、剂量和用法，目前的治疗情况。

（二）身体状况

（1）血管瘤：主要症状为进行性鼻塞、反复鼻出血，出血量不等，长期反复出血可引起贫血，严重大出血可致失血性休克。

（2）乳头状瘤：多见于50～60岁男性，女性少见。多单侧发病，一侧鼻腔出现持续性鼻塞，渐进性加重；伴脓涕，偶有血性涕，或反复鼻出血；偶有头痛和嗅觉异常。

（3）骨瘤：多见于青年，男性较多，较常发于额窦，其次为筛窦，上颌窦及蝶窦均少见。小的骨瘤多无症状，大的额窦骨瘤可导致鼻面部畸形，引起额部疼痛、感觉异常；侵入颅内可出现颅内组织受压症状；向眼眶发展可引起眼球移位、复视等。

（4）软骨瘤：常表现为单侧渐进性鼻塞、多涕、嗅觉减退、头昏、头痛等。肿瘤长大，侵入鼻窦、眼眶及口腔等处后，可发生面部变形、眼球移位、复视、溢泪等。

（5）神经鞘膜瘤：神经鞘膜瘤及纤维生长缓慢，病程可长达十余年，早期多无症状。后期因肿瘤生长部位和大小而出现不同症状，如生于外鼻可有象皮样外观；长于鼻腔或鼻窦可出现鼻塞、小量鼻出血、局部畸形和头痛；若肿瘤长大可侵及多个鼻窦，甚至破坏筛板侵入颅内，出现脑组织受压迫症状。

（6）脑膜瘤：多为青少年，发展缓慢，常2～3年无症状。肿瘤长大后压迫周围组织，出现鼻塞、流涕、鼻出血、嗅觉丧失、头痛等症状。

（三）辅助检查

（1）鼻腔检查可见瘤体的形态、质地和颜色。

（2）影像学检查如鼻窦CT或X线，有助于协助诊断。

（3）组织病理学检查可明确诊断。

（四）心理社会状况

因反复鼻腔出血、担心治疗效果或转化为恶性肿瘤，患者及其家属易产生恐惧及焦虑心理。护士应多关心患者，了解患者及其家属对本病的预后、拟采取的治疗方法、手术方式及术后康复知识的了解和掌握程度，加强疾病相关知识宣教，进行有效的心理疏导。

二、护理措施

（一）观察要点

（1）观察患者手术后鼻部局部压迫症状有无改善，包括头痛、鼻塞、视力下降、视野改变、眼球运动障碍、颅面疼痛、面部畸形等。

（2）观察患者生命体征是否平稳。

（二）护理要点

（1）术前护理要点按本章第一节鼻内镜手术一般护理常规之术前护理。

（2）术后护理要点。

①按本章第一节鼻内镜手术一般护理常规之术后护理。

②鼻腔填塞的患者，给予半卧位，用冷水袋或湿毛巾敷前额。鼻侧切开患者保持面部敷料包扎完整无松脱，解除包扎后，观察伤口有无红、肿、热、痛等局部感染征象，伤口予以刺激性小的消毒液消毒，每天 2～3 次。

③张口呼吸的患者，鼓励多喝水，用淡盐水或漱口液漱口，口唇涂抹液状石蜡或润滑膏，保持口唇湿润。

三、健康教育

（一）疾病知识指导

（1）告知患者疾病的特点、预防复发的相关知识、后期康复治疗相关信息及注意事项。

（2）告知患者保持鼻腔及口腔清洁，避免用力擤鼻涕及挖鼻腔。

（3）告知患者营养均衡，多吃蔬菜、水果、富含粗纤维的食物，保持大便通畅。

（4）告知患者防止冷风刺激鼻腔黏膜，引起不适。

（二）出院指导

定期随访，告知患者若出现鼻腔出血、鼻塞、头痛、视力下降等症状，应及时就诊，早期治疗。

第六节　鼻腔鼻窦恶性肿瘤的护理

鼻腔恶性肿瘤大多继发于鼻窦、外鼻、眼眶、鼻咽等处恶性肿瘤的直接扩散，原发性鼻腔恶性肿瘤少见。鼻窦恶性肿瘤以上颌窦恶性肿瘤最为多见，筛窦恶性肿瘤次之，蝶窦恶性肿瘤、额窦恶性肿瘤少见。

一、护理评估

（一）健康史

评估患者既往健康状况、生活及居住环境，有无家族史，有无外伤史，有无慢性鼻炎、慢性鼻窦炎、良性肿瘤病史，是否接受过治疗，治疗的方式和效果，药物的种类、剂量和用法，目前的治疗情况。

（二）身体状况

1.鼻腔恶性肿瘤：早期仅有单侧鼻塞、鼻出血、恶臭脓涕或肉色水样涕等症状，后期可出现鼻或面部麻木感、胀满感及顽固性头痛，进行性单侧鼻塞，反复少量鼻出血，嗅觉减退或丧失。

2.上颌窦恶性肿瘤：早期肿瘤较小，局限于窦腔某一部位，常无明显症状。随着肿瘤的发展，患者先后出现单侧脓血涕、面颊部疼痛后麻木感、单侧进行性鼻塞、单侧上颌磨牙疼痛或松动等症状。晚期肿瘤破坏窦壁，向邻近组织扩展，患者可出现面颊部隆起、流泪、眼球向上移位、硬腭隆起、张口困难、头痛、耳痛、颈淋巴结转移等症状。

3. 筛窦恶性肿瘤：早期肿瘤局限于筛房可无症状。当肿瘤侵入鼻腔时，则出现单侧鼻塞、血性涕、头痛和嗅觉障碍。晚期肿瘤向各方向扩展，侵犯纸样板进入眼眶，使眼球向外、向前、向下或向上方移位，并有复视；若累及硬脑膜或侵入颅内，则有剧烈头痛。

4. 额窦恶性肿瘤：原发额窦恶性肿瘤极少见。早期多无症状，肿瘤发展后，患者可有局部肿痛、麻木感和鼻出血。

5. 蝶窦恶性肿瘤：原发蝶窦恶性肿瘤极为罕见。

（三）辅助检查

（1）鼻腔及鼻内镜检查：观察患者肿瘤原发部位、大小、外形、鼻窦开口等情况。

（2）影像学检查：CT 扫描或 MRI 可明确肿瘤大小和侵犯范围，有助于选择术式。

（3）肿瘤组织及鼻腔、鼻窦穿刺细胞涂片病理学是最终确诊的依据。

（四）心理社会状况

恶性肿瘤的确诊给患者及其家属带来极大的心理压力，手术治疗引起的面部形象改变，更给患者带来恶性刺激，因此，患者极易产生恐惧、焦虑、退缩等消极情绪，甚至对治疗失去信心，应综合评估患者的心理状况，制订有效、有针对性的心理疏导措施。

二、护理措施

（一）观察要点

（1）观察患者术后鼻部局部压迫症状有无改善，包括头痛、鼻塞、视力下降、视野改变、眼球运动障碍、颅面疼痛、面部畸形等。

（2）观察患者生命体征是否平稳。

（二）护理要点

1. 术前护理要点

按本章第一节鼻内镜手术一般护理常规之术前护理进行。癌性疼痛剧烈的患者，在排除颅内转移、颅内高压等的情况下，遵医嘱使用止痛药物。患者勿挖鼻或用力擤鼻涕，保持鼻腔黏膜湿润，必要时使用鼻部润滑剂，同时保持大便通畅。

2. 术后护理要点

按本章第一节鼻内镜手术一般护理常规之术后护理进行。

（1）观察患者有无高热、剧烈头痛、恶心、喷射性呕吐、意识改变，鼻腔有无异常液体流出；疑有脑脊液鼻漏者，嘱其勿低头用力，避免增加腹压的各种活动。

（2）密切观察患者血压、心率变化及伤口渗血情况。观察患者分泌物的颜色、性质及量。遵医嘱使用止血药物。

（3）饮食护理。鼓励患者少量多餐，摄入富含维生素、蛋白质的流质食物或半流质食物。

（4）休息与活动。指导患者取半坐位，保持大便通畅，勿剧烈咳嗽、咳痰。

（5）用药护理。遵医嘱使用抗生素，待术腔内填塞物取出后，每天用生理盐水或抗生素盐水冲洗，保持术腔清洁，保持患者鼻侧切口部位清洁、干燥。

（6）其他。

①对术后面容有改变的患者，应鼓励其接受现状，积极寻求并告知患者良好的修复方法，鼓励配合后期治疗。

②告知患者每天清洁牙托1次，注意观察牙托是否在位，有无松动，保持口腔清洁，进餐后及时漱口，予口腔护理，每天2次。

三、健康教育

（一）疾病知识指导

（1）指导患者进行正确的口腔功能恢复训练，防止术后瘢痕挛缩引起的张口困难和吐字不清；根据需要佩戴牙托，观察牙托是否大小合适、在位，有无松动。

（2）告知患者疾病相关知识及围手术期的注意事项等。

（3）指导患者正确清洁牙托和张口训练，以防止翼腭窝瘢痕增生挛缩，导致张口困难。

（二）出院指导

（1）指导患者术后避免剧烈、重体力活动及水上运动，适当进行锻炼，合理饮食，宜食温冷、营养丰富、易咀嚼、易消化食物，忌刺激性食物及烟酒。

（2）鼓励患者克服放疗、化疗的不良反应，坚持治疗，定期随访。

第七节　脑脊液鼻漏的护理

脑脊液鼻漏是指脑脊液经破裂或缺损的蛛网膜、硬脑膜和颅底骨折流入鼻腔或鼻窦，再经前鼻孔或鼻咽部流出。脑脊液鼻漏可发生于外伤的早期或伤后，常可继发感染，引起严重颅内感染。

一、护理评估

（一）健康史

评估患者是否有外伤史、近期手术史及肿瘤等病史。详细询问患者此次就诊的主要原因和治疗目的，首次就诊的时间，主要症状及其特点，鼻漏的部位、体位及鼻漏增加的方式。

（二）身体状况

无色澄清液体经鼻流出或滴出，患者在低头用力、压迫颈静脉等情况下流量增加，可伴嗅觉丧失、视力障碍等。80%的外伤性脑脊液鼻漏患者在伤后48小时内出现症状，95%的外伤性脑脊液鼻漏在伤后3个月内有症状。自发性脑脊液鼻漏症状有时不典型，可表现为反复发作脑膜炎。

（三）辅助检查

（1）对漏出液进行葡萄糖定量分析，其含量在 1.7 mmol/L 以上即可确诊。

（2）鼻内镜检查、X 线、脑池造影 CT、椎管内注药法等可进行脑脊液瘘孔定位。

（四）心理社会状况

患者因担心疾病预后，易产生焦虑心理，应评估患者的生活、工作压力，患者对自我健康的评价水平、文化水平和接受能力，对疾病和治疗方案的了解和接受程度，有关疾病信息的来源等，以了解及判断患者的焦虑程度。

二、护理措施

（一）观察要点

（1）观察患者鼻腔漏出液的颜色、性质和量。了解患者在何时、何种体位下会有清水样液体流出，如清晨坐起、用力低头时等；应详细询问患者有无咽异物感，有无咸味液体咽下，尤其是患儿睡眠时，注意观察有无吞咽动作。

（2）监测患者生命体征、意识、瞳孔大小、对光反射状况，观察患者有无剧烈头痛、恶心、喷射性呕吐等颅内压升高的表现；有无头痛、呕吐伴颈强直等脑膜刺激征症状。

（3）观察患者瘘口修补情况及脑脊液漏出情况等。

（4）并发症观察：患者有无颅内压增高、颅内感染、脑脊液鼻漏复发等。

（二）护理要点

1. 术前护理要点

按本章第一节鼻内镜手术一般护理常规之术前护理进行。

（1）专科检查。

①实验室检查：脑脊液常规和脑脊液生化检查，指导患者将鼻腔漏出液收集至消毒好的透明小瓶中，检查确定漏出液的性质，漏出液的葡萄糖含量在 1.7 mmol/L 以上即可确诊。

②影像学检查：CT、MRI 检查，能显示解剖结构有效、精确地进行脑脊液鼻漏定位。

（2）注意事项。正确留取脑脊液。准备好已消毒的透明小瓶，指导患者在鼻腔漏出清亮液体时将漏出液收集至小瓶中，如鼻腔漏出液过少，可暂时取头低位，并压迫颈静脉，使鼻腔漏出液增多，以便采集脑脊液，采集脑脊液后及时送检。

（3）体位护理。协助患者卧床休息，取头高卧位，床头抬高 30°，使颅内组织在重力作用下封闭漏口，减少脑脊液从鼻腔内漏出，也可防止逆行感染。

（4）用药护理。术前遵医嘱行抗生素皮肤过敏试验，注意使用可以通过血脑屏障的药物，如头孢曲松，以控制颅内感染。

（5）皮肤准备。术前 1 天备皮。常规备双侧鼻毛，根据取筋膜部位的不同做好相应部位的皮肤准备。取颞肌筋膜的患者准备耳后颞部皮肤，男性患者剃光头，女性患者至少剃耳后四指的范围；取大腿阔筋膜者，准备腿部皮肤，备皮范围为腹股沟至膝关节下小腿上 1/3 处。

（6）心理护理。术前加强与患者沟通和交流，使患者保持良好的心态和稳定的情绪，积极配合手术。向患者讲述脑脊液鼻漏的相关知识、手术优点及采取手术的必要性，介绍同类手术成功的病例，使患者以正确的心态面对疾病，增强信心，缓解心理压力，消除紧张和焦虑情绪，密切配合医疗护理工作。

（7）宣教和指导要点。

①避免颅内压增高：颅内压增高的常见原因有低头、用力、活动剧烈、情绪激动、颅内感染等。指导患者勿做过度低头动作、勿屏气、勿用力排便、避免情绪激动；注意保暖，避免受凉感冒，尽量减少用力咳嗽、打喷嚏、擤鼻涕等增加颅内压的动作；在打喷嚏时可用舌尖抵住上腭，以缓冲压力。

②预防颅内感染：保持鼻腔局部清洁，防止逆行感染。指导患者如有脑脊液漏出时，应及时擦拭，禁止自行用棉球等物堵塞鼻腔；禁止使用滴鼻药物、挖鼻等，防止逆行感染。

③注意事项：颅内压过高及颅内感染未得到有效控制均视为手术禁忌证。颅内高压的患者可遵医嘱输入甘露醇降颅压治疗，必要时配合医生进行腰部穿刺引流；观察患者有无脑膜刺激征、体温过高、脑脊液浑浊等颅内感染征象，如有异常，及时通知医生进行处理。

（8）饮食指导。指导患者调整饮食结构，正确摄入饮食。适当限制饮水，每天饮水量控制在 1500 mL 以内；进低盐饮食，每天摄入食盐小于 3 g；适当摄入富含纤维的食物，如玉米、荞麦、燕麦、番薯等，多吃蔬菜水果，保持大便通畅，防止便秘。

（9）排便指导。告知患者术后可能需要卧床，因此术前需练习床上排便。

2. 术后护理

按本章第一节鼻内镜手术一般护理常规之术后护理进行。

（1）体位护理。患者术后常规取头高卧位，床头抬高 20° ～ 30°，以卧床休息为主。如患者脑脊液漏出过多、术中修复部位较大或有特殊病情变化，遵医嘱予绝对卧床 7 ～ 10 天。卧床患者在翻身时，注意避免头部过度扭曲或突然大幅度转动，影响修补部位的愈合。

（2）鼻腔伤口观察。观察鼻腔漏出物颜色、性质和量。患者术后鼻腔会有少量血性分泌物，随时间推移会逐渐减少，若分泌物过多，在低头或用力时流速加快，或自觉平卧时有咸味液体流经咽部，伴反复呛咳时，应警惕脑脊液鼻漏复发。

（3）供区伤口的观察与护理。观察患者颞部或腿部伤口及敷料外观情况，按需换药。

（4）并发症观察与护理。

①颅内压增高与感染：严密观察患者生命体征及意识、瞳孔大小、对光反射，有无颅内压增高或脑膜刺激征等症状。如患者有无剧烈头痛、恶心、喷射性呕吐等颅内压升高的表现；有无颈抵抗和克氏征阳性、布氏征阳性等脑膜刺激征表现，如有异常，立即通知医生进行处理。

②脑脊液鼻漏复发：观察患者有无鼻腔分泌物异常增多或清水样液体流出，询问患者咽部是否有带咸味液体咽下，如得到肯定回答，应警惕脑脊液鼻漏复发，可将鼻腔分泌物滴至柔软纸巾上，若渗出物痕迹呈红色且周边清澈，应立即通知医生进行相应处理。

③视神经损伤：观察患者眼球的活动情况，有无复视、视力下降及视野改变等。

（5）用药观察。术后须应用甘露醇降颅压治疗，注意观察患者用药后反应。观察患者有无头痛、头晕、恶心、胸闷等一过性颅压增高或高血压表现；有无随体位改变而出现头痛、眩晕、脉搏细弱等低颅压综合征表现；应用甘露醇时间较长时，注意观察患者有无急性肾功能损害症状，如出现少尿、无尿时，应及时通知医生进行相应处理。

（6）出入量及饮食护理。准确记录患者24小时出入量，指导正确进食，适当限制患者饮水，每天饮水量控制在1500 mL以内；进低盐饮食，每天摄入食盐小于3 g；适当摄入富含纤维的食物，保持大便通畅，防止便秘；观察尿量，避免尿量过多造成电解质紊乱。

（7）基础护理。做好基础护理内容。保持患者口腔、皮肤清洁等。

（8）心理护理。向患者做好解释工作，减轻患者紧张情绪。患者术后会担心是否会有脑脊液鼻漏复发，常伴有紧张焦虑等情绪，应告知其脑脊液鼻漏复发可能存在，但概率较小，通过良好的治疗和护理后预后较好，以减轻患者的紧张情绪。

三、健康教育

（一）疾病知识指导

1. 预防颅内高压指导

告知患者导致颅内压增高的常见原因，指导其避免用力咳嗽、打喷嚏、擤鼻涕、过度低头等增加颅压的动作，防止颅压增高及出血，有利于修复部位愈合；保持大便通畅，避免用力排便，必要时给予开塞露，以免增加颅内压。

2. 预防颅内感染

保持鼻腔局部清洁，防止逆行感染，指导患者有分泌物渗出时，应及时擦拭，禁止自行用棉球等堵塞鼻腔；禁止使用滴鼻药物、挖鼻等，防止逆行感染。

3. 鼻腔填塞指导

告知患者鼻腔填塞时间较长的原因及注意事项，鼻腔填塞物撤除时间较一般鼻内镜手术晚，需要分次抽出，长时间鼻腔填塞可避免出血及促进修复部位愈合；取出鼻腔填塞物后溢泪、畏光、头痛等症状可逐渐缓解；应尽量避免打喷嚏，避免鼻腔填塞物松动脱落，不可随意抽出鼻腔填塞物等。

4. 活动指导

指导患者下地活动时应注意循序渐进，适量活动，勿剧烈活动，避免体力劳动，避免过度弯腰、低头动作，以免影响修复部位愈合。

5. 用药宣教

告知患者各种药物名称、作用及注意事项。在输注甘露醇时告知患者输液速度应快，不可随意调节滴速，如有头痛、头晕等不适，要及时告知护士。

6. 出入量记录指导

详细记录患者输液量，同时要指导患者用带刻度的水杯和餐具进食、饮水，并做好详细记录。为患者准备量筒，指导患者将尿液排在量筒内，以便准确记录排尿量。

7. 注意事项

（1）关注电解质平衡：应用甘露醇治疗期间观察患者电解质水平。观察患者意识、精神状态，询问有无肌无力等不适，及时发现可能出现的体内电解质紊乱；必要时遵医嘱给予抽血检查离子全项，了解电解质水平。

（2）鼻腔冲洗：指导患者正确进行鼻腔冲洗，鼻腔填塞期间禁止鼻腔冲洗；鼻腔填塞敷料取出，确认瘘口部位愈合良好后，遵医嘱进行鼻腔冲洗，鼻腔冲洗时间不可过早，以免影响修复部位愈合。

（二）出院指导

（1）饮食指导：指导患者正确饮食，保持大便通畅。在疾病恢复期间多进食高热量、高蛋白、富含维生素和纤维素的食物，保证充足营养，防止便秘。

（2）活动指导：告知患者出院后注意适当活动，术后 6 个月内应尽量避免重体力劳动，避免过度弯腰、低头等动作。

（3）脑脊液观察：指导患者按时复查，避免脑脊液鼻漏复发，注意保暖，避免感冒、用力咳嗽、打喷嚏、挖鼻、擤鼻涕等；注意平卧时有无咸味清水样液体流经口咽或鼻部流出等，如有异常应立即来院复诊。

第十八章　咽喉疾病护理常规

第一节　咽喉科手术一般护理常规

一、术前护理

（一）评估和观察要点

（1）病情评估：评估患者咽喉部情况及既往史，咽喉部情况包括声音嘶哑、呼吸困难、咽部疼痛等不适症状；了解患者生命体征、原发病治疗用药情况，全身有无合并症等；了解患者睡眠、饮食及二便情况。

（2）安全评估：评估患者呼吸、年龄、睡眠情况、精神状态和自理能力，是否存在安全问题。

（3）疾病认知：评估患者及其家属对疾病和手术的认知程度。

（4）心理状况：评估患者及其家属的心理状态。

（二）护理要点

1. 术前检查

（1）常规检查：血常规、尿常规、生化全项、活化部分凝血活酶时间、凝血酶原时间、乙型肝炎表面抗原、HIV、HCV、梅毒抗体、心电图、胸部 X 线。了解患者有无血糖、血压的异常，有无心脏病或其他全身疾病，有无手术禁忌证。

（2）专科检查：纤维喉镜检查及频闪喉镜检查。

（3）注意事项：向患者及其家属讲解术前检查的目的、方法，协助完成各项检查，告知患者静脉采血前须禁食、禁饮 6 小时以上。

2. 术前准备

（1）指导患者注意保暖，预防上呼吸道感染。

（2）指导患者全麻手术须禁食、禁饮 6 小时，以防止全身麻醉导致吸入性肺炎、窒息等。

（3）询问患者过敏史，遵医嘱做抗生素过敏试验，并记录结果。

（4）嘱患者术前 1 天做好个人清洁，保持口腔清洁，术前 1 天给予患者漱口液漱口、沐浴、剪指（趾）甲，保持全身清洁。男性患者剃净胡须，女性患者勿化妆，及时清除指甲油。

（5）为患者创造良好环境，指导患者保证充足睡眠。必要时，遵医嘱于术前 1 晚给予患者口服镇静剂。

（6）术晨准备：嘱患者按要求完成术前准备，术前取下义齿、眼镜、角膜接触镜等，将首饰及贵重物品交由家属妥善保存，入手术室前排空二便。

（7）床单位准备：备全麻床、输液架、血压计、听诊器、氧气、污物袋等。

（8）手术部位器官有左右两侧之分的，确认医生是否已按相关规定做好手术标记。

（9）心理护理：与患者进行有效沟通，向患者进行健康宣教，介绍手术名称、简单过程、麻醉方式、术前准备目的及内容、术前用药作用，以及术后可能出现的不适和需要的医疗处置，使其有充分心理准备，解除顾虑，消除紧张情绪，增强信心，促进术后的康复。

（三）宣教和指导要点

（1）病种宣教：对患者及其家属进行相关疾病宣教，包括疾病的原因、临床表现、治疗原则、预后及预防等。

（2）饮食指导：指导患者合理进食。根据患者身体情况，进行个性化、有针对性的进食指导，以清淡、易消化的温、凉、软食为主，避免进酸、辣、刺激性饮食。注意饮食卫生，以免发生腹泻、腹胀等不适，影响手术。

（3）用药宣教：告知患者术前用药的名称、目的及使用方法。术前遵医嘱使用抗生素，主要是减轻炎症，为手术做准备；术前应用雾化吸入，目的是局部抗炎、减轻黏膜充血和水肿，稀释痰液，以利于分泌物排出。

（4）体位指导：全麻术后回病房4小时内，协助患者取去枕平卧位，将头偏向一侧，避免呕吐引起窒息。

（四）注意事项

（1）手术禁忌：及时发现并协助医生处理影响手术的因素。注意患者有无发热、感冒等上呼吸道感染症状，术前监测患者生命体征，若出现异常，应及时通知医生给予处理；女性患者月经来潮及时通知医生。

（2）服药禁忌：询问患者是否长期服用抗凝或麻醉禁忌药物，发现服用者应及时通知医生，术前应停药1周，以免引起术中出血或麻醉意外。

二、术后护理

（一）评估和观察要点

（1）术后交接：患者安全返回病房后，责任护士与麻醉护士严格交班，了解患者的麻醉方式、术中病情变化、生命体征、出血量、意识恢复状态及皮肤完整性。

（2）病情评估：密切观察患者病情变化。观察患者的生命体征、意识、呼吸道通畅情况；有无咽喉部疼痛、咽干、发热等不适症状；观察患者局部伤口有无渗血情况；观察口腔分泌物的颜色、量和性质；观察患者疼痛部位、性质和程度；观察药物疗效及不良反应，若有异常及时通知医生处理。

（3）并发症观察：患者有无咯血、憋气、呼吸困难等症状。

（二）护理要点

（1）生命体征监测：术后密切观察患者生命体征变化。患者术后 3 天每天测量体温、脉搏、呼吸各 4 次，对血压异常者监测血压每天 1～2 次，必要时遵医嘱给予心电监测。

（2）体位护理：患者全麻术后回病房 4 小时内，协助患者取去枕平卧位，将头偏向一侧。避免呕吐物误吸入呼吸道发生窒息。喉科疾病术后清醒者，常规给予自由体位。

（3）气道观察：严密观察患者呼吸道通畅情况，观察患者呼吸频率、节律、深浅程度，有无憋气等症状；保持患者呼吸道通畅，并观察出血情况。

（4）伤口渗血观察：密切观察患者伤口渗血的颜色、性质和量。观察口腔伤口有无渗血及记录渗血量，告知患者术后将口腔内分泌物吐出，若仅为唾液中带血丝，属少量渗血，为正常现象，嘱患者勿慌张。

（5）疼痛观察：观察患者疼痛部位、性质及持续时间，指导患者正确饮食。

（6）口腔清洁：指导患者保持口腔清洁，预防口腔感染。早晚刷牙，三餐后及睡前用漱口液含漱。

（7）心理护理：倾听患者自诉，及时了解患者不适症状及心理变化，针对患者对手术产生的紧张和畏惧感及时给予解释和帮助，减轻患者的不良情绪。

（三）并发症观察与护理

（1）呼吸困难：及时分析引起患者呼吸困难的原因，并给予处理。咽喉部手术后，局部损伤、全麻插管造成的水肿、出血及血凝块阻塞是发生急性呼吸道梗阻的主要原因。分泌物增多阻塞呼吸道，易发生气道痉挛。应密切观察患者意识恢复状态，观察呼吸频率、节律及深浅度；观察气道内分泌物的颜色、性质和量；如出现异常，立即清除呼吸道内分泌物，予患者吸氧，同时通知医生处理。

（2）出血：观察口腔分泌物颜色、性质及量。若患者出现有鲜血从口中大口吐出时，即为大量活动性出血，应安抚患者，给予床头抬高及冰袋冷敷颈部并及时通知医生，遵医嘱给予止血药，备好抢救物品及药品，必要时协助医生准备急诊手术探查止血。加强病房巡视，尤其注意观察患者在睡眠状态下有无频繁吞咽动作，一旦发现，唤醒患者，嘱其将口腔内分泌物吐出，观察分泌物的性质。

（3）感染：监测患者体温变化、伤口有无红肿等感染征象。观察患者精神状态，监测体温变化，若体温升高或患者主诉伤口出现异常疼痛，且切口周围皮肤出现红、肿等异常表现，应及时通知医生予以处理，查血常规或血培养、全身用药。

（四）宣教和指导要点

（1）用药宣教：告知患者用药名称、目的和使用方法，观察患者用药后反应。遵医嘱给予患者抗炎、抗水肿、止血输液治疗，告知患者用药目的，即预防感染、减轻黏膜水肿、减少出血。

（2）雾化吸入：告知患者应用雾化吸入治疗的目的和使用方法。雾化吸入治疗目的是抗炎、抗水肿、湿化呼吸道、减轻伤口疼痛，促进呼吸道内分泌物排出，观察患者用药后反应及效果。

（3）饮食指导：指导患者合理进食。根据患者身体状况，进行个性化、有针对性的进食指导，以清淡、易消化饮食为主，避免进酸、辣、刺激性饮食。注意饮食卫生，以免发生腹泻、腹胀等不适。

（4）安全指导：全麻术后观察患者有无乏力、头晕等症状，防止跌倒、坠床发生。

（五）注意事项

（1）气道护理：全麻术后密切观察患者气道通畅情况。全麻术后至麻醉未完全清醒前，易发生气道闭合，应密切观察患者，及时发现潜在危险因素，如体位不当、痰液黏稠、痰量多及出血等，及时给予处理，防止呼吸道梗阻发生。

（2）口腔清洁：向患者强调保持口腔清洁重要性。保持口腔清洁可增加患者术后舒适感及促进伤口愈合，应每天督促和指导患者按时完成。

（3）效果评价：评价术后护理整体效果，评价患者对手术及健康相关知识的掌握程度，以及住院期间医患配合程度。

三、健康教育

（一）疾病知识指导

（1）上呼吸道保护：避免上呼吸道感染，嘱患者注意保暖、多饮水，以免影响伤口愈合。

（2）治疗指导：正确告知患者出院后的治疗内容，按时正确使用雾化吸入药物，预防伤口感染，减轻局部黏膜肿胀，有利于伤口愈合；口服化痰、抗炎药物者，告知其药物名称、目的、使用方法和药物不良反应，以及遵医嘱使用药物的重要性。

（3）饮食：患者恢复期间应选择富含维生素、蛋白质的食物，如新鲜水果、蔬菜、鱼、瘦肉等，禁食辛辣、刺激性食物，禁烟酒，增强机体抵抗力，促进康复。

（4）口腔清洁：嘱患者出院后注意口腔卫生，按时刷牙，养成餐后漱口的习惯，保持口腔清洁。

（二）出院指导

（1）复查：嘱患者出院14天后门诊复查，根据恢复情况由医生告知再次复查时间；术后须进行纤维喉镜检查，以便了解手术创面恢复情况，及时对症处置。其间如出现出血、疼痛加剧等不适应及时就诊。

（2）环境：创造良好的休养环境，环境应安静舒适，保持温湿度适宜，注意通风，保持室内空气清新。

（3）心理：指导患者保持良好心态，有利于疾病康复。

第二节　慢性扁桃体炎的护理

慢性扁桃体炎是扁桃体的持续性感染性炎症，多由急性扁桃体炎反复发作或因扁桃体隐窝引流不畅，隐窝内细菌、病毒滋生感染而演变为慢性炎症，是临床上常见的疾病之一，多发生于大龄儿童及青年。

一、护理评估

（一）健康史

评估患者发病前有无反复咽痛、感冒、急性扁桃体炎及相关并发症（如肾炎、风湿热、心脏病等）发作史；了解患者有无受凉、劳累、工作环境不良、内分泌及自主神经异常等诱因。

（二）身体状况

（1）症状：患者多有急性扁桃体炎反复发作史或扁桃体周围脓肿病史，发作时表现为咽干、发痒、异物感、微痛及刺激性咳嗽等；当扁桃体隐窝内潴留干酪样腐败物或有大量厌氧菌感染时，可出现口臭。小儿扁桃体过度肥大时，可出现睡眠打鼾、呼吸不畅、吞咽或言语共鸣障碍等。隐窝脓栓被咽下，或隐窝内细菌、毒素等被吸收，可导致消化不良、头痛、乏力、低热等全身反应。

（2）体征：扁桃体和腭舌弓呈暗红色慢性充血，扁桃体表面瘢痕收缩，凹凸不平，隐窝口常有碎屑或脓性物质，挤压腭舌弓时，隐窝口可见黄白色干酪样点状物溢出。成人扁桃体多已缩小，表面可见瘢痕，常与周围组织粘连；儿童、青年扁桃体多肥大，下颌角淋巴结肿大。

（三）辅助检查

细胞学检查及测定红细胞沉降率、抗链球菌血素"O"、血清黏蛋白、心电图检查等有助于慢性扁桃体炎及其并发症的诊断。

（四）心理社会状况

慢性扁桃体炎平时无明显症状，患者多不予重视。疾病反复发作，有并发症发生或准备手术时，患者往往出现紧张或恐惧等心理状况。因此，护士应评估患者及其家属对疾病的认知程度及情绪状况，了解其年龄、饮食习惯、生活环境和工作环境，有无理化因素的长期刺激等。

二、护理措施

（一）观察要点

（1）观察患者自理能力和睡眠时打鼾憋气程度，患儿须留家属陪住。

（2）观察患者的生命体征，观察疼痛程度，评估疼痛部位、性质和持续时间，必要时根据病情使用镇痛药。

（3）密切观察患者的出血量、颜色和性质。睡眠时注意查看患者有无频繁吞咽动作。

（二）护理要点

1. 术前护理

按本章第一节咽喉科手术一般护理常规之术前护理进行。

（1）向患者及其家属解释睡眠打鼾、呼吸不畅、吞咽或言语共鸣障碍等扁桃体过度肥大引起的症状，解释疾病的发生发展及预后，讲解手术过程、术中配合要求、术后可能出现的症状及注意事项。

（2）协助患者做好个人卫生，尤其是口腔卫生，指导患者忌烟酒，完善术前检查及术前准备。

（3）体位指导：睡眠时打鼾者，采取侧卧位睡姿，或抬高床头15°～20°，防止舌根后坠引起呼吸骤停，增加口、咽气道间隙，减轻或缓解阻塞症状。

（4）上呼吸道保护：防止上呼吸道感染，嘱患者注意保暖、多饮水、预防感冒，以免影响手术。

2. 术后护理

按本章第一节咽喉科手术一般护理常规之术后护理。

（1）了解患者麻醉和手术方式、术中情况、切口情况。患者全麻未清醒时予平卧位、头偏向一侧。注意观察患者呼吸情况，及时排出分泌物，必要时经鼻或口吸出，以保持患者呼吸道通畅；给氧并严密监测患者生命体征及血氧饱和度，适当加护栏，防坠床。

（2）指导患者术后当天不漱口，口中分泌物轻轻吐出，口腔残留的血性分泌物用棉签或棉球清除。术后2天开始漱口，注意保持口腔清洁。漱口时冲洗力度不可过大，以免损伤创面。向患者解释术后2天创面会形成一层具有保护作用的白膜，勿用力擦拭，以免出血和感染，并遵医嘱应用抗生素。做好口腔护理，指导患者可用漱口液漱口，防止口腔感染影响术后伤口愈合。

（3）向患者解释疼痛的原因、过程及减轻疼痛的方法，及时评估患者疼痛程度。可行颈部冰敷、针刺或穴位按摩，必要时遵医嘱予镇静剂或协助医生做下颌角封闭以止痛。鼓励患者进食凉、无刺激的无渣流质，避免剧烈咳嗽、咳痰，少说话，少做吞咽动作，为患者提供安静舒适的环境，避免不良刺激。

（4）并发症观察与护理。

①出血：观察患者伤口有无活动性出血，有无频繁吞咽动作，切口有无明显渗血；嘱患者将口中分泌物轻轻吐出，观察其颜色、性质和量。

②感染：监测患者体温，观察白膜有无延迟生长、颜色污秽、薄厚不均等情况；有无咽弓充血显著，咽痛较重且持续时间长；有无耳内放射性疼痛等。遵医嘱予抗生素，嘱患者保持口腔清洁。

③水肿：因术中过度牵拉或损伤邻近组织，以软腭及腭垂水肿较多见，水肿多于术

4～5天消退。

④肺部并发症：观察患者有无咳嗽、咳痰，观察痰液的颜色、性状和量，与手术中有过多血液或异物被吸入下呼吸道有关。

三、健康教育

（一）疾病知识指导

（1）用药指导：遵医嘱予抗炎、止血、止痛药物进行治疗，告知患者及其家属各种药物的名称、用法、用药时间、作用及不良反应，并观察用药后的反应。

（2）饮食指导：严格、准确进行饮食宣教。患者全麻术后4小时内禁食水；4小时后可进冷流质饮食，以减少渗血，缓解疼痛；术后1～3天可进温凉流质饮食；术后4～6天进半流食；术后7～14天渐进软食；术后14天根据情况进普食。禁食辛辣、刺激性食物。鼓励患者术后多饮水，增加咽部运动，防止伤口粘连及瘢痕挛缩；术后饮食与术后恢复时间有关，强调遵医嘱，切不可自作主张。

（3）咽部活动：告知患者合理进行咽部活动。手术当天患者咽部疼痛会减少进食、讲话，护士应给予正确指导。手术当天尽量少说话、少吞咽，术后10天内禁止剧烈运动，避免出血。

（二）出院指导

（1）饮食指导：指导患者正确饮食。术后7天宜进软食，术后14天后酌情改为常温普食，1个月内勿进刺激性和粗糙的食物，避免引起伤口出血。疾病恢复期应选择富含维生素、蛋白质的饮食，多饮水，增强体质，促进疾病恢复。

（2）口腔清洁：指导患者保持口腔清洁，养成早晚刷牙及餐后漱口的卫生习惯。术后1个月应防止呼吸道炎症，如上呼吸道感染、咽喉炎等。

（3）病情指导：指导患者若病情变化，如出血、发热等应及时来医院就诊，以免延误病情。

（4）复诊：建立良好通信方式，指导患者术后1个月或遵医嘱门诊复查。

第三节　腺样体疾病的护理

腺样体肥大是腺样体因反复炎症刺激发生病理性增生肥大并引起的相应症状。本病常见于儿童，但部分成人亦可发生，常合并慢性扁桃体炎。

一、护理评估

（一）健康史

评估患者发病前有无急慢性鼻炎的发作史，有无邻近器官的炎症，如鼻腔、鼻窦、扁桃体的炎症；了解患者有无受凉、劳累、工作环境不良等诱因。

（二）身体状况

1. 局部症状

（1）耳部症状：腺样体肥大可堵塞咽鼓管咽口，引起分泌性中耳炎，表现有传导性耳聋、耳鸣症状，严重者可引起化脓性中耳炎，部分患者耳部症状以腺样体肥大为首发症状。

（2）鼻部症状：腺样体肥大可堵塞后鼻孔，导致鼻通气不畅，使鼻腔分泌物不易排出，并发鼻炎和鼻窦炎，出现鼻塞、流涕、张口呼吸、闭塞性鼻音及睡眠时打鼾等症状。

（3）呼吸道感染等症状：由于咽部分泌物往下流，刺激咽喉、气管及支气管，引起相应的炎症，患者出现咽部不适、声音嘶哑、咳嗽吐痰、气喘等症状。

（4）腺样体面容：由于长期张口呼吸，影响患儿面骨发育而致上颌骨狭长、硬腭高拱变窄、齿外翻、排列不整、咬合不良、下颌下垂、唇厚、上唇下翘、下唇悬挂、外眦下拉，鼻唇沟变浅、变平，面部表情呆板、愚钝、精神不振，这一系列表现称为腺样体面容。

2. 全身症状

患者全身发育和营养状况较差，并有夜惊、磨牙、遗尿、反应迟钝、注意力不集中等反射性神经症状。此外，长期呼吸道阻塞、肺换气不足，将引起肺动脉压升高，严重者可导致右心衰竭。

3. 体征

检查见患者腺样体面容，硬腭高而窄，鼻咽部有黏脓，后鼻镜检查可见腭扁桃体肥大，鼻咽顶有粉红色、分叶状淋巴组织块，鼻咽部触及柔软肿块。

（三）辅助检查

（1）口咽检查：硬腭高而窄，常伴有腭扁桃体肥大。

（2）前鼻镜检查：充分收缩鼻腔黏膜后进行检查，可在鼻咽见到红色块状隆起。

（3）纤维鼻咽镜检查：在鼻咽顶部和后壁可见表面有纵行裂隙的分叶状淋巴组织，像半个剥了皮的小橘子。

（4）鼻咽侧位片及鼻窦CT：可见鼻咽顶软组织增生影像。

（四）心理社会状况

小儿腺样体肥大多与扁桃体肥大一起构成打鼾的病因，但常被家长忽视，家长应特别注意患儿有无呼吸暂停，必要时到医院检查腺样体。腺样体肥大常引起耳部及呼吸道感染等症状，患者往往表现出紧张或恐惧。因此，应评估患者及其家属对疾病的认知程度及情绪状况，了解患者的年龄、生活和工作环境，有无理化因素的长期刺激等。

二、护理措施

（一）观察要点

（1）观察患者呼吸情况，入睡后有无张口呼吸、憋气、呼吸暂停症状，必要时予经口腔吸氧或面罩吸氧，监测血氧饱和度。

（2）监测患者的生命体征，密切观察出血量、颜色和性质。注意查看患者睡眠时有无频繁吞咽动作。

（二）护理要点

1. 术前护理

按本章第一节咽喉科手术一般护理常规之术前护理进行。

（1）体位指导。睡眠时打鼾者，采取侧卧位睡姿，或抬高床头 15°～20°，防止舌根后坠引起呼吸骤停，增加口、咽气道间隙，减轻或缓解阻塞症状。

（2）防止上呼吸道感染。嘱患者注意保暖、多饮水、预防感冒，以免影响手术。

（3）向患者及其家属讲解疾病发生的原因、临床表现、治疗及预后，根据年龄及病情落实陪护人员，为其营造安静、无刺激、温馨的就医环境，增强患者的安全感。

2. 术后护理

按本章第一节咽喉科手术一般护理常规之术后护理进行。

（1）了解患者麻醉和手术方式、术中情况、切口情况。患者全麻未清醒时平卧位、头偏向一侧或侧卧位，根据需要给氧并严密观察患者的生命体征变化，尤其是呼吸的变化，适当加护栏，防坠床。

（2）观察患者鼻腔有无活动性出血，给予鼻额部冷敷或冰敷，或使用收缩血管的滴鼻液滴鼻，无效者及时行手术止血。观察患者有无频繁吞咽动作，切口有无明显渗血，嘱患者将口中分泌物轻轻吐出，观察其颜色、性质和量；避免打喷嚏、剧烈咳嗽、咳痰，勿用力擤鼻涕。

（3）向患者解释疼痛的原因、过程及减轻疼痛的方法，及时评估患者疼痛程度，必要时遵医嘱予镇痛剂止痛，为患者提供安静舒适环境，避免不良刺激。

（4）患者全麻清醒后可进普食。

三、健康教育

（一）疾病知识指导

（1）腺样体肥大合并中耳炎同期行中耳置管者，告知患者置管后耳朵不能进水，不能游泳，6 个月后来院复查，根据情况取管。取管后部分鼓膜 1 个月内会愈合。

（2）告知患者按时用药，不自行停药、改药，防止感染等并发症，以及产生药物不良反应。

（二）出院指导

（1）指导患者注意休息，1 个月内禁止剧烈运动，根据气候变化及时增减衣物，尽量不到人群聚集的地方，预防感冒。

（2）指导患者劳逸结合，生活规律，增强体质和机体抵抗力。

第四节　鼻咽纤维血管瘤的护理

鼻咽纤维血管瘤是鼻咽部最常见的良性肿瘤，由致密结缔组织、大量弹性纤维和血管组成，多见于 10 ～ 25 岁青年男性，故又名男性青春期出血性鼻咽血管纤维瘤。本病病因不明。

一、护理评估

（一）健康史

了解患者发病前的健康状况、性别、年龄特征及鼻腔阻塞持续的时间，出血的程度和次数等。

（二）身体状况

（1）出血：阵发性鼻腔出血和（或）口腔出血，常为首诊原因。有时大出血，为鲜红色血液。由于反复大出血，患者多有不同程度的贫血。

（2）鼻塞：肿瘤堵塞后鼻孔并侵入鼻腔，引起一侧或双侧鼻塞，多伴有流涕、闭塞性鼻音、嗅觉减退等。

（3）其他症状：瘤体不断增长可导致邻近骨质压迫吸收及相应器官的功能障碍。若侵入鼻腔可引起外鼻畸形，侵入颅内压迫神经可引起患者头痛及脑神经瘫痪，肿瘤压迫咽鼓管可导致耳鸣、耳闷及听力下降。

（三）辅助检查

（1）前鼻镜检查：常见一侧或双侧鼻腔有炎性改变。收缩下鼻甲后，则可见鼻腔后部粉红色肿瘤。

（2）间接鼻咽镜检查：可见鼻咽部圆形或分叶状红色肿瘤，表面光滑且富有血管，瘤体侵入后鼻孔和鼻腔可引起外鼻畸形或软腭塌陷。

（3）影像学检查：CT 和 MRI 检查可清晰显示瘤体位置、大小、形态，了解肿瘤累及范围和周围解剖结构的关系，以及骨质破坏程度等情况。DSA 可了解肿瘤的血供并可进行血管栓塞，以减少术中出血。

（四）心理社会状况

由于病因不明，加之反复大出血，患者及其家属都存在不同程度的紧张、恐惧心理，应评估患者的情绪状态、对疾病的知晓程度及家庭关注程度等。

二、护理措施

（一）观察要点

（1）观察患者有无鼻塞及鼻腔出血，如有鼻腔出血症状，须评估出血的时间、频率、出血量等。

（2）观察患者有无因肿瘤压迫局部引起的症状，包括头痛、鼻塞、眼球移动、面部畸形等。

（3）观察患者生命体征、意识、瞳孔大小、对光反射状况，以及是否存在颅内并发症的相关症状。

（二）护理要点

1. 术前护理

按本章第一节咽喉科手术一般护理常规之术前护理进行。

（1）密切观察患者鼻腔的出血情况，定时测量血压、脉搏，记录出血次数及出血量。

（2）尽快建立静脉通道，及时补充电解质及充足的液体。根据出血量、血压、尿量、中心静脉压等合理调节输液、输血速度；加强对患者皮肤色泽、湿度及血管充盈时间的观察。

（3）向患者解释疾病的发生发展及预后，讲解手术过程、术中配合要求、术后可能出现的症状及注意事项。

（4）协助患者做好个人卫生，保持口腔清洁，入院后指导患者正确使用漱口液漱口，张口呼吸，嘱患者多喝水，保持口腔湿润，预防口腔溃疡。

（5）向患者讲解术前营养的重要性，鼓励患者多进食，少量多餐，饮食清淡，忌油炸、辛辣、刺激的食物，忌烟酒。营养状况较差者，给予静脉高营养。

2. 术后护理

按本章第一节咽喉科手术一般护理常规之术后护理进行。

（1）了解患者麻醉和手术方式、术中情况、病变范围。患者全麻未清醒时予平卧位、头偏向一侧或侧卧位；给氧并严密监测体温、脉搏、心率、血压、血氧饱和度，适当加护栏，防患者坠床。

（2）密切监测患者生命体征变化，观察患者意识、瞳孔、四肢活动情况，观察患者有无神情淡漠、嗜睡、颈项强直、恶心、呕吐或剧烈头痛、持续中度发热或高热，及时处理颅内高压。

（3）严密观察患者的血氧饱和度，注意维持后鼻孔纱球的有效牵引，防止坠落引起窒息。

（4）观察患者鼻面部敷料渗血情况。保持敷料清洁、干燥、无松脱，观察患者鼻腔渗血情况及口腔分泌物的颜色、性质和量。有活动性出血，予鼻额部冷敷或冰敷，鼻面部伤口加压包扎、鼻腔填塞或止血剂，无效者及时行手术止血。指导患者避免咳嗽、咳痰，勿用力擤鼻涕，勿用手触摸伤口。

（5）填塞纱条应分次取出，填塞物去除后应注意保持患者鼻腔通畅湿润，同时备好止血包等抢救物品。

（6）向患者解释疼痛的原因、过程及减轻疼痛的方法，及时评估患者疼痛程度，必要时遵医嘱给予镇痛剂止痛。患者清醒后改半卧位，保证鼻腔引流通畅，减轻局部水肿，嘱患者少说话，避免咀嚼，减少面部活动，以免牵拉伤口引起疼痛。为患者提供安静舒适环境，避免不良刺激。

三、健康教育

（一）疾病知识指导

（1）饮食指导：告知患者饮食规律的重要性，全麻术后4小时先进少量冷开水，无不适后进温、冷流质食物，少量多餐，避免咀嚼。吞咽困难者，不能强行进食。指导患者逐渐过渡到半流质食物、软食，食物温度应偏凉，饮食应清淡、易消化且营养丰富，术后1个月内忌辛辣、粗糙、过热、刺激性食物，忌烟酒。患者进食时采用半卧位或坐位，避免食物呛入鼻腔，污染伤口。

（2）指导患者早晚刷牙，饭后漱口，保持口腔清洁，正确使用滴鼻剂，勿用力擤鼻、挖鼻，预防感冒，避免粉尘刺激，积极治疗邻近器官疾病。

（3）活动指导：指导患者下地活动时应注意循序渐进，适度活动，勿剧烈活动，避免体力劳动，以免引起术后出血。

（二）出院指导

（1）休息指导：指导患者1个月内禁止剧烈运动，根据气候变化及时增减衣物，尽量不到人群聚集的地方，预防感冒。指导患者劳逸结合，生活规律，增强体质和机体抵抗力。

（2）指导患者术后1个月、3个月、6个月各复查1次，以后每6个月复查1次，至少复查5年。出院后若出现持续发热、鼻腔有清凉不凝固的液体流出或有活动性出血，应及时就诊。

（3）活动指导：患者出院后注意适当活动。

第五节　鼻咽癌的护理

鼻咽癌是指发生于鼻咽部的癌肿，是我国高发肿瘤之一，局部复发与转移是本病的主要死亡原因。

一、护理评估

（一）健康史

了解患者发病前的健康状况，重点评估发病的危险因素，如有无EB病毒感染史，是否经常食用腌菜、腊味等亚硝酸盐含量高的食物，是否经常接触污染空气及饮用水情况，有无家族史等。

（二）身体状况

（1）鼻部症状：早期可出现回缩涕中带血或擤出血性涕，时有时无，多不引起患者重视，晚期则出血量较多。肿瘤不断增大可阻塞后鼻孔，出现鼻塞，始为单侧，继而发展为双侧。

（2）耳部症状：肿瘤发生于咽隐窝者，早期可阻塞或压迫咽鼓管咽口，引起耳鸣、耳闭塞感及听力减退或伴有鼓室积液，临床上易误诊为分泌性中耳炎。

（3）颈部淋巴结肿大：颈部淋巴结转移者较多见，以颈部淋巴结肿大为首发症状者占60%。转移常出现在颈深部上群淋巴结，淋巴结呈进行性增大，质硬不活动，无压痛，始为单侧，继而发展为双侧。

（4）脑神经症状：肿瘤经患侧咽隐窝的破裂孔侵入颅内，侵犯第Ⅱ～第Ⅵ脑神经可产生头痛。

（5）远处转移症状：晚期鼻咽癌可发生向肺、肝、骨等远处器官转移，并出现相应症状。

（三）辅助检查

（1）间接鼻咽镜、纤维/电子鼻咽喉镜检查：肿瘤常位于咽隐窝或鼻咽顶壁，呈菜花状、结节状或溃疡状，易出血。早期病变不典型，仅表现为黏膜充血、血管怒张或一侧咽隐窝较饱满。

（2）影像学检查：颅底 X 线、CT 和 MRI 检查有利于了解肿瘤侵犯的范围及颅底骨质破坏的程度。

（3）EB 病毒血清学检查可以作为鼻咽癌辅助指标。其中，EB 病毒壳抗原 – 免疫球蛋白 A 抗体测定常用于鼻咽癌诊断、普查和随访。

（4）鼻咽活检是确诊鼻咽癌的依据。应尽可能做鼻咽部原发灶的活检，一次活检阴性不能否定鼻咽癌的存在，部分病例须多次活检才能明确诊断。

（四）心理社会状况

鼻咽癌早期症状不典型，漏诊、误诊率高，常需要反复多次活检，给患者造成极大的心理压力。当出现颈部淋巴结肿大等典型症状时，疾病已达到晚期，患者往往感到痛苦和绝望。因此，应注意评估患者的年龄、性别、生活习惯、居住环境、文化层次及对疾病的认知程度、情绪状况、压力应对方式和家庭支持情况等。

二、护理措施

（一）观察要点

（1）观察患者的身体状况，包括鼻部症状、耳部症状、有无颈部淋巴结肿大等。

（2）观察患者面色、神志、生命体征有无变化。

（3）并发症观察：有无脑神经症状、远处转移症状。

（二）护理要点

（1）鼓励患者说出恐惧的原因及心理感受，评估其程度，向患者介绍成功病例，帮助患者获得社会团体的支持，转移情感，分散恐惧。

（2）行各种检查和治疗前，向患者详细说明目的和注意事项，耐心解释放疗造成的不良反应，并给予安慰。

（3）评估患者疼痛程度，头痛严重者遵医嘱及时给予镇静剂或镇痛剂。鼓励患者配合相应治疗，告知其经治疗后头痛大多能够明显减轻或消失。

（4）对大量鼻出血导致低血容量者，迅速建立静脉通道，给予止血药、补液，协助医生做好鼻腔或前后鼻孔填塞止血术。

（5）放疗患者指导其坚持张口训练，每天进行口腔护理，避免食用辛辣、刺激性食物，饭前、饭后及睡前漱口。口腔黏膜破溃者，指导其采用杀菌、抑菌、促进组织修复的漱口液含漱。告知患者放疗区域皮肤不要用化学物品刺激，只用温水清洗即可，不可搔抓。

（6）放疗过程中，注意观察患者有无骨髓抑制、消化道反应、皮肤反应、唾液腺萎缩、放疗性肺炎等并发症，定期检查血常规。

（7）指导放疗患者功能锻炼八步操：心理放松、颈部运动、张口运动、叩齿运动、舌肌运动、鼓腮运动、鼓膜运动、躯体放松。

（8）鼻部护理：放射线可使患者出现鼻干、鼻塞、分泌物增多等症状，鼻干可使用液状石蜡润滑鼻腔；鼻塞可在医生指导下使用麻黄碱减轻症状；每天采用生理盐水进行鼻腔冲洗，但冲洗切勿过猛，如有血性分泌物立即停止冲洗。

三、健康教育

（一）疾病知识指导

（1）向患者详细讲解本病的诱因及发病情况，一旦确诊，须长期治疗，定期复查。

（2）指导患者少食咸鱼、腊肉等腌制品，进高蛋白、高热量、富含维生素的饮食，改善营养状态。

（二）出院指导

（1）指导患者定期复查，如出现颈部肿块、剧烈头痛、耳鸣、耳聋等症状时，应及早就医。

（2）对有家族遗传史者，应定期进行有关鼻咽癌的筛查，如免疫学检查、鼻咽部检查等。

第六节　阻塞性睡眠呼吸暂停低通气综合征的护理

阻塞性睡眠呼吸暂停低通气综合征是指上气道塌陷阻塞导致睡眠状态下反复出现呼吸暂停和（或）低通气，引起低氧血症、高碳酸血症、睡眠中断，从而使机体发生一系列病理生理改变的临床综合征。该病具体是指成年人于 7 小时的夜间睡眠时间内，有 30 次以上呼吸暂停，每次呼吸暂停时间 10 秒以上；睡眠过程中呼吸气流强度较基础水平降低 50% 以上，并伴有动脉血氧饱和度下降不少于 4%；或呼吸暂停低通气指数（平均每小时睡眠中呼吸暂停和低通气的次数）超过 5 次。

一、护理评估

（一）健康史

询问患者是否有糖尿病、甲状腺功能低下等全身性疾病，评估患者是否有睡眠时呼吸不畅、夜间睡眠打鼾情况，打鼾时憋醒的频率和时间，家族中有无肥胖和鼾症患者，与患者及其家属沟通，了解其对疾病的认知程度及社会支持情况。

（二）身体状况

1. 症状

（1）睡眠中打鼾：伴随患者年龄、体重的增加可逐渐加重，同时鼾声呈间歇性；严重者可出现夜间憋醒的现象，为患者就诊的主要原因。

（2）白天嗜睡：程度不一，轻症者表现为轻度困倦、乏力，对生活无影响，重症者常出现晨起头痛、白天过度瞌睡、记忆力减退、注意力不集中、工作效率低、性格乖戾和行为怪异等情况。

（3）呼吸暂停：睡眠憋气，频繁发作，每次可持续数十秒，有反复的呼吸停止现象。早期的憋气通常发生于患者仰卧位时，换侧卧位时可减轻或消失，打鼾与呼吸暂停交替出现。

（4）心血管症状：患者憋气后经常感觉心慌、胸闷或心前区不适。病程较长者可并发心律失常、高血压、心肺功能衰竭与心绞痛等。

（5）其他症状：患者夜间不能安然入睡，常有躁动、遗尿、多梦、阳痿等。患儿常出现胸廓发育畸形、生长发育差、学习成绩下降等。

2. 体征

（1）一般征象：患者多较肥胖或明显肥胖，颈短、颈围大。部分患者可有明显的上下颌骨发育不全，患儿除颌面部发育异常外，还可见胸廓发育畸形。

（2）上气道征象：患者扁桃体肥大、口咽腔狭窄、悬雍垂肥厚过长、软腭组织肥厚等。部分患者还可有鼻息肉、鼻中隔偏曲、腺样体肥大、舌根肥厚及舌扁桃体肥大等引起上气道狭窄的相关病变。

（三）辅助检查

（1）内镜检查：如鼻内镜、纤维鼻咽喉镜、喉镜等，有助于明确病因、部位和性质。

（2）多导睡眠监测：应用多导睡眠监测对患者进行整夜连续的睡眠观察及监测，可测试肺功能，自动记录口鼻气流、胸腹呼吸运动、脑电图、眼电图、血氧饱和度等，是诊断阻塞性睡眠暂停低通气综合征的金标准。

（3）影像学检查：可做头颅 X 线、CT 或 MRI 等检查，对查明病因、判断阻塞部位具有一定作用。

（4）声学检测：用声级计测量鼾声，用于比较治疗效果。

（四）心理社会状况

重点评估患者性格特征、饮食习惯、睡眠结构、运动情况、社交水平、情绪状况及其对疾病的认知程度等。

二、护理措施

（一）观察要点

（1）观察患者入睡后憋气、呼吸暂停的程度、频率、次数，进行多导睡眠监测。

（2）观察患者正压通气治疗后夜间睡眠翻身、蹬被子、遗尿、反复觉醒等现象较治疗前有无减少或消失。

（3）观察患者的面色、生命体征，尤其是呼吸状态，及时发现患者是否发生出血及窒息。

（二）护理要点

1. 术前护理

按本章第一节咽喉科手术一般护理常规之术前护理进行。

（1）指导患者采取半坐卧位或侧卧位睡眠，睡前勿饮酒或服用镇静安眠类等中枢神经系统抑制药。护士要加强巡视，如发现患者憋气时间过长，应将其唤醒。

（2）对潜在的并发症，如脑卒中、心肌梗死、心律失常、猝死等，应密切观察患者的生命体征，尤其要加强夜间血压、血氧饱和度和呼吸监测。

（3）对于使用口器治疗者，睡前可将舌保护器放置于口中，使舌保持轻度前位。

（4）指导患者自我放松、按时睡觉，睡眠时以侧卧位为宜，枕头不宜过高。

（5）指导患者养成良好的饮食习惯，避免暴饮暴食，不吃油腻食物、动物内脏等，睡前尽量不进食，戒烟酒。指导患者坚持体育锻炼，控制体重。

（6）指导患者保持口腔清洁，早晚刷牙、餐后漱口，及时治疗口腔疾病。

（7）指导患者按医嘱使用药物，忌用或慎用催眠药物。

2. 术后护理

按本章第一节咽喉科手术一般护理常规之术后护理进行。

（1）严密观察患者面色、呼吸频率，给予心电监护，监测患者血压、心率及血氧饱和度的变化，给予持续低流量吸氧。观察患者术区有无活动性出血，有无频繁的吞咽动作，告知患者将口中分泌物轻轻吐出，勿咽下，必要时使用吸痰器吸出。备好急救物品，做好气管插管及气管切开的准备。

（2）给予患者颈部及颌下冷敷，术后4小时后可含冰块、适量饮冰水或食用冰淇淋以减轻疼痛；为患者提供安静舒适的环境。

（3）患者术后可能出现饮食误呛、鼻腔反流现象，是术中切除部分软腭及腭垂导致的，一般在术后14天内消失。指导患者术后1～3天进流质饮食、半流质饮食，逐步过渡到软食，待创面愈后或白膜完全脱落后可进普食。

（4）术后1～7天内若患者吐出新鲜血性液体，查体见术区切口处有明显渗血，应立即报告医生，并根据情况给予患者平卧位或半卧位，指导患者轻轻吐出或协助吸出患者口腔内分泌物，观察并记录分泌物的颜色、性质及量。给予患者颌下及颈部冷敷，遵医嘱局部使用收缩血管药物，扁桃体使用纱球压迫止血，静脉使用止血药，经保守治疗无效，应及时行手术止血。术后2～4周内勿进食坚硬、粗糙及酸、辣、刺激性的食物。

（5）疼痛护理：根据患者术后伤口疼痛程度，使用冰袋局部冷敷；与患者进行交流，分散其注意力；不可耐受疼痛的患者，可遵医嘱使用镇痛药。

（6）患者进食过程中有食物或水从鼻腔中流出，护士应向患者讲解鼻咽反呛的原因及持续时间，嘱患者进食时应小口慢咽，减少患者顾虑，鼓励患者多饮水；并于术后24小时后进行咽部功能训练。

（7）给予口腔护理每天2～3次，协助患者应用有消炎杀菌作用的漱口液漱口，保持口腔清洁，监测患者体温变化，高热者及时给予降温处理。遵医嘱应用敏感抗生素，注意观察用药的疗效。

三、健康教育

（一）疾病知识指导

（1）用药指导：遵医嘱予患者抗炎、抗水肿、止血、止痛药物进行治疗。告知患者及其家属各种药物名称、目的、用法及不良反应，并观察用药后反应。

（2）呼吸道管理：指导患者及时将口腔内分泌物吐出，保持呼吸道通畅。患者术后因创面较大，口咽部组织疏松，局部切口水肿，仍有咽喉部阻塞感，术后密切观察患者呼吸情况、血氧饱和度及面色。注意观察患者有无鼻塞症状，遵医嘱给予呋麻滴鼻液滴鼻，每天3～4次，每次2～3滴。

（3）体位指导：指导患者睡眠体位，最好取侧卧位，以改善通气。

（二）出院指导

（1）治疗原发病：嘱患者积极治疗原发病，如高血压、心脏病等。

（2）行为指导：指导患者合理饮食，适当运动。嘱患者保持体重稳定，控制饮食，不食甜食，不进含脂肪高的饮食，如动物内脏等，要适当增加活动量。

（3）指导患者遵医嘱按时复诊：3个月后复查多导睡眠监测，以监测手术效果。

第七节　声带小结和声带息肉的护理

声带小结和声带息肉均为喉部慢性非特异性炎症疾病，是引起声音嘶哑的 2 种常见疾病。声带小结又称歌者小结，典型的声带小结为双侧声带前中 1/3 交界处对称性小结样突起。声带息肉好发于声带游离缘前中段，为半透明、白色或淡红色表面光滑的肿物，单侧多见，也可双侧同时发生。

一、护理评估

（一）健康史

评估患者声音嘶哑的严重程度、发生和持续的时间，有无明显诱因，如用声不当或长期吸烟史，有无上呼吸道感染史。

（二）身体状况

表现为声音嘶哑，声带小结患者早期症状轻，仅表现为发声疲倦和间歇性声嘶，后逐渐加重，表现为持续性声嘶。声带息肉患者因息肉大小、形态和部位不同，其音质和声音嘶哑程度也不同，轻者为间歇性声嘶，发高音困难，音色粗糙，重者严重沙哑。巨大息肉位于两侧声带之间者，可完全失声，并可引起喘鸣和呼吸困难。

（三）辅助检查

间接喉镜检查最为常用，可见双侧声带前中 1/3 交界处有对称性结节状隆起，多为声带小结。见一侧声带前中段有半透明、白色或粉红色的肿物，表面光滑，多为声带息肉。

（四）心理社会状况

患者多因持续声嘶影响工作或形象而就诊，但对本病发生的原因、如何保护声带、促进声带康复缺乏了解。评估患者的文化层次、职业、生活习惯等，提供针对性的护理措施。

二、护理措施

（一）观察要点

（1）观察患者术后声音嘶哑是否改善。

（2）观察患者生命体征是否平稳。

（二）护理要点

（1）按本章第一节咽喉科手术一般护理常规之术前护理、术后护理进行。

（2）术后嘱患者轻轻将口中分泌物吐出，勿咽下；记录分泌物颜色、性质和量。

（3）术后嘱患者避免剧烈咳嗽，进温、凉无刺激的流质饮食或软食 3 天。

（4）疼痛护理：观察患者疼痛部位、性质及持续时间。术后患者会出现不同程度的伤口疼痛，若为轻度疼痛，属正常现象，应做好口腔清洁、合理饮食，指导患者可通过看电视、听音乐等方式分散注意力；如出现异常疼痛，应及时通知医生处理。

（5）合理用声：强调合理用声的重要性。术后康复过程中，患者日常正确发音方法和良好用声习惯是减少术后复发的关键，应根据患者病情、术式和自身情况指导正确发音。

三、健康教育

（一）疾病知识指导

（1）指导患者保护嗓音及正确的发声方法，避免长时间用嗓或高声喊叫。

（2）指导患者术后噤声 2～4 周。

（二）出院指导

（1）告知家属，在患者出院后噤声期间，加强对其噤声的监督工作，避免患者过度用声。

（2）指导患者戒烟，忌辛辣、刺激性食物；遵医嘱定期复诊。

第八节　喉阻塞的护理

喉阻塞为耳鼻咽喉科常见急症之一，是因喉部或其相邻组织的病变，使喉部通道发生狭窄或阻塞引起呼吸困难，也称喉梗阻。

一、护理评估

（一）健康史

评估患者近期健康状况，有无过度疲劳、上呼吸道感染病史，有无喉部外伤、吸入异物、喉部肿瘤史，有无接触过敏原史，有无甲状腺手术病史、气管插管病史等，还须评估患者呼吸困难发生的时间、程度、有无诱因。

（二）身体状况

（1）吸气性呼吸困难是喉阻塞的主要症状，表现为吸气运动增强，吸气时间延长，吸气深而慢，但通气量并不增加。

（2）吸气性喉喘鸣为吸气时气流不能顺利通过狭窄的声门裂而形成气流旋涡冲击声带，使声带颤动所发出的声音。喉阻塞程度越严重，喘鸣声越响。

（3）吸气性软组织凹陷是因患者吸气困难，吸入气体不易进入肺部，所以胸腹部辅助呼吸肌均加强运动，扩张胸部，以辅助呼吸，但肺叶因气体量不足不能相应膨胀，故胸腔内负压增高，使胸壁及其周围软组织凹陷，包括胸骨上窝、锁骨上窝、胸骨剑突下及肋间隙，临床上称为"四凹征"。

（4）患者常有声音嘶哑，甚至失声。病变位于室带或声门下区者，声嘶出现较晚或不出现。

（5）缺氧初期患者尚可耐受，随着阻塞时间延长，出现呼吸、心率加快，血压上升。若阻塞进一步加重，则出现烦躁不安、发绀症状；终末期则有大汗淋漓、脉细速、心力衰竭、大小便失禁、惊厥、昏迷，甚至心搏骤停等。

（6）其他症状包括咳嗽、窒息等。

（三）呼吸困难分度

根据症状及体征的严重程度，临床上常将喉阻塞引起的呼吸困难分为四度。

一度：安静时无呼吸困难、吸气性喉喘鸣及胸廓周围软组织凹陷。患者活动或哭闹时有轻度吸气性呼吸困难、稍有吸气性喉喘鸣及胸廓周围软组织凹陷。

二度：安静时有轻度吸气性呼吸困难、吸气性喉喘鸣和吸气性胸廓周围软组织凹陷，患者活动时加重，但不影响睡眠和进食，无烦躁不安等缺氧症状。脉搏尚正常。

三度：安静时有明显吸气性呼吸困难，喉喘鸣声较响，吸气性胸廓周围软组织凹陷显著，并出现缺氧症状，如烦躁不安、不易入睡、不愿进食、脉搏加快等。

四度：呼吸极度困难。患者坐卧不安，手足乱动，出冷汗，面色苍白或发绀，定向力丧失，心律不齐，脉搏细速，昏迷、大小便失禁等。若不及时抢救，则可因窒息引起呼吸、心搏停止而死亡。

（四）心理社会状况

评估患者的年龄、性别、情绪状态、对本病的认识程度，以及患者家属的心理状况，以提供全面有效的护理措施。

二、护理措施

（一）观察要点

（1）观察患者呼吸困难症状有无改善。

（2）密切观察患者呼吸、脉搏、血氧饱和度、血压、神志、面色、口唇颜色等变化。

（二）护理要点

（1）按本章第一节咽喉科手术一般护理常规之术前护理、术后护理进行。

（2）密切观察患者呼吸、脉搏、血压、血氧饱和度、神志、面色、口唇颜色等变化，床旁备齐急救物品，如气管切开包、吸引器，不同型号的气管插管等。

（3）嘱患者取半卧位卧床休息，尽量减少活动量和活动范围；患儿尽量减少外界刺激，避免哭闹。

（4）及时根据医嘱用药，注意观察患者用药后的效果；必要时予雾化吸入、吸氧。

（5）如为异物、喉部肿瘤、喉外伤或双侧声带瘫痪引起的呼吸困难，及时做好术前准备。

（6）创造安静的病房环境，鼓励家属陪护。

三、健康教育

（一）疾病知识指导

（1）解释呼吸困难产生的原因、治疗方法和疗效，介绍同种疾病患者的康复情况。评估其恐惧程度，鼓励患者表达自身感受。

（2）通过各种途径向公众大力宣传喉阻塞的原因和后果，以及如何预防喉阻塞。

（二）出院指导

（1）指导患者养成良好的进食习惯，吃饭时不大声谈笑；家长应注意不要给患儿吃豆类、花生、瓜子等食物。

（2）有药物过敏史者，应避免与过敏原接触。

（3）喉外伤者应及早到医院诊治等。

（4）告知患者遵医嘱定期复诊。

第九节　喉乳头状瘤的护理

喉乳头状瘤是喉部最常见的良性肿瘤，可发生于任何年龄，甚至新生儿，以 10 岁以下儿童多见。发生在儿童群体的喉乳头状瘤常为多发性，其生长快、易复发；而发生在成人群体的喉乳头状瘤有恶变倾向。

一、护理评估

（一）健康史

评估患者声嘶、咳嗽、呼吸困难的发生和持续时间，有无明显诱因，如上呼吸道感染史。患儿须评估营养发育状况、是否为复发，评估其喉部手术史。

（二）身体状况

成年患者病程进展缓慢，常见症状为进行性声嘶，亦可出现干咳，肿瘤大者出现失声、喉鸣及呼吸困难。患儿常为多发性肿瘤，生长快，症状明显，声嘶进行性加重，易发生喉阻塞。

（三）辅助检查

间接喉镜和纤维喉镜下可见肿瘤苍白、淡红或暗红色，表面不平，呈乳头状增生，成年患者以单个带蒂多见，患儿的基底较广，主要位于声带，可向上波及室带、会厌，向下蔓延至声门下、气管内。

（四）心理社会状况

注意评估患者的年龄、性别、心理状况、文化层次、经济状况、家庭支持系统及患者家属对疾病的认知程度等，以便提供针对性的护理措施。

二、护理措施

（一）观察要点

（1）严密观察患者呼吸情况。观察有无喘鸣音、吸气四凹征；观察有无缺氧症状，如鼻翼扇动、点头呼吸、口唇及甲床发绀；观察患者神志、精神症状及瞳孔大小，必要时遵医嘱给予低流量吸氧、雾化吸入等，做好气管切开准备。

（2）患儿及呼吸困难者，床旁备氧气及负压吸引装置。一度呼吸困难以上患儿遵医嘱床旁备好气管切开包，协助家属安抚患儿，减少哭闹，以免加重呼吸困难。

（二）护理要点

（1）按本章第一节咽喉科手术一般护理常规之术前护理、术后护理进行。

（2）加强病房巡视，保持安静，保障安全。患儿做检查时应由家属陪护，勿远离病区，禁止其随处跑动、打闹。

（3）体位指导：给予患者半卧位，静卧休息。患儿需要耐心安抚，减少哭闹。睡眠时采取侧卧位或抬高床头 15° ～ 20°，以改善缺氧状态。

（4）气管切开护理：已行气管切开者，参见气管切开护理常规。

（5）严密观察患者病情变化，如有呼吸困难、氧饱和度下降，应给予氧气吸入，备好气管切开包及其他抢救用品。行气管切开后，一般在短期内不能拔管，必须向患者及其家属反复强调说明，使其积极配合治疗。

（6）术后嘱患者轻轻将口中分泌物吐出，勿咽下，并记录分泌物颜色、性质和量。

（7）指导患者术后避免剧烈咳嗽，3 天内进温、凉、无刺激的流质饮食或软食。

（8）呼吸道梗阻：术后 1～2 天内，出现不同程度喉头水肿，甚至喉痉挛，尤其是患儿，易发生呼吸道梗阻或窒息，遵医嘱给予心电监护、持续低流量吸氧（2 L/min），严密观察呼吸频率、节律、深浅度，注意面色变化，监测血氧饱和度，并维持在 95% 以上。

（9）用药指导：术后遵医嘱行雾化吸入治疗。雾化吸入治疗可稀释痰液、抗炎、抗水肿，并告知患者用药名称、作用和用法。

（10）安全指导：嘱患者勿远离病区，若出现胸闷、憋气、呼吸不畅等症状时，可及时通知医务人员。

三、健康教育

（一）疾病知识指导

（1）指导患者注意保暖，预防上呼吸道感染。指导患者增加营养摄入，提高抵抗力；注意口腔卫生，养成按时刷牙和餐后漱口习惯，预防口腔疾患；保持生活环境温湿度适宜，多饮水，保持呼吸道湿润。

（2）指导患者出院后遵医嘱继续坚持其他综合治疗方法，如注射干扰素等，并告知患者坚持药物治疗的重要性，使其按时完成治疗。

（3）由于本病极易复发，应指导患者及其家属，根据有无喉鸣音、口唇、四肢末梢青紫，三凹征及烦躁不安等表现来判断是否存在呼吸困难。

（4）指导患者适当体育锻炼，增强体质，避免活动过度，加重呼吸困难。

（二）出院指导

（1）指导患者出院后 1 个月或遵医嘱门诊复查，向患者及其家属讲解复诊重要性，若有异常，及时就诊。

（2）气管切开患者参见气管切开护理常规出院指导。

第十节　喉癌的护理

喉癌是头颈部常见的恶性肿瘤，占全身恶性肿瘤的 1% ～ 5%，东北和华北地区高发；喉癌的高发年龄为 40 ～ 60 岁，男女发病率分别为 1/10 ～ 1/7。

一、护理评估

（一）健康史

评估患者有无长期慢性喉炎或其他喉部疾病，如喉白斑、喉角化症、喉乳头状瘤等，了解患者有无发病的危险因素，如长期吸烟、饮酒、接触工业废气、肿瘤家族史等。

（二）身体状况

（1）声门上癌约占 30%，早期无特异症状，分化差，发展快，易出现颈部淋巴结转移。呼吸困难、咽下困难、咳嗽、痰中带血等常为声门上癌的晚期症状。

（2）声门癌最为多见，约占 60%，一般分化好，转移晚。早期声嘶，重者失声；呼吸困难是声门癌的另一个常见症状。

（3）声门下癌早期无明显症状，检查不易发现。晚期有咳嗽、痰中带血、声嘶和呼吸困难等。

（4）跨声门癌的癌组织在黏膜下广泛浸润扩展，以广泛浸润声门旁间隙为特征。早期症状不明显，随着肿瘤向声门旁间隙扩展，可引起咽喉痛。

（三）辅助检查

（1）间接喉镜检查为最简便实用的方法，借此可了解癌肿的部位、形态、范围和喉的各部分情况，观察声带运动和声门大小情况等。

（2）纤维喉镜或电子喉镜检查能进一步观察癌肿大小和形态，并可取活检，明确诊断。

（3）影像学检查：颈部和喉部的 CT 和 MRI 能了解病变范围及颈部淋巴结转移情况，协助确定手术范围。

（四）心理社会状况

喉癌的确诊给患者及其家属带来极大的精神打击，喉癌的手术治疗又将使患者丧失发声功能，以及颈部遗留永久性造口，给患者的心理和形象上造成双重恶性刺激，需要患者重新适应；如果适应不良，易产生恐惧、抑郁、悲观、社会退缩等心理障碍和社会障碍，患者家庭则易产生应对能力失调等障碍。

二、护理措施

（一）观察要点

（1）观察患者的呼吸困难症状有无改善。

（2）密切观察患者体温、呼吸、脉搏、血氧饱和度、血压、神志、面色、口唇颜色等变化。

（3）关注患者的情绪及心理变化。

（二）护理要点

按本章第一节咽喉科手术一般护理常规之术前护理、术后护理进行。

1. 术前护理

（1）皮肤准备。根据患者手术部位做好术区备皮。上起下唇，下至胸骨，左右至肩部皮肤；颈部淋巴结清扫患者须剃术侧耳后四指毛发或剃全头，男性患者剃净胡须。

（2）术晨准备。遵医嘱完善术前准备。术晨留置胃管，按患者的年龄体型准备合适的气管套管，将气管套管、影像学资料、术中用药及病历带入手术室。

（3）教会患者术后表达思想的方法，以免术后患者无法表达自己的意愿，如学会使用床头呼叫器，备好笔纸或写字板，通过书写反映病痛和要求；不会写字者在术前与其进行沟通，掌握几个简单手势、图片或制作简单的示意图等。

（4）向患者讲解术后保持气道通畅的方法及重要性，告知其经气管切开吸痰的目的和作用，以取得配合。术前教会家属叩背方法，促进术后痰液排出。告知患者术后呼吸方式由口鼻呼吸改为通过气管套管进行呼吸，会有呛咳等不适；注意保持呼吸道通畅，防止痰液黏稠阻塞气道。向患者讲解气管切开的目的及注意事项，以取得配合。

（5）饮食指导。术前指导患者加强营养摄入，增强机体抵抗力；术后暂时不能经口进食，需要通过胃管进行鼻饲饮食，做好术后的饮食指导，促进伤口愈合，有利于疾病恢复。

（6）体位指导。根据手术方式指导患者取正确体位；因手术时间较长，术前宜取侧卧位，尽量避免骶尾部长时间受压。

（7）注意事项。

①手术禁忌：患者如有发热、上呼吸道感染、心脑血管疾病、处于月经期等，应及时通

知医生对症处理及做好手术安排。

②留置胃管：手术当天早晨留置胃管，注意放置胃管的方法及注意事项，动作轻柔、系带松紧度适中；确定胃管在胃内，胃管深浅度适宜，并在胃管上标明留置时间；告知患者勿牵拉胃管，防止胃管脱出。

③生活习惯：指导患者术前忌烟酒，适当活动，加强营养摄入，增强体质，养成良好生活习惯，为手术做准备。

2. 术后护理

（1）术后向患者讲解新的呼吸方式，气体不从鼻进出而从颈部气管造口进出，不可遮盖或堵塞颈部造口。

（2）观察患者呼吸的节律和频率，监测血氧饱和度；颈部伤口敷料包扎是否牢固、有无渗血及活动性出血；颈部气管套管是否通畅、固定是否牢固，套管周围有无皮下气肿。定时湿化吸痰，防止痰液阻塞气道；防止气道干燥结痂。鼓励患者深呼吸和咳嗽，排出气道分泌物，协助经气管套管吸痰，观察痰液颜色、性质及量。观察患者面部是否肿胀、口唇颜色等情况。观察药物作用及用药后不良反应，若有异常及时通知医生处理。

（3）卧位护理。患者全麻清醒后，去枕平卧4～6小时；患者头面部肿胀时，给予半卧位或头抬高位。患者水平部分喉切除术后须颈肩垫枕，保证头前倾30°，防止伤口裂开，促进伤口愈合。

（4）气管切开护理。保持气管套管通畅，每天按时清洗内套管，清洗消毒后立即放回；如分泌物较多或小儿气管切开者，须增加清洗次数。每天更换套管垫，保持套管垫的清洁干燥，密切观察颈部伤口辅料包扎是否牢固，伤口周围有无红肿、渗出；及时吸痰并观察痰液颜色、性质及量的变化，发现痰量显著增多、痰液黏稠时，加强气道湿化，每次吸痰时尽量吸净并强调吸痰效果，同时配合雾化吸入治疗，必要时增加雾化次数；给予湿纱布覆盖气管套管口，增加湿度，防止痰痂阻塞气道，引起呼吸困难。

（5）负压引流护理。保持负压引流通畅，妥善固定，避免倒流；每天更换负压引流器，注意观察引流液颜色、性质和量，做好记录。保持引流通畅，防止引流管受压或折叠而堵塞管道，造成引流不畅，引起伤口感染；妥善固定引流管，避免牵拉引流管，防止脱落。

（6）胃肠减压护理。妥善固定胃管，保持引流通畅；观察引流液的颜色及性质；注意保持负压引流器连接紧密，保持负压状态，防止漏气。术后一般给予患者胃肠减压12小时，勿牵拉、受压、脱出或自行停止胃肠减压，告知患者胃肠减压的目的，以取得配合。

（7）鼻饲方法。鼻饲流质饮食，少食多餐，注意温度为38～40 ℃、速度30 mL/min、角度、浓度，避免胃管堵塞。术后2天开始给予常规鼻饲饮食10～14天，每天4～6次，少食多餐，每次不超过200 mL，每次鼻饲前给予患者抽吸胃液，并注入温开水，确定胃管在胃内；两次鼻饲间给予注入温开水、果汁或蔬菜汁等；鼻饲后用少量温开水冲洗胃管，防止胃管堵塞。

（8）鼻饲观察与处理。鼻饲期间注意观察患者营养状况，合理安排饮食及饮食量；询问患者鼻饲后有无不适。若患者鼻饲期间发生恶心、呕吐、腹痛、腹胀等胃肠道不适，及时查找原因，给予对症处理；呃逆可调整胃管位置或遵医嘱用药，以抑制呃逆。

（9）吞咽训练。患者全喉切除术后先从饮水开始，如无异常可逐渐进食软食；部分喉切除术后从团块状软食开始练习，如香蕉、软蛋糕、糊状饮食等。全喉及部分喉切除患者术后14天遵医嘱可练习经口进食，指导患者掌握进食要领。水平半喉切除后，应告知患者取半卧位，封堵气管套管口，深吸气后屏住，然后进一小口食物，吞咽3次，最后做咳嗽清喉动作，将停留在声门处的食物咳出；若为垂直半喉切除术，将头偏向健侧做吞咽动作，左侧切除者练习吞咽时头偏向右侧，右侧切除者向左侧偏。按此程序反复训练，观察有无液体从气管套管下及伤口处流出，如有异常暂不经口进食。直至进食时不发生呛咳后，予拔除胃管。

（10）口腔护理。术后3天早晨进行口腔护理，协助患者每天漱口液漱口4次，保持口腔清洁，预防口腔疾病。观察口腔气味的特点，口腔黏膜是否改变，必要时可行细菌培养及药物敏感试验，使用有治疗针对性的漱口液。

（11）并发症的观察与护理。

①出血观察与护理：患者颈部负压引流出血性液体，24小时引流量超过200 mL或者每小时超过50 mL，并且伴有血压下降、心率加快，则提示有活动性出血，应及时通知医生进行止血处理。术后套管内咳出或吸出血性分泌物属正常情况，如出现持续的套管内出血，遵医嘱予开放静脉通路，连接负压吸引器及时将气管套管内分泌物及血液吸出，密切监测患者生命体征变化，同时准备好急救物品，必要时准备急诊手术探查止血。

②感染观察与护理：术后密切观察患者生命体征变化，如有异常，须及时通知医生做出相应处理。术后出现体温升高，超过38.5 ℃，伴有痰液增多，为黄色痰液且有异味等为感染可能；后部手术后常出现的感染包括伤口感染和呼吸系统的感染。

③伤口感染观察与护理：密切观察患者伤口情况，分泌物的颜色、量、性质；如有异常及时通知医生，做出相应处理。伤口感染常发生在术后5～7天，早期感染的细菌多以革兰氏阳性球菌为主，较长时间后感染的细菌则以铜绿假单胞菌多见。观察患者局部皮肤有无红肿热痛表现，加强吸痰，注意观察痰液的颜色、性质和量；嘱患者家属减少探视，避免交叉感染；遵医嘱给予复查血常规或血培养及分泌物培养，全身用药，加强伤口换药。

④呼吸系统感染观察与护理：患者出现体温升高38 ℃以上，伴咳嗽、咳痰等症状，应及时通知医生，给予相应处理。肺炎最为常见，一般发生在术后6～9天，常因患者术后活动量减少，发生坠积性肺炎，或在经口进食时呛咳引起吸入性肺炎，表现为气管套管内大量脓性分泌物，并出现呼吸频率、深浅度的改变，听诊可闻及湿啰音，胸片示肺炎改变、血象白细胞异常可明确诊断；给予物理降温，如体温持续过高，遵医嘱给予血培养，及时更换抗生素，应用降温药物；进一步了解患者进食情况，如患者呛咳严重，应暂时停止进食，同时给予叩背、增加雾化吸入次数，稀释痰液，促进痰液排出，指导有效咳痰并及时经气管套管吸痰。

⑤皮下气肿观察与护理：按压皮肤出现捻发感应密切观察，每天测量皮下气肿范围，指导患者应避免用力咳嗽，如出现进行性加重、范围逐渐扩大，应及时通知医生处理，防止出现更为严重的气胸、纵隔气肿等。皮下气肿的原因主要有暴露气管时周围软组织剥离过多；

气管切口过长或其中前筋膜切口小于气管切口，空气易由切口两端漏出；切开气管切口过长或插入套管后，发生剧咳促使气肿形成；缝合皮肤切口过于紧密。皮下气肿多发生于颈部，有时扩展至头部和胸腹部。皮下气肿大多数于数天后可自行吸收，无须做特殊处理。

⑥脱管观察与护理：调整套管系带的松紧度，特别注意观察术后颈部肿胀消退后套管系带的松紧度，松紧度以带子与患者颈部间可放入一根手指为宜。患者出现呼吸困难时，应先判断是否为脱管，迅速拔出内套管，用吸引器抽吸，注意有无痰液吸出，如吸痰后憋气症状缓解则为痰液阻塞；如呼吸困难症状仍不缓解，立即用棉丝放在套管口，如不见有气息出入，可判断为脱管。如为脱管，应准备气管切开包、氧气，并接好纤维喉镜及光源，并通知医生，协助医生一起将套管顺其窦道送回。

⑦咽瘘、气管食管瘘观察与护理：观察颈部伤口情况，做好造瘘口周围的清洁护理。更换套管垫时发现气管切开伤口有大量口咽腔分泌物；出现进食呛咳、气管切开伤口内可见食物或伤口换药可探到与食管相通形成窦道，可判断为咽瘘。明确诊断后立即停止经口进食，加强局部换药，防止感染进一步发生。

（12）疼痛评估。评估患者疼痛的部位、程度，告知疼痛的原因和可能持续的时间。必要时遵医嘱使用止痛药或镇痛泵。

三、健康教育

（一）疾病知识指导

（1）教会患者清洗、消毒和更换气管内套管或全喉套管的方法。指导患者外出或沐浴时保护造瘘口，外出时佩戴气管造口防护罩在颈部，遮住气管造口入口，防止异物吸入；盆浴时水不可超过气管套管，淋浴时注意勿使水流进气管套管。

（2）教会患者清洁、消毒造瘘口，每天观察造瘘口是否有痰液或痰痂附着，可用湿润棉签清洁，必要时用酒精棉球消毒造瘘口周围皮肤；视情况向气道内滴入湿化液，以稀释痰液，防止痰液干燥结痂；多饮水，室内干燥时注意对进行空气加湿。不到人群密集处，防止上呼吸道感染。

（3）指导患者学会自我检查颈部淋巴结，进行恢复头、颈、肩功能的锻炼。

（4）饮食指导：留置胃管期间，告知患者及其家属有关鼻饲注意事项及方法，保证每天摄入量；可经口进食后，做好饮食指导，告知其少食多餐，防止呛咳引起误吸。术后暂时不能经口进食者，需通过胃管注入高热量、高蛋白、富含维生素、易消化、营养均衡的流质饮食来保证营养供应，促进伤口愈合；术后2周，根据患者伤口愈合情况，可练习经口进食，指导患者正确进食，避免呛咳。

（5）活动指导：指导患者术后适当活动，告知注意事项。术后鼓励患者早期下床活动，促进痰液排出；水平部分喉切除嘱患者头前倾位，勿牵拉伤口，促进伤口愈合。

（二）出院指导

（1）指导患者定期复查，如有异常随时就诊。出院后6个月内分别于1个月、3个月、6

个月、12个月复查1次，1年后每年复查1次；在此期间患者有病情变化，如发现颈部包块、呼吸困难、吞咽困难等不适，及时就诊；遵医嘱做好放疗、化疗等综合治疗，注意血象的改变情况，如有异常，及时就诊。

（2）家庭护理。对需要佩戴气管套管出院者进行气管套管自我护理的宣教，包括如何清洗内套管、更换套管垫，保持套管通畅。如痰液较多，可准备吸痰器，保持套管垫的清洁干燥；外出时应使用气管防护罩或纱布遮盖套管口，防止灰尘、异物、细菌的侵入；禁止游泳；调整套管系带的松紧度，以可放入一指为宜，防止套管脱管。

（3）安排安静舒适的休养环境。指导患者定期开窗通风，避免上呼吸道感染；养成良好习惯、适当活动、合理饮食、保持良好心态；戒烟酒，适当活动，合理饮食，勿食辛辣、刺激性饮食，多食高蛋白、富含维生素的饮食；保持良好心态，促进疾病康复。

（4）家庭支持。关注患者心理动态，帮助其建立战胜疾病的信心。与患者加强沟通交流，促进康复。

第十九章　耳科疾病护理常规

第一节　耳疾病围手术期一般护理常规

一、术前护理

（一）评估和观察要点

（1）病情评估：评估患者外耳、中耳、内耳情况及既往史，耳部情况包括听力下降、耳鸣、耳漏、头晕、头痛、耳部畸形等症状，评估患者生命体征、原发病治疗用药情况，既往史及全身有无合并症等，了解患者饮食、二便及睡眠情况。

（2）安全评估：评估患者的年龄、精神状况、神经损伤和自理能力，是否发生听力下降、头晕等安全风险因素。

（3）疾病认知：了解患者及其家属对疾病和手术的认知程度。

（4）心理状况：了解患者和家属的心理状态。

（二）护理要点

1. 术前检查

（1）常规检查：血常规、尿常规、生化全项、活化部分凝血活酶时间、凝血酶原时间、乙型肝炎表面抗原、HIV、HCV、心电图、胸部 X 线等检查。

（2）专科检查：纯音测听、鼓膜贴补试验、咽鼓管功能检查、声阻抗测听等耳专科检查。

（3）注意事项：告知患者静脉抽血的注意事项，留取尿标本时，应取晨起、空腹、首次中段尿液。前庭功能检查前 7 天禁止服用止晕药物。做 DSA 检查及栓塞的患者，会阴部及大腿备皮。

2. 术前准备

（1）完成药物敏感试验，如术中可能输血，应做好定血型和交叉配血试验。

（2）嘱患者术前 1 天沐浴更衣、剪指（趾）甲。晚上睡前可服用镇静剂。

（3）嘱患者术前更衣，局麻者不宜穿高领衣服，全麻者病号服应贴身穿。贵重物品和首饰交由家属保管，活动性义齿要取下，不涂口红和指（趾）甲油。

3. 饮食

全麻者术前要禁食、禁饮 4～6 小时，术前禁烟酒及刺激性食物，有上呼吸道感染者、月经来潮者不宜手术。

4. 耳部准备

（1）对于慢性化脓性中耳炎、耳内有脓液的患者，入院后根据医嘱予 3% 的过氧化氢溶液清洁外耳道脓液，并滴入抗生素滴耳液，每天 3 ～ 4 次，初步清洁耳道。

（2）术前 1 天剃除患者术耳耳郭周围头发，一般为距发际 5 ～ 6 cm，清洁耳廓及周围皮肤，术晨将女性患者头发梳理整齐并拢向术耳对侧。须植皮者，须同时术耳同侧大腿内侧备皮。

二、术后护理

（一）评估和观察要点

（1）术后患者安返病房，应与麻醉护士严格交接班并记录，了解麻醉方式、术中病情变化、生命体征、出血量、意识恢复状态及皮肤完整性。

（2）病情评估密切观察患者病情变化。观察患者生命体征、意识、呼吸道通畅情况；内耳手术观察患者瞳孔有无变化；观察伤口疼痛、渗血、渗液情况及渗出物颜色、性质和量；植入人工听骨后患者听力恢复情况；观察药物作用及用药后不良反应。

（3）并发症观察有无头晕、眩晕、出血、发热、恶心、呕吐等不适。

（二）护理要点

1. 生命体征

术后密切观察患者生命体征变化。术后 3 天每班测量患者生命体征，发热者每 4 小时测量 1 次体温。

2. 体位护理

全麻者回病房 2 ～ 4 小时内取去枕平卧位，将头偏向一侧，患侧朝上。保持呼吸道通畅以免呕吐物误吸入呼吸道；遵医嘱须制动头部者避免加速转动头部。协助患者定时翻身，观察皮肤情况，防止压疮发生。

3. 疼痛护理

询问患者疼痛部位和性质，如头部轻度疼痛或耳部闷胀感属正常现象，可以通过听音乐、聊天等转移注意力；疼痛评分不少于 3 分者，通知主管医生并遵医嘱使用镇痛剂。

4. 口腔清洁

协助患者用漱口液漱口，保持口腔清洁，预防口腔感染。须头部制动及生活不能自理者做口腔护理，每天 2 次。

5. 心理护理

了解患者心理状态，给予心理支持。患者对于术后耳部渗血及手术预后会有焦虑表现，做好解释工作，减轻紧张情绪；倾听患者主诉，及时了解其心理变化，针对存在的心理问题及时给予解释和帮助。

6. 并发症观察与护理

（1）周围性面瘫：观察患者术后有无面瘫症状，并及时通知医生给予处理。术后做抬眉、龇牙、闭眼动作，观察患者有无口角㖞斜、眼睑闭合不全，发现异常通知医生，遵医嘱予改善循环及营养神经等药物治疗，并进行眼部保护，给予滴眼液、涂抗生素眼药膏、睡眠时戴眼罩等护理措施。

（2）眩晕：观察患者有无眩晕、头痛，有无感到物体旋转等症状。如出现眩晕，可适当延长卧床时间，减少下床活动，活动时须有护士或家属陪伴，防止跌倒。遵医嘱给予止晕药物。

（3）出血：观察耳部敷料渗血情况。有少量渗血属于正常现象，当耳部敷料面积持续扩大且为新鲜渗血，应抬高床头并及时通知医生，遵医嘱予止血药，备好抢救物品及药品，并协助医生进行填塞，必要时准备急诊手术探查止血。

（4）感染：监测患者体温变化，观察伤口有无红肿等感染现象。观察患者的精神状态，监测体温，若体温升至38.5 ℃或主诉伤口突然异常疼痛，且切口周围皮肤出现红肿或有渗出，及时通知医生给予处理。

（5）颅内并发症：观察患者有无脑膜刺激征及颅内压增高症状，包括颅内血肿、脑脊液耳漏或鼻漏、脑膜膨出及脑实质损伤等。观察患者意识状态，瞳孔是否等大、等圆，对光反射是否存在，有无剧烈头痛，如有异常立即通知医生并协助处理。

（三）宣教和指导要点

（1）用药宣教：告知患者用药名称、目的及使用方法。遵医嘱给予抗炎、消肿、改善微循环等药物治疗。

（2）饮食指导：指导合理膳食。以清淡、易消化的软食为主，避免进食硬、酸辣、刺激性食物。

（3）安全指导：全麻术后患者常有乏力、眩晕等症状，如症状严重可适当延长卧床休息时间，避免患者单独下床活动，以防摔倒。

（四）注意事项

（1）耳部敷料包扎：注意观察患者耳部伤口敷料包扎的松紧度。敷料过于松动，不能起到加压包扎目的；敷料包扎过紧，则局部血流不畅，容易引起患侧眼部及颜面部水肿，应通知医生及时处理。

（2）面瘫：术后对面瘫观察十分重要，及早发现处理。可以让患者做抬眉、龇牙、闭眼动作，观察有无口角㖞斜、眼睑闭合不全等症状，如有异常情况及时通知医生尽早治疗。

三、健康教育

（一）疾病知识指导

告知患者出院后耳部护理相关知识及注意事项。耳道内填塞物一般术后14天取出，不能自行取出，如自行脱落应及时就医，避免患耳进水。嘱患者注意防寒保暖，防止上呼吸道感染，养成良好的卫生习惯。

（二）出院指导

（1）遵医嘱按时服药，注意观察有无药物不良反应。

（2）告知患者术后半年内禁止游泳，中耳手术、内耳手术患者半年内不宜乘坐飞机。听力重建患者避免重体力劳动。

（3）告知患者遵医嘱回院复查。如患者突然出现听力下降、耳痛、耳部流脓、面瘫等症状，应及时就诊。

（4）嘱患者康复期应禁烟酒，禁辛辣、刺激性食物，选择富含维生素、蛋白质的食物，如新鲜的水果、蔬菜、鱼、瘦肉等，增强机体抵抗力，促进疾病康复。

第二节　先天性耳前瘘管的护理

先天性耳前瘘管是一种最常见的先天性耳畸形，为胚胎时期形成耳郭的第1、第2鳃弓的6个小丘样结节融合不良或第1鳃沟封闭不全所致。

一、护理评估

（一）健康史

评估患者是否有其他先天性疾病，有无家族类似病史；耳前小凹出现的时间，对侧有无同样小凹；近期是否有感染发作，如局部有红肿疼痛、化脓史；有无手术切开史。

（二）身体状况评估

管腔壁为复层扁平上皮，含有毛囊、汗腺、皮脂腺等，挤压时有少量白色黏稠性或干酪样分泌物从管口溢出。平时无症状，继发感染时出现局部红肿、疼痛或化脓；反复感染可形成囊肿或脓肿，破溃后形成脓瘘或瘢痕。

（三）专科检查

（1）检查患者局部有无脓肿，有无脓性分泌物。

（2）检查患者周围皮肤状况，有无红肿、破溃，感染是否控制或局部有无瘢痕。

（3）检查患者瘘管的走向，周围破溃小孔数量、位置，耳道内有无开口。

（四）心理社会状况评估

评估患者对疾病认知程度，患者因担心感染破溃及手术会遗留瘢痕、影响美观而产生焦虑心理。

二、护理措施

（一）观察要点

（1）观察患者病情变化，如生命体征、意识、呼吸道通畅情况，有无气管插管后的并发症。

（2）脓肿形成者需要切开排脓，注意观察伤口情况，有无渗血或活动性出血，有无红、肿、热、痛等炎症表现，切口愈合情况。

（3）需手术切除耳前瘘管者，术后注意观察有无并发症，如眩晕、面瘫等。

（二）饮食指导

全麻手术前常规禁饮、禁食 4～6 小时。患者术后可进食半流质食物或软食。

（三）休息与活动

嘱患者术后注意休息，在病情许可下，在室内活动。

（四）用药观察

患者合并感染时根据药敏情况使用抗生素，观察药物的疗效及不良反应。

（五）心理护理

向患者讲解先天性耳前瘘管相关知识及治疗方法，解除患者心理顾虑。

三、健康教育

（一）疾病知识指导

向患者讲解先天性耳前瘘管的相关知识及术后换药处理。

（二）出院指导

（1）嘱患者注意术区清洁卫生。

（2）嘱患者术后 14 天回门诊复诊。

（3）嘱患者有复发症状时，及时就医。

第三节　先天性外耳及中耳畸形的护理

先天性外耳及中耳畸形常同时发生，前者系第 1、第 2 鳃弓发育不良及第 1 鳃沟发育障碍所致。后者伴有第 1 咽囊发育不全，可导致鼓室内结构、咽鼓管，甚至乳突发育畸形等，临床上习惯统称为先天性小耳畸形。

一、护理评估

（一）健康史

评估患者是否有其他先天性疾病、有无家族类似病史、耳畸形是双侧还是单侧、本次入院的目的及对手术的期望。

（二）身体状况评估

（1）听力评估：患者自觉听力如何，说话口齿是否清晰。

（2）伴随症状：如耳痛、耳流脓等。外耳道狭窄者有无并发症，如耳后红肿、流脓、破溃史或切开引流史，有无面瘫、眩晕。

（三）专科检查

（1）耳郭形态：条索状、花生状、水滴状、小杯状畸形，或者是仅耳郭上部发育不全，或无耳畸形，或耳郭局部有瘢痕。

（2）外耳道情况：外耳道骨性闭锁或狭窄，耳道口直径大小，是否有脓性分泌物或胆脂瘤上皮样组织。

（3）音叉检查：初步判断是传导性聋、感音神经性聋还是混合性聋。

（四）心理社会状况评估

评估患者对疾病认知程度，是否有因担心手术效果或术后并发症而产生焦虑心理。

二、护理措施

（一）观察要点

（1）观察患者病情变化，如生命体征、意识、呼吸道通畅情况。

（2）观察负压吸引器是否通畅，观察引流液的颜色、性质和量。

（3）伤口观察：患者有无渗血或活动性出血、耳部伤口有无血肿形成，听力是否改善，有无面瘫、眩晕、耳鸣症状。

（二）饮食指导

患者手术当天常规禁饮、禁食4～6小时，术后宜进食流质食物或半流质食物，伤口愈合可进食软食。

（三）休息与活动

根据患者听力重建的类型决定是否卧床，如果是听力骨链重建，须制动头部。如果是镫骨手术及前庭开窗，患者须严格卧床休息7～10天，在病情许可下可在病房走动。

（四）用药观察

根据患者药敏情况选择抗生素，预防感染；观察药物的疗效及不良反应。

（五）心理护理

向患者讲解先天性外耳畸形相关知识及治疗手段，介绍同类手术效果，解除患者心理顾虑。

三、健康教育

（一）疾病知识指导

（1）告知患者根据引流量决定拨出负压引流管的时间，术后换药处理及术后10天耳部伤口拆线。

（2）告知患者大腿取皮处伤口应根据情况定时换药。

（二）出院指导

（1）嘱患者注意术区清洁卫生，避免术耳内进水；再造耳郭避免外伤及受压。

（2）嘱患者术后 2 ～ 3 周门诊复诊。

（3）嘱患者遵医嘱服药，注意观察药物不良反应。

第四节　分泌性中耳炎的护理

分泌性中耳炎是以传导性聋及鼓室积液为主要特征的中耳非化脓性炎症疾病。

一、护理评估

（一）健康史

评估患者发病前有无上呼吸道感染史，是否过度劳累，有无腺样体肥大、鼻炎、鼻窦炎等病史。

（二）身体状况评估

评估患者有无听力下降、自听增强；有无噼啪声、嗡嗡声及流水声；是否有耳痛、耳鸣及耳闷胀感，以及发病时间长短；是否伴有邻近器官症状。

（三）专科检查

（1）鼓膜情况急性期，患者鼓膜松弛部充血，或全鼓膜轻度弥漫性充血，伴或不伴有鼓膜内陷；慢性者鼓膜可呈灰蓝或乳白色。紧张部有扩张的微血管，鼓膜内陷明显。若液体为浆液性，且未充满鼓室，可透过鼓膜风到液平面，积液甚多时，鼓膜向外隆凸，鼓气耳镜检查鼓膜活动受限。

（2）音叉试验 Rinne 实验（-），Weber 实验偏向患侧。

（四）心理社会状况评估

患者是否因耳鸣、听力减退、耳闷胀感等导致焦虑，慢性者是否因病程长、易反复而表现出烦躁不安和失望。

二、护理措施

（一）观察要点

（1）如单纯行鼓膜切开或置管术，术后注意观察患者听力情况、耳道分泌物的性状和量，是否出现面瘫和眩晕症状。

（2）如行乳突、中耳探查手术，术后注意观察患者伤口渗血情况，如渗出量、渗出液的颜色，有无局部疼痛的特点等情况，是否有鼻腔或咽部分泌物明显增多情况，以了解伤口是否有出血、感染，是否有脑脊液耳漏等情况。

（3）评估患者面神经功能，是否有面瘫，面瘫侧别、程度及发生时间。

（二）饮食指导

嘱患者术前常规禁饮、禁食 4～6 小时。术后可进食半流质饮食或软食。

（三）休息与活动

嘱患者术后 1 天注意休息，康复期病情许可下在室内活动。

（四）用药观察

根据患者药敏情况选择抗生素，预防感染，观察药物的疗效及不良反应。

（五）心理护理

向患者及其家属讲解分泌性中耳炎发病因素及治疗相关知识，解除其心理顾虑。

三、健康教育

（一）疾病知识指导

（1）鼓膜切开或置管者禁止往耳内点药。
（2）应用促排药物和收缩鼻腔药物，促进患者咽鼓管功能恢复。

（二）出院指导

（1）嘱患者注意术耳清洁卫生，避免耳内进水。
（2）嘱患者术后定期门诊复诊。

第五节　慢性化脓性中耳炎的护理

慢性化脓性中耳炎多因急性化脓性中耳炎延误治疗或治疗不当发展而来，主要临床表现为反复耳流脓、鼓膜穿孔及听力下降，严重者可引起颅内并发症和颅外并发症。

一、护理评估

（一）健康史

评估患者既往是否有急性化脓性中耳炎，有无鼻咽部慢性疾病、机体抵抗力低下等情况。

（二）身体状况评估

（1）耳分泌物情况主要包括耳流脓时间、听力下降时间、脓液性质等。

（2）伴随症状及并发症情况，如耳痛、耳鸣的特点，评估患者有无耳后红肿、流脓、面瘫、眩晕病史，是否有寒战、高热、剧烈头痛和昏迷病史。

（三）专科辅助检查

包括耳内镜检查、听力检查、乳突检查及颞骨 CT 和 MRI 检查。

（四）心理社会状况评估

评估患者是否有忽视、自卑、恐惧、焦虑的心理。

二、护理措施

（一）观察要点

（1）观察患者病情变化，如生命体征、意识、眩晕、恶心呕吐情况。

（2）观察患者伤口渗血及加压包扎情况，记录渗出液的量及性质。

（3）并发症观察：患者是否有鼻腔或咽部分泌物明显增多、脑脊液耳漏等情况；是否有面瘫，面瘫发生的时间和程度。

（4）观察患者听力及前庭功能听力较术前是否有改变，改变的程度及进展速度；是否出现耳鸣，耳鸣程度及性质；是否有眩晕，眩晕的特点，眼震情况，眩晕发生时间。

（5）观察患者头痛情况，了解局部疼痛的特点，是否伴有脑膜刺激征，头痛与体位变化的关系。

（二）饮食指导

嘱患者术前常规禁饮、禁食 4～6 小时，术后以流质饮食或半流质饮食为宜，避免刺激性食物；加强营养，增加蛋白质、维生素摄入，以利于伤口愈合。如患者有糖尿病史，应控制好血糖。

（三）休息与活动

术后早期鼓励患者卧床休息，如出现眩晕症状，应增加休息时间，预防坠床、跌倒等意外；康复期可在室内活动。

（四）用药观察

告知患者用药的名称、目的及使用方法，如出现并发症，遵医嘱给予甘露醇及抗炎、抗水肿等药物治疗，用药期间注意防止水、电解质紊乱，观察药物的疗效及不良反应。

（五）心理护理

向患者讲解疾病和手术相关知识，解除心理顾虑。

三、健康教育

（一）疾病知识指导

（1）告知患者术后 6～7 天进行切口拆线；开放式的术腔敷料在 7～10 天取出，完壁式术式或鼓膜修补术后，耳道敷料在 10 ～ 14 天取出。

（2）告知患者鼓膜修补后应注意在半个月内禁止用力擤鼻涕，根据术后鼓膜恢复情况，选择咽鼓管吹张的时机。

（二）出院指导

（1）嘱患者出院后定期门诊复诊，根据术式、术腔恢复情况，定期术腔换药。

（2）嘱患者保持术耳清洁。

（3）嘱患者遵医嘱服药，预防上呼吸道感染，保持咽鼓管通畅。

第六节　耳硬化症的护理

耳硬化症是骨迷路发生反复的局灶性吸收并被富含血管和细胞的海绵状新骨所替代，继而血管减少、骨质沉着，形成骨质硬化病灶而产生的疾病。

一、护理评估

（一）健康史

了解患者年龄、种族等，询问听力减退过程，有无韦氏误听现象（韦氏误听者感觉在嘈杂环境中的听辨能力较安静环境下的听辨能力好）及头晕等，如为已婚女性，应了解妊娠听力的情况；了解患者既往史、家族史。

（二）身体状况评估

（1）听力评估进行性听力减退是耳硬化症的主要症状，多为单耳进行性听力减退或双耳进行性听力减退。

（2）耳鸣多为低调耳鸣，少数为高调耳鸣，呈间歇性或持续性。

（3）是否出现韦氏误听现象。

（4）部分伴眩晕患者头部活动后出现短暂轻度眩晕。

（三）专科辅助检查

音叉试验、纯音测听、声导测试、耳声发射检测、听性脑干反应测听、影像学检查等。

（四）心理社会状况评估

评估患者的年龄、受教育程度等，了解其对疾病的认知，是否出现恐惧、焦虑的心理。

二、护理措施

（一）观察要点

（1）密切观察患者病情变化，如生命体征、意识、呼吸道通畅情况。

（2）保持患者耳部敷料包扎牢固，清洁干燥；观察渗出液的颜色、性质和量。

（3）术后并发症观察。

①面瘫：观察患者有无面瘫症状出现，术后让患者做抬眉、龇牙、闭眼动作，观察患者有无口角㖞斜、眼睑闭合不全，发现异常及时通知医生。

②切口感染：观察耳部伤口敷料情况及体温变化，观察伤口敷料有无渗出，渗出物的颜色、性质和渗出面积，观察患者有无耳部异常疼痛或异常渗液的情况。

③外淋巴瘘：观察患者是否有波动性听力减退、眩晕及平衡障碍，指导减轻头晕的方法。如果闭封前庭窗的脂肪过小，可引起外淋巴瘘，询问患者是否感到周围物体或自身旋转，有无头晕、头昏或平衡失调、头重脚轻、眼前发黑等症状。

（二）饮食指导

嘱患者手术当天常规禁饮、禁食 4～6 小时。术后给予清淡、半流质饮食，避免辛辣、酸甜等任何刺激性食物，保证维生素、蛋白质的摄入，以增强抵抗力，促进伤口愈合，保证饮水量，保持大便通畅。注意饮食温度，以防烫伤。

（三）休息与活动

嘱患者术后绝对卧床休息 1～2 天，保持头部制动，以防止听骨链移位。无明显眩晕者可适当下床活动。

（四）用药观察

术后常规使用抗生素预防感染，注意观察药物疗效及不良反应。

（五）心理护理

患者术后出现眩晕、恶心、呕吐等症状可能是麻醉后的不良反应，稍加休息后症状会缓解，以减轻紧张情绪。

三、健康教育

（一）疾病知识指导

告知患者耳硬化症致病的相关因素及手术目的，术后用药名称、目的和使用方法。

（二）出院指导

（1）活动指导植入听小骨者 3 个月内避免头部剧烈活动，禁止擤鼻涕、打喷嚏，必要时张口呼吸，以免影响鼓膜成活及气流导致未长好的听骨链脱位。

（2）嘱患者门诊定期复查，术后半年复查听力。

第七节 耳源性并发症的护理

急性中耳乳突炎、慢性中耳乳突炎极易向邻近或远处扩散，由此引起的各种并发症，称为耳源性并发症。耳源性并发症的部位分为颅内并发症和颅外并发症两大类。其中最危险的是颅内并发症，常危及生命，是耳鼻咽喉头颈外科危急重症之一。

一、护理评估

（一）健康史

了解患者神志、肢体活动情况、精神神经症状，生命体征及全身状况；有无颅内压增高症状或脑膜刺激征；有无听力下降、耳鸣、头晕等症状。

（二）身体状况评估

（1）评估患者耳分泌物的情况，耳流脓的特点与发病前是否有显著变化。

（2）评估患者听力情况及伴随症状，如耳痛、耳鸣的变化情况。

（3）评估患者颅外并发症的情况，有无耳后红肿、流脓、颈部肿痛，有无面神经麻痹和眩晕。

（4）评估患者颅内并发症的情况，有无头痛，近期是否明显加重，是否有寒战、高热、剧烈头痛和昏迷病史。

（三）专科辅助检查

外耳道及鼓膜检查、面部检查、耳后及颈部组织情况，是否有红、肿、热、痛等炎症表现，影像学检查等。

（四）心理社会状况评估

评估患者的年龄、受教育程度等，了解其对疾病的认知。中耳炎一旦出现并发症，说明病变较重，手术范围及可能带来的手术风险也较大，患者易产生严重的心理障碍，表现出恐惧、焦虑。

二、护理措施

（一）观察要点

（1）密切观察患者的生命体征变化，包括体温、脉搏、呼吸、血压的变化及瞳孔大小。

（2）密切观察患者的神志，有无嗜睡、昏迷，尤其注意体温变化；观察瞳孔大小及对光反射灵敏度；观察脑膜刺激征，有无头痛剧烈、频繁呕吐、烦躁不安、血压增高、呼吸不均等症状。

（3）伤口渗出情况，如渗出量、渗出液的颜色、局部疼痛的特点等情况，还须询问患者是否有鼻腔或咽部分泌物明显增多的情况，以了解伤口是否有出血、感染，是否有脑脊液耳漏等情况。

（4）并发症观察。

①脑脊液漏观察：耳部敷料或鼻腔有无无色透明的液体流出。观察渗出物的量、颜色及性质，询问患者平卧时咽部有无咸味的液体流下，以及夜间有无异常呛咳。如发生脑脊液漏，要及时通知医生处理，指导患者避免增加颅内压的因素。予患者头高位，床头抬高30°，避免打喷嚏、剧烈咳嗽、擤鼻涕、过度低头或用力排便，以减轻颅内压力。予脱水剂降颅压治疗，限制患者饮水量，记录24小时出入量，注意观察患者尿量，定期复查血电解质，防止水、电解质平衡紊乱。

②颅内感染：密切观察患者体温变化及有无剧烈头痛等颅内感染症状。观察患者瞳孔大小，对光反射是否灵敏，有无持续性烦躁或嗜睡、昏迷状态。

③面神经功能：观察患者有无口角㖞斜、眼睑闭合不全，发现异常及时通知医生。

（二）饮食指导

（1）嘱患者术前常规禁饮、禁食4～6小时。

（2）术后给予患者清淡、半流质饮食，避免辛辣、酸甜等任何刺激性的食物，同时要保证维生素、蛋白质的摄入，以增强抵抗力，促进伤口愈合，保证饮水量，保持大便通畅。

（3）如果有颅内压增高，应控制钠盐摄入。

（三）休息与活动

（1）急性期患者须卧床休息，对于生活自理能力受限者，应定时巡视病房，及时发现患者的生活需求。

（2）病情稳定期患者可在指导下在室内活动。

（四）用药观察

（1）应用甘露醇降颅压治疗，观察患者有无随体位改变而出现头痛、眩晕、脉搏细弱等低颅压综合征表现。应用甘露醇时间较长时，注意观察有无水、电解质失衡和急性肾功能损害症状。尿崩症患者遵医嘱正确使用抗利尿药物，用药后注意观察尿量变化。

（2）应用药物治疗时，注意观察药物疗效及不良反应。

（五）心理护理

加强心理疏导以减轻患者抑郁、焦虑和孤独的情绪。

（六）排泄

（1）嘱患者保持大便通畅，勿用力排便，以免引起颅内压增高。如患者排便困难，遵医嘱予开塞露。

（2）准确记录患者24小时出入量。

（七）皮肤与清洁

协助患者进食、床上大小便。保持床单位清洁，观察患者皮肤情况，做好皮肤清洁、口腔护理等。对高热者，应及时更换病号服、被套和床单，避免衣物、床单潮湿刺激。

三、健康教育

（一）疾病知识指导

密切观察患者耳部伤口或鼻腔有无无色透明液体流出；平卧期间咽部有无咸味液体流下，以及夜间有无异常呛咳；保持大便通畅，必要时遵医嘱应用缓泻剂，防止便秘，以免增加负压，导致脑脊液压力增高，注意体温变化。嘱患者如有异常立即来院就诊，以免延误诊治。

（二）出院指导

（1）嘱患者定期随访、复查，出现耳痛、面瘫等症状及时来院就诊，以早期诊治。

（2）嘱患者不要挖耳，勿让不洁物体、液体进入耳道，防止逆行感染；预防上呼吸道感染，预防感冒。

第八节　梅尼埃病的护理

梅尼埃病是一种以膜迷路积水为主要病理改变，以反复发作性眩晕、波动性耳聋和耳鸣为典型临床特征的内耳疾病。

一、护理评估

（一）健康史

（1）询问患者眩晕及耳鸣发作的特点，以及眩晕发作时有无听力下降。

（2）了解患者既往有无耳疾病，有无家族史。

（二）身体状况评估

（1）眩晕：多呈突发旋转性眩晕，并伴有恶心、呕吐、面色苍白、出冷汗等症状，持续数十分钟至数小时。通常在2～3小时后症状减轻，但仍有不平衡感或不稳感，可持续数天。眩晕发作次数越多，持续时间越长，间歇时间越短。

（2）耳鸣：多在眩晕发作前出现，发作时可加重，间歇期可缓解。初期为持续低声调耳鸣，后期为高音调耳鸣。

（3）听力下降：一般为单耳，发作期加重，间歇期减轻，呈波动性听力减退。随着发作次数的增多，听力损失程度会加重。

（4）其他症状：发作时耳部或头部有胀满感、压迫感；出现复听，即健患双耳将同一纯音听成单调、音色迥然不同的2个声音。

（三）专科辅助检查

包括耳镜检查、听力学检查，如纯音测听、前庭功能检查、甘油试验等，以及医学影像检查。

（四）心理社会状况评估

评估患者的年龄、受教育程度等，了解患者对本病的认知水平及心理状态。患者因眩晕反复发作而焦虑，或因影响正常的生活和工作而产生悲观情绪。

二、护理措施

（一）观察要点

（1）观察发作期间患者的神志、面色、生命体征等变化，注意眩晕发作的次数、持续时间及伴发症状。眩晕发作时有无恶心、呕吐、腹泻、面色苍白、出冷汗等自主神经症状。

（2）平衡功能障碍在梅尼埃病间歇期，随着内前庭器官的损伤程度会出现平衡功能障碍，表现为走路不稳或向一侧偏斜，尤其在晚间失去视觉时，会出现踏空感，甚至摔倒。

（3）自发性眼震颤是梅尼埃病发作期的重要体征，发作早期前庭功能处于激活状态，可见到向患侧水平性眼震，称为刺激性眼震。

（二）饮食指导

嘱患者进半流质饮食或软食，选用高蛋白、富含维生素、低脂肪、低盐的饮食，控制水分和食盐的摄入。

（三）休息与活动

患者发作期间绝对卧床休息，避免头部运动。室内温湿度适宜，光线柔和，保持环境舒适、安静。病情稳定期间，患者可在指导下在室内活动。

（四）用药观察

（1）患者发作期一般对症治疗，常使用前庭功能抑制药，如地西泮等药物镇静；地芬尼多、氟桂利嗪片等药物口服；利多卡因、脱水剂等药物静脉点滴；予神经营养药和扩血管药治疗。注意观察药物疗效及不良反应。

（2）患者间歇期予神经营养药和扩血管药治疗，注意观察药物疗效及不良反应。

（五）心理护理

梅尼埃病在临床多见，由于伴随有眩晕、耳鸣、听力下降等症状，患者往往表现出强烈的恐惧心理，思想负担较重。对久病、频繁发作、伴神经衰弱者要做耐心解释，让患者知道经过治疗症状可以好转，消除其心理负担。

三、健康教育

（一）疾病知识指导

（1）告知患者梅尼埃病致病的相关因素及治疗手段，用药名称、目的和使用方法、疗效及不良反应。

（2）嘱患者建立健康的生活方式，合理饮食、稳定情绪；有规律作息，保证充足睡眠。

（二）出院指导

（1）嘱患者积极治疗原发病，避免发病诱因。

（2）嘱患者眩晕期间避免高空作业、驾驶机动车等。

（3）嘱患者遵医嘱服药，定期门诊复查。

第九节　感音神经性聋的护理

感音神经性聋是指内耳螺旋器毛细胞、听神经或各级神经元受损，导致声音的感受与神经冲动的传导发生障碍，引起听力下降或消失。

一、护理评估

（一）健康史

详细了解患者的出生史、疾病史、用药史和家族史。

（二）身体状况

询问病史，了解患者听力下降发生的时间、特点，是单耳发病还是双耳发病，是否伴随耳鸣、耳闷胀感，耳鸣是高音调还是低音调。询问既往诊疗情况，有无家族史，有无使用耳毒性药物史。

（三）专科检查

1. 听功能检查

音叉试验：Rinner 试验（±）；Weber 试验：偏向健侧；Schwabach 试验：受试耳骨导缩短。

2. 纯音测听

气导、骨导曲线下降，无气导、骨导差。一般高频听力损失较重，少数以低频听力损失为主。

3. 影像学检查

根据听功能情况选定 X 线、CT 或 MRI 检查，协助确定病变部位、范围及程度。

（四）心理社会状况

评估患者的年龄、生活习惯、家族及经济状况等，了解患者对本疾病的认知水平；患者可因耳鸣、耳聋而产生焦虑心理，或因影响正常生活和工作而产生悲观情绪。

二、护理措施

（一）观察要点

（1）观察患者病情变化，定期测量患者生命体征。

（2）听力情况：经过治疗患者听力有无改善。

（3）耳闷、耳鸣症状：患者如有耳闷感，每天早晚有无周期性变化，治疗后有无改变；耳鸣是低调或高调，是否有波动性。

（二）饮食指导

选用高蛋白、富含维生素、低脂肪、低盐的饮食，控制水分和钠盐的摄入。

（三）休息与活动

（1）患者发作期间应适当卧床休息，尽量减少不必要的检查和治疗。如果失眠或感到焦虑、抑郁，可适当使用镇静、抗焦虑、抗抑郁药物治疗。

（2）患者病情稳定期间可在指导下进行室内活动。

（四）用药观察

患者使用激素、利尿药时，注意观察药物疗效及不良反应。

（五）心理护理

多与患者接触，耐心倾听以了解其思想动态，对重度耳聋者，可选用写字板、手势或肢体语言等方式交流，帮助其解除顾虑、增加信心、积极配合治疗。如治疗效果不佳，可选择佩戴助听器或行人工耳蜗植入手术等方式改善患者听力。

三、健康教育

（一）疾病知识指导

（1）向患者及其家属讲解感音神经性聋致病的相关因素及诱因；加强孕产期保健，重视婴幼儿听力筛查，做到早期发现、早期诊断和早期治疗。重视老年人听力保健，预防或延缓老年性耳聋的发生与发展。

（2）注意远离强噪声环境，特殊作业者应加强耳部防护；慎用耳毒性药物，必须用时注意有无耳鸣等症状，出现异常应及时停药。

（3）如果患者听力恢复不佳，需要佩戴助听器，最好在听力稳定3个月以后佩戴。

（二）出院指导

（1）嘱患者积极治疗原发病，避免发病诱因。

（2）嘱患者养成健康的生活习惯，合理饮食、稳定情绪，作息规律，保证充足睡眠。

（3）嘱患者遵医嘱服药，定期门诊复查。

第十节　人工耳蜗植入手术的护理

人工耳蜗植入手术是通过特殊的声音——电能转换电子装置帮助极重度及全聋患者获得或恢复部分听觉的手术。

一、护理评估

（1）专科检查。包括纯音测听、小儿行为测听、听觉脑干诱发定位、听性脑干反应和耳声发射、助听听阈、前庭功能检查、影像学检查。

（2）评估患者重要器官功能及各项生化指标。

（3）评估患者心理因素和对疾病认知，评估患者及其家属对疾病认知程度，了解有无心理障碍、患者或患儿家长对手术的期望值。

（4）安全因素评估。对年龄小听力障碍患儿加强监管，防坠床、跌倒，防烫伤，防走失。

二、护理措施

（一）观察要点

（1）观察患者病情变化，如生命体征、意识、呼吸道通畅情况及鼻腔是否有出血现象。

（2）观察患者术耳切口敷料加压包扎情况，保持有效加压包扎。

（3）观察并发症。

①切口感染：观察患者耳部伤口有无异常疼痛及红肿等感染征象，体温变化。

②头皮水肿或血肿：伤口敷料加压包扎过紧等原因，易造成头皮水肿或血肿，如有伤口敷料包扎过紧的情况可适当放松，避免头部过于低位。

③密切观察患者有无口角㖞斜、眼睑闭合不全；如发现鼓腮漏气等面部损伤症状时，立即通知医生。

④患者如果出现头部水肿或血肿，进一步发展可导致植入体周围皮肤坏死。

⑤脑脊液耳漏：观察患者外耳道或敷料有无清亮透明液体渗出。如有淡黄色液体渗出，立即通知医生，必要时进行脑脊液常规检查定性；如出现脑脊液耳漏时，要绝对卧床休息，卧床期间保持床头抬高30°，严禁打喷嚏、剧烈咳嗽、擤鼻涕、过度低头或用力排便，并注意观察漏出液的颜色、性质和量。

（二）饮食指导

全麻手术前常规禁饮、禁食4～6小时。术后以易消化、高蛋白、富含维生素的流质饮食或半流质饮食为宜，避免刺激性及过硬的食物，以利于伤口愈合，注意饮食温度，以防烫伤。

（三）休息与活动

术后1～2天鼓励患者休息，康复期无头晕者，可在室内活动。

（四）用药观察

告知患者及其家属术后用药的名称、目的及使用方法。如出现并发症，遵医嘱给予甘露醇和抗炎、抗水肿等药物治疗，用药期间注意观察药物的疗效，以及有无水、电解质紊乱。

三、健康教育

（一）疾病知识指导

（1）防止电极移位。防止患者头部磕碰，勿用力摇头，以防止电极移位。术后7天行颞骨斜前位X线检查，可提示人工耳蜗植入体是否发生移位。

（2）人工耳蜗内置部件保护。嘱患者及其家属注意保护患者头部，避免剧烈撞击或挤压术区，避免剧烈头部活动，防止内置部件移位。

（3）人工耳蜗外置部件保养。告知患者使用外置部件的注意事项。对于外置部件，注意保持清洁，防止静电；避免潮湿、雨淋及粗暴操作导致损坏；人工耳蜗需要电池供电，注意及时更换。外出就医时携带信息卡，远离高压电、强磁场，在医生的指导下做MRI和CT检查。

（4）预防感染。保持术区清洁，嘱患者出现异常及时就诊；应勤剪指甲，勤洗手，勿用力抓挠手术区域，防止感染；如伤口红肿、流脓，即刻就诊，以免耽误病情。

（二）出院指导

（1）随访复诊。告知患者或患儿家长须按医生约定的时间来院进行复查和开机调试。一般术后3~5周进行开机调试，由专业听力师负责。

（2）嘱患者遵医嘱按时服药，预防感染，并观察药物的不良反应。

（3）在言语康复师的指导下，对患儿进行康复训练，尽早让患儿进入有声世界。

第十一节　听神经瘤的护理

听神经瘤起源于听神经鞘，是一种典型的神经鞘瘤，此瘤为常见的颅内肿瘤之一。原发于第Ⅷ对脑神经鞘膜，主要位于前庭神经分支，故又称前庭神经鞘膜瘤。

一、护理评估

（一）健康史

评估患者年龄、疾病史、用药史。

（二）身体状况评估

早期典型症状为单侧高音调耳鸣、渐进性听力减退、眩晕及步态不稳等；中晚期可出现头晕、眩晕、患侧面部麻木、进食呛咳、手足精细运动障碍、肢体麻木及颅内高压症状等。

严重者可因脑疝而死亡。

（三）专科检查

（1）听力学检查早期仅有轻度听力损害；脑干听觉诱发电位如有 V 波延迟或缺失，则提示桥小脑角占位。

（2）声导抗测试镫骨肌反射衰减呈阳性。

（3）前庭功能检查早期患侧冷热刺激反应下降，如出现自发性眼震提示瘤体压迫小脑和脑干。

（4）三叉神经试验患侧角膜反射消失，皮肤触觉、痛觉下降或消失。

（5）影像学检查 CT、MRI 是诊断听神经瘤的主要依据。

（四）心理社会状况

评估患者年龄、家族史及经济状况，了解其对本疾病的认知程度及心理状态。患者早期可因耳鸣、听力下降而产生焦虑，中晚期可因继发症状加重出现悲观情绪。

二、护理措施

（一）观察要点

1. 术前观察

（1）病情观察：观察患者有无颅内压增高症状，如出现颈项强直、剧烈头痛、喷射性呕吐、头晕、呕吐、复视等情况，应立即报告医生处理。

（2）安全防护：对有神经麻痹症状者，应注意观察其进食和吞咽情况。对听力下降或动作不协调的患者，注意观察其步态，防止跌倒、坠床等意外事件发生。

2. 术后观察

（1）病情监护：密切观察患者神志、瞳孔和生命体征变化，尤其注意瞳孔和呼吸的变化，有无颅内高压症状。观察患者头部切口敷料及引流情况，注意引流液的颜色、性状和量的变化。发现异常及时报告医生处理。

（2）并发症观察：注意观察患者有无颅神经损伤症状，如出现眼睑闭合不全者，遵医嘱予滴眼药水，睡眠时予上眼膏保护角膜；咳嗽无力者，按时翻身、叩背并及时吸痰，保持呼吸道通畅，防止肺部感染；面瘫或面部感觉障碍者，应注意饮食温度，防止烫伤。

（3）感染症状：密切观察患者体温变化及有无剧烈头痛等颅内感染症状。观察瞳孔大小，对光反射是否灵敏，有无持续性烦躁或嗜睡、昏迷状态。注意保暖，预防上呼吸道感染，减少探视，避免交叉感染。

（二）饮食指导

（1）嘱患者全麻手术前常规禁饮、禁食 4～6 小时，术后遵医嘱给予流质饮食或半流质饮食 1～2 天，注意静脉补充营养；术后 2～3 天伤口恢复时，可进食软食。

（2）避免辛辣、过硬等刺激性食物，保证维生素、蛋白质的摄入，以增强抵抗力，促进伤口愈合。

（3）保证饮水量，保持大便通畅；注意饮食温度，以防烫伤。

（三）休息与活动

（1）体位护理：全麻未清醒者给予去枕平卧位，将头偏向健侧。待患者清醒、血压平稳时，予绝对卧床休息 7～10 天。

（2）搬动患者时应轻稳，采用轴式翻身，防止头部震荡或扭曲。

（3）患者康复期可在室内活动，避免头低位。

（四）用药观察

（1）应用甘露醇降颅压治疗，注意观察患者有无头痛、头晕、恶心、胸闷等一过性颅压增高或高血压的变化。观察患者有无随体位改变而出现头痛、眩晕、脉搏细弱等低颅压综合征表现。应用甘露醇时间较长时，注意观察有无电解质紊乱和急性肾功能损害症状。限制患者的饮水量，记录 24 小时出入量，注意观察尿量，防止水、电解质平衡紊乱。

（2）预防患者颅内感染，遵医嘱应用足量抗生素，注意观察药物疗效及不良反应。

（3）给予患者改善微循环及营养神经等药物治疗，并进行眼部保护，给予滴眼液、抗生素眼药膏、睡眠时加盖眼罩等护理措施。

（五）皮肤与清洁

（1）协助患者进食，床上大小便。

（2）保持床单整洁，观察患者皮肤情况，做好皮肤清洁护理、口腔护理等。

（3）对高热者，及时更换病号服和床单，避免衣物、床单潮湿刺激。

（4）口腔护理每天 2 次，保持口腔清洁。

三、健康教育

（一）疾病知识教育

嘱患者密切观察耳部伤口或鼻腔有无清亮透明液体流出，如有异常立即来院就诊，以免延误诊治。

（二）出院指导

（1）嘱患者出院 3～6 个月复诊，3 个月内注意避免乘坐飞机和潜水等气压突然改变的因素造成损伤，6 个月内避免剧烈运动和重体力劳动。

（2）嘱患者禁止掏耳，勿将不洁物体、液体放入耳道，防止逆行感染。

（3）嘱患者建立健康的生活方式，进食高蛋白、富含维生素和纤维素的食物，增强患者抵抗力。

（4）嘱患者预防上呼吸道感染。

第十二节　周围性面瘫的护理

　　周围性面瘫为临床最常见的面肌麻痹，受损部位位于面神经核以上称为中枢性面瘫，受损部位在面神经核或面神经核以下者称为周围性面瘫。

一、护理评估

（一）健康史

　　评估患者面神经麻痹发病特点、发病时间，以及有无伴随症状。

（二）身体状况评估

　　评估患者是否伴随耳部疼痛、耳流脓表现，发病前后是否有头痛、耳部疼痛等情况；耳周有无带状疱疹、肿物；发病前是否做过耳部手术，耳部、头颅外伤等病史。

（三）专科检查

　　包括面神经损伤定位检查，如 Sdhirmer 试验、镫骨肌反射、味觉试验；面神经损伤定性检查，如神经电兴奋试验、面神经电图、面肌电图等；颞骨 CT 或头颅 MRI 检查。

（四）心理社会状况

　　评估患者对疾病知识的认知程度，了解其家庭及社会支持程度。

二、护理措施

（一）观察要点

1. 非手术治疗

　　观察药物疗效及不良反应。

2. 手术治疗

　　（1）密切观察患者生命体征变化及神经系统功能。

　　（2）观察伤口情况。观察患者伤口渗血情况，如渗血量、渗出颜色，以及局部疼痛的特点等情况，询问患者是否有鼻腔或鼻咽部分泌物明显增多情况，以了解是否有出血、感染，是否有脑脊液鼻漏发生。

　　（3）听力及前庭情况听力。观察患者听力较术前是否有改变，改变的程度及进展，是否出现耳鸣，耳鸣程度、性质；是否有眩晕，眩晕特点；是否出现眼震。

　　（4）观察患者是否出现头痛，头痛与体位的关系。

（二）饮食指导

　　（1）嘱患者术前常规禁饮、禁食 4～6 小时，术后 1 天进食流质饮食或半流质饮食，3 天后可进食软食。

　　（2）嘱患者避免辛辣、酸甜等刺激性食物，保证维生素、蛋白质的摄入，保证饮水量，保持大便通畅。

（3）嘱患者注意饮食温度，以防烫伤。

（三）休息与活动

（1）患者听骨重建术后应卧床休息 72 小时，头偏向健侧。

（2）患者术后 1 个月内禁止剧烈运动。如术中切除范围较大或有特殊病情变化的患者，遵医嘱给予绝对卧床休息。

（四）用药观察

（1）患者术后常规使用抗生素预防感染，予糖皮质激素、扩血管及神经营养药物，改善面神经功能。

（2）如果为颅面联合入路面神经全程减压术，予甘露醇脱水降颅压，防止脑脊液耳漏发生。密切观察有无电解质紊乱。

（五）心理护理

及时对患者进行心理疏导，减轻抑郁、焦虑和孤独的情绪。

（六）排泄

嘱患者勿用力排便，以免引起颅内压增高。如排便困难，遵医嘱给予开塞露，保持大便通畅，避免增加颅内压。必要时准确记录患者 24 小时出入量。

（七）皮肤与清洁

（1）保持床单位清洁，做好皮肤清洁、口腔护理等。协助患者进食，床上大小便。

（2）对高热者，及时更换病号服和床单，避免衣物、床单位潮湿刺激。

（3）对不能经口进食者，口腔护理每天 2 次，保持口腔清洁。

三、健康教育

（一）疾病知识教育

（1）指导患者注意耳道或鼻腔有无清亮透明液体流出，如有异常立即来院就诊，以免延误诊治。

（2）嘱患者出现眩晕、耳鸣、头痛等不适症状及时就医，对症治疗，多加休息。

（3）嘱患者积极治疗基础疾病，控制血糖、血压，防止手术创伤引起的并发症。

（二）出院指导

（1）嘱患者出院后定期门诊复诊，根据术式、术腔恢复情况定期换药处理。

（2）嘱患者保持患耳清洁，防止逆行感染。

（3）嘱患者建立健康的生活方式，进食高蛋白、富含维生素和纤维素的食物，增强抵抗力。

（4）嘱患者预防上呼吸道感染。

第二十章　气管、食管异物护理常规

第一节　气管、支气管异物的护理

气管、支气管异物分为内源性异物及外源性异物两类，前者为呼吸道内的伪膜、干痂、血凝块、干酪样物质等，后者为外界物质误入气管、支气管。异物吸入史是诊断的重要依据，取出异物是最有效的治疗方法。

一、护理评估

（一）健康史

了解婴幼儿有无进食坚果类或果冻类等食物，有无将玩具等放入口中或鼻腔里；成人有无异物吸入，引起剧烈呛咳等病史。评估患者有无呼吸困难、面色发绀等症状。仔细询问患者发病过程、时间、异物种类、大小，有无院外处理等。

（二）身体状况

（1）气管异物：异物进入气管后，刺激黏膜立即引起剧烈呛咳及反射性喉痉挛，进而出现憋气、面色青紫等。较大异物立即发生窒息。较小异物进入气管后，若贴附于气管壁，症状可暂时缓解；若异物较轻而光滑，则常随呼吸气流在气管内上下活动，引起阵发性咳嗽。当异物被气流冲向声门下时产生拍击音，在咳嗽或呼气末期用听诊器在颈部气管前可闻及。当异物阻塞部分气管腔时，气流通过变窄的气道可产生哮鸣音。

（2）支气管异物：早期症状与气管异物相似。异物进入支气管后，暂时停留在支气管内，咳嗽症状较轻。如果是植入性异物，可引起急性弥漫性炎症，出现咳嗽、痰多、喘鸣及全身发热症状。如为一侧支气管异物，多无明显呼吸困难；如为双侧支气管异物时，可出现呼吸困难，可并发肺气肿、肺不张，肺部听诊呼吸音减低或消失，导致肺炎时则肺部闻及湿啰音。

（三）心理社会状况

患者常因剧烈咳嗽、憋气甚至窒息，进而产生极度紧张和恐惧的情绪，患者家属则十分担心和焦虑，应注意评估患者及其家属的情绪状态及对疾病的认知程度、文化层次、生活环境及教育方式。

二、护理措施

（一）观察要点

（1）术前观察。严密观察患者呼吸情况，持续监测血氧饱和度变化，如出现严重呛咳或窒息，须立即协助医生进行抢救。必要时准备好气管切开包、吸引器、氧气等急救物品，做好气管切开准备。

（2）术后观察。了解术中异物取出情况。严密观察患者呼吸变化，监测血氧饱和度，如再次发生明显呼吸困难，则提示可能喉头水肿发生，应立即处理。观察患者有无并发症，如气胸、纵隔气肿、肺不张或肺气肿等。

（二）饮食指导

术前常规禁饮、禁食 4～6 小时，患者全麻清醒 4～6 小时后进食流质食物或半流质食物，病情稳定后改为普食。

（三）休息与活动

未取异物前，尽量保持患者安静休息，有计划地进行各项医疗护理操作，各种操作尽量集中进行；应防止患儿哭闹，不予拍打患儿背部及摇晃患儿。

（四）用药观察

术后根据具体情况给予患者抗生素、激素治疗，控制感染，防止喉头水肿发生。注意观察药物疗效及不良反应。

（五）心理护理

做好解释工作，减轻患者及其家属的恐慌。

三、健康教育

（一）疾病知识教育

（1）避免给 3 岁以下儿童进食整粒的花生米、瓜子及豆类食物，避免儿童在无家长监视情况下接触可放入口鼻内的小玩具。

（2）口含食物时或进食时，应避免嬉笑、哭闹、打骂，以免深吸气时发生误吸。

（3）治疗基础疾病，控制患者血糖、血压，防止手术创伤引起的并发症。

（4）对昏迷及全麻患者，应防止呕吐物误吸入呼吸道；活动性义齿应及时取出。

（二）出院指导

（1）术后须复查胸片证实无异物方可办理出院，无症状者随访 15 天。

（2）如伴有支气管炎、肺炎待症状消失后继续口服抗生素 7 天，随诊 1 个月。

（3）伴肺气肿、肺不张者随访至完全恢复。

第二节　食管异物的护理

食管异物是耳鼻咽喉头颈外科常见的急症之一，多由饮食不慎、误咽异物引起，异物最常见于食管入口，可有吞咽困难、吞咽疼痛及呼吸道症状等临床表现。

一、护理评估

（一）健康史

仔细询问患者或家属有无直接误咽、间接误咽或自服异物史，异物的种类、大小及形状，了解发病经过，有无呛咳、咯血及便血等症状，有无院外处理经历。

（二）身体状况

常与异物性质、大小、形状、梗阻的部位和时间，以及有无继发感染等有关。

（1）吞咽困难、异物停留于食管，导致机械性阻塞而影响吞咽。小的异物梗阻尚可进食流质饮食，异物较大或合并感染时，可完全堵塞不能进食。患儿常出现流涎症状。

（2）吞咽疼痛、异物较小或较圆钝时，常仅有梗阻感。吞咽尖锐、棱角异物或有继发感染时，疼痛明显。胸段食管异物常引起患者骨后或背部疼痛。食管上段异物常引起患者颈根部或胸骨上窝处疼痛。

（3）呼吸困难、异物较大压迫气管后壁时，或异物位置较高未完全进入食管内，外露部分压迫喉部时，均可出现呼吸困难，甚至窒息。

（三）辅助检查

（1）间接喉镜检查异物位于食管上段，尤其有吞咽困难症状的患者，通过间接喉镜可窥见梨状窝处的异物及唾液存留。

（2）检查颈胸部 X 线或 CT。

（3）食管镜或胃镜检查可以明确诊断，并取出异物。

（四）心理社会状况

患者因疼痛、梗阻感及呼吸困难易产生紧张和焦虑的情绪。应评估患者及其家属的情绪和心理状态，了解其对疾病的认知、饮食习惯及进食方式等。

二、护理措施

（一）观察要点

（1）注意观察患者生命体征变化，重点观察体温、呼吸情况及疼痛部位。

（2）并发症观察。

①食管穿孔或损伤食管炎：尖锐而硬的异物，如带钩的义齿可随吞咽活动刺破食管壁而导致穿孔；粗糙及嵌顿性异物，除直接压迫损伤食管黏膜外，潴留的食物及唾液有利于细菌生长繁殖，使食管壁发生感染、坏死、溃疡等。

②颈部皮下气肿或纵隔气肿：食管穿孔后，咽下的空气经穿孔外溢，潜入颈部皮下组织或纵隔内形成气肿。

③食管周围炎及颈间隙感染、纵隔炎损伤性食管炎及感染可向深部扩散，或经食管穿孔扩散到食管周围，引起食管周围炎，重者形成食管周围脓肿。穿孔位于颈部时，感染可沿颈筋膜间隙扩散形成咽后或咽侧壁脓肿。胸段食管穿孔，可发生纵隔炎，形成纵隔脓肿，严重时伴发热等全身症状。

④大血管破裂食管中段尖锐的异物可直接刺破食管壁及主动脉弓或锁骨下动脉等大血管，引起致死性出血。感染也可累及血管，使其破裂出血。主要表现为大量呕血或便血，一旦发生，治疗困难，死亡率高。

⑤气管食管瘘异物嵌顿压迫食管前壁导致管壁坏死，再累及气管、支气管时，形成气管食管瘘，可导致肺部反复感染。

（3）注意事项。

①如术中异物被推入或滑入胃内，注意观察患者大便中有无异物及异物排出时间。

②长期鼻饲或禁食患者，注意观察水、电解质的变化。

（二）饮食指导

术前常规禁食、禁饮，尽量避免频繁吞咽；术后如异物完整取出且无明显黏膜损伤者，清醒后 3 小时可进食流质食物或半流质食物，术后 2～3 天改为普通饮食；对于异物停留时间较长者，并可疑有食管损伤者，应至少禁饮、禁食 1～2 天，给予静脉补液及全身支持治疗。疑有食管穿孔者，常规给予鼻饲饮食。

（三）休息与活动

患者术前卧床休息，减少体力消耗。术后病情允许可在病区内活动。

（四）用药观察

无明显食管损伤者，术后酌情口服抗生素。有明显损伤或穿孔合并感染者，遵医嘱使用足量抗生素、激素治疗，注意观察药物疗效及不良反应。

（五）心理护理

食管异物为耳鼻咽喉头颈外科常见急重症疾病之一，如合并有严重并发症，患者出现极度恐惧和焦虑的情绪，护士应做好解释工作，向患者及其家属说明医疗处理方法及取异物的过程中可能出现的问题和并发症，解除其心理顾虑。

（六）排泄

嘱患者保持大小便通畅，危重患者必要时准确记录 24 小时出入量。

（七）皮肤与清洁

保持床单位清洁，观察患者皮肤情况，做好皮肤清洁。对高热者，及时更换病号服和床单，避免衣物、床单潮湿刺激。对不能经口进食者，做口腔护理，每天 2 次，保持清洁口腔。

三、健康教育

（一）疾病知识教育

（1）进食不宜过于匆忙，尤其吃带刺类食物时，不要饭菜混合，要仔细咀嚼将骨刺吐出，以防误咽。

（2）老年人有义齿时，进食要当心，避免食用黏性强的食物，义齿松动或有损坏时应及时修整，睡前取下。全麻或昏迷的患者，如有义齿，应及时取下。

（3）纠正儿童将硬币及玩具等放入口内玩耍的不良习惯。

（4）误咽异物后，应立即就医及时取出异物。切勿采用吞咽饭团、馒头、韭菜等企图将异物强行推下的错误方法，以免加重损伤，出现并发症，并增加手术难度。

（二）出院指导

（1）食管无明显损伤者，可以不随访；如有食管损伤伴随严重并发症者，经治疗炎症消退后，不可过早进食较硬食物，须随访3个月。

（2）嘱患者遵医嘱服药，注意观察药物不良反应，如有不适随诊。

第二十一章　颈部疾病护理常规

第一节　甲状舌管囊肿及瘘管的护理

甲状舌管囊肿及瘘管是颈部最常见的一种先天性畸形，在胚胎发育过程中，甲状腺始基从舌盲孔向下，沿甲状舌骨下降。如果至胎儿出生时此管尚未闭合或消失，则可在颈部正中发生先天性甲状舌管囊肿或瘘。

一、护理评估

（一）健康史

评估患者年龄、性别及家族发病史，了解诊疗经过。

（二）身体状况

（1）发病时间：本病可发生于任何年龄，青少年多见，也可到中年才发觉。

（2）发生部位：囊肿可发生于舌盲孔至胸骨上切迹之间颈中线的任何位置，85%的甲状舌管囊肿发生于甲状舌骨膜处。

（3）临床症状：一般无明显症状，囊肿大时可有舌内或颈内紧迫感或胀感。继发感染者，局部可出现红、肿、热、痛的炎症表现。

（4）询问既往有无囊肿破溃、感染病史，有无手术史。

（三）辅助检查

（1）颈部B超：明确囊肿或瘘管的性质、大小及走向，与甲状腺及其周围组织的关系，排除异位甲状腺和颈部实质性肿块。

（2）颈部瘘管逆行造影：观察瘘管走向，囊肿穿刺可有淡黄色液体。

（四）心理及社会状况

评估患者年龄、性别及对疾病的认知程度。

二、护理措施

（一）术前护理

（1）了解患者进食有无吞咽异物感或吞咽困难，颈部有无敷料及渗液；评估颈部瘘口有无渗出液及其颜色、性质和量；评估体温有无异常升高。

（2）术前准备。

①皮肤准备：术前颈部手术区备皮。上至下颌角，下至第3肋间，两侧至胸锁乳突肌。

②瘘口护理：观察患者瘘口有无分泌物渗出及渗出液的颜色、性质和量。瘘口有分泌物溢出时，随时清理分泌物，保持瘘口周围清洁；有敷料覆盖时，观察敷料是否清洁，渗出液较多时，及时通知医生处理；监测患者体温，如体温异常升高，通知医生及时处理，以免影响手术。

（二）术后护理

（1）病情观察：观察患者呼吸情况，如有无憋气、呼吸困难、咯血等情况。

（2）体位和饮食指导：患者全麻清醒后取半卧位休息，4～6小时后可进食流质食物或半流质食物，以后改为软食。

（3）颈部敷料护理：观察颈部伤口敷料有无渗血、渗液及渗出范围。询问患者有无局部伤口疼痛、肿胀感，保持局部敷料干燥、清洁，并嘱患者颈部勿剧烈活动，如有异常及时通知医生处理。术后24～48小时拔除引流条，皮肤创口术后5～7天拆除缝线。

（4）引流管护理：保持负压引流管畅通，更换负压引流器须严格无菌操作。引流器应始终保持负压状态，定时挤压引流管观察通畅情况，术后每天清理引流液或更换负压引流器，管道连接处用酒精进行消毒。观察并记录引流液的颜色、性质和量，一般术后当天渗液量较多，以后逐渐减少，颜色一般由红色转为粉红色、淡黄色。如引流液颜色持续鲜红，且量多有血凝块，应及时报告医生。

（5）拔管护理：引流管常规留置24～48小时，拔管后观察患者有无不适主诉。拔管前观察引流液的颜色和量；如仅为少许淡黄色或淡粉色引流液时，医生拔出引流管继续加压包扎，观察有无局部异常疼痛、肿胀感，如有异常及时通知医生处理。

（6）并发症观察与护理。

①上呼吸道梗阻：严密观察呼吸情况。术后出血、口底血肿形成，可导致上呼吸道梗阻，危及生命；若口底肿胀明显，及时通知医生，必要时行紧急气管切开术，以防窒息。

②出血：观察患者颈部伤口渗血、负压引流血性渗液的情况。颈部敷料渗血面积逐渐扩大，说明有活动性出血，负压引流器内引流液每小时超过50 mL，且伴有血凝块，应及时通知医生处理。

③感染：观察患者颈部伤口渗液及负压引流液的性质，监测体温变化。观察体温是否升至38.5 ℃以上；询问患者是否存在异常疼痛，评估疼痛的性质、部位和持续时间；观察颈部敷料渗出液或颈部负压引流液的颜色、性质和量，若异常及时通知医生处理。

④喉内神经损伤：观察有无声音嘶哑、呼吸困难等喉返神经损伤表现；有无进食、饮水呛咳、误咽等喉上神经损伤表现，如发现异常及时通知医生。

三、健康教育

（一）疾病知识教育

（1）引流管护理：颈部留置负压引流期间，保持负压引流管通畅和固定。

（2）活动指导：伤口愈合前避免剧烈活动，防止引流管扭曲、受压、脱出。

（二）出院指导

（1）伤口护理：指导患者及其家属出院后观察颈部伤口有无红肿、渗液、疼痛、发热等异常表现，如有异常及时来院就诊。

（2）功能锻炼：嘱患者加强颈部功能锻炼，防止切口粘连及瘢痕收缩所致的功能异常。

（3）嘱患者复查1个月后遵医嘱定期复诊。向患者及其家属讲解此病有复发可能，如出现颈部包块或渗液等及时就诊。

第二节　腮腺肿瘤的护理

腮腺位于下颌骨升支后方的下颌后凹，外耳道的前下方。腮腺区可发生多种类型的肿瘤，良性肿瘤以多形性腺瘤多见，恶性肿瘤以黏液表皮癌居多。

一、护理评估

（一）健康史

评估患者年龄、性别及家族病史，询问肿瘤生长时间、生长速度。

（二）全身状况

（1）局部情况：评估肿瘤的质地、硬度和活动度，评估疼痛的程度和征象。

（2）伴随症状：评估患者是否有面神经麻痹的症状。

（3）评估患者有无一侧颈淋巴结肿大或肿瘤表面皮肤受侵、是否曾经手术治疗，病理诊断如何。

（三）心理社会状况

评估患者对疾病的认知程度及心理因素，评估家庭、社会的支持程度。

二、护理措施

（一）术前护理

1. 观察要点

（1）观察患者呼吸道是否通畅，有无呼吸困难等不适；了解患者饮食情况，有无进食困难；观察口腔黏膜有无破溃、有无面瘫。

（2）安全防范：观察患者有无安全隐患，评估面瘫患者进食困难的程度、有无呛咳。

2. 护理要点

（1）向患者讲解检查的目的及注意事项，以取得配合；B超下穿刺取活检后，穿刺点敷料24小时后方可取下，注意观察穿刺点有无渗血、红肿。

（2）根据医嘱给予患者术前1天备皮，备皮范围为以耳垂为中心、半径8 cm的圆形区域；观察患者有无皮炎、毛囊炎等皮肤感染问题。

（3）根据患者的心理状况做好术前心理护理，讲解疾病的相关知识，使其对疾病发生、发展及预后有所了解，让患者与同病种患者互相交流，以增强患者的信心，消除紧张情绪。

（4）观察患者有无发热、感冒等上呼吸道感染症状，术前监测生命体征，若有异常，应及时通知医生予以处理；女性患者月经来潮时及时通知医生。

（5）了解患者是否使用影响手术的特殊药物，入院后及时询问是否长期服用抗凝血或麻醉禁忌的药物，服用者应及时通知医生，术前应停药 7 天，以免引起术中出血或麻醉意外。

（二）术后护理

1. 观察要点

（1）手术交接：患者安返病房后，责任护士与麻醉护士严格交接。了解患者的麻醉方式、术中病情变化、生命体征、出血量、意识恢复状态、伤口敷料的包扎情况、各种管路是否通畅、皮肤完整性及相关物品的交接。

（2）病情观察：密切观察患者病情变化，观察伤口敷料及负压引流情况。观察患者生命体征、意识等情况；观察颈部、腮部伤口敷料是否牢固，有无渗血；观察颈部负压引流固定是否牢固及通畅，引流液的颜色、量及性质；观察药物作用及用药后不良反应，若有异常及时通知医生处理。

（3）并发症观察：观察患者有无神经麻痹、涎瘘等并发症；有无耳前区麻木、疼痛、发热等常见术后反应，遵医嘱给予处理。

2. 护理要点

（1）卧位护理：患者全麻清醒前去枕平卧 2～4 小时后，给予头高位或半卧位，以利于静脉回流，防止术区肿胀、淤血。

（2）生命体征：密切观察患者生命体征，如有异常及时通知医生。每天测 4 次体温，若术后 3 天体温超过 38.5 ℃，及时报告医生。

（3）伤口护理：观察患者颈部伤口敷料情况、观察有无活动性出血，保持伤口敷料有效加压包扎，如出现脱落、松动或活动性出血，及时通知医生处理。

（4）负压引流的护理：保持负压引流通畅，妥善固定，防止倒流，观察引流液的颜色、性质及量，并做好记录；负压吸引器应低于伤口水平，避免引流液倒流，防止逆行感染；妥善固定一次性负压吸引器，避免牵拉引流管，防止脱落。

（5）饮食指导：指导患者正确饮食，进餐前服用抑制唾液分泌药物。术后禁食酸、辣、刺激性的食物，减少唾液分泌，有利于伤口愈合；勿进食过烫饮食，以免烫伤。

（6）环境：保持病房环境舒适，避免交叉感染。温度适宜，定期开窗通风，减少探视人员，避免交叉感染；保持呼吸道通畅，防止上呼吸道感染。

（7）口腔护理：嘱患者按时使用漱口液漱口，保持口腔清洁；术后认真做好口腔护理，每天 2 次，勤漱口，多饮水；张口困难者用注射器抽取生理盐水冲洗口腔，以保持口腔清洁；观察患者口腔内清洁情况，避免感染的发生。

（8）心理护理：向患者讲解术后出现面瘫是暂时的，一般半年后可逐渐恢复；可与同病种患者多交流，传授经验，消除患者顾虑，增强信心，促进康复。

（9）并发症的观察与护理。

①面瘫、面神经麻痹：术后注意患者有无口角㖞斜、鼻唇沟变浅、皱眉、闭眼、鼓腮不能等症状，遵医嘱采取治疗措施，告知患者注意保护眼睑、避免用眼过度，注意休息；加强口腔护理，防止口腔感染；必要时术后 14 天开始局部热敷，或以轻柔缓慢的手法进行面部按摩治疗。

②涎瘘：观察患者伤口情况及负压引流液颜色、性质及量，防止涎瘘的措施有术后伤口加压包扎。从手术当天起，餐前 30 分钟遵医嘱给予阿托品片口服，抑制腺体分泌，预防涎瘘形成。观察患者伤口敷料渗液、渗血情况，发现敷料较湿时，应及时更换并加压包扎。观察引流液的性质和量等。禁食酸、油炸及刺激性的食物。

三、健康教育

（一）疾病知识教育

（1）告知患者用药目的、药物名称及方法，观察用药后的反应。遵医嘱给予抗炎、营养神经、抑制腺体分泌药物。

（2）向患者讲解相关疾病知识、告知发生原因，消除其紧张情绪。

（3）术后指导面瘫患者加强表情肌锻炼。用力抬眉至不能抬高为止；用力皱眉至最大程度；用力闭眼，如不能完全闭合，可以用手指帮助；紧闭眼与轻闭眼交替进行，一般 3～6 个月会逐渐恢复。

（4）告知患者药物作用及注意事项，使其配合治疗。

（二）出院指导

（1）嘱患者出院后 1 个月、3 个月、6 个月、12 个月定期复查，不适随诊。

（2）做好饮食指导，保持口腔清洁。嘱患者出院后要禁食酸、辣、刺激性食物，减少唾液分泌；进食易消化、高营养、清淡的食物，养成保持口腔卫生的好习惯。

第二十二章　眼科疾病护理常规

第一节　角膜炎的护理

角膜炎是角膜的防御能力减弱，导致外界或内源性致病因素侵袭角膜引起的炎症，统称为角膜炎。

一、护理评估

（1）评估患者角膜有无外伤史、角膜异物剔除史、佩戴角膜接触镜史，有无慢性泪囊炎、眼睑异常、倒睫病史等，有无营养不良、糖尿病病史，有无长期使用激素或免疫抑制剂等。

（2）评估患者的视力、眼压；有无疼痛、畏光、流泪、眼睑痉挛等角膜刺激症状。

（3）评估患者的生活自理能力、个人卫生习惯、家庭及社会支持等情况。

（4）评估患者依从性及其对疾病的了解程度。

二、护理措施

（一）观察要点

（1）观察患者视力、角膜刺激征、结膜充血及角膜病灶和分泌物的变化，并注意有无角膜穿孔等并发症。

（2）观察患者视力、眼压，评估眼部疼痛情况，有无伴有头痛、恶心、呕吐等症状。

（3）观察角膜移植手术患者伤口敷料、植片位置、透明度及角膜新生血管、缝线松紧等情况。

（4）观察患者角膜移植术后有无并发症，如前房出血、上皮缺损、术后角膜愈合不良、术后免疫排斥反应、角膜植片混浊、青光眼等。

（二）饮食护理

（1）注意饮食调养，宜进食高蛋白质、富含维生素、易消化的食物，多吃水果、蔬菜，避免辛辣、油炸、刺激性食物，忌烟酒，保持大便通畅。

（2）特殊饮食者遵医嘱严格执行。

（三）休息与活动

（1）为患者提供安静、整洁舒适的病房环境，保证患者充足的睡眠，避免过度用眼及强光刺激。

（2）加强生活护理，根据视力障碍程度，采取相应的防护措施，避免患者外伤。物品放置合理，便于取用。

（3）有前房积脓者取半坐卧位；患者角膜移植手术后注意闭眼静卧休息，减少眼球运动，头面部避免剧烈活动，防止碰伤术眼。

（四）用药护理

（1）及时正确遵医嘱局部和全身给药。

（2）合理安排眼药使用顺序及间隔时间，眼部操作动作轻柔，避免压迫眼球。

（3）注意观察药物疗效及不良反应，全身使用抗真菌、抗病毒药物者定期复查肝功能、肾功能。

（4）正确按照要求保存药物，须在冰箱保存时注意温度适宜，单独放置，避免污染。

（5）用药前严格检查药物有效期，过期、变质药品禁止使用。

（五）安全护理

（1）根据患者视力、年龄、活动情况做好生活护理，协助日常生活所需，手术患者敷料包扎期间应特别加强安全防护，防止跌倒、坠床、烫伤、碰伤，加强巡视，及时协助。

（2）病房保持清洁干净，物品摆放整齐，避免杂物阻塞通道，提醒患者经过走廊、卫生间、楼梯间时，注意避开障碍设置，以免发生意外。

（六）心理护理

（1）根据患者的职业、年龄、文化程度、家庭及社会支持、经济条件等情况与患者进行沟通，介绍疾病的相关知识，使其了解疾病的发生、发展、转归，树立信心，积极配合治疗。

（2）与医生协作，对需要进行手术的患者说明手术目的及重要性，以及术前、术中、术后配合要点，消除不良心理因素。

三、健康教育

（一）疾病知识指导

（1）介绍角膜炎的发生和发展、治疗目的、预后、治疗配合知识。

（2）介绍隔离的重要性，患者之间不宜串门、交换物品，一切用物、药物、食具等固定专用；与患眼接触过的物品、药物不可接触健康眼。

（3）嘱患者避免用力闭眼、揉眼、碰撞患眼，防加压于眼球。

（4）嘱患者注意保暖，预防上呼吸道感染、发热、咳嗽、流涕。

（5）解释保持大便通畅的重要性及方法。

（6）告知佩戴角膜接触镜的患者佩戴过夜会增加感染的危险，应严格遵守佩戴方法。

（7）嘱患者角膜移植术后宜平卧，减少头部活动。

（二）出院指导

（1）教会患者正确的眼部用药操作方法及保存方法，遵医嘱按时、按量用药。角膜移植术后，患者滴眼时不能直接滴在角膜移植片上。

（2）嘱患者养成良好的生活习惯，注意保持患眼（术眼）清洁，合理安排用眼时间，外出佩戴防护眼镜，避免眼外伤。

（3）嘱患者角膜移植术后休息3个月，术后1年内避免重体力劳动和剧烈运动。

（4）嘱患者遵医嘱定期复查，角膜移植术后的患者，一旦发生眼红、眼痛、视力下降等症状，应立即就诊；考虑为免疫排斥反应发生，及时回院就诊。

第二节　上睑下垂的护理

上睑下垂是指上睑的上睑提肌和上睑板肌功能不全或丧失，导致上睑部分或全部下垂，根据病因分为肌源性、腱膜性、神经源性、机械性、假性五类。

一、护理评估

（1）评估患者有无神经系统疾病和家族遗传史。

（2）评估患者眼睑及周围皮肤有无感染灶，有无眼睑内翻、倒睫、干眼病等。

（3）评估全麻患者有无上呼吸道感染及全麻禁忌证。

（4）评估患者的生活自理能力、心理状况、家庭及社会支持等情况。

（5）评估患者对疾病的了解程度。

二、护理措施

（一）观察要点

（1）观察患者术后眼部绷带有无松脱，敷料有无渗血、渗液，保持合适的松紧度。

（2）观察患者术后眼睑肿胀程度、眼睑闭合情况，皮肤缝线是否在位，切口对合情况。

（3）观察患者术眼疼痛性质、频率、程度。

（4）观察患者术后有无暴露性角膜炎的发生。

（二）饮食护理

（1）嘱患者注意饮食调养，不宜进食较硬食物，避免用力咀嚼影响手术切口愈合，宜进食富含蛋白质、维生素、易消化的食物，多吃水果、蔬菜，避免辛辣、油炸、刺激性食物，忌烟酒。保持大便通畅。

（2）全麻患者或特殊饮食者遵医嘱执行。

（三）休息与活动

嘱患者注意卧床休息，限制头部活动，防止碰撞术眼及眉弓，以防发生皮下血肿。

（四）用药护理

（1）眼睑闭合不全的患者遵医嘱白天滴用有抗炎、营养角膜、湿润作用的滴眼液，睡前涂眼膏并包眼，以防角膜干燥引发暴露性角膜炎。

（2）患者如有暴露性角膜炎症状，须加用促进角膜细胞生长的修复性滴眼液，涂抗生素眼膏，佩戴绷带镜。

（3）合理安排眼药使用顺序及间隔时间，眼部操作动作轻柔，避免压迫眼球。

（4）注意观察药物疗效及不良反应。

（五）安全护理

（1）根据患者视力、年龄、活动情况做好生活护理，协助日常生活所需，手术患者敷料包扎期间应特别加强安全防护，防止跌倒、坠床、烫伤、碰伤，加强巡视，及时协助生活护理。

（2）病房保持清洁干净，物品摆放整齐，避免杂物阻塞通道，提醒患者经过走廊、卫生间、楼梯间时，注意避开障碍设置，以免发生意外。

（六）心理护理

（1）耐心进行心理护理，鼓励患者表达容貌缺陷的感受，进行心理疏导消除自卑心理。积极协调患者家属及朋友对患者的关爱和支持。

（2）与医生协作，对需要进行手术的患者或患儿家属说明手术目的及重要性，以及术前、术中、术后配合要点，消除不良心理因素。

三、健康教育

（一）疾病知识指导

（1）向患者介绍上睑下垂疾病手术目的、预后、治疗配合知识。

（2）嘱患者保持眼部清洁、避免揉搓术眼，尤其提醒家属防止患儿意外碰伤术眼及同侧眉方，以免创口裂开，出现血肿，影响手术效果。

（3）眼睑闭合不全者常做瞬目运动和眼球转动，有利于眼睑闭合功能恢复及泪膜形成，防止角膜干燥。

（4）全麻患儿术后烦躁期时，应指导家属防止患儿擅自撕脱敷料。

（二）出院指导

（1）教会患者及其家属正确的眼部用药操作方法及保存方法，遵医嘱按时、按量用药。

（2）嘱患者眼睑未完全闭合前，减少外出或佩戴保护镜外出，减少灰尘及异物对角膜的损伤。

（3）嘱患者遵医嘱定期复查，不适随诊。

第三节　斜视的护理

斜视是指任何一眼视轴偏离的临床现象，表现为眼位不正。斜视在临床上尚无完善的分类方法，通常有以下几种分类方法：根据融合功能分为隐斜和显斜，其中显斜包括间歇性斜视和恒定性斜视；根据眼球运动及斜视角有无变化分为共同性斜视和非共同性斜视；根据注视情况分为交替性斜视和单眼性斜视；根据发病年龄分为先天性斜视（婴儿型斜视）和获得性斜视；根据偏斜方向分为水平斜视、垂直斜视、旋转斜视和混合型斜视，其中水平斜视包括内斜视和外斜视。

一、护理评估

（1）评估患者斜视发生的时间，有无复视和头位偏斜，有无外伤史和家族史，有无近视、远视、散光、弱视等合并症。

（2）评估患儿是否有上呼吸道感染、发热等全身麻醉禁忌证；女性患者避开月经期。

（3）评估患者年龄、受教育水平、生活环境和生活方式，对斜视的认识和心理状态，压力应对方式等。

（4）评估患者结膜有无充血、分泌物，眼睑及周围皮肤有无感染灶。

二、护理措施

（一）观察要点

（1）患者术眼如有敷料覆盖，应注意有无松脱、渗血、渗液；如无敷料覆盖，应注意术眼有无出血、肿胀、感染等现象发生，及时正确使用滴眼液、眼膏。

（2）观察患者术后有无恶心、呕吐及其程度。

（3）观察患者复视、眩晕等不适感有无减轻或消除。

（4）注意观察全麻苏醒期患儿有无烦躁不安、哭闹、抓眼等反应，正确及时给予安抚处理。

（二）饮食护理

（1）全麻手术患者术前告知禁食、禁饮的时间及注意事项，家属注意协助监管患儿，避免患儿自行进食，以免术中呕吐、误吸，甚至窒息危及生命。

（2）嘱患者术前勿进食刺激性食物，勿进食过饱，避免术中牵拉眼外肌，引起恶心、呕吐。

（3）嘱患者术后可进食易消化、富含蛋白质和维生素的食物，避免辛辣、过硬的食物，忌烟酒。

（三）休息与活动

（1）全身麻醉术后患者给予去枕平卧，头偏一侧至完全清醒。

（2）患者术后如有术眼敷料包扎，可使术眼得到充分休息，防止肌肉缝线因眼球转动而撕脱，嘱患者不要自行拆开敷料观察矫正情况；无敷料包扎者以闭目休息为主，勿过早用眼，以免影响术眼康复。

（3）嘱患者头面部避免剧烈活动，防止碰伤术眼。

（四）用药护理

按时、准确遵医嘱滴用抗菌药物，必要时加用非甾体抗炎药或糖皮质激素滴眼液。用药前询问患者药物过敏史，注意观察药物疗效及不良反应。

（五）安全护理

（1）全麻术后、双眼敷料包扎患者应特别注意安全防护，使用床栏，防止跌倒、坠床。

（2）患儿由家属协助监管，加强安全措施宣教，防止发生意外。

（六）心理护理

（1）根据患儿的年龄、病情、性格特点，给予各方面的心理支持。

（2）与成年患者或患儿家属建立良好的护患关系，说明术前、术中配合相关知识。

（3）耐心解答患者或家属的提问，消除紧张情绪，积极配合治疗。

三、健康教育

（一）疾病知识指导

（1）嘱患者注意眼部清洁，防止污水入眼，避免用不洁纸巾擦眼，以免引起伤口感染。

（2）嘱患者注意劳逸结合，勿过度用眼，防止视力疲劳。

（3）告知患者术后如有轻度充血为正常反应，注意休息，减少外出。

（二）出院指导

（1）嘱患者术后1个月避免游泳，以防感染。

（2）教会患者及其家属正确滴眼、涂眼膏方法及注意事项，遵医嘱用药。

（3）对行斜视手术的患者，告知患者术后复视仍有可能存在，使患者及其家属对手术有客观认识。

（4）嘱患者遵医嘱定期门诊复查，对须继续戴镜的患者应强调戴镜的重要性，不可间断脱戴。

（5）对有弱视的患者，应向患者及其家属详细讲解弱视治疗的措施和注意事项，不适随诊。

第四节　视网膜脱离的护理

视网膜脱离指视网膜神经上皮与色素上皮的分离，根据病因分为孔源性视网膜脱离、牵拉性视网膜脱离、渗出性视网膜脱离三类。

一、护理评估

（1）评估患者全身情况，高血压、糖尿病及其控制情况，有无手术禁忌证。

（2）孔源性视网膜脱离应重点评估患者的发病年龄，有无高度近视、白内障摘除术后无晶体眼和眼外伤病史，是否存在过度疲劳、激烈运动等诱因。

（3）评估有无眼部疾病，如中心性浆液性脉络膜视网膜病变、葡萄膜炎、玻璃体积血等；有无飞蚊症、视力减退或视野缺损等；结膜有无充血、分泌物；泪道是否通畅，有无慢性泪囊炎；眼睑及周围皮肤有无感染灶。

（4）评估患者的心理状态，家庭、社会支持情况。

（5）评估患者对疾病相关知识的了解程度。

二、护理措施

（一）观察要点

（1）观察患者伤口有无渗血、渗液，敷料松紧是否合适，有无脱落和移位；保持敷料清洁干燥，如有污染及时更换。

（2）患者术眼疼痛时，应观察疼痛时间、性质、规律和伴随症状，区分高眼压疼痛和手术引起的疼痛。

（3）患者恶心、呕吐时，观察呕吐物的颜色、量、性质及频率，区分术中牵拉眼肌引起的呕吐和高眼压引起的呕吐。

（4）观察患者术眼并发症，如高眼压、感染、角膜上皮缺损等。

（5）监测糖尿病、高血压患者的血糖、血压。

（二）饮食护理

（1）患者术前宜进食清淡、易消化、富含蛋白质及维生素的食物，多吃蔬菜及水果，忌辛辣、刺激性食物。

（2）患者术后1～2天半流质饮食，注意补充足够的维生素，尤其是维生素C、B族维生素，促进伤口愈合。

（3）糖尿病患者给予糖尿病饮食，高血压患者给予低盐、低脂肪饮食。

（三）休息与活动

（1）患者术前尽量卧床休息，减少头面部活动，使裂孔处于最低位，避免视网膜脱离范围扩大。

（2）患者术后多卧床休息，恢复期遵医嘱继续坚持适当体位，避免剧烈运动和重体力劳动。

（四）用药护理

（1）按时、准确遵医嘱用药，询问患者药物过敏史。

（2）注意观察药物疗效及不良反应。

（3）滴用散瞳药物后，指导患者压迫泪囊区 2～3 分钟，防止药液流入鼻腔吸收后产生毒性反应。

（五）安全护理

加强安全措施宣教，防止患者跌倒、坠床，根据日常生活活动能力评分协助日常生活护理。

（六）心理护理

建立良好的护患关系，了解患者心理状态和心理感受，说明手术的重要性，讲解术前、术后配合知识。耐心解答患者或家属的提问，消除不良心理，增强信心。

三、健康教育

（一）疾病知识指导

（1）告知患者视网膜脱离的相关常识，积极控制诱发因素。

（2）指导患者采取正确的体位，注意观察局部受压皮肤，教会患者正确使用体位护理用具，以缓解不适。

（3）告知患者注意防止上呼吸道感染，避免用力咳嗽、便秘等，以免影响病情。

（4）糖尿病、高血压患者应按时、按量使用降血糖、降血压药物，保持血糖、血压稳定。

（二）出院指导

（1）玻璃体腔注气或注硅油者遵医嘱采取治疗体位。

（2）指导患者正确的眼部用药操作方法，遵医嘱按时、按量用药。

（3）嘱患者 1 个月内多卧床休息，3 个月内避免长时间看书、看电视；3～6 个月内避免重体力劳动、剧烈运动。

（4）教会患者认识视网膜脱离的早期症状，如有异常，及时就诊。

（5）告知合并全身疾病的患者，出院后继续行内科系统治疗，糖尿病、高血压患者保持血压、血糖稳定，养成良好的生活习惯。

（6）嘱患者遵医嘱定期门诊复查。

（7）惰性气体填充者，在气体未完全吸收前，禁止乘坐飞机。

第五节　甲状腺相关眼病的护理

甲状腺相关眼病是一种与甲状腺激素分泌异常有关的自身免疫性疾病。

一、护理评估

（1）评估患者现病史、既往史、家族史、过敏史，合并心血管、内分泌系统疾病的情况。

（2）评估患者眼球突出度、结膜充血水肿程度、角膜暴露情况、眼压、眶压等，眼睑及周围皮肤有无感染灶。

（3）评估患者心理状况、家庭及社会支持情况。

（4）评估患者或家属对该疾病的相关知识了解程度。

（5）评估全麻患者有无上呼吸道感染及全麻禁忌证。

二、护理措施

（一）观察要点

（1）术眼疼痛时应注意观察患者疼痛性质、时间、规律和伴随症状。

（2）患者恶心、呕吐时，注意观察呕吐物的颜色、量、频率、性质及呕吐伴随症状。

（3）观察患者伤口敷料有无渗血、渗液，弹力绑带加压包扎时，注意耳部受压皮肤有无压红。

（4）观察患者观察患眼有无暴露性角膜炎。

（5）内侧避开眶减压术后，注意观察患者鼻腔渗血情况，如出血不止应及时通知医生并积极配合处理。

（二）饮食护理

宜进食低盐、易消化、高蛋白、高热量、富含维生素的食物，忌浓茶、咖啡等刺激性食物，戒烟酒。甲亢患者给予低碘饮食，糖尿病患者给予糖尿病饮食，高血压患者给予低盐、低脂肪饮食。

（三）休息与活动

嘱患者多休息，少阅读，头面部活动时防止眼部碰伤，睡眠时可垫高枕头，减轻眶周和眼睑水肿。室内光线宜暗，避免强光刺激。

（四）用药护理

（1）及时、准确遵医嘱用药，注意药物配伍禁忌，询问患者药物过敏史。

（2）长期使用糖皮质激素的患者，严格遵医嘱按时、按量用药，监测血压、血糖和体重的变化，注意胃肠反应、精神意识变化、低钾、睡眠改变等。

（3）眼球突出、眼睑闭合不全者注意保护角膜，遵医嘱使用润滑型眼药水（高度敏感患者应该使用不添加防腐剂的眼药水）、人工泪液、抗生素滴眼液，睡前涂眼膏保护。

（4）患者如需服用甲亢药物，应在内分泌医生指导下继续服用。

（五）安全护理

（1）根据患者视力、年龄、活动情况做好生活护理，协助日常生活所需，手术患者敷料包扎期间应特别加强安全防护，防止跌倒、坠床、烫伤、碰伤，加强巡视，及时协助。

（2）病房保持清洁干净、湿度大，物品摆放整齐，避免杂物阻塞通道，提醒患者经过走廊、卫生间、楼梯间时，注意避开障碍设置，以免发生意外。

（六）心理护理

建立良好护患关系；观察患者情绪状态，注意有无抑郁或情绪低落，向患者及其家属讲解手术的重要性，术前、术后配合知识；耐心解答患者提问，鼓励患者，增强信心。

三、健康教育

（一）疾病知识指导

（1）向患者介绍甲状腺相关眼病治疗方法、手术目的、护理配合等相关知识。

（2）术前需要备皮的患者应向其说明备皮的目的、方法及注意事项，取得患者理解配合。

（3）告知患者术后注意保持眼部清洁，避免污水进入眼内引起伤口感染。

（4）告知患者避免吸烟，注意保暖，防止受凉感冒、打喷嚏、咳嗽；保持大便通畅，预防便秘。

（5）告知患者保护角膜方法，有暴露性角膜炎、角膜溃疡患者遵医嘱及时治疗。

（二）出院指导

（1）教会患者或家属正确使用滴眼液、眼膏，告知药物保管方法，指导按时、按量使用。

（2）嘱患者术后1个月内以休息为主，活动、看书、看电视等以不疲劳为原则；术后3个月内避免重体力劳动、剧烈运动，如不宜打球、提重物等。

（3）嘱患者外出时戴墨镜或眼罩，避免强光、灰尘刺激及角膜碰伤。

（4）嘱患者严格遵医嘱使用糖皮质激素，按时、按量用药，不可突然停药，注意药物不良反应。

（5）嘱患者遵医嘱定期复查，定期到内分泌科检查甲状腺功能，糖尿病、高血压患者保持血糖、血压稳定。

第六节　眼眶肿瘤的护理

视网膜母细胞瘤是严重危害婴幼儿生命及视功能最常见的眼内恶性肿瘤，有 2/3 的患者 3 岁内发病，新生儿发病率为 1/18000 ～ 1/16000。

眼眶海绵状血管瘤是原发于眶内最常见的良性肿瘤，该肿瘤在病理组织学上非真正的肿瘤，属于错构瘤。

眼眶脑膜瘤可原发于眶内，也可继发于颅内，前者是来源于视神经外表面的蛛网膜或眶内的异位脑膜细胞；后者多由颅内蝶骨嵴脑膜瘤经视神经管或眶上裂蔓延而来。临床上以视神经脑膜瘤多见，中年女性居多。

眼眶横纹肌肉瘤是儿童时期最常见的眶内恶性肿瘤，发病年龄多在 10 岁以下，少见于青年，偶见于成年人。该肿瘤生长快，恶性程度高。近年来采取综合治疗方法可提高治疗效果，但死亡率仍较高。

眼眶皮样囊肿和表皮样囊肿是胚胎时期表皮外胚层未能完全发育至体表，陷于中胚叶中形成的囊肿，是一种迷芽瘤。两者发病机制和临床表现相似，故常统称为皮样囊肿。

神经鞘瘤是发生于神经鞘细胞的良性肿瘤，眼眶内含有大量的神经组织，如动眼神经、展神经、眼神经及交感神经、副交感神经纤维均可发生神经鞘瘤。

眼眶神经纤维瘤是周围神经的良性肿瘤，眼部常累及三叉神经、面神经和视神经，可为单发性，但比较少见，大多属于神经纤维瘤病综合征的一部分。

一、护理评估

（1）评估患者的生命体征、病情、肿瘤发展程度，如有全身及局部感染病，应在术前积极治疗。

（2）评估患者的心理状况、家庭及社会支持情况和对疾病认知程度。

（3）评估患者生活自理能力，对年龄大的患者积极采取协助措施。

（4）评估患者术后伤口的情况及引流管是否通畅，避免感染。

二、护理措施

（一）观察要点

（1）观察患者术眼疼痛的性质、时间、规律和伴随症状。

（2）恶心、呕吐者注意观察其呕吐物的颜色、量及性质和呕吐频率。

（3）观察患者伤口敷料有无渗血、渗液，弹力绷带加压包扎时，注意耳部受压皮肤有无压红。

（4）佩戴有引流管患者注意引流管有无松脱，引流液的性质、量，引流管妥善固定在安全位置。

（5）及时了解患者主诉，观察患者有无眼球运动障碍、视力损伤、皮肤麻木感、球后出血等术后并发症。

（二）饮食护理

嘱患者术前均衡饮食；术后不宜进食硬质食物，多进食高蛋白、高热量、富含维生素、易消化的饮食，以促进伤口愈合。

（三）休息与活动

年龄较大的患者减少活动，卧床休息；患儿应在家长监护下活动，预防跌倒，以免碰伤患眼。

（四）用药护理

（1）及时、准确遵医嘱用药，注意药物配伍禁忌，询问患者药物过敏史。

（2）使用激素的患者，注意观察药物疗效及不良反应。

（五）安全护理

（1）全麻术后患者注意使用床栏，防止跌倒、坠床。

（2）患儿应由家属协助监管，加强安全措施宣教，防止发生意外。

（六）心理护理

建立良好护患关系；观察患者情绪状态，注意有无抑郁或情绪低落，向患者及其家属讲清手术的重要性，术前、术后配合知识；耐心解答患者提问，鼓励患者，增强信心。

三、健康教育

（一）疾病知识指导

（1）向术前需要备皮的患者说明备皮的目的及注意事项，取得患者理解配合。

（2）嘱患者术后注意保持眼部清洁，避免污水进入眼内引起伤口感染。

（3）告知患者引流管的护理知识，取得患者配合，防止松脱、移位。

（4）患者肿瘤较大突出眼外时，注意避免碰伤引起感染。

（二）出院指导

（1）教会患者或家属正确使用滴眼液、眼膏，以及药物保管方法；指导患者按时、按量使用。

（2）嘱患者1个月内多休息，活动、看书、看电视等以不疲劳为原则；3个月内避免重体力劳动、剧烈运动，如不宜打球、提重物等。

（3）嘱患者遵医嘱定期复查，根据病理结果给予必要的后续治疗，如放疗、化疗等。

第七节　眼球穿孔伤的护理

眼球穿孔伤是由锐器的刺入、切割造成眼球壁的全层裂开，伴有或不伴有眼内损伤或组织脱出，以刀、针、剪刺伤等较常见。按伤口的部位可分为角膜穿通伤、角巩膜穿通伤、巩膜穿通伤三类。

一、护理评估

（1）评估患者的致伤原因、致伤物质、受伤类型、受伤时间、全身病史等。

（2）评估患者皮肤完整性，四肢活动度（是否有骨折）、精神状态、言语、面容、意识状态（是否有颅脑损伤）。

（3）评估患者眼病史、眼附属器与眼球完整性，眼睑皮肤、结膜、角膜有无创口及瞳孔对光反射情况，眼睑及周围皮肤有无感染灶。

（4）评估全麻患者有无上呼吸道感染及全麻禁忌证。

（5）评估患者的生活自理能力、家庭及社会支持等情况。

（6）评估患者对该疾病的相关知识了解程度。

二、护理措施

（一）观察要点

（1）观察患者全身情况，合并有其他部位损伤者了解其受伤程度，严密监测其生命体征及病情变化。

（2）观察患眼的疼痛程度、性质、规律和伴随症状，注意区分高眼压疼痛和手术引起的切口疼痛。

（3）患者恶心、呕吐时，观察呕吐物的颜色、量、性质及频率，注意区分术中牵拉眼肌引起的呕吐和高眼压引起的呕吐。

（4）观察患者术眼敷料、绷带有无渗血、渗液、移位、松脱等。

（5）观察患者有无外伤感染性眼内炎、交感性眼炎等并发症。

（二）饮食护理

（1）告知患者注意饮食调养，宜进食富含蛋白质、维生素、易消化的食物，多吃水果、蔬菜，避免辛辣、油炸、刺激性食物，忌抽烟、饮酒。保持大便通畅。

（2）全麻患者或特殊饮食者遵医嘱执行。

（三）休息与活动

（1）告知患者注意卧床休息，限制头部活动。

（2）合并前房积血者取半卧位，减轻颈部及眼部充血，并使积血下沉积于前房下方，有利于出血的吸收。

（四）用药护理

（1）及时正确遵医嘱用药，注意观察药物疗效及不良反应。

（2）须破伤风抗毒素注射者先行皮试，密切观察有无药物过敏反应。

（3）滴眼药、涂眼膏等眼部操作宜动作轻柔，避免压迫眼球，术前禁剪睫毛，禁止冲洗泪道；如病情需要进行结膜囊冲洗时，冲力不能过大，不可翻转眼睑、禁止压迫眼球，以防眼内容物脱出。

（五）安全护理

（1）根据患者视力、年龄、活动情况做好生活护理，协助日常生活所需，手术患者敷料包扎期间应特别加强安全防护，防止跌倒、坠床、烫伤、碰伤，加强巡视，及时协助。

（2）病房保持清洁干净，物品摆放整齐，避免杂物阻塞通道，提醒患者经过走廊、卫生间、楼梯间时，注意避开障碍设置，以免发生意外。

（六）心理护理

（1）着重了解患者心理状态，观察其状态情绪是否异常，进行针对性心理支持和疏导。

（2）说明手术的重要性，耐心解答患者提问，消除其顾虑。

（3）为患者创造安静舒适的环境，操作轻柔、稳妥、使患者获得安全感，以积极的心理状态接受治疗。

三、健康教育

（一）疾病知识指导

（1）说明眼球穿孔伤后各项检查、治疗的目的、注意事项及手术配合知识。

（2）嘱患者避免揉搓及碰撞术眼，防止用力咳嗽及瞬目。

（3）嘱患者保持眼部清洁，勿用不洁物品擦拭术眼，避免感染。

（4）告知患者眼内炎和交感性眼炎的相关知识，早期发现、早期治疗。

（5）应向患儿家属介绍术眼保护常识及安全防护知识。

（二）出院指导

（1）教会患者及其家属正确的眼部用药操作方法及药品保存方法，遵医嘱按时、按量用药。

（2）嘱患者注意劳逸结合，养成良好的卫生习惯，提高防护意识，外出时佩戴保护镜，减少灰尘及异物对术眼的损伤。

（3）嘱患者遵医嘱定期复查，不适随诊。

第八节　晶状体手术的护理

晶状体为凸面、有弹性、无血管的透明组织，具有复杂的代谢过程，其营养主要来源于房水和玻璃体。正常情况下晶状体能将光线聚集于视网膜，并通过调节作用看清远近物体，是屈光介质重要组成部分。晶状体主要有透明度改变，形成白内障；位置的改变，产生异位和脱位；先天性晶状体形成和形态异常几种病变。上述这些晶状体病变都会产生明显的视力障碍。

一、护理评估

（一）入院评估

1. 全身评估

（1）评估患者既往史、家族史、药物过敏史。

（2）评估患者有无高血压、糖尿病，血压、血糖控制情况，用药依从性。

（3）评估患者感知觉和运动情况、记忆力、思维能力、应答能力。

（4）评估全身麻醉患者有无上呼吸道感染等全身麻醉禁忌证。

2. 眼局部评估

评估患者眼压、视力、眼病史，结膜有无充血、分泌物；泪道是否通畅，有无慢性泪囊炎；眼睑及周围皮肤有无感染灶。

3. 其他

评估患者的心理状态、家庭及社会支持情况。

（二）术前评估

（1）评估患者的心理准备情况、对手术的认知情况。

（2）评估患者全身情况，判断是否有影响手术的因素，如血压、血糖的控制情况、有无上呼吸道感染、女性患者是否在月经期等。

（3）评估患者是否完成冲洗泪道、冲洗结膜囊、术前常规用药、散瞳、更衣等术前准备。

（三）术后评估

（1）评估患者术后症状，如有无疼痛、恶心、呕吐等。

（2）评估患者疾病护理知识及用药知识掌握情况。

二、护理措施

（一）观察要点

1. 术前护理

（1）观察患者有无影响手术的全身因素，如术前生命体征，血糖有无异常；观察有无上呼吸道感染，女性患者是否在月经期，全麻患者的禁食准备等。

（2）观察影响手术的局部因素，如患者眼部外观有无红肿、脓性分泌物、冲洗泪道是否通畅，泪道有无脓性分泌物等。

2. 术后护理

（1）观察患者有无术眼异物感、畏光、流泪、疼痛及恶心、呕吐等不适，术眼疼痛应注意疼痛时间、性质、规律和伴随症状，区分手术引起切口疼痛（异物感）、角膜上皮缺损引起疼痛（烧灼感）、高眼压的疼痛（头眼胀痛伴同侧头痛）、感染性眼内炎引起疼痛（术眼剧烈疼痛）等。

（2）检测患者术眼视力、眼压，注意术眼并发症的观察，包括角膜水肿、角膜上皮缺损、高眼压、感染、人工晶体移位等。

（二）饮食护理

1. 术前护理

一般患者予普食，忌烟酒及刺激性食物；有其他全身性疾病的患者，如高血压、糖尿病等须遵医嘱进食医疗膳食；全麻患者按要求禁饮、禁食。

2. 术后护理

患者宜进食蔬菜、水果等易消化、营养丰富的食物，避免进食过硬食物，忌辛辣、浓茶、咖啡、烟酒等刺激性饮食。糖尿病患者坚持糖尿病饮食，高血压患者坚持低脂肪、低盐饮食；注意补充足够维生素，尤其是维生素C、B族维生素。全麻患者清醒后，如无恶心、呕吐，可尽早进食，先从少量流质饮食开始，视情况过渡到半流质饮食或普食。

（三）休息与活动

（1）患者术前正常活动，无特殊要求。

（2）术后指导患者采用舒适体位，忌俯卧位，嘱患者多闭目休息，可适当活动，保护术眼，避免碰撞术眼及头部。

（四）用药护理

（1）按时、准确遵医嘱用药，注意药物配伍禁忌，询问患者药物过敏史。

（2）注意观察药物疗效及不良反应。

（3）使用糖皮质激素者，注意观察患者胃肠道反应、大便、精神、睡眠、血糖、血压情况，尤其是有胃溃疡、糖尿病病史的患者。

（五）安全护理

年龄相关性白内障患者多为老人，有视力障碍，生活大多需要协助。注意预防患者坠床、跌倒。

（六）心理护理

（1）老年患者多有孤独心理，具备听力下降、反应慢、耐受力低的特点，与患者交流时声音要大、语速要慢；与听力障碍者利用肢体语言交流。

（2）建立良好的护患关系，介绍主管医生和护士，向患者说明手术的重要性，术前、术中、术后配合知识，护士应多与患者沟通交流，缓解其对手术的恐惧感。

三、健康教育

（一）疾病知识指导

教会患者及其家属眼睛局部用药的方法和注意事项，教会患者认识眼内炎症状，如眼部充血、眼部剧烈疼痛、视力急剧下降等，如有不适，及时就诊。

（二）出院指导

（1）日常活动指导：嘱患者术后1个月内避免污水进入术眼，避免出入人群过多、脏乱的场所；避免揉搓术眼，避免长时间的低头弯腰，少看书、电视等使得眼睛疲劳；3个月内避免重体力劳动、激烈运动，如跑步、打球、游泳等。

（2）病情稳定者，出院1周复诊1次，以后遵医嘱复诊，不适随诊。

（3）术后屈光矫正指导：白内障摘除术后，未植入人工晶体者，无晶状体眼呈高度远视状态，指导患者佩框架眼镜或角膜接触镜；植入晶体者，3个月后屈光状态稳定时，可根据需要验光佩戴近用镜或远用镜。先天性白内障伴有斜视、弱视者，术后应在医生指导下进行屈光矫正和弱视训练。

第九节　青光眼的护理

青光眼是一组以视神经萎缩和视野缺损为共同特征的疾病，病理性眼压增高是其主要危险因素。

一、护理评估

（一）全身评估

评估患者现病史、既往史、过敏史、酒及毒品滥用史、皮质类固醇的使用情况，有无合并心血管疾病、糖尿病等，评估患者的职业、文化程度、自理能力、心理状态、家庭及社会支持等情况。

（二）眼局部评估

（1）评估患者眼痛发生时间、特征、持续情况，有无伴随头痛、呕吐症状。

（2）评估患者视力、眼压情况。

（3）评估患者角膜、瞳孔大小，对光反射等。

（4）评估患者泪道是否通畅，有无慢性泪囊炎；眼睑及周围皮肤有无感染灶。

二、护理措施

（一）观察要点

（1）观察患者家属的心理状态及社会支持情况。

（2）监测患者眼压变化，观察患者高眼压状态是否改善。

（3）注意观察手术患者术眼疼痛情况，注意疼痛时间、性质、规律和伴随症状，区分高眼压的疼痛和手术引起的切口疼痛。

（二）饮食护理

（1）以清淡、营养丰富的食物为主，勿吃刺激性强的食物，保持大便通畅；勿暴饮暴食，大量饮水可导致前房容积减少、前房角变窄、眼压升高，一次性饮水不超过 300 mL。

（2）术后 1 ～ 2 天半流质饮食。行滤过泡手术的患者勿进食过补食物，如高丽参、鹿茸等，避免喝生鱼汤。

（三）休息与活动

（1）避免情绪激动、过度疲劳，保证充足睡眠；注意用眼卫生，避免过度用眼；避免长时间低头、弯腰等，以免引起眼压增高。

（2）滤过泡手术的患者应避免碰撞、揉搓术眼，保护滤过泡；避免剧烈体育运动。

（四）用药护理

（1）局部使用降眼压药物，注意观察药物疗效及不良反应，点眼后按压泪囊区 2 ～ 3 分钟。

（2）静脉滴注高渗剂，须在 30 ～ 40 分钟内滴完，注意观察患者有无头晕、胸闷等症状，用药后嘱卧床休息，防止体位性低血压，使用高渗剂半小时后测量眼压，观察用药后的情况。

（3）如有高血压、糖尿病的患者，告知其保持血压、血糖稳定的重要性，嘱患者坚持按时服药。

（4）使用大剂量激素的患者，定期监测眼压、视力，定期检查视野及视盘情况；注意观察其大便、精神、睡眠、血糖、血压的情况。

（5）散瞳剂的使用：术前慎用散瞳剂，严格查对，遵医嘱使用，青白联合手术者术前散瞳不宜过早，应在术前 30 分钟内执行。散瞳剂避免滴入对侧眼或因体位不当导致药液流入对侧眼，使用阿托品后如出现低热、心率过快等不适，可少量多次饮水，以减轻药物不良反应。

（五）对症护理

（1）疼痛护理：解释疼痛的原因，避免患者情绪紧张，分散注意力；及时遵医嘱给予镇痛或降压治疗。

（2）高眼压的护理：按医嘱及时给予患者药物治疗，密切观察患者病情变化。急性前房角关闭发作时，迅速配合医生给予局部降压和全身降压药物治疗，若眼压无法控制或无下降趋势，可在术前行前房穿刺术。

（六）心理护理

（1）多关心、安慰患者，鼓励患者表达自己的感受，解除其焦虑心理，积极配合治疗。

（2）向手术患者说明手术的重要性，术前、术后配合知识；耐心解答患者提问，消除顾虑，增强信心。

三、健康教育

（一）疾病知识指导

（1）教会患者滴眼液、涂眼膏的方法及观察药物的不良反应。

（2）预防急性发作：嘱患者避免情绪激动、过度疲劳，保证充足睡眠，保持大便通畅，不要长时间停留在光线暗弱的环境，避免长时间低头、弯腰，不擅自散瞳或使用具有较强抗胆碱能神经作用的药物，如托吡卡胺、阿托品、山莨菪碱、东莨菪碱、氯丙嗪、扑尔敏、阿普唑仑、地西泮等，减少一切使眼压升高的可能。

（二）出院指导

（1）向患者（家属）讲解青光眼是一种不能完全根治的疾病，对视力的损害是不可逆的，须定期监测眼压、视力，定期复诊，有眼红、眼痛要及时就诊，并指导患者按时用药。

（2）识别急性发作的征象：指导患者及家属识别可能出现急性发作的征象，如头痛、眼胀、眼痛、呕吐，应及时就诊。

第十节　急性视神经炎的护理

视神经炎泛指视神经的炎性脱髓鞘、感染、非特异性炎症等疾病。因病变损害的部位不同分为球内段的视乳头炎及球后段的球后视神经炎。

一、护理评估

（一）全身评估

评估患者现病史、既往史、过敏史，有无合并心血管疾病、糖尿病等。

（二）眼局部评估

评估患者有无眼痛、眼部充血、散光、视力减退等情况，评估瞳孔大小和眼压。

（三）其他

评估患者年龄、职业、文化程度、自理能力、心理状态、家庭和社会支持等情况。

二、护理措施

（一）观察要点

（1）急性视神经炎一般发病突然，患者往往容易产生恐惧、焦虑的情绪，要注意观察患者的情绪反应。

（2）大剂量激素冲击治疗者应注意观察药物的作用及不良反应。

（二）饮食护理

宜进食营养丰富、低盐、高钾食物，多吃新鲜水果、蔬菜等富含维生素食物；少吃海鲜等高蛋白食物，少吃煎、炸、辛辣等食物；不吸烟、不喝酒。

（三）休息与活动

嘱患者注意劳逸结合，生活有规律，积极参加体育锻炼，增强体质，预防感冒，减少复发。

（四）用药护理

1. 应用糖皮质激素的护理

（1）糖皮质激素是非感染性视神经炎急性期治疗的首选用药，应遵医嘱准确给药。

（2）使用过程密切观察药物的不良反应，定期监测肝肾功能，观察患者有无腹部不适、腹胀、食欲减退、腹痛、腹泻等症状，观察大便颜色。

（3）注意测量患者的血压、血糖，对原有高血压、糖尿病的患者，嘱其坚持服药。定期监测视力、眼压、视野，注意观察有无激素性青光眼及并发性白内障的发生。

2. 注射复方樟柳碱的护理

（1）用药前询问患者药物过敏史，有普鲁卡因过敏史者禁用，脑出血及眼出血急性期患者禁用。

（2）注射复方樟柳碱时，操作要准确轻巧。由于注射后皮丘隆起，患者可能产生紧张和恐惧心理，注射前后应向患者解释注射方法和注意事项。

（3）操作完成后，帮助患者取舒适体位，首次注射复方樟柳碱的患者应观察15～30分钟，若无其他不适方可离去。

（4）指导患者在注射药液12～24小时后，进行局部热湿敷，告知患者注射复方樟柳碱后可能出现的不良反应，若出现口干、面红等症状属于正常现象,15～20分钟后会自行缓解，少数患者在注射后会有一过性眼皮沉重或一过性头晕现象，可嘱患者平卧，协助医生监测患者血压、呼吸、脉搏等生命体征。

（五）安全护理

对视力严重受损者做好生活照顾和安全宣教，双眼视力差的患者注意协助生活护理，并使其尽快适应低视力的生活，加强防坠床、跌倒的护理。

（六）心理护理

因视力急剧下降及使用激素出现的不良反应，患者经常感到焦虑不安，甚至恐惧，应多关心体贴患者，耐心细致解释，多给鼓励，使患者树立信心，积极配合治疗。

三、健康指导

（一）疾病知识指导

向患者详细介绍急性视神经炎的发生和发展、治疗目的、预后、治疗配合知识。

（二）出院指导

1. 复诊指导

（1）嘱患者遵医嘱复诊。

（2）患者如出现视力下降、畏光、流泪、眼红、眼痛等眼部不适症状，或感觉障碍、情绪不稳定应及时复诊。

2. 出院用药指导

（1）告知患者出院坚持用药对预防疾病复发的重要性，遵医嘱准时用药。

（2）应用糖皮质激素治疗者，不能自行突然停药，应遵医嘱逐渐减量至停药。

（3）服药期间自我观察及护理。

①嘱患者注意胃肠的反应，如出现呃逆、胃痛、黑便等症状，要立即到医院复诊。

②嘱患者自我检测血压、体重、精神意识变化，如出现感觉障碍、情绪不稳定，应及时向医生反应。

第十一节　视网膜动脉阻塞的护理

视网膜动脉阻塞是因视网膜动脉血流受阻，使视网膜缺血缺氧，导致视力严重减退和（或）视野扇形缺损、视网膜组织呈灰色水肿、动脉血管变细的病症。根据视网膜阻塞部位的不同分为视网膜中央动脉阻塞、视网膜分支动脉阻塞、睫状体视网膜动脉阻塞、视网膜毛细血管前微动脉阻塞。

一、护理评估

（1）评估患者是否有眼痛、头痛的症状，情绪是否激动。

（2）评估患者视力、血压变化。

（3）评估患者的心理状态，是否有焦虑、紧张等心理反应。

二、护理措施

（一）观察要点

（1）观察患者视力变化，急救期（12小时内）每1～2小时检查1次，视力改变后及时报告医生，做好相应的处理，教会患者自我监测视力。

（2）监测患者血压变化，每30分钟测量1次血压，待血压稳定在安全水平后改为每天测2次。

（3）注意患者观察血压、血糖、血脂及心功能的变化，做好相关疾病的护理。

（二）饮食护理

（1）糖尿病患者给予糖尿病饮食，高血压患者给予低盐、低脂肪饮食。

（2）患者饮食宜清淡，每天摄入盐不超过6g；少食高胆固醇的食物（如蛋黄、猪肠、猪肝、猪心、猪肚、猪肾等），多进食低胆固醇的食物（如大豆、香菇、黑木耳、胡萝卜、水果、黄瓜等）；避免辛辣、刺激性食物；限制饮酒与收烟。

（三）休息与活动

（1）患者血压未平稳时，限制活动。

（2）嘱患者日常生活注意劳逸结合，生活有规律，增加及保持适量的有氧运动，如散步、慢跑、倒退行走、骑车、游泳、太极拳等。

（四）急救及用药护理

（1）急救时立即予患者中流量吸氧，而后遵医嘱调整吸氧流量或高压氧治疗。

（2）高血压患者先予口服降压药及硝酸甘油舌下含服，服用硝酸甘油注意事项如下。

①患者取半卧位或平卧位。

②用药前询问患者是否要喝水、上洗手间，把药片置于患者舌下，嘱患者避免把药片吞下，应于舌下慢慢含服，30分钟内不宜进食，并解释其原因。

③监测患者血压，30分钟后复测1次，如出现头晕、头痛等症状，立即通知医生处理。

④患者服药后患者静卧，不宜突然站起；观察有无恶心、呕吐、暂时出现脸部潮红。

（3）静脉滴注改善患者微循环，予营养神经药物，予复方樟柳碱太阳穴皮下注射。

（4）降眼压处理。眼球按摩、局部滴降眼压药物，必要时行前房穿刺放出房水等，使眼压降低，加强视网膜动脉扩张程度，迫使栓子随血液移向小分支，减少栓塞的范围。间歇按摩眼球，嘱患者闭眼后用大鱼际在眼睑上压迫眼球，逐渐加力至患者不能耐受为度，压迫眼球5～10秒，放开5～10秒，重复5～10次，以降低眼压，促进视网膜灌注。

（五）安全护理

该疾病的治疗原则是尽早、尽快予以抢救性治疗。一旦发生视网膜中央动脉栓塞，患者视力立即或几分钟后完全消失，如时间过久，视力难以恢复，所以本病不论症状轻重，必须分秒必争地积极治疗，只有尽早治疗才能尽早恢复。

（六）心理护理

（1）告知患者焦虑、紧张等不良心理刺激可致血压增高，加重病情。

（2）主动询问和观察患者的各种需求，及时给予帮助，满足其需要，引导患者说出焦虑的心理感受，分析原因，并评估患者的焦虑程度，介绍有关疾病转归、预后的知识，以减轻患者的担忧，恢复其信心，使其积极配合治疗。

（3）可教会患者放松疗法，如深呼吸。

（4）介绍抢救成功的病例，安慰、鼓励患者。

（5）医护人员进行各项操作时动作轻柔，保持周围环境安静。

三、健康指导

（一）疾病知识指导

向患者介绍视网膜动脉阻塞的发生和发展、治疗目的和配合要点。

（二）出院指导

（1）嘱患者遵医嘱复诊。

（2）嘱患者如出现视力下降或者无痛性一过性失明，应立即复诊，通过"绿色通道"就诊，以免延误抢救时机。

（3）嘱患者积极治疗原发病，定期到心血管专科诊治，遵医嘱坚持使用降压、降脂及其他药物，不得擅自停药或减量。

（4）嘱患者学会自我检测眼压、视力，定期复查血常规。

第十二节　义眼座植入术的护理

义眼座植入术是眼球摘除术后恢复眶内容和义眼运动，以达到美容目的及促进眼眶发育的术式。手术适应证如下。

（1）非感染性眼球疾患需要行眼球摘除术者，如伴疼痛的青光眼、巨大的眼球破裂伤、角巩膜葡萄肿。

（2）眼内感染性疾患者，如眼内炎。

（3）眼球萎缩不能耐受或不宜佩戴义眼者。

（4）局限在眼球内的原发性恶性肿瘤，如视网膜母细胞瘤、脉络膜黑色素瘤等。

一、护理评估

（一）全身评估

（1）评估患者的一般资料、现病史、既往史、过敏史。

（2）评估患者有无上呼吸道感染等全身麻醉禁忌证。

（二）眼局部评估

（1）评估患者的眼病史，有无眼部疼痛症状。

（2）评估患者泪道是否通畅，有无慢性泪囊炎。

（3）评估患者眼睑及周围皮肤有无感染灶。

（三）其他

（1）评估患者的心理状态、家庭及社会支持情况。

（2）评估患者对该疾病的相关知识了解程度。

二、护理措施

（一）观察要点

（1）手术伤口护理：观察患者眼睑、结膜切口、分泌物、气味、义眼座，按时准备用药；观察绷带有无松脱、移位，是否过紧或不适。发现敷料污染、松脱及时更换。

（2）疼痛护理：评估患者有无疼痛和疼痛性质，做好解释工作，分析疼痛原因，并采取缓解疼痛的方法。

（3）恶心、呕吐的护理：观察患者有无恶心、呕吐等症状，做好解释工作；及时清除呕吐物，减少气味刺激；症状严重时给予止吐药物，并鼓励患者用药后症状缓解。

（4）并发症观察：观察患者术后有无结膜裂开、感染、义眼座暴露等，及时报告医生处理。

（二）饮食护理

（1）局部麻醉者术前可进食易消化、营养丰富的食物，全身麻醉者，术前须按照麻醉师要求禁饮、禁食。

（2）术后予患者半流质饮食，术后1天改普食，不宜进食较硬的食物，避免用力咀嚼影响手术切口愈合。多进食高蛋白、高热量、富含维生素、易消化的食物。

（三）休息活动

嘱患者多卧床休息，取平卧、健侧卧位或半坐卧位。

（四）用药护理

（1）术前遵医嘱予抗生素滴眼液点眼。

（2）术后遵医嘱进行全身静脉抗炎治疗，并观察药物不良反应。

（五）心理护理

建立良好的护患关系；向患者说明手术的重要性，交代术前、术中、术后的配合要点；耐心解答患者提问，消除其不良情绪，使其增强信心。

（六）绑带加压包扎的护理

（1）保持合适的松紧度，加压受力部位在眼眶部而非头部。

（2）如包扎过紧可于两耳上方绑带垂直剪开 1～2 cm，敷料渗血、渗液时，须做标记并观察变化，渗血、渗液过多时，通知医生并予更换。

三、健康指导

（一）疾病知识指导

（1）向患者讲解义眼座植入术是眼球摘除术后恢复眶内容和义眼运动，以达到美容目的的术式。

（2）患者术眼弹力绑带包扎 2～4 天，保持敷料干燥、清洁，以防伤口感染；拆除绷带包扎后，予点抗生素滴眼液，晚上涂眼膏，以防伤口感染。

（二）出院指导

1. 复诊指导

（1）嘱患者出院后遵医嘱门诊复诊，并确定是否装义眼。

（2）嘱患者如出现眼红、眼痛、分泌物明显增多等症状时，立即复诊。

2. 用药指导

教会患者点眼的方法，遵医嘱白天点抗生素滴眼液，晚上睡前涂抗生素眼膏。

3. 义眼片的护理

（1）向患者介绍义眼片的作用，强调其对顺利安装义眼的重要性。

（2）告知患者义眼片不慎脱出时，应先用冷开水洗净双手和义眼片，然后在结膜囊涂上少许眼膏，提起上睑将义眼片轻轻往上推至上穹窿部，再拉开下睑，把义眼片整个纳入结膜囊内。

4. 义眼的护理

（1）嘱患者装上义眼后要注意保持义眼及结膜囊的清洁，如分泌物不多，不必天天取下清洗，有少许分泌物时可点 1～2 滴滴眼液，用消毒棉签在内眦部或外眦部轻轻拭去；如分泌物明显增多，立即到医院就诊。

（2）嘱患者保持义眼的清洁，清水洗净义眼后，用蘸有牙膏的脱脂棉花摩擦抛光。

（3）嘱患者禁止用酒精或其他消毒液浸泡义眼，以免表面变粗糙、颜色变暗。

（4）告知患者天气干燥、刮大风时，眼部会有干涩不适感，可使用有润滑作用的滴眼液，如玻璃酸钠滴眼液等，以改善症状。

第十三节 眼眶蜂窝织炎的护理

眼眶蜂窝织炎是眶内软组织的急性炎症，属于眼眶特异性炎症的范畴，发病急剧，严重者可波及海绵窦而危及生命。

一、护理评估

（一）全身评估

（1）评估患者一般资料、现病史、既往史、过敏史、神志。

（2）评估患者有无合并心血管疾病、糖尿病，测量生命体征。

（二）眼局部评估

（1）评估患者有无眼球突出、角膜暴露、眶压等情况。

（2）评估患者有无畏光、泪流、疼痛、视力、分泌物等情况。

（三）其他

评估患者的年龄、职业、文化程度、自理能力、心理状态、家庭及社会支持等情况。

二、护理措施

（一）观察要点

（1）观察患者眼睑及眼周围有无充血、水肿、眼球活动度、眼球运动受限、眼睑闭合不全等情况，有无皮肤红斑及眶内化脓病灶。

（2）观察患者体温、脉搏、呼吸、血压，观察患者的瞳孔大小及对光反射、神志、视力、眼压等情况。

（3）观察患者有无明显疼痛，有无伴随发热、恶心、呕吐、眼痛和头痛等全身中毒症状。如感染经眼上静脉延至海绵窦引起海绵窦血栓，患者可出现烦躁不安、谵妄、昏迷、惊厥和脉搏减慢，可危及生命。

（4）对症护理。高热者遵医嘱予降温；疼痛者予镇痛（警惕有无伴头痛、恶心、呕吐等症状）。

（5）及时准确记录病情。

（二）饮食护理

嘱患者宜进食营养丰富、易消化、清淡的食物，多吃蔬菜、水果，不吃煎、炸、烧烤的食物，不吸烟、不喝酒，保持大便通畅。

（三）休息与活动

炎症急性期患者自觉症状明显，应多卧床休息，症状轻者可适当离床活动，协助其生活自理；1个月内应多休息，适当运动，以不疲劳为度，均衡饮食，增强体质。

（四）用药护理

（1）正确执行医嘱，用抗生素前急查血常规，做血细菌培养。

（2）高热者予物理降温及药物降温。

（3）患者眼压高时应用快速脱水剂、能量合剂（支持疗法）。

（4）合理使用滴眼液和眼药膏。

（五）安全护理

（1）加强安全防护，防止患者跌倒、坠床、烫伤、碰伤等，加强巡视，及时协助。

（2）病房保持清洁干净，物品摆放整齐，避免杂物阻塞通道，提醒患者经过走廊、卫生间、楼梯间时，注意避开障碍设置，以免发生意外。

（六）心理护理

安慰、鼓励患者，向其简要介绍眶蜂窝织炎的发生和发展、治疗目的、药物的不良反应、疾病预后、治疗配合知识，帮助其树立信心积极配合治疗。

（七）隔离护理

做好床边隔离，有条件或病情严重的患者住单间隔离病房，无条件者可同病种住同一病房。

（八）眼部护理

对球结膜高度水肿突出睑裂者，应保持眼部及周围皮肤清洁，操作动作宜轻巧，切记不能加压眼球。对眼球突出、眼睑闭合不全者，应注意保护角膜。

三、健康教育

（一）疾病知识指导

（1）嘱患者积极治疗原发病灶，如鼻腔、鼻窦、口腔、脸部等感染病灶。

（2）合并有角膜炎和角膜溃疡的患者，应避免强光刺激。

（二）出院指导

（1）嘱患者生活有规律，劳逸结合，平常积极参加体育锻炼，提高机体抵抗力。

（2）嘱患者遵医嘱定期复诊，如有眼红、眼痛、畏光、流泪、视力下降，应立即回院复查。

第十四节　感染性眼内炎的护理

感染性眼内炎是一种非常严重的眼科急症，炎性反应可迅速波及眼内组织和液体，包括房水、玻璃体、视网膜、葡萄膜及至巩膜，甚至角巩膜和眼眶组织，发展为眼球周围炎。

一、护理评估

（一）全身评估

（1）评估患者现病史、既往史、过敏史，有无合并心血管疾病、糖尿病等。

（2）评估患者有无上呼吸道感染等手术禁忌证。

（二）眼部评估

（1）评估患者眼附属器与眼球完整性，有无疼痛、畏光、流泪、前房积脓及分泌物等情况。

（2）评估患者眼压、视力，泪道是否通畅，眼睑及周围皮肤有无感染灶。

（3）评估患者的年龄、职业、文化程度、自理能力、心理状态、家庭及社会支持等情况。

二、护理措施

（一）观察要点

（1）观察患者生命体征及神志，及时了解病情变化。

（2）观察手术患者术眼敷料有无渗血、渗液；有无前房积脓，眼部分泌物的颜色及性状，视力及眼压的变化。

（3）患者术眼疼痛时，观察疼痛时间、性质、规律和伴随症状，区分手术引起切口疼痛和高眼压疼痛。

（4）患者恶心、呕吐时，观察呕吐物颜色、量、性质和呕吐频率，区分术中牵拉眼肌引起的呕吐和高眼压引起的呕吐。

（二）隔离护理

（1）根据患者眼部有无开放性伤口，做好床边隔离，有条件或病情严重的患者应住单间隔离病房，无条件的患者可同病种住同一病房。

（2）向患者及其家属说明隔离的重要性，取得理解配合。

（3）患者眼部冲洗用品严格按照隔离要求及时处置。

（三）饮食护理

（1）嘱患者进食富含蛋白质、维生素和易消化的食物，多吃蔬菜、水果，保持大便通畅。忌辛辣、刺激性强的食物，避免饮酒、吸烟。

（2）患者术后 1～2 天宜半流质饮食，减少硬性食物的摄入。

（四）休息与活动

（1）嘱患者卧床休息，减少活动，尤其注意避免头部的剧烈运动及碰撞术眼。

（2）嘱患者防止感冒、发烧，避免因咳嗽、打喷嚏或剧烈呕吐，引起眼压骤然升高。

（五）用药护理

（1）实行药物床边隔离，合理安排滴眼时间，注意观察药物的作用及不良反应。

（2）及时了解微生物检查结果，遵医嘱调整抗生素的种类。

（3）真菌感染者禁用糖皮质激素。

（4）眼部操作应动作轻柔，防止压迫眼球，有开放性伤口者禁止翻转眼睑，点眼后指导患者勿用力闭眼。

（六）安全护理

（1）根据患者视力、年龄、活动情况做好生活护理，协助日常生活所需，手术患者敷料包扎期间应特别加强安全防护，防止跌倒、坠床、烫伤、碰伤等，加强巡视，及时协助。

（2）病房保持清洁干净，物品摆放整齐，避免杂物阻塞通道，提醒患者经过走廊、卫生间、楼梯间时，注意避开障碍设置，以免发生意外。

（七）心理护理

感染性眼内炎引起视力下降明显，大多数患者易出现情绪焦虑、抑郁，应耐心细致地向患者及其家属介绍疾病相关知识，治疗效果及配合方法，多给予安慰、鼓励，使患者树立信心，积极配合治疗。

三、健康教育

（一）疾病知识指导

（1）告知患者疾病相关知识，术后感染性眼内炎通常发生在术后1～7天，表现为突然眼痛和视力丧失，伴有头痛，结膜充血明显、眼睑水肿加重等，一旦发生须及时处理。

（2）嘱患者保持头面部皮肤清洁，避免不洁物品接触眼部，严格执行隔离措施。

（3）向手术患者说明治疗目的。

（4）根据细菌培养和药物敏感试验结果，选择抗生素或抗真菌药物，告知患者使用注意事项，取得其配合。

（二）出院指导

（1）嘱患者严格遵医嘱按时、按量用药，正确指导眼部药物操作及贮存方法，防止药品污染。

（2）嘱患者注意劳逸结合，避免重体力劳动、剧烈运动。

（3）嘱患者注意术眼卫生，保持局部皮肤清洁，勿使污水入眼。

（4）向患者说明复诊时间、方法，指导按时复查。

（5）嘱患者如患眼出现闪光、疼痛、视力下降等不适，应及时返院就诊。

第十五节 眼化学伤的护理

眼化学伤是指化学物品的溶液、粉尘、气体接触眼部，引起眼部损伤，包括酸性伤和碱性伤；眼化学伤的严重程度与化学物质的种类、浓度、剂量、作用方式、受伤部位、接触时间、接触面积，以及化学物质的温度、压力，治疗是否合理、及时有关。

一、护理评估

（一）健康史

询问患者是否有化学物质进入眼部，了解致伤物质的类型、浓度、剂量、作用方式，以及与眼部接触时间，有无经过眼部冲洗或其他处理方法。

（二）身体状况

1.症状

询问患者眼部受伤后是否即刻出现灼痛、异物感、畏光、流泪、眼睑痉挛、视物模糊等自觉症状。

2.体征

（1）轻度：眼睑皮肤潮红、轻度结膜充血水肿、角膜上皮点状脱落，经合理治疗后不留瘢痕。

（2）中度：眼睑肿胀明显，皮肤起疱或糜烂，结膜水肿苍白，出现小片状缺血坏死。角质基质明显水肿混浊，上皮大片脱落，或形成白色凝固层，前房可见渗出反应，治愈后角膜遗留斑翳，视力下降。

（3）重度：多为强碱引起，眼睑及结膜全层坏死，角膜全层混浊甚至呈瓷白色，可有持久性无菌性角膜溃疡，常可发生穿孔，可伴有虹膜睫状体炎、继发性青光眼及并发性白内障，晚期可致眼睑畸形、睑球粘连及结膜干燥症，视力丧失。

（三）评估急诊患者

评估急诊患者的致伤原因、致伤物质、受伤时间等。

（四）了解病史

了解患者的过敏史、全身病史、现病史。

（五）辅助检查

用 pH 试纸检测，裂隙灯检查示角膜混浊程度，行眼压检测。

（六）心理社会状况

评估患者及其家属对眼化学伤的认识程度，了解是否有焦虑、紧张、恐惧等心理表现，注意评估患者的年龄、性别、职业、家庭状况等。评估患者的生活自理能力、家庭及社会支持等情况；评估患者对该疾病的相关知识了解程度。

二、护理措施

（一）观察要点

观察患者皮肤完整性（全身烧伤情况）、四肢活动度、精神、言语、面容、意识状态，眼睑皮肤及结膜、角膜烧伤程度，疾病有无加重趋势，药物疗效、心理状态等。

（二）结膜囊冲洗

争分夺秒就地取材，在现场彻底冲洗是处理眼化学伤最重要的一步。冲洗时注意以下几点。

（1）眼化学伤发生后，立即就地取水，用大量清水充分冲洗眼部；或用脸盆盛水，将面部浸入水中，冲洗时应翻转眼睑、转动眼球，至少冲洗30分钟。送到医院后继续用生理盐水充分冲洗眼部，特别是穹隆部与睑板下沟处，清除残存化学物质，直到用pH试纸测试结膜囊pH值恢复正常为止。

（2）冲洗液一般选择生理盐水。冲洗液的量一般在2000 mL以上，洗眼器出水口距离眼部5～6 cm为宜，冲力要大。

（3）冲洗过程中，注意观察患者的全身情况，做好心理护理。

（4）翻转眼睑，转动眼球，加大冲洗压力，充分暴露穹隆结膜（特别是外上颞侧穹隆部）彻底冲洗。

（5）如眼部有化学物质，如生石灰，应先用镊子或棉签取出后再冲洗。

（6）动作轻柔，避免直射角膜。

（7）眼睑痉挛的患者可点用黏膜表面麻醉剂，不配合的患儿则使用眼睑拉钩。

（8）保护健眼，使患眼保持低位。

（三）饮食护理

嘱患者注意饮食调养，宜进食富含蛋白质、维生素及易消化的食物，多吃水果、蔬菜，避免辛辣、油炸、刺激性的食物，忌烟酒，保持大便通畅。

（四）休息与活动

（1）嘱患者注意卧床休息，限制头部活动。

（2）嘱患者提高防护意识，工作时按须佩戴防护镜。

（五）用药护理

1. 遵医嘱用药

（1）合理安排患者点眼时间，点眼动作轻柔，不施压于眼球。

（2）预防感染，严格无菌操作。

（3）点用刺激性较强的滴眼剂前，应向患者做好解释工作。

（4）注意观察药物的作用及不良反应，按药物说明要求保存药物。

2. 对症护理

（1）嘱患者眼部疼痛时多闭眼休息，设法分散患者对疼痛的注意力，必要时用镇痛药，观察疗效。

（2）防止角膜穿孔，治疗与护理操作中，动作要轻巧，避免压迫眼球。

（3）防止睑球粘连，正确使用玻璃棒分离、指导眼球运动，正确使用阿托品滴眼液或眼膏防止虹膜后粘连。

（4）预防感染、促进炎症的吸收，遵医嘱给予患者局部及全身使用抗生素，严格无菌操作。

（六）安全护理

（1）根据患者视力、年龄、活动情况，做好生活护理，协助日常生活所需，加强安全防护，防止跌倒、坠床、烫伤、碰伤，加强巡视，及时协助患者。

（2）病房保持清洁干净，物品摆放整齐，避免杂物阻塞通道，提醒患者经过走廊、卫生间、楼梯间时，注意避开障碍设置，以免发生意外。

（七）心理护理

（1）大多数化学性外伤为瞬间发生，组织破坏严重，使患者产生巨大心理压力，护理上应着重了解患者心理状态，观察其状态情绪是否异常，对其进行针对性心理支持和疏导，耐心解答患者提问，消除顾虑，使其以积极的心理状态接受治疗。

（2）为患者创造安静舒适的环境，操作应轻柔、稳妥，使患者获得安全感。

三、健康教育

（一）疾病知识指导

（1）向患者详细介绍眼化学伤的发生和发展、治疗目的、预后、治疗配合等知识。

（2）避免揉搓及碰撞患眼，防止用力咳嗽及瞬目。

（3）保持眼部清洁，勿用不洁物品擦拭患眼，避免感染。

（4）宣传化学性眼外伤的危害，建立预防为主、规范职业防护的意识。从事相关工作时须佩戴防护眼镜；在生产、使用酸碱性物质的车间，应加强通风，及时排出酸碱烟雾。

（5）眼化学伤发生后，应立即就地取水，用大量清水先自行冲洗，初步处理，再立即就近就医。

（二）出院指导

（1）教会患者及其家属正确的眼部用药操作方法及保存方法，遵医嘱按时、按量用药。

（2）嘱患者注意劳逸结合，养成良好的卫生习惯，提高防护意识，外出时佩戴保护镜，减少灰尘及异物对患眼的损伤。

（3）指导患者根据病情定期复诊，如有眼红、眼痛、畏光、流泪、视力下降等不适，立即回院复诊。

第十六节　急性细菌性结膜炎的护理

急性细菌性结膜炎又称急性卡他性结膜炎，俗称"红眼病"。其传染性强，多见于春秋季节，可散发感染，也可流行于学校、工厂等集体生活场所。

一、护理评估

（一）健康史

了解患者有无传染性眼病接触史及其用眼卫生习惯等，如淋病奈瑟菌性结膜炎患者应了解其有无淋病奈瑟菌性尿道炎病史，新生儿则应了解其母亲有无淋病奈瑟菌性阴道炎病。

（二）身体状况

1. 超急性细菌性结膜炎

（1）淋病奈瑟菌性结膜炎。

①新生儿：常在出生后 2～5 天发病，多为双眼发病。发病急速，表现为畏光、流泪、结膜高度水肿和充血，重者球结膜突出于睑裂外，可有假膜形成，常伴有耳前淋巴结肿大和压痛。眼部分泌物由初期的浆液性迅速转化为脓性，脓液量多，不断从睑裂流出，又称"脓漏眼"。本病具有潜伏期短、病程进展急剧、传染性极强的特点。严重者可引起角膜溃疡甚至眼内炎。婴儿的淋病奈瑟菌性结膜炎可并发身体其他部位的化脓性炎症，如关节炎、脑膜炎、肺炎、败血症等。

②成人：潜伏期为 10 小时至 3 天，症状通常较小儿轻。

（2）脑膜炎奈瑟菌性结膜炎。潜伏期为 10 小时至 1 天，常为双侧发病，多见于儿童，表现类似淋病奈瑟菌性结膜炎，严重者可引起化脓性脑膜炎，进而危及生命。

2. 急性或亚急性细菌性结膜炎

多见于春秋季节，最常见的致病菌是肺炎双球菌、金黄色葡萄球菌和流感嗜血杆菌。潜伏期为 1～3 天，病程约 14 天，通常有自限性。起病较急，传染性强，可以双眼同时或间隔 1～2 天发病，患者自觉有异物感、灼热感、发痒、畏光、流泪等；检查发现结膜充血、水肿，严重者可有结膜下出血；眼部有较多的浆液性、黏液性或脓性分泌物，晨起时上下睑毛常被粘住，睁眼困难；白喉杆菌感染的结膜炎可在睑结膜表面发现假膜。

3. 慢性细菌性结膜炎

可由急性细菌性结膜炎演变而来，或毒力较弱的病原菌感染所致。进展缓慢，持续时间长，单眼发病或双眼发病。多见于患有鼻泪管阻塞、慢性泪囊炎、慢性睑缘炎、睑板腺功能异常等疾病的患者。患者主要表现为眼痒、烧灼感、干涩感、眼刺痛及视疲劳。结膜轻度充血，可出现睑结膜增厚、乳头增生，分泌物为黏液性或白色泡沫样。

（三）全身评估

评估患者现病史、既往史、过敏史等，患者眼局部评估视力、分泌物情况、有无畏光、流泪、疼痛、眼睑水肿、假膜、结膜充血等，评估患者的生活自理能力、个人卫生习惯。

（四）辅助检查

结膜分泌物涂片及结膜刮片可见大量多形核白细胞及细菌，必要时还可做细菌培养及药物敏感试验，以明确致病菌和选择敏感抗生素。脑膜炎奈瑟菌性结膜炎的特异性诊断为分泌物细菌培养和糖发酵试验，有全身症状的患者还应进行血培养。

（五）心理社会状况

（1）评估患者发病以来的心理状况和疾病对患者工作、学习的影响。

（2）评估患者及其家属对该疾病的相关知识了解程度。

二、护理措施

（一）观察要点

观察患者视力、角膜刺激征、结膜充血，以及病灶和分泌物的变化；观察用药依从性、卫生依从性；观察药物疗效、心理状态等。

（二）饮食护理

嘱患者注意饮食调养，宜进食富含蛋白质、维生素及易消化的食物，多吃水果、蔬菜，避免辛辣、油炸、刺激性食物，忌烟酒；保持大便通畅。

（三）休息与活动

患者自觉症状明显，应多卧床休息，症状轻者可适当离床活动，可协助生活自理；1个月内多休息，适当运动，以不疲劳为度，均衡饮食，增强体质。

（四）隔离护理

（1）防止感染传播，急性期应实行接触性隔离；消毒隔离，患者眼部检查所接触的仪器须清洁、消毒；保护健眼；注意卫生。

（2）缓解眼部不适：清除患者眼部分泌物，遵医嘱用药，禁止包扎患眼，导致温度升高、细菌繁殖；炎症严重者，为减轻充血、灼热等不适，可冷敷；建议患者佩戴太阳镜，减少光线刺激，以减轻不适感。

（3）密切观察患者病情，预防并发症，如眼痛等刺激症状加重，疑有角膜浸润时，立即报告医生，预防并发症。

（五）用药护理

（1）遵医嘱使用滴眼液，点眼前先擦去患者眼部分泌物。

（2）点2种以上滴眼液时先点刺激性弱的滴眼液，后点刺激性强的滴眼液，2种滴眼液之间间隔5～10分钟。

（3）正确按照要求保存药物，在冰箱保存时注意温度适宜，单独放置，避免污染。

（4）结膜囊冲洗：当患眼分泌物多时，遵医嘱冲洗结膜囊（冲洗时要翻转眼睑，把穹窿部分泌物冲洗干净。)

（六）安全护理

（1）加强患者安全防护，防止跌倒、坠床、烫伤、碰伤等。

（2）保持环境清洁干净，物品摆放整齐，避免杂物阻塞通道，经过卫生间、楼梯间时注意避开障碍设置，以免发生意外。

（3）严格实行接触隔离，防止交叉感染或感染流行。

（七）心理护理

（1）耐心接待患者，鼓励患者说出自己的感受。

（2）向患者解释畏光、流泪、眼部疼痛和刺痒的原因，以及本病的治疗、护理、预后，减轻患者的紧张恐惧心理，使其积极配合治疗。

三、健康教育

（一）疾病知识指导

（1）向患者和家属介绍疾病的原因、治疗、预后及自我护理要点；传授结膜炎的预防知识，注意洗手及个人卫生，勿用手搓眼，提倡一人一巾一盆。

（2）患淋球菌性尿道炎者应积极治疗，避免生殖器—手—眼接触，注意便后立即洗手。

（3）淋球菌性尿道炎的孕妇须在产前治愈。未治愈者，新生儿出生后，立即用1%硝酸银滴眼液滴眼或0.5%四环素或红霉素眼膏涂眼，以防新生儿获淋球菌性结膜炎。

（4）家里条件许可的患者最好自己住一个房间；单眼发病者，睡眠时头偏向患侧，保护健眼免受感染；生活用品专人专用，家属不要接触患者的生活用品；家属帮患者点眼前后，必须洗手消毒；患者不要接触家里的家具、电视开关、空调开关、门把、冰箱、厕所等用品，或者接触前洗手。

（5）急性细菌性结膜炎传染性强，发病期间患者应避免到公共场所；避免与家属、朋友、同事握手；尽量不搭乘公共交通工具；尽量不去游泳，避免传染。

（6）嘱患者不要用手和衣袖揉搓眼睛，生活要有规律，避免视疲劳，如有畏光、流泪，可戴有色眼镜，避免打牌、下棋、使用电脑等。

（7）嘱患者房间保持清洁、整齐、安静、通风良好、光线柔和，避免光线直射。

（二）出院指导

（1）教会患者正确的眼部用药操作方法及保存方法，遵医嘱按时、按量用药。

（2）嘱患者养成良好的卫生习惯。

（3）嘱患者遵医嘱定期复查，告知患者认识疾病易复发，如有不适，及时回院就诊。

第十七节 葡萄膜炎的护理

葡萄膜又称血管膜、色素膜，是眼球壁的中层组织，富含色素，也富含黑色素相关抗原，附近的视网膜及晶状体也含有多种具有致葡萄膜炎活性的抗原，脉络膜血流丰富且缓慢，这些特点都易使其受到自身免疫、感染、代谢、血源性、肿瘤等因素的影响。

葡萄膜炎过去指葡萄膜本身的炎症，但在国际上通常将发生于葡萄膜、视网膜、视网膜血管及玻璃体的炎症统称为葡萄膜炎，还有人将视乳头的炎症也归于葡萄膜炎。

一、护理评估

（一）健康史

询问患者发病时间，有无反复发作史，有无全身相关性疾病如强直性脊柱炎、赖特综合征、炎症性肠道疾病、牛皮癣性关节炎、结核、梅毒等，有无眼外伤史或眼部感染病史。

（二）全身评估

评估患者现病史、既往史、过敏史，有无合并心血管疾病、糖尿病等。

（三）眼局部评估

评估患者有无眼红、眼痛、畏光、流泪、视力减退、眼部充血及瞳孔大小，眼压等情况。

（四）辅助检查

实验室检查血常规、红细胞沉降率、HLA 抗原相关分型等。

（五）心理社会状况

患者对葡萄膜炎缺乏认识，该病发病急并反复发作，易导致患者烦躁不安；发病后视力迅速下降，使患者的工作、学习、生活和社会活动均受到不同程度的影响，而产生焦虑和悲观等心理表现。

二、护理措施

（一）观察要点

（1）观察患者的视力，畏光、流泪等症状有无变化。

（2）并发症的观察：评估眼部疼痛情况、眼压，有无伴有头痛、恶心、呕吐等症状，观察有无继发性青光眼和并发性白内障发生。

（3）观察药物疗效、不良反应。

（4）观察患者的心理状态。

（二）饮食护理

嘱患者宜进食营养丰富、低脂肪、低胆固醇、富含维生素的食物，少吃海鲜、羊肉、牛肉、狗肉、鸭肉等食物。少吃煎、炸、辛辣等食物，不吸烟、不喝酒。

（三）休息与活动

嘱患者保持情绪稳定、心情舒畅，树立战胜疾病的信心，积极配合治疗，促进疾病康复；有规律生活，加强体育锻炼，劳逸结合，增强体质，预防感冒，减少复发；提高患者对疾病的认识和自我管理能力。

（四）用药护理

（1）应遵医嘱准确给药，控制炎症，缓解患者眼部疼痛、提高视力。

（2）散瞳治疗的护理。

①散瞳可防止虹膜后粘连、解除睫状肌和瞳孔括约肌的痉挛，以减轻充血、水肿，促进炎症恢复和减轻患者痛苦。点散瞳药前向患者解释使用散瞳药的目的及散瞳药的不良反应。

②点散瞳药后要按压泪囊区 3～5 分钟，防止药物吸收中毒。

（3）应用糖皮质激素的护理。

①常见不良反应有诱发胃溃疡、高血压、高血糖、神经兴奋性升高、失眠、激素性青光眼等。

②使用过程密切观察药物的不良反应，观察患者有无腹部不适、腹胀、食欲减退、腹痛、腹泻等症状，观察大便颜色，若出现大便颜色变黑，应及时告知主治医生并给予相应处理；每天晨起测量血压、血糖，对原有高血压、糖尿病的患者，嘱其坚持服药。治疗前后均须抽血检查电解质，注意观察患者有无乏力、呕吐等不适症状。注意观察患者有无头痛、恶心、虹视、视力下降等情况，防止激素性青光眼及并发性白内障的发生。注意观察患者有无兴奋、激动、失眠等症状，对失眠者可适当口服镇静催眠药。

（4）非甾体抗炎药常选用吲哚美辛或双氯芬酸钠眼药水，用药前应告知患者该药有较强的刺激性。

（5）全身免疫抑制剂治疗。对前葡萄膜炎反复发作者，特别是伴有全身病变者可考虑给予糖皮质激素联合其他免疫抑制剂治疗。常用的免疫抑制剂有苯丁酸氮芥、环孢素、环磷酰胺等，应注意药品的不良反应。

（五）安全护理

（1）加强安全防护，防止患者跌倒、坠床、烫伤、碰伤等。

（2）保持环境清洁干净，物品摆放整齐，避免杂物阻塞通道，经过卫生间、楼梯间时注意避开障碍设置，以免发生意外。

（3）观察药物疗效、不良反应等，须及时对症处理。

（六）心理护理

根据个体差异，针对性疏导患者，葡萄膜炎病因多，病情复杂，病程复杂，病程长且反复，患者易情绪低落、悲观，应多体贴、关心患者，耐心细致解释病情，多鼓励患者。

三、健康指导

（一）疾病相关知识指导

（1）详细介绍葡萄膜炎的发生和发展、治疗目的、治疗配合等知识，介绍本病预防措施和预后、用药方法和不良反应的观察，指导患者积极治疗原发病。

（2）指导患者正确地使用滴眼液。

（3）告知患者局部应用散瞳剂的重要性，以取得患者配合治疗、坚持治疗。散瞳期间可配合戴有色眼镜，避免强光刺激。

（二）出院指导

1. 复诊指导

（1）嘱患者遵医嘱定期复查，预防复发，如自觉有复发症状，应及早回院就诊。

（2）嘱患者如出现视力下降、畏光、流泪、眼红、眼痛等眼部不适症状，或感觉障碍、情绪不稳定时，应及时复诊。

2. 出院用药指导

（1）向患者介绍出院坚持用药对预防疾病复发的重要性，遵医嘱准时用药。

（2）应用糖皮质激素治疗者，不能自行突然停药，应遵医嘱逐渐减量至停药。

（3）服药期间自我观察及护理。

①嘱患者注意胃肠的反应，如出现呃逆、胃痛、黑便等，要立即到医院复诊。

②嘱患者自我监测血压、体重、精神意识变化，如出现感觉障碍、情绪不稳定，应及时向医生反映。